U0284318

新生儿
急救手册

第2版

主　编　魏克伦　魏　兵

副主编　赵诗萌　李　娟

编　者（以姓氏笔画为序）

丁国芳	马可泽	王　恋	王丹华	毛　健	文　伟	
叶鸿瑁	刘　宁	刘　颖	刘绍基	严超英	李　冬	
李　娟	杨　明	杨传忠	吴　捷	吴红敏	辛　颖	
宋诗蓉	张青梅	陈　丹	陈之光	周　楠	赵　辉	
赵诗萌	俞志凌	姜　红	袁冬梅	夏艳秋	高　飞	
郭　静	黄　英	黄晓波	曹　霞	韩　丹	韩　洁	
韩　梅	韩　爽	熊小雨	翟　亮	穆亚平	魏　兵	
魏克伦						

编写秘书　张华清　王　恋

人民卫生出版社

·北　京·

图书在版编目（CIP）数据

新生儿急救手册 / 魏克伦，魏兵主编 . —2 版 . —北京：人民卫生出版社，2022.10

ISBN 978-7-117-33667-3

Ⅰ.①新… Ⅱ.①魏…②魏… Ⅲ.①新生儿疾病 —急救 —手册 Ⅳ.①R722.105.97-62

中国版本图书馆 CIP 数据核字（2022）第 183274 号

人卫智网	**www.ipmph.com**	医学教育、学术、考试、健康，购书智慧智能综合服务平台
人卫官网	**www.pmph.com**	人卫官方资讯发布平台

新生儿急救手册
Xinsheng'er Jijiu Shouce
第 2 版

主　　编：魏克伦　魏　兵

出版发行：人民卫生出版社（中继线 010-59780011）

地　　址：北京市朝阳区潘家园南里 19 号

邮　　编：100021

E - mail：pmph @ pmph.com

购书热线：010-59787592　010-59787584　010-65264830

印　　刷：北京顶佳世纪印刷有限公司

经　　销：新华书店

开　　本：889×1194　1/32　印张：14.5

字　　数：429 千字

版　　次：2012 年 2 月第 1 版　2022 年 10 月第 2 版

印　　次：2022 年 11 月第 1 次印刷

标准书号：ISBN 978-7-117-33667-3

定　　价：69.00 元

打击盗版举报电话：010-59787491　E-mail: WQ @ pmph.com

质量问题联系电话：010-59787234　E-mail: zhiliang @ pmph.com

数字融合服务电话：4001118166　E-mail: zengzhi @ pmph.com

第 2 版前言

联合国儿童基金会资料显示全球新生儿死亡率仍居高不下，在新生儿死亡率最高和最低的地区，儿童出生后 1 个月内死亡的概率可相差 50 倍。从全球来看，在每年出生的 1.3 亿新生儿中，有 400 万婴儿在出生后的 4 周中死亡，新生儿死亡占五岁以下儿童死亡总数的 46%，新生儿死亡绝大多数(75%)发生在生命第 1 周，约有 100 万新生儿在生命最初 24 小时内死亡。超过 80% 的新生儿死亡是由于早产和低出生体重、感染、窒息以及产伤。

危重新生儿救治能力是衡量国家和地区卫生服务水平的重要指标。对高危新生儿进行早期干预可改善预后，并且在降低死亡率的同时，减少后遗症发生，提高人口素质。国家卫生健康委 2021 年印发的《国家卫生健康委关于贯彻 2021—2030 年中国妇女儿童发展纲要的实施方案》指出，到 2030 年，全国新生儿死亡率要降至 3.0% 以下。

提高早期识别危重新生儿的能力，熟练掌握新生儿急救技术，是降低我国新生儿的死亡率与伤残率的工作重点，为此我们编写并于 2012 年出版了《新生儿急救手册》一书，得到了新生儿科医生的普遍赞誉，收到了良好效果。出版以来，国内外新生儿急救技术又有了众多新进展，并有许多诊治新指南和新共识发表。本书在原有内容基础上，融合最新指南、共识，对新生儿危重症的诊断标准、急救措施，以及新生儿管理等多项内容进行了修改和完善，并结合近年来我国新生儿危重症的诊治与急救现状，又增加了一些新内容，如新生儿产单核细胞李斯特菌、无乳链球菌、新型冠状病毒等近年开始流行的病原体感染，以及循证医学证据越来越充分的支气管肺发育不良的研究成果等。

本书仍以理论与实践并重,可供不同层次的新生儿医护人员参考使用。本书的再版有助于我国新生儿急救医护人员的培训,提高诊治与急救水平,并对进一步降低我国新生儿病死率及伤残率有促进作用。

本书出版之际,恳切希望广大读者在阅读过程中不吝赐教,欢迎发送邮件至邮箱 renweifuer@pmph.com,或扫描封底二维码,关注"人卫儿科学",对我们的工作予以批评指正,以期再版修订时进一步完善,更好地为大家服务。

魏克伦 魏 兵
2022 年 9 月

第1版前言

随着新生儿急救医学的发展，我国新生儿病死率与伤残率已逐年下降，但与发达国家相比还有一定差距。中华医学会儿科学分会新生儿学组近期调研了我国22个省、自治区的86所医院，2005年1月至12月期间产科出生新生儿45 772名转归中，生后随母出院占92.1%，转新生儿病房住院占7.1%，死亡占0.7%。同期在新生儿科病房住院患儿43 289名，住院病死率为1.2%，其中生后24小时内入院死亡患儿占住院死亡率最大部分(46.4%)。这些调研结果显示，如何加强危重新生儿的处理，包括急救、护理、转运等对降低当前我国新生儿的死亡率与伤残率极为重要。为此我们编写了这本《新生儿急救手册》一书。

本书的主要内容由我国许多具有新生儿急救临床经验的专家撰写，既结合我国国情，也包括国内外的有关进展。此外，本书还纳入了近年来全国新生儿专业学组制定的几个有关新生儿急救技术与疾病的常规及方案。这些内容对我国新生儿急救专业的医护人员在临床实践中将有重要参考价值。

由于编者能力与水平有限，其中不妥之处在所难免，恳请读者批评、指正。

魏克伦
2011年9月

目　　录

第一章

高危新生儿的识别与处理

第一节　出生后的初始检查与分类

现代围产医学模式要求,每例分娩,至少高危妊娠分娩,应有训练有素的新生儿科医师到场。新生儿科医师首先需要了解能够引起高危分娩或新生儿疾病的母体及围产期情况,预测可能发生的问题,做好有效的准备工作,并根据病史、初始检查的结果给予处理,评估其危险度,确定诊疗护理措施。

（一）初始检查

1. 评估呼吸系统（婴儿必须保持安静）。

2. 听呼吸音、数呼吸频率是 30~60 次 /min？ 如果呼吸加快重新计数。

3. 观察吸气时胸部有无吸气性内陷。

4. 观察运动是否正常且对称？

5. 观察先露部是否有肿胀或挫伤？

6. 观察腹部苍白否？

7. 观察有无畸形？

8. 感觉语音是否正常？

9. 感觉体温如果过凉或过热,测量体温。

10. 给婴儿称重,确定与胎龄的关系。

11. 婴儿一般情况外貌、性别、发质、营养、神志、反应、肌张力、活动情况、肛门、外生殖器等。

（二）检查重点

1. **Apgar 评分**　对有呼吸、循环抑制表现者立即进行复苏。

2. **判断羊水** 有羊水粪染，无论程度均在婴儿呼吸之前吸净鼻、口、咽部，必要时婴儿无活力进行气管内吸引。

3. **失血、休克表现** 紧急复苏循环。

4. **周围循环灌注情况** 判断有无心律异常、苍白、青灰、毛细血管再充盈时间延长。

(三) 分类

1. **按胎龄分类** 分为足月儿(full term infant)、早产儿(preterm infant)和过期产儿(post-term infant)。足月儿是指出生时胎龄满37周且<42周(260~293天)的新生儿；早产儿是指出生时胎龄<37周(<259天)的新生儿，其中胎龄<28周者称为极早早产儿(extremely preterm infant)或超未成熟儿，28~32周者称非常早产儿(very preterm infant)，32~34周者称中度早产儿(moderately preterm infant)，34~37周者称晚期早产儿(late preterm infant)；过期产儿(postterm infant)是指出生时胎龄≥42周(≥294天)的新生儿，见表1-1-1。

表 1-1-1 根据胎龄分类

分类	出生时胎龄 / 周
足月儿	≥37~<42
早产儿	<37
极早早产儿	≥22~<28
非常早产儿	≥28~<32
中度早产儿	≥32~<34
晚期早产儿	≥34~<37
过期产儿	≥42

2. **按出生体重分类** 分为正常出生体重儿(normal birth weigh infant，NBWI)、低出生体重儿(low birth weigh infant，LBWI)、极低出生体重儿(very low birth weigh infant，VLBWI)、超低出生体重儿(extremely low birth weigh infant，ELBWI)和巨大儿(macrosomia)，见表1-1-2。

3. **按出生体重与胎龄关系分类** 分为适于胎龄儿(appropriate for gestational age，AGA)、小于胎龄儿(small for gestational age，SGA)和大于胎龄儿(large for gestational age，LGA)，见表1-1-3。我国不同胎龄新生儿出生体重及百分位数见图1-1-1、表1-1-4。

表 1-1-2 根据出生体重分类

分类	出生体重 /g
正常出生体重儿	≥2 500~<4 000
低出生体重儿	<2 500
极低出生体重儿	<1 500
超低出生体重儿	<1 000
巨大儿	≥4 000

表 1-1-3 根据出生体重与胎龄关系分类

分类	出生体重与胎龄
适于胎龄儿（AGA）	出生体重在同胎龄平均体重的第 10~90 百分位
小于胎龄儿（SGA）	出生体重在同胎龄平均体重的第 10 百分位以下
足月小样儿	胎龄已足月,出生体重<2 500g
大于胎龄儿（LGA）	出生体重在同胎龄平均体重的第 90 百分位以上

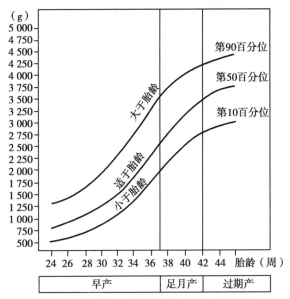

图 1-1-1 新生儿出生体重(g)与胎龄关系曲线图

表 1-1-4　中国不同胎龄新生儿出生体重百分位数参考值 /g

出生胎龄 / 周	P3	P10	P25	P50	P75	P90	P97
24	339	409	488	588	701	814	938
25	427	513	611	732	868	1 003	1 148
26	518	620	735	876	1 033	1 187	1 352
27	610	728	860	1 020	1 196	1 368	1 550
28	706	840	987	1 165	1 359	1 546	1 743
29	806	955	1 118	1 321	1 522	1 723	1 933
30	914	1 078	1 256	1 467	1 692	1 906	2 128
31	1 037	1 217	1 410	1 637	1 877	2 103	2 336
32	1 179	1 375	1 584	1 827	2 082	2 320	2 565
33	1 346	1 557	1 781	2 039	2 308	2 559	2 813
34	1 540	1 765	2 001	2 272	2 554	2 814	3 079
35	1 762	1 996	2 241	2 522	2 812	3 080	3 352
36	2 007	2 245	2 495	2 780	3 075	3 347	3 622
37	2 256	2 493	2 741	3 025	3 318	3 589	3 863
38	2 461	2 695	2 939	3 219	3 506	3 773	4 041
39	2 589	2 821	3 063	3 340	3 624	3 887	4 152
40	2 666	2 898	3 139	3 415	3 698	3 959	4 222
41	2 722	2 954	3 195	3 470	3 752	4 012	4 274
42	2 772	3 004	3 244	3 518	3 799	4 058	4 319

注:P 代表百分位数。引自:朱丽,张蓉,张淑莲,等 . 中国不同胎龄新生儿出生体重曲线研制 . 中华儿科杂志,2015,53(2):97-103

4. 按生后周龄分类

(1)早期新生儿:指出生后 1 周以内的新生儿,也属于围产儿,发病率及死亡率高。

(2)晚期新生儿:指出生后 2~4 周新生儿。

(刘　颖)

第二节　胎龄评估

胎龄是指胎儿在宫内的周龄或日龄。胎龄评估(assessment of gestational age)是指根据新生儿生后48小时内的外表体征和神经系统检查估计新生儿的胎龄。出生体重<2 500g,生后48小时内住院的新生儿,应常规进行胎龄评估。新生儿的胎龄通常按孕母的末次月经期计算,但如母亲末次月经期难以确定,则需通过某些方法进行胎龄评估。目前国内常用的有石氏的简易评分法以及新修订的Ballard法。一般应在出生后48小时内最好是24小时以内进行。出生1周以后一般不再进行胎龄评估。

(一) 简易评分法

该法计算方便,即总分加上常数27等于胎龄周数。其误差多数在1周以内,仅少数达2周以上。但不能评估27周以下的极低胎龄儿。其评分法见表1-2-1。

表1-2-1　简易胎龄评分法

	0分	1分	2分	3分	4分
足底纹理	无	前半部红痕不明显	红痕>前半部褶痕<前1/3	褶痕>前2/3	明显深的褶痕>前2/3
乳头形成	难认,无乳晕	明显可见,乳晕淡、平,直径<7.5mm	点状乳晕,边缘不突起,直径<7.5mm	点状乳晕,边缘突起,直径>7.5mm	
指甲	未达指尖	已达指尖	超过指尖		
皮肤组织	很薄,胶冻状	薄而光滑	光滑,中等厚度,皮疹或表皮翘起	稍厚,表皮皲裂翘起,手足最著	厚,羊皮纸样,皲裂深浅不一

注:若各体征的评分介于两者之间,可用其均值。胎龄周数 = 总分 + 27

(二) 新Ballard评分法评分

从10分(矫正胎龄为20周)~50分(矫正胎龄为44周)。胎龄 26 周的新生儿最好在生后 12 小时内进行评分,>26 周者在生后 96 小时内进行即可。

1. 准确性 无论是健康新生儿或是有病患儿,该方法可将胎龄精确至 2 周之内。在胎龄 32~37 周时该方法过高估计胎龄 2~4 天。

2. 标准 该检查由 6 项体格成熟标准和 6 项神经肌肉成熟度标准构成(表 1-2-2)。

表 1-2-2 新 Ballard 评分表

特征	评分						
	−1	0	1	2	3	4	5

神经肌肉成熟度

体位						

方窗(腕部)	>90°	90°	60°	45°	30°	0°

手臂屈曲		180°	140°~180°	110°~140°	90°~110°	<90°

腘窝成角	180°	160°	140°	120°	100°	90°	<90°

围巾征						

脚跟至耳						

续表

特征	评分						
	-1	**0**	**1**	**2**	**3**	**4**	**5**
生理成熟度							
皮肤	有黏性的、脆、透明	凝胶状的红色半透明的	光滑的粉红色,可见静脉	表层有脱屑和/或皮疹,静脉少	有皮纹的苍白色区域,静脉很少	羊皮纸状的深皮纹,无血管	皮革样的有皱褶的皮纹
胎毛	无	稀疏的	丰富的	薄层的	有脱毛区域	大部分脱毛	
足底面	足跟-足趾40~50mm;-1<40mm;-2	>50mm,无皱褶	浅淡的红色痕迹	仅有前部的横向皱褶	前2/3有皱褶	整个足底都有皱褶	
乳房	难以察觉的	仅能看见	乳晕平坦无乳芽	斑点状乳晕,1~2mm的乳芽	乳晕升起,3~4mm的乳芽	乳晕完全,5~10mm的乳芽	
眼/耳	眼睑融合,松弛:-1紧密:-2	眼睑张开,耳郭平坦,呈褶皱状	轻微有弧度的耳郭柔软、慢慢弹回原状	耳郭弧度好,柔软,易于弹回原状	成形,致密,可立即弹回原状	厚,软骨化的耳朵,硬	
生殖器/男	阴囊光滑、平坦	阴囊空虚,微有皱褶	睾丸位于上方管内,略有皱褶	睾丸下降,有少许皱褶	睾丸下降到位,皱褶良好	睾丸悬垂,皱褶深	
生殖器/女	阴蒂明显,阴唇平坦	阴蒂明显,小阴唇较小	阴蒂明显,小阴唇增大	大小阴唇均明显	大阴唇大小阴唇小	大阴唇遮盖小阴唇和阴蒂	

成熟度分级

评分	周龄
−10	20
−5	22
0	24
5	26
10	28
15	30
20	32
25	34
30	36
35	38
40	40
45	42
50	44

注：引自 Ballard JL，Khoury JC，Wedig K，et al.New Ballard Score，expanded to include extremely premature infants.J Pediatr，1991，119：417-423

（1）体格成熟度：

1）皮肤：仔细观察皮肤，参照图表进行评分。极度不成熟的早产儿皮肤呈黏液透明状，评为 −1 分。

2）胎毛：检查新生儿背部和肩胛间的胎毛。

3）足底：测量从大踇趾尖到足跟的长度，如果<40mm，评 −2 分；40~50mm，评 −1 分；>50mm 但足底无皱褶评 0 分，若有皱褶评分相应调整。

4）乳房：触摸乳房组织，给予评分。

5）眼和耳：这一部分已扩展到包括极不成熟新生儿的检查标准。闭合的眼睑可被轻柔地分开，评为 −1 分，眼睑闭合紧密不能被轻柔地分开称为不易分离。依据睁眼和耳的检查进行其他评分。

6）外生殖器：参照图表评分。

（2）神经肌肉成熟度：

1）姿势：0 分为四肢是伸展的；1 分为膝关节和髋关节开始屈

曲而上肢仍为伸展的,其他评分依据图表。

　　2)方窗:在检查者拇指和示指间尽可能将患儿手向前臂弯曲,测量小鱼际隆起处与前臂腹侧面形成的角度,参照图表进行评分。

　　3)上臂回弹:屈曲前臂 5 秒,而后抓住婴儿手使上臂完全伸直后松开,如果手臂完全为屈曲状,为 4 分,依据屈曲程度的减低参照表格给予评分。

　　4)腘窝成角:以左手示指和拇指握住大腿呈膝胸位并抵住膝关节,而后以右手示指在踝关节(距小腿关节)轻轻伸展小腿,测量腘窝形成的角度给予相应的评分。

　　5)围巾征:将婴儿一侧手牵引、围绕颈部至对侧肩部,尽可能置于肩后方,依据图表进行评分。

　　6)足跟至耳:婴儿骨盆平置台上,将婴儿足拉起,尽量接近头部,依据图表进行评分。

　　将以上体表特征和神经肌肉成熟度的各项评分相加得出总分,查表即可得出胎龄。因表中总分以 5 分和胎龄以 2 周为间距分级,如评得的总分介于某两级之间,胎龄亦可取相应的间值。实际上只需记住上表起始的 −10 分 = 20 周这一对数字,按总分每增 5 分胎龄递增 2 周推算即可。

(张青梅)

第三节　高危新生儿与高危因素

(一) 高危儿定义

　　高危儿是指已发生或可能发生危重疾病而需要监护的新生儿,主要包括极低胎龄体重和出生时或生后不久出现严重病症的新生儿。根据最新国内外疾病诊疗标准,凡有下列情况之一的新生儿定义为高危儿:

　　1. 胎龄<37 周或>42 周。

　　2. 出生体重<2 500g。

　　3. 小于胎龄儿或大于胎龄儿。

　　4. 各种原因引起的缺血、缺氧性疾病(肺内或肺外原因所致)。

　　5. 出生后 Apgar 评分 0~7 分。

6. 宫内、产时感染。

7. 高危妊娠。

8. 手术产儿。

9. 新生儿兄弟姐妹有严重的新生儿病史、新生儿期死亡史或母亲有 2 个以上胎儿死亡史者。

10. 其他如损伤性疾病、意外等。

(二) 高危因素

高危因素可分为母体因素、分娩因素及胎儿因素。

1. **母亲疾病史** 孕母有严重疾病,包括心、肺、肝、肾疾病,血液病,糖尿病,结核病,内分泌疾病,遗传性疾病,感染如胃肠道或尿路感染,传染性疾病,有吸烟、吸毒或酗酒史,母亲为 Rh 阴性血型,过去有死胎、死产或性传播病史等。

2. **孕母高危因素** 年龄超过 40 岁或 <16 岁;有妊娠并发症如高血压、心脏病、肺部疾病、糖尿病、贫血、血小板减少症等;羊水过多或过少;胎盘早剥出血;羊膜早破和感染。

3. **分娩过程高危因素** 早产或过期产,急产或滞产,胎位不正,先露异常,羊水粪染,脐带过长(>70cm)或过短(<30cm),脐带受压,剖宫产,分娩过程中使用镇静剂或止痛药物史。

4. **胎儿及新生儿高危因素** 窒息、多胎儿、早产儿、小于胎龄儿、巨大儿、胎儿心率或心律异常,宫内感染和严重先天畸形等。

(魏克伦 高 飞)

附:新生儿危重病例评分法(表 1-3-1)

表 1-3-1 新生儿危重病例评分法

检查项目	测定值	入院分值	病情 1	病情 2
		× 月 × 日	× 月 × 日	× 月 × 日
心率(次 /min)	<80 或 >180	4	4	4
	80~100 或 160~180	6	6	6
	其余	10	10	10
血压:收缩压(mmHg)	<40 或 >100	4	4	4
	40~60 或 90~100	6	6	6
	其余	10	10	10

检查项目	测定值	入院分值 ×月×日	病情1 ×月×日	病情2 ×月×日
呼吸(次/min)	<20 或>100	4	4	4
	20~25 或 60~100	6	6	6
	其余	10	10	10
PaO_2(mmHg)	<50	4	4	4
	50~60	6	6	6
	其余	10	10	10
pH	<7.25 或>7.55	4	4	4
	7.25~7.30 或 7.50~7.55	6	6	6
	其余	10	10	10
Na^+(mmol/L)	<120 或>160	4	4	4
	120~130 或 150~160	6	6	6
	其余	10	10	10
K^+(mmol/L)	<2 或>9	4	4	4
	2~2.9 或 7.5~9	6	6	6
	其余	10	10	10
Cr(μmol/L)	>142	4	4	4
	88.4~142	6	6	6
	其余	10	10	10
或 BUN (mmol/L)	>14.3	4	4	4
	7.1~14.3	6	6	6
	其余	10	10	10
血细胞比容	<0.2	4	4	4
	0.2~0.4	6	6	6
	其余	10	10	10

续表

检查项目	测定值	入院分值	病情1	病情2
		×月×日	×月×日	×月×日
胃肠表现	腹胀并消化道出血	4	4	4
	腹胀或消化道出血	6	6	6
	其余	10	10	10

注:(1)分值:90 以上为非危重;70~90 为危重;<70 为极危重。如缺 1 项总分为 90 分,分值:81 分以上为非危重;63~81 分为危重;<63 分为极危重。

(2)选 24 小时内最异常检测值进行评分。

(3)首次评分,若缺项(≤2 项),可按上述标准折算评分。如缺 2 项,总分则为 80 分,分值>72 为非危重;56~72 为危重;<56 为极危重(但需加注说明病情,何时填写)。

(4)当某项测定值正常,临床考虑短期内变化可能不大,且取标本不便;可按测定正常对待进行评分(但需加注说明病情、时间)。

(5)不吸氧条件下测 PaO_2

(三) 新生儿危重病例的单项指标

凡具有下列指标的任何一项,可定为危重新生儿病例:

1. 凡需行气管插管机械辅助呼吸者或反复呼吸暂停、对刺激无反应者。

2. 严重心律失常,如阵发性室上性心动过速合并心力衰竭、心房扑动和心房颤动、阵发性室性心动过速、心室扑动和颤动,房室传导阻滞(二度Ⅱ型以上)、心室内传导阻滞(双束支以上)。

3. 有弥散性血管内凝血者。

4. 反复抽搐,经处理 24 小时以上不缓解者。

5. 昏迷,弹足 5 次无反应者。

6. 体温 ≤30℃或>41℃。

7. 硬肿面积 ≥50%。

8. 血糖<1.1mmol/L(20mg/dl)。

9. 高胆红素血症有换血指征者。

10. 出生体重 ≤1 000g 者。

第四节　新生儿病史采集和体格检查

新生儿病史有其鲜明的自身特点,必须根据新生儿特点进行采集病史和体格检查。在病史采集和体格检查中,应尽量做到迅速、准确、全面。遇到急症病例,应先获取最关键的病史和体检资料,及时紧急处理,待病情平稳后再详细询问病史,进行全面体格检查,以免贻误抢救时机。

(一) 病史采集

1. 一般项目　包括:①姓名,不少新生儿未取名,应注明母亲姓名,如陈 ×× 之子、张 ×× 之女;②性别;③入院日龄:要准确记录实际日龄,生后 72 小时内应精确到小时;④种族;⑤籍贯:要写父亲祖籍,特殊情况时要问母亲祖籍;⑥入院时间,要准确记录年、月、日、时;⑦父母姓名;⑧家庭住址及电话号,应详细到门牌号,以便患儿病情变化时联系;⑨提供病史者;⑩住院号。

2. 主诉　系促使患儿就诊或转诊的主要原因,包括主要症状及伴随症状的发生部位及时间经过。如"皮肤黄染 3 天""呼吸困难 6 小时"等。

3. 现病史　为现患疾病的详细经过。在采集病史中,除详细询问患儿的主要症状外,对伴随或可能伴随的其他症状和有关情况,以及对鉴别诊断有意义的资料,即使家长未提到,亦应主动询及和记录,力求准确、全面。内容包括:①起病时间、地点、方式;②症状性质:诱因、部位、严重程度、频度与时间规律、伴随症状等;③疾病经过:发展、变化、加重或减轻的因素;④治疗经过:初步诊断、治疗措施、治疗地点、治疗效果、应用的药名、剂量、给药方法等;⑤出生情况:对与出生过程有关的疾病,应将出生情况写在现病史中,如出生前胎儿情况变化,有无胎膜早破,分娩方式和过程,胎盘、脐带及羊水情况,Apgar 评分、复苏方法和过程等;⑥一般情况:包括精神状态、食欲、奶量多少及大小便情况。

4. 过去史　①胎儿期情况;②出生后患病情况。

5. 个人史　包括:①出生史:包括胎龄,胎产次,出生时间,出生体重,有无胎膜早破,有无宫内窘迫,分娩方式和过程,胎盘、脐带及羊水情况,产前母亲是否用过催产素、镇痛剂、麻醉剂,生后

Apgar 评分,如有窒息,应详细询问复苏方法和过程;②喂养史:开奶时间,乳品种类,喂养方式、方法及奶量;③母孕期疾病史:母亲是否有妊娠合并症和并发症以及用药情况;④既往疾病史:患儿此前患过的疾病;⑤预防接种史:主要是卡介苗和乙肝疫苗及其接种日期。

6. 家族史 ①父母的年龄,健康状况,文化程度,工种(是否接触有害物质),经济状况,居住条件,烟酒嗜好,是否近亲结婚;②患儿同胞兄姐的健康状况,患病情况,要详细记录母亲各胎次情况及原因;③父母双方家族成员有无遗传性、先天性及过敏性疾病史。

(二)体格检查

新生儿在生后 24 小时内应进行全面的体格检查。体格检查应在安静明亮温暖的环境下进行,新生儿应全身裸露,以便于观察皮肤颜色、是否有皮疹及出血点等,以及肢体的活动及反应。检查人员应先洗手,待手温暖后再行检查,动作轻柔并迅速。

1. 生命体征

(1)体温:新生儿正常体表温度为 36.0~36.5℃,正常核心(直肠)温度为 36.5~37.5℃。

(2)呼吸:新生儿正常呼吸频率为 40~60 次/min。

(3)血压:与胎龄、日龄和出生体重有关(表 1-4-1)。

(4)脉搏:正常新生儿脉搏是 100~180 次/min(清醒时为 120~160 次/min,睡眠时为 70~80 次/min)(见表 1-4-1)。健康新生儿受到刺激时心率增快。

表 1-4-1 足月正常新生儿 24 小时内血压(mmHg)及心率(次/min)

出生后时间/h	$\bar{x} \pm s$			
	收缩压	舒张压	平均动脉压	心率
0~1	72.45 ± 11.0	39.7 ± 8.1	56.0 ± 10.0	133.2 ± 14.5
1~2	66.1 ± 6.5	34.7 ± 6.0	48.1 ± 65.0	123.1 ± 12.9
2~3	66.8 ± 8.0	34.5 ± 6.2	47.5 ± 6.0	118.5 ± 10.8
3~4	68.2 ± 10.0	35.2 ± 7.1	50.0 ± 7.0	121.4 ± 13.6
4~5	68.0 ± 6.5	34.5 ± 9.0	47.5 ± 4.0	118.4 ± 15.9

续表

出生后时间 /h	$\bar{x} \pm s$			
	收缩压	舒张压	平均动脉压	心率
5~6	65.0 ± 9.0	35.0 ± 5.0	50.0 ± 7.1	118.2 ± 11.9
6~12	66.0 ± 7.0	38.0 ± 8.0	51.3 ± 7.0	118.2 ± 7.7
12~24	68.0 ± 7.3	38.5 ± 6.0	53.0 ± 6.0	115.3 ± 8.3
第一平均日	67.1 ± 8.1	37.5 ± 7.0	51.6 ± 7.2	119.2 ± 11.9

注:中国医科大学附属盛京医院应用 Dinamap 新生儿生命体征监护仪测定了 351 例正常足月新生儿出生 24 小时内及 7 天内心率血压正常值,引自张家骧,魏克伦,薛辛东.新生儿急救学.2 版.北京:人民卫生出版社,2006

2. 测量并记录体重、身长、头围、胸围,早产儿需进行胎龄评估。

3. 一般情况 观察外貌,发育,营养状况,头部外观,面容,面色,神志,精神,反应,呼吸情况,姿势、体位、活动情况。

4. 皮肤及皮下组织 在保暖的前提下仔细观察身体各部位皮肤的颜色,有无苍白、黄疸、发绀、潮红、广泛瘀伤(瘀斑)、发灰或花纹、广泛黑色素沉着等;有无皮疹,如粟粒疹、中毒红斑、念珠菌皮疹、单纯疱疹、新生儿痤疮、暂时性脓疱性黑色素沉着症等;触摸皮肤的弹性、皮下组织及脂肪的厚度,如早产儿皮肤薄而透明,过期产儿皮肤较厚如羊皮纸样,小于胎龄儿缺少皮下脂肪,皮肤多皱等;有无水肿、硬肿。

5. 头部 观察大小,头形是否正常,有无产钳或胎头监测电极所致的挫伤,注意触诊有无明显的颅骨骨折、软化(乒乓球感)、颅骨缺损和脑膨出。用示指平放头顶从后向前滑动,触诊囟门大小及紧张度。前囟门过大多见于先天性甲状腺功能减退、先天性佝偻病、骨骼发育异常(如成骨发育不全、低磷酸酶血症)等;前囟过小多与甲状腺功能亢进、小头畸形有关;前囟隆起多见于颅内压增高、脑膜炎、脑积水、颅内肿瘤等;前囟凹陷见于失水。

6. 颈部 颈部是否软,有无斜颈、短颈或颈蹼等畸形;触摸胸锁乳突肌检查有无血肿和甲状腺肿大,有无甲状舌骨囊肿。

7. 面部 注意有无先天畸形,鼻、口腔和下颌形状是否正常,注意有无眼距过宽或耳位过低。观察有无面肌的微小抽搐,有无面神经麻痹。

8. 耳朵 注意其形态、位置有无异常,耳位过低常可见于多种先天畸形。毛状耳见于糖尿病母亲婴儿。

9. 眼睛 用检眼镜检查有无红色光反射。先天白内障时可有晶状体混浊和光反应消失,常需要眼科专家早期进行评估。巩膜正常是白色的,早产儿由于巩膜较足月儿薄,故呈淡蓝色。如巩膜呈深蓝色,应除外成骨不全。Brushfield 斑多见于唐氏综合征。创伤性分娩时可见结膜下出血。眼睑水肿伴大量脓性分泌物是淋病奈瑟菌感染的典型表现。

10. 鼻 如怀疑单侧或双侧鼻后孔闭锁时,应下鼻胃管证实。若双侧鼻后孔闭锁时,患儿出现严重的呼吸窘迫。鼻翼扇动提示呼吸窘迫。黏稠的鼻腔分泌物应考虑先天性梅毒的可能。

11. 口腔 检查软硬腭以发现有无腭裂存在。舌系带过短常需外科手术治疗。小下颌、下颏退缩、唇裂、腭裂、高腭弓、巨舌、舌前突等畸形可能是某些综合征的部分表现,如巨舌提示先天性甲减,舌前突提示唐氏综合征。唾液过多伴呛咳提示食管闭锁和食管气管瘘。鹅口疮提示白色念珠菌感染。

12. 胸廓 观察外形,是否对称,不对称的胸部常提示张力性气胸;有无桶状胸,肋间隙饱满、凹陷、增宽或变窄等;有无骨折。

13. 肺 视诊应注意呼吸频率和节律有无异常,有无呼吸困难和呼吸深浅改变,呼吸急促、呼吸费力、吸气性三凹征、呼气性呻吟提示呼吸窘迫。呼吸节律明显不整,伴呼吸浅慢、呼吸暂停、发绀等,为严重中枢性呼吸衰竭的表现。注意听诊呼吸音是否存在和对称。最佳听诊部位为左右腋下。呼吸音缺乏或不对称提示气胸或肺不张。肺部啰音可见于肺炎、吸入综合征、湿肺、肺透明膜病、肺水肿等。喘鸣常见于先天性喉软骨发育不全,插管后声门水肿、气管狭窄、喉蹼等;哮鸣由炎症、黏稠痰块、胎粪颗粒等引起。如听不到呼吸音而能听到肠鸣音提示膈疝。

14. 心脏 视诊时观察心前区是否隆起,心尖搏动强弱和搏动范围,正常新生儿心尖搏动点位于左第 4 肋间左侧锁骨中线内侧。触诊主要检查心尖搏动位置及有无震颤、动脉搏动。听诊应在安静的环境下进行,注意心音的强度、节律、有无杂音、杂音的性质、响度、传导方向,与体位、运动、呼吸的关系。心音低钝常见于窒息或其他原因所致的心肌受损;心音遥远可见于胸腔积液或气胸。生理性杂音大多数不超过出生后48小时,如杂音持续存在,响亮粗糙,或伴有心血管系统的其他症状,可能是病理性的,有必要进一步检查是否存在先天性心血管疾病。

15. **腹部**　外形,有无肠型、肿块。正常新生儿腹部可稍隆起或稍凹陷。显著的腹胀常可见于腹腔包块、肠梗阻、巨结肠、坏死性小肠结肠炎、腹膜炎、腹腔积液等。舟状腹常提示食管闭锁和膈疝。明显的腹部缺损包括脐膨出和腹裂。肠型、蠕动波伴呕吐、便秘、肠鸣亢进、气过水声等,则常提示肠道梗阻。上腹部胃蠕动波伴呕吐和右上腹橄榄形肿块提示肥厚性幽门狭窄。注意观察脐部有无渗血、红肿、脓性分泌物、脐疝。听诊肠鸣音。触诊腹部宜在新生儿安静或哺乳时进行。新生儿正常肝下界可达肋缘下2~2.5cm,如超过肋下3cm则为增大;脾仅在肋下稍可触及,如超过肋缘下1cm为增大。肝大多见于充血性心力衰竭、肝炎或败血症。脾大见于巨细胞病毒感染、风疹病毒感染或败血症。多囊肾、肾积水、肾静脉血栓、肾肿瘤时肾脏增大。腹腔包块多与泌尿系统疾病有关。

16. 生殖器和肛门

(1)生殖器:当新生儿外生殖器显示的性别特征不明确时应进行正规的内分泌检查,才能确定性别。①男婴:应注意观察阴茎大小及尿道口位置,有无尿道下裂或上裂。检查睾丸是否在阴囊内,有无腹股沟斜疝,鞘膜积液常见,多在1岁左右消失。观察阴囊的颜色,如呈蓝紫色多提示睾丸扭转。②女婴:检查阴唇和阴蒂,如阴唇融合而阴蒂增大,应考虑肾上腺皮质增生症。由于母亲雌激素撤退的影响,阴道内可有血性分泌物。

(2)肛门:检查肛门、确定肛门的位置以除外肛门闭锁和肛瘘。

17. 脊柱、躯干和四肢

(1)脊柱和躯干:注意脊柱大体有无缺陷,任何异常的色素沉着或多毛斑均应除外脊柱畸形的存在。位于骶骨或多毛的凹陷区或窦道,提示小的脊膜膨出或其他异常的可能。

(2)四肢:检查上肢和下肢,注意指/趾数和手掌皱褶。一些畸形如肢体过短、变形、指/趾过短、指/趾分叉、并指/趾、多指/趾等,常提示存在某些染色体异常或综合征,如通贯掌多见于唐氏综合征。对难产患儿应检查有无肱骨或股骨骨折。

18. **臀部** 主要检查有无髋关节异常。如臀部皱纹不对称或双下肢不等长,应进一步检查有无髋关节脱位或半脱位。常用检查方法为 Ortolani 和 Barlow 操作法。

19. **神经系统** 首先观察新生儿有无异常活动(如抽搐)或过度激惹,然后检查新生儿的肌肉张力、特殊反射,如觅食反射、拥抱反射、吸吮反射、握持反射、交叉伸腿反射等。检查围巾征、肌张力、肌力,有无臂丛神经麻痹。

(马可泽　王 恋)

第二章

超低出生体重儿的早期处理

第一节　超低出生体重儿的呼吸支持

(一) 出生前管理

常用药物为糖皮质激素,推荐用于胎龄<34 周有先兆早产的孕妇,其主要作用为促进肺成熟,增加表面活性物质的产生,促进肺泡及毛细血管的发育,降低 RDS 严重性及对机械通气的需求,因而是 ELBWI 呼吸支持的重要环节。产前激素治疗最佳时间是分娩前 7 天 ~24 小时,使药物有足够的时间起到应有的作用。2011 年 ACOG 产科实践委员会使用产前激素可任选以下两种方案之一:倍他米松 12mg/ 剂,肌内注射,每 24 小时共两剂,或地塞米松 12mg/ 剂,肌内注射,每 12 小时共四剂。对第一个疗程激素使用后,间隔 12 周,胎龄<32~34 周,可能出现其他产科指征,可考虑使用第二个疗程产前激素。

(二) 分娩室的呼吸支持

1. **氧气及复苏**　血氧饱和度监测为分娩室呼吸支持方式提供了客观依据,胎儿宫内血氧饱和度为 30%~40%,应避免生后短期内血氧迅速升高。通过脉搏血氧仪监测右手血氧饱和度($TcSO_2$)发现超低出生体重儿生后 10 分钟需要 0.30~0.40 的氧气维持正常 $TcSO_2$。稳定 RDS 早产儿也需要在空氧混合仪下使用适当 FiO_2 实现肺膨胀,但纯氧对早产儿是有害的,会增加氧化应激。为了减少氧化应激,建议 ELBWI 复苏时初始 FiO_2 在出生胎龄<28 周早产儿为 0.30,出生胎龄 28~31 周早产儿为 0.21~0.30,出生胎龄 ≥32 周为 0.21,在脉搏血氧仪监测下调整,5 分钟内

缓慢使血氧饱和度升至 80%,故分娩室内应有空氧混合仪用于复苏。

2. **气管插管** 气管插管仅用于经面罩正压通气无效者,对需要插管维持生命体征稳定者可予肺表面活性(pulmonary surfactant,PS)治疗。

(三) 无创性呼吸支持

无创呼吸支持是存在呼吸问题早产儿的最佳呼吸支持手段,最常用仍为 CPAP。CPAP 是一种创伤性极小的呼吸支持模式,用于心率正常,FRC 及自主呼吸建立缓慢、有自主呼吸的新生儿。对于所有 RDS 高危新生儿,例如胎龄<30 周而无需插管复苏的患儿,应在生后立即予 CPAP。CPAP 参数设定应结合病情,起始压力设置 6~8cmH_2O,之后根据病情变化、氧合和灌注情况调整,一般 PEEP 4~6cmH_2O。维持 $PaCO_2$ 45~65mmHg,PaO_2 50~70mmHg。但如 $PaCO_2$ 持续高于 60mmHg,应为机械通气指征,因为高碳酸血症可影响脑血流而发生早产儿脑室内出血。

NIPPV 可作为气管插管拔除失败后的呼吸支持模式,也可作为 RDS 的首选模式。

(四) 表面活性物质治疗

2019 欧洲 RDS 管理指南建议:

1. RDS 患儿应使用天然型 PS。

2. PS 早期治疗应成为标准化的使用方法,但对生后需要气管插管稳定时可在产房使用 PS。

3. RDS 患儿应尽早使用 PS 治疗。推荐方案:CPAP 压力至少为 6cmH_2O,FiO_2>0.30,临床症状进一步恶化时。

4. 猪 PS 首剂 200mg/kg 治疗效果优于 100mg/kg 猪 PS 或牛 PS。

5. 对有自主呼吸的新生儿,推荐使用 CPAP 同时采用 LISA 技术给予 PS。

6. 若存在 RDS 病情进展证据,如持续需氧或机械通气,应使用第二剂甚至第三剂 PS 治疗。

(五) 机械通气(MV)策略

1. **传统机械通气** 正压通气常选择同步通气(SIMV)方式,主要应用参数如下:

（1）潮气量及吸气压：理想的潮气量常选择 4~6ml/kg。一般情况下，RDS 早产儿 PIP 初调为 18~20cmH$_2$O，潮气量可达 4~6ml/kg，而用于 ELBWI 的 PIP 不应超过 20cmH$_2$O。

（2）呼气末压及吸气时间：RDS 时 PEEP 应 4~6cmH$_2$O，但当有左向右分流，动脉压低，肺顺应性低，PaCO$_2$ 增高或出生体重低于 1 000g 时，PEEP 应<4cmH$_2$O。吸气时间过长可致气胸，应以 0.3~0.4 秒为宜。

（3）氧气提供：监测血氧饱和度及动脉血气。吸氧患儿血氧饱和度应维持在 90%~94%，动脉血氧分压 40~60mmHg。而 ELBWI 理想的血氧分压是 50~70mmHg。

（4）允许性高碳酸血症：目前可接受的 PaCO$_2$ 水平是 45~65mmHg，pH>7.22。

2. 高频通气　高频通气的通气模式是用微小潮气量，以呼吸频率 300~900 次/min 维持平均气道压稳定，使肺泡暴露于压力差极小的范围，降低了肺泡扩张或萎陷的危险，常用于传统通气模式下 PaCO$_2$ 持续增高或严重呼吸衰竭，可改善氧合，有效降低 PaCO$_2$。它用较小潮气量，高频率降低肺泡张力，减少肺损伤危险。

（赵　辉　李　娟）

第二节　超低出生体重儿的心血管支持

（一）正常血压范围

对于超低出生体重儿（ELBWI），正常的血压范围常以平均动脉压（mean arterial pressure，MAP）为测量标准。胎龄对 MAP 的影响比出生体重更明显，目前应用较普遍的早产儿正常血压定义为：早产儿生后第 1 天的平均动脉压应高于其出生时的孕周数，在生后最初的 24 小时内其 MAP 以 0.3mmHg/h 的速度上升；生后第 25 小时后的 1 周内，MAP 以 0.1mmHg/h 的速度缓慢上升；到生后第三天，即使是 23~26 周的超早产儿，其 MAP 也应维持在 30mmHg 以上。

在进行 ELBWI 血压测量时，应注意影响血压测量的因素，推荐使用有创血压测量，使用无创血压测量时应注意测量袖带大小可能对血压测量值的影响。

(二) LBWI 低血压与休克

低血压与休克在概念上并非等同,新生儿休克时,除了有低血压表现外,还会有组织灌注不足、尿少及酸中毒等临床表现;新生儿低血压不等于有休克,几乎有 1/2 的 ELBWI 在出生后的最初数天内会出现低血压,但大多数低血压者其器官的血液灌注可以是正常的。一般早产儿在出生数天后发生的低血压通常比第一天发生的低血压对预后的影响要严重。尽管低血压是 ELBWI 神经系统受损的高危因素,但血压值低于多少时会出现脑损伤尚不明确,一般认为:当早产儿 MAP 低于 30mmHg 时,其脑血流的调节是被动的,此时 MAP 的下降可能会影响到脑血流。

不同胎龄出生的早产儿的循环血量范围变化较大,许多引起早产的原因又可影响到 ELBWI 的血容量,如胎盘早剥、双胎输血、宫内感染,甚至出生时过早结扎脐带等。早产儿低血压和动脉导管开放是影响早产儿循环系统常见的问题,容易造成各脏器的潜在损害,影响早产儿的生存质量。许多早产儿虽然血压低于其出生孕周,但全身血流及灌注正常,特别是脑血流未受影响,这部分患儿即使不作治疗,对其近远期预后也无影响,称其为允许性低血压。但这部分 ELBWI 的血压在生后 24 小时内常能自发升高。允许性低血压虽然并不需要治疗,但需密切观察脏器的血流灌注情况,强调适当处理。新生儿休克时常伴有低血压,但也有不伴有低血压的新生儿休克,临床上应注意鉴别。

伴低血压的休克,其死亡率较高。除了低血压外,这部分婴儿表现有毛细血管再充盈时间延长、脉搏减弱、肢端凉、尿量减少、酸中毒、精神差、乳酸浓度增高等。毛细血管再充盈时间是判断休克的一个较好指标;由于 ELBWI 在出生后的最初 1~2 天内有一个少尿期,故此阶段尿量不能用于判断休克是否存在;治疗原则是增加体循环灌注,同时减轻心肌负担避免增加后负荷。

对于不伴有低血压的休克,临床上常常容易忽略,发病早期由于外周血管的收缩,其血压尚能保持正常范围,但脏器的血流灌注及组织供氧已出现障碍,出现无低血压的休克;随着心输出的进一步下降,到终末期才会出现血压的下降。多见于新生儿败血症休克,因此,早期的改变主要包括心排血量的快速下降,并可能伴随进行性的肺动脉高压。治疗原则是增加心排血量,适当降低体循环和肺循环的阻力。

(三) 低血压和休克的处理

血压的高低并不是决定是否治疗的唯一指标,应结合全身灌注指标如:毛细血管再充盈时间、代谢性酸中毒、尿量和肢端温度等。同时治疗前需明确是否有引起低血压的原因,如是否存在失血、气胸、败血症、动脉导管开放、心力衰竭,以及是否存在胸腔内压增高(如机械通气)等,应首先针对病因进行治疗。ELBWI 在出生后 3~6 小时内,如 MAP 不能逐渐升高时,需注意密切监测。

1. 预防　结扎脐带时间的早晚对早产儿血容量影响较大。研究表明,延迟结扎脐带(婴儿娩出后 30 秒结扎脐带)可减少早产儿低血容量的发生和生后的需要输血的比率。

2. 扩容处理

(1)低血压时扩容常是首选,但大多数早产儿低血压者循环血量是正常的,对扩容并无反应。对无失血的早产儿扩容并无好处,它可能增加早产儿颅内出血的发生率。一般认为对稳定的新生儿,中心静脉压(CVP)正常维持在 2~6cmH$_2$O(1cmH$_2$O=0.098kPa),CVP<2cmH$_2$O 时考虑有低血容量;而>6cmH$_2$O 时则考虑右室功能不全。对血容量不足的新生儿,持续 CVP 测量对是否应作进一步扩容的判断有帮助。

(2)有急性失血或低血压的 VLBWI 可试用 10~20ml/kg 晶体或胶体液,在 30 分钟内推注。休克时由于毛细血管渗透性的改变,如使用胶体液,大分子量的胶体分子容易滞留在血管外,导致组织间水肿;血管内或组织间液的渗透压增高,可导致水分从细胞内转移出来,这可能对早产儿造成潜在的脑损害,因此,目前倾向于使用晶体液扩容。

(3)对于 ELBWI,每次化验检查的采血量应准确记录,当采血量达到早产儿估计血容量的 10% 时,应及时补充这部分医源性失血。

3. 血管活性药物

(1)多巴胺:多巴胺有剂量依赖作用,低剂量时可以增加肾小球的滤过率,对脑血流影响不大。在 5~20μg/(kg·min)的剂量范围内,随着剂量的增加最初可以增加心肌收缩力,但最终可以引起外周血管的收缩;特别是增加肺血管阻力而引起肺动脉压力增加。对病情严重的早产儿,多巴胺剂量可能需要较大,但需谨慎使用。长期或大剂量应用多巴胺也有一定的副作用,即使小剂量多巴胺较长期使用也会对内分泌有影响,影响早产儿的生长发育。另外,多巴胺也对外周颈动脉体有刺激作用,可能引起通气和呼吸功能的下降。

(2)多巴酚丁胺:多巴酚丁胺通过直接刺激心脏的 α、β 受体而发挥血管活性作用。它对血管阻力增加的影响较小,肺血管阻力往往下降,这是它与多巴胺相比较的优点,也不依赖于内源性儿茶酚胺的释放而发挥作用。多巴酚丁胺在早产儿中应用研究较少,常在多巴胺应用效果不好时作为二线血管活性药物应用。

(3)肾上腺素:当肾上腺素剂量在 $0.125\sim0.5\mu g/(kg\cdot min)$ 时,其升血压作用和增加脑血流方面与多巴胺有相同的效果,同时可增加心肌收缩力及心率。低剂量时可引起血管舒张、增加心排血量;中等剂量时增加心排血量并使血压升高;大剂量时可引起血管收缩;超大剂量时血管阻力增加足以抵消心输出的增加,反而使心输出下降。它也可直接影响乳酸代谢而增加血乳酸浓度。大剂量时还可能影响肠道血液及氧的运输,影响肠道血液循环。

(4)去甲肾上腺素:更容易引起血管收缩,新生儿中应用较少,对顽固性休克可考虑应用。

(5)皮质激素:对于 ELBWI,肾上腺皮质功能不足可能是发生低血压,甚至发生难治性低血压的主要原因之一,也是早产儿低钠血症的原因之一。当合并低血压的 ELBWI 对扩容、儿茶酚胺类药物治疗无反应时,使用氢化可的松(1mg/kg,每 12 小时 1 次)可以在短期内有效地提高患儿的血压。

(6)其他:磷酸二酯酶抑制剂在新生儿中的应用研究较少,其作用效果也不确定。药物包括米力农、左西孟旦等。

4. PDA 的处理

(1)胎龄越小的早产儿,动脉导管开放(patent ductus arteriosus,PDA)的比例越高。24~27 周早产儿,约 69%~79% 的动脉导管不能自然关闭。动脉导管的开放,可引起早产儿血流动力学改变,大量经导管的分流,是早产儿难治性低血压和难治性充血性心力衰竭的原因之一;并可引起早产儿肺动脉高压,是早产儿发病率和死亡率增高的原因之一。早产儿 PDA 常无特异性症状,可表现为低血压、代谢性酸中毒或二氧化碳潴留、需要机械通气支持等。早期 B 超筛查可明确诊断,血流动力学有意义的 PDA(hemodynamic significant PDA,hsPDA)的常用超声指标包括:左心房和主动脉根部的比值(LA/AO)>1.4;动脉导管大小(直径)>1.5mm。生化指标包括早产儿出生 48 小时后,血浆内脑钠肽(brain natriuretic peptide,BNP)和氨基末端脑钠肽前体(aminoterminal pro-B-type natriuretic peptide,NT-pro BNP)显著增高,但变化范围较大,特异性尚不够。

(2)目前对早产儿 PDA 的治疗方法及治疗时间的选择尚有争论,治疗包括:①适当限制液量。②通过环氧化酶抑制剂(COX 抑制剂)抑制前列腺素产生,使用药物关闭 PDA;常用药物包括吲哚美辛、布洛芬、对乙酰氨基酚。③对应用上述药物无效或有药物禁忌,且有明显的血流动力学变化者,可考虑手术结扎;但手术不推荐在生后 1 周内进行,因有引起缺血再灌注脑损伤和出血的危险,手术后需注意左心衰竭、肺水肿及血流动力学不稳定等,应密切监护。

药物治疗目前主要选用布洛芬口服,首剂 10mg/kg,间隔 24 小时用药,第二剂及第三剂均为 5mg/kg,共用三次为一个疗程。一般用药后 12~48 小时 PDA 可闭合,若未闭合,可重复 1~2 个疗程,但需注意药物副作用。

(杨传忠)

第三节　超低出生体重儿的营养支持

一、ELBWI 的营养需求

(一)能量需求

早产儿的能量平衡可以用以下公式来表示:能量摄入 = 能量排泄 + 能量储备 + 能量消耗。对临床状况稳定、处于生长状态下的早产儿来说,推荐能量摄入为 110~130kcal/(kg·d),见表 2-3-1;而 ELBWI 要达到 130~150kcal/(kg·d),才能维持其能量平衡。

表 2-3-1 早产儿的能量需求　　单位:kcal/(kg·d)

项目	能量需求
总能量消耗	65
基础代谢率	50
活动所需	5
体温调节	10
能量排泄	15
能量储备	30~50
推荐能量摄入	110~130

目前的研究表明,在早产儿出生后第 1 周其能量消耗较低,约为 40~50kcal/(kg·d),生后第 2 周增至 55~65kcal/(kg·d)。严重疾病状态的早产儿和 ELBWI 能量消耗较高,而在中性温度、胃肠外营养时能量需求相对较低。

(二) 营养素的推荐摄入量

1. 在制订早产儿营养支持的目标时,应考虑到不同的体重标准和不同的年龄阶段。

(1) 体重标准:出生体重 1 000g、1 500g 和 2 000g 是重要的界限。

(2) 年龄阶段:①转变期(生后 7 天以内)的目标是维持营养和代谢的平衡;②稳定 - 生长期(临床状况平稳至出院)的目标是达到正常胎儿在宫内的生长速率[平均 15g/(kg·d)],超低出生体重儿理想的速率应达到 18~20g/(kg·d);③出院后时期(出院至 1 岁)的目标是完成追赶性生长。

这里不同体重标准反映了出生前宫内营养储备的差异,而不同的年龄阶段则反映了随着生后的成熟其生长和代谢的变化。

2. 由于早产儿的自身特点,在不同出生体重和不同生理阶段对各种营养素的需求不同,见表 2-3-2。在制订早产儿的营养方案时,应针对每个患儿、每个阶段的不同特点进行适当的调整。

表 2-3-2　超低出生体重儿理想的营养摄入量

项目		第一天 /(kg·d⁻¹)	转变期 / (kg·d⁻¹)	生长期 / (kg·d⁻¹)
液体 /ml	肠外	90~120	90~140	140~180
	肠内	90~120	90~140	160~220
能量 /kcal	肠外	40~50	75~85	105~115
	肠内	50~60	90~100	130~150
蛋白质 /g	肠外	2	3.5	3.5~4.0
	肠内	2	3.5	3.8~4.4
碳水化合物 /g	肠外	7	8~15	13~17
	肠内	7	8~15	9~20
脂肪 /g	肠外	1	1~3	3~4
	肠内	1	1~3	6.2~8.4
钠 /mol	肠外	0~1	2~5	3~5
	肠内	0~1	2~5	3~5
钾 /mol	肠外	0	0~2	2~3
	肠内	0	0~2	2~3
氯 /mol	肠外	0~1	2~5	3~7
	肠内	0~1	2~5	3~7
钙 /mmol	肠外	0.5~1.5	1.5	1.5~2
	肠内	0.8~2.5	2.5	2.5~5.5
磷 /mmol	肠外	0	1.5~1.9	1.5~1.9
	肠内	0.6~1.9	1.9~4.5	1.9~4.5
镁 /mmol	肠外	0	0.2~0.3	0.2~0.3
	肠内	0.1~0.3	0.3~0.6	0.3~0.6
铁 /mg	肠外	0	0	0.1~0.2
	肠内	0	0	2~4
锌 /μg	肠外	0~150	150	400
	肠内	0~1 000	400~1 200	1 000~3 000

续表

项目		第一天 /(kg·d⁻¹)	转变期 /(kg·d⁻¹)	生长期 /(kg·d⁻¹)
维生素 A/U	肠外	700~1 500	700~1 500	700~1 500
	肠内	700~1 500	700~1 500	700~1 500
维生素 D/U	肠外	40~160	40~160	40~160
	肠内	150~400	150~400	150~400
维生素 E/U	肠外	2.8~3.5	2.8~3.5	2.8~3.5
	肠内	6~12	6~12	6~12
维生素 K/μg	肠外	500(肌内注射 / 次)	10	10
	肠内	0	8~10	8~10

二、ELBWI 肠内营养

(一)乳类选择

1. **母乳喂养** 早产母乳中的成分与足月母乳不同,其营养价值和生物学功能更适合早产儿的需求。但早产儿母乳需检测 CMV 病毒。

2. **母乳强化剂** 目前国际上推荐母乳喂养的极超低出生体重儿使用母乳强化剂以确保预期的营养需求。添加时间应当是早产儿耐受 80~100ml/(kg·d) 的母乳喂养之后,将母乳强化剂加入母乳中进行喂哺。从 1 包 /100ml 母乳开始,视喂养情况逐渐添加至全量。

3. **早产配方奶** ELBWI 的乳类选择只有强化母乳或早产配方奶,而前者无论从营养价值还是生物学功能都应为首选。

(二)喂养方法

1. **开始喂养时间** 对无明显腹胀,腹部没有触痛,肠鸣音存在,吸出物无胆汁样胃内容物,无胃肠道出血的征象,呼吸、心血管和血液学稳定的早产儿,原则是尽早开始喂奶,有围产窒息或脐动脉插管者可适当延迟 24~48 小时,最迟不超过 3 天。

2. **微量喂养** 适用于在转变期的喂养。每天 10~20ml/kg 的奶量均匀分成 6~8 次,母乳或早产配方奶喂养,奶液不必稀释。如能耐受则逐渐加量,大约在 5~7 天内加到 20ml/(kg·d)。

3. **非营养性吸吮** 主张在管饲喂养期间采用。

4. 增加奶量 在稳定 - 生长期应循序渐进地增加奶量，以不超过 20ml/（kg·d）为宜，否则容易发生喂养不耐受或坏死性小肠结肠炎。每天增加的奶量均匀分成 6~8 次，视耐受情况每 1~2 天增加 1 次，大多至出院时喂养量可达 160~180ml/（kg·d），能量摄入为 128~144kcal/（kg·d）（按能量密度 80kcal/100ml 的强化母乳或早产配方奶计算）。

5. 喂养方式 随着早产儿出生后吸吮、吞咽和呼吸功能的发育成熟，在相当胎龄 34 周左右时可以考虑由管饲喂养逐渐向经口喂养进行转换。

(三) 喂养耐受性的判断和处理

1. 观察胃残余奶量 管饲喂养的早产儿每次喂养前应先抽取胃中残余奶量，如残留量少于喂养量的 1/3，可将残余打回，连同母乳或配方奶达到预期喂养量。如多于喂养量的 1/3，则减量或停喂 1 次；如胃液中含较多血液、胆汁等则禁食，查找病因。

2. 观察腹胀及排便情况 注意测量腹围，且在固定测量部位和时间进行测量。腹围增加 1.5cm 或腹胀且有张力时应减量或停喂 1 次，并查找病因。如胎便排出延迟或大便不畅应予生理盐水谨慎灌肠以帮助排便。

3. 观察呼吸 观察有无呼吸暂停，留意呼吸暂停与喂养、体位的关系。如有胃食管反流，应取头高脚低位、俯卧位或右侧卧位，减少每次喂养量，缩短喂养间隔，必要时给予红霉素 5~10mg/（kg·d）。

4. 其他 呕吐、胃残余奶量增加、腹胀、腹部皮肤变色、肠鸣音消失、血便或大便潜血阳性，提示感染或坏死性小肠结见，应根据患肠炎，应立即禁食并积极治疗。

ELBWI 尤其长时间机械通气、脐插管、开奶延迟、胎粪黏稠和小于胎龄儿，常出现喂养不耐受，在出生后 7~10 天内很常儿的病情决定喂养策略和处理方法，坚持微量喂养，不要轻易禁食，而且要保持大便通畅。

三、ELBWI 肠外营养

(一) 肠外营养的方法

1. 途径

(1) 周围静脉：操作简便，适于短期应用，易引起静脉炎，糖浓度应<12.5%。

(2)脐静脉:操作简便,应注意插管深度和留置时间(一般不超过2周)。

(3)经周围静脉导入中心静脉置管:推荐使用,留置时间长,但需特别护理,防止感染。

2. 输注方式 推荐使用全合一输注方式,配制顺序应为:

(1)将电解质、水溶性维生素、微量元素加入葡萄糖溶液后放入营养袋。

(2)氨基酸放入营养袋。

(3)最后将脂溶性维生素加入脂肪乳剂后放入营养袋,边放边轻轻混匀。

(二)肠外营养液的组成

1. **能量与液体需要量** 临床上大多数情况下肠外营养提供的能量以60~80kcal/(kg·d)为宜。随着肠内营养能量摄入的逐渐增加,可减少肠外营养的能量。置于辐射抢救台的ELBWI在生后前2天的液体量如表2-3-3所示。

表2-3-3 置于辐射抢救台的ELBWI在生后前2天的液体需要量及监测情况

序号	出生体重/g	胎龄/周	液体量/ $[ml·(kg·d)^{-1}]$	监测电解质频率
1	500~600	23	140~200	每6小时1次
2	601~800	24	120~130	每8小时1次
3	801~1 000	25~26	90~110	每12小时1次

注:如置于湿化的婴儿暖箱中液体量减少20%~30%

置于辐射抢救台、光疗、发热、排泄丢失等需增加,气管插管辅助通气时经呼吸道非显性失水减少,心、肺、肾功能不全时需控制液体量。

2. **葡萄糖** 静脉输注速度4~6mg/(kg·min)开始。如能耐受,可以每天增加1~2mg/(kg·min)。在生后最初几天,如改变输糖速度,或血糖不稳定,应每4~6小时测一次。如血糖>6.7mmol/L,或尿糖>++,应降低输入糖的浓度。如输糖速度4mg/(kg·min)仍持续高血糖,可慎重使用胰岛素[0.01~0.05U/(kg·h)]。

当血糖<2.6mmol/L,如患儿无症状,应静脉滴注葡萄糖液6~8mg/(kg·min);有症状,应立即静脉输注10%葡萄糖2ml/kg,以后以6~8mg/(kg·min)的速度持续泵入,每小时1次监测血糖直至正常。并根据监测血糖值调整糖速,维持其稳定(理想范围3~4mmol/L)。

3. **氨基酸**　目前主张从生后数小时就开始应用氨基酸是为了避免早期营养不良。氨基酸的起始量1.0~1.5g/(kg·d),可弥补每日的丢失量,甚至有人认为起始量2.0g/(kg·d),递增速度1.0g/(kg·d)也是安全的,最终目标量3.5~4.0g/(kg·d)。小儿氨基酸溶液为6%,输注时配制浓度<3%,中心静脉输注时可达4%。

4. **脂肪乳剂**　推荐早产儿应用20%浓度的中长链脂肪乳剂。氨基酸使用次日开始,脂肪乳剂起始剂量0.5~1.0g/(kg·d),按0.5~1.0g/(kg·d)增加,总量3.0g/(kg·d),最大不超过4g/(kg·d)。影响脂肪清除的最重要因素是脂肪乳剂的输入速度,应24小时均匀输入,最快速度应<12g/(kg·h)。高胆红素血症、出血倾向或凝血功能障碍、严重感染时慎用。

四、ELBWI出院后的营养管理

(一)ELBWI出院后强化营养的重要性

目前强调早产儿尤其ELBWI出院后继续强化营养的重要性,其目的是帮助早产或低出生体重儿达到理想的营养状态,满足其正常生长和追赶性生长两方面的需求。

(二)强化营养的方法

1. ELBWI出院时常尚未足月(未到预产期),应继续予强化母乳或早产配方奶喂养直至胎龄满40周。

2. 此后强化母乳的能量密度应较前降低,即半量强化(73kcal/100ml),人工喂养者逐渐转换为早产儿出院后配方奶。混合喂养者可根据生长情况,将早产儿配方奶或早产儿出院后配方奶作为母乳的补充。

3. 根据目前循证医学的原则,出院后强化营养可以应用至校正年龄3个月到校正年龄1岁,ELBWI需要强化的时间相对长些。

4. 出院后由于早产儿的追赶性生长常表现在 1 岁以内,尤其前 6 个月,因此校正月龄 6 个月以内理想的体质量增长水平应在同月龄标准的第 25~50 百分位以上,身长增长紧随其后,而头围的增长对神经系统的发育尤为重要。

(三) 其他食物的引入

1. ELBWI 引入时间相对较晚,一般不宜早于校正月龄 4 个月,不迟于校正月龄 6 个月。

2. 引入的顺序也介于校正月龄和实际月龄之间,从强化铁的米粉开始,逐渐过渡到固体食物。

3. ELBWI 常有进食困难,表现为不会咀嚼、吞咽不协调、厌食等,这些问题需要在随访中给予有针对性的指导和训练,培养 ELBWI 良好的饮食习惯和进食行为。

4. ELBWI 理想的营养目标是获得与同孕周胎儿相似的体质结构,而不仅是达到相同的体重增长速度。

(王丹华)

第三章

产房内新生儿急救

第一节　新生儿窒息复苏

一、新生儿窒息

新生儿窒息是指婴儿出生后无自主呼吸或呼吸抑制而导致低氧血症、高碳酸血症和代谢性酸中毒。

(一) 病因

1. 孕妇缺氧

(1)呼吸功能不全(严重肺部疾病、子痫、特发性癫痫)。

(2)严重贫血。

(3)血红蛋白携氧能力降低(CO中毒)。

2. 孕妇因素导致胎盘循环障碍

(1)充血性心力衰竭。

(2)周围血管收缩(妊娠期高血压疾病、特发性高血压、慢性肾炎)。

(3)低血压(失血、休克)。

(4)糖尿病(伴血管病变)。

(5)过期妊娠(胎盘老化)。

3. 临产和分娩因素导致胎盘 - 脐带循环障碍

(1)难产(产力异常 - 子宫收缩无力或过强、产道狭窄、胎位异常、巨大儿、难产处理不当)。

(2)胎盘并发症(前置胎盘、胎盘早剥)。

(3)脐带并发症(脐带过短或过长导致绕颈、绕体、打结、扭转或脱垂、牵拉和/或受压)。

4. 胎儿及新生儿因素导致呼吸中枢功能障碍或肺通换气障碍

(1)多胎、早产、胎儿生长受限。

(2)呼吸中枢受抑制(产妇应用麻醉剂、止痛剂、硫酸镁,新生儿颅内出血、大脑产伤、缺血缺氧性脑病)。

(3)呼吸道梗阻(羊水、胎粪、黏液或血液吸入,双侧鼻后孔闭锁、Robin综合征、喉蹼、气管蹼或狭窄、气管食管瘘)。

(4)肺发育不全或先天性肺囊肿。

(5)宫内感染(中枢神经系统感染、心肌炎、肺炎)。

(6)宫内失血(胎-母输血、胎-胎输血)。

(7)贫血(同种免疫性溶血病、血红蛋白病)。

(8)先天性心脏病、心力衰竭或休克。

(9)中枢神经系统、心脏或肺畸形、膈疝。

(二)临床表现

1. 胎儿宫内窒息 早期胎动增强,胎心率 ≥160 次/min;晚期则胎动减少,甚至消失,胎心率<100 次/min;较重窒息者常排出胎粪,羊水呈黄绿色。

2. 新生儿窒息 新生儿围产期窒息的首要症状是呼吸停止,最初是呼吸加快,继而出现原发性呼吸暂停(无呼吸或喘息样呼吸)。目前,广泛应用 Apgar 评分法判定新生儿窒息的严重程度。5 项评分相加的满分为 10 分,总分 8~10 分为基本正常,4~7 分为轻度窒息,0~3 分为重度窒息。见表 3-1-1。

表 3-1-1 新生儿 Apgar 评分标准

体征	评分标准			总分		
	0	1	2	1 分钟	5 分钟	10 分钟
皮肤颜色	青紫或苍白	躯干红,四肢青紫	全身红			
心率/(次·min^{-1})	无	<100	>100			
对刺激反应[*]	无	皱眉,有些动作	咳嗽,喷嚏哭			
肌张力	松弛	四肢稍屈曲	四肢活动佳			

续表

体征		评分标准			总分		
	0	**1**	**2**	**1分钟**	**5分钟**	**10分钟**	
呼吸	无	浅、慢、不规则，哭声弱	正常，哭声响亮				

注：*用吸引球或导管插入鼻孔或拍弹足底

窒息时各项指标的消失顺序依次为：颜色、呼吸、肌张力、反射、心率。

复苏时各项指标的恢复顺序依次为：心率、反射、颜色、呼吸、肌张力。

二、新生儿窒息的复苏

(一) 复苏前的准备

1. **产前咨询** 分娩前要问产科医务人员 4 个问题以识别高危因素：孕周多少？羊水清吗？预期分娩的新生儿数目？有何高危因素？根据这些问题的答案决定应复苏人员及复苏物品。

2. **复苏人员的准备**

(1)人员培训，包括产房和手术室的医师、助产士和护士，都必须经过复苏培训。

(2)每次分娩都应有 1 名熟练掌握复苏技能并专门负责新生儿的医护人员在场。

(3)高危孕妇分娩时复苏团队中需有儿科医师参加。

(4)当遇到多胎妊娠时，每个胎儿都应有一套复苏器械设备和一组复苏人员在场进行复苏。

(5)复苏小组每个成员需有明确的分工，均应具备熟练的复苏技能。

3. **复苏器械设备的准备**

(1)器械设备：

1)保温设备：预热远红外线复温台，铺设毛巾或毯子。对极小早产儿准备塑料袋或塑料包裹。

2)吸引设备：吸引球囊或机械吸引器；一次性吸引管(5F 或 6F、8F、10F、12F 或 14F)，8F 胃管及 20ml 注射器；胎粪吸引管。

3) 正压通气设备：自动充气气囊要具有安全阀或压力表，有储氧袋，能提供 90%~100% 浓度的氧。面罩应备有适合足月儿和早产儿用的各种型号；气流充气式气囊或 T- 组合复苏器亦可。

4) 供氧设备：中心供氧源或氧气筒、氧气表和流量表，空氧混合仪，压缩氧气源。脉搏氧饱和度仪及其传感器。

5) 气管插管设备：喉镜（带大小直式镜片）、各种内径（2.5、3.0、3.5、4.0mm）不带囊的气管导管、管芯。

6) 脐血管导管和插管包。

7) 注射器、针头、手套、胶布、剪刀、听诊器。

8) 口咽管（大小型号）。

9) 药物 1/10 000 肾上腺素、生理盐水等。

(2) 器械设备的管理：所有复苏用的器械应经常保持齐备和定点放置，均须事先检查，保证部件齐全，性能完好，消毒无菌，可以随时取用。复苏人员要准确了解备用品的位置，熟练掌握检查复苏器械和设备的结构、性能和使用方法。

(3) 在产房待产时的准备：

1) 准备好复苏所需的器械，按使用顺序排放在已预热的开放式辐射保暖床的一角或其旁边。

2) 对复苏器械设备迅速进行复检，保证组件完整、性能良好。

3) 对于打包的消毒器械包括一次性用品，都应先打开备用，以免延误复苏导致不良后果。

4. 复苏后的转运　窒息新生儿经过复苏好转后，转送到新生儿室继续监护；或需要继续治疗，转送到新生儿急救中心或儿科病房。如果需要经过一段距离时，应备有转运车，能够保暖、吸氧、正压通气给氧和输液。

(二) 复苏的基本程序

1. 复苏程序　此评估 - 决策 - 措施的基本程序在整个复苏过程中不断重复，见图 3-1-1。评估主要基于 3 个体征：呼吸、心率、脉搏血氧饱和度。通过评估这 3 个体征中每一项来确定每一步骤是否有效，其中，心率对于决定进入下一步骤是最重要的。

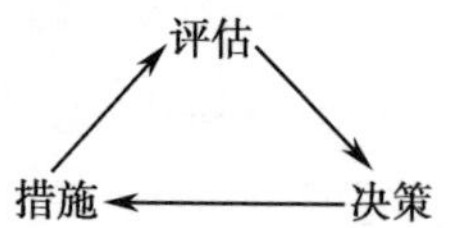

图 3-1-1　复苏的基本程序

2. **复苏方案**　新生儿窒息目前采用国际公认 ABCD 的复苏方案：A（airway）建立通畅的气道；B（breathing）建立呼吸，包括面罩或气管插管正压人工呼吸；C（circulation）进行胸外心脏按压，维持循环；D（drug）药物治疗。复苏的步骤见流程图（图 3-1-2）。

3. **复苏过程的快速评估**　新生儿生后立即进行快速评估，对新生儿的情况回答以下几个问题：①足月吗？②羊水清吗？③肌张力好吗？④有呼吸和哭声吗？以上 4 项有 1 项为"否"，则进行以下复苏。

（三）初步复苏

1. 保暖

（1）将新生儿放在辐射台上或采取保温措施如预热毯子、预热床垫、增加环境温度等。

（2）极低出生体重（<1 500g）的早产儿放置婴儿于辐射热源下，用透明薄塑料布覆盖；或用塑料袋包裹其躯干、四肢，摆好体位。监护婴儿体温，防止高温引起呼吸抑制。

2. 摆正体位清理呼吸道

（1）摆正婴儿体位

1）取背卧或侧卧；颈部轻度仰伸到鼻吸气位，使咽后壁、喉和气管成直线。

2）头部略低于躯体，有利于引流。

3）防止颈部过度伸展或屈曲，防止气道阻塞和入肺气体的减少。

4）也可将一软毛巾卷垫在婴儿肩下，使肩部提高 1.5~2.0cm。对于早产儿或枕部水肿的婴儿最为合适。

5）如发现大量分泌物从口腔、咽腔流出，应立即将婴儿头部转向侧位，促进口内分泌物的收集和吸引，防止和减少其吸入气道内。

（2）清理呼吸道（必要时）

1）吸引顺序：应先吸口腔，后吸鼻腔。

2）吸引的方法：可根据条件采用吸引球、吸引管或电动吸引等方法。

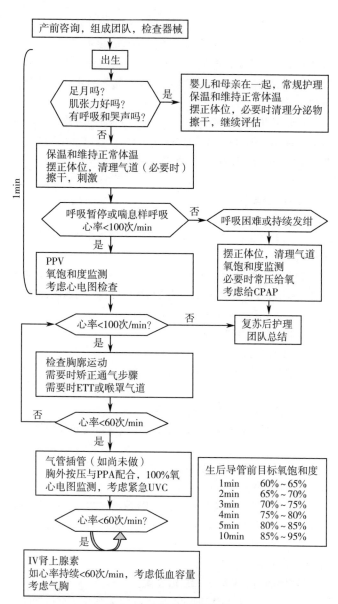

图 3-1-2 新生儿复苏流程图

引自:中国新生儿复苏项目专家组,中华医学会围产医学分会新生儿复苏学组.中国新生儿复苏指南(2021年修订).中华围产医学杂志,2022,25:4.

3) 胎粪污染羊水的吸引：当羊水有胎粪污染时，无论胎粪是稠是稀，初生儿一娩出先评估新生儿有无活力：新生儿有活力时，继续初步复苏；如无活力，应在 20 秒内完成气管插管，并采用胎粪吸引管进行气管内吸引。如不具备气管插管条件，而新生儿无活力时，应快速清理口鼻后立即开始正压通气。

A. 肩娩出前：应立即吸引婴儿的口腔、咽喉部分泌物、羊水和胎粪。不论何种吸管其口径均应在 10F 以上。

B. 肩娩出后：接生者用双手紧抱胸部，复苏者当即用大孔吸管(12F 或 14F)迅速吸净分泌物，先口咽后鼻腔。过深或过度用力吸引可能导致喉痉挛和迷走神经性的心动过缓并使自主呼吸出现延迟。应限制吸管的深度和吸引时间(<10s)，吸引器的负压不超过 100mmHg(1mmHg=0.133kPa)。

3. 擦干 快速擦干头部、躯干、四肢，拿掉湿毛巾。

4. 触觉刺激

(1)触觉刺激的方法：彻底擦干即是对新生儿的刺激以诱发自主呼吸，如仍无呼吸，用手轻拍或手指轻弹新生儿足底或摩擦背部 2 次以诱发自主呼吸。

1)拍打足底：接生人员的左手固定好婴儿的小腿，右手手指轻拍婴儿的足掌，或以中指弹婴儿足底 1~2 次，对原发性呼吸暂停的婴儿常可引起呼吸。拍打时不应用力过猛，以防足部损伤。

2)摩擦背部：摩擦婴儿背部皮肤。婴儿取仰卧位，接生人员左手轻轻从背部将婴儿肩部抬起并固定婴儿，右手在腰背部沿身体长轴快速、轻柔地摩擦婴儿皮肤 1~2 次。

(2)触觉刺激的注意事项：

1)触觉刺激不能超过 2 次：无论拍足底、弹足底或摩擦背部皮肤刺激婴儿呼吸，无效时只能重复 1 次。如果经过 2 次触觉刺激或 30 秒后，婴儿仍不能出现有效的自主呼吸，可能为继发性呼吸暂停，应立即用面罩或气囊给婴儿正压通气。

2)其他触觉刺激：如轻轻摩擦背部、躯干、四肢等均有不同程度的触觉刺激作用。

5. 评估心率

(1)开始用听诊器评估心率：沿胸部左侧听诊是检查新生儿心率最准确的物理检查方法。尽管在脐根部可以感觉到脐动脉搏动,但触诊是不准确的,可能低估真实心率。听诊时可以用手在床上按心跳的节拍拍打,以使团队的其他成员也了解新生儿的心率。计数新生儿的心率 6 秒,乘以 10 即为每分钟的心率。

(2)连接脉搏血氧饱和度仪,用脉搏血氧饱和度仪评估心率和氧饱和度。

(3)如果新生儿心率很慢或循环很差,脉搏血氧饱和度仪的功能会受影响。此时,心电图监护是可选的方法。为更准确地评估心率。

6. 脉搏血氧饱和度仪的传感器

(1)传感器的朝向应当放置正确,使其面对光源,接受传送过来的红光。放置后,最好要遮盖传感器以避开室内光线。如果脉搏血氧饱和度仪显示的脉搏不稳定,可调整传感器的位置。

(2)传感器应先连接新生儿端,后连接仪器端,以便快速获得信号。

(3)传感器应连至右上肢:因为心脏、头颅、右上肢的血来源于主动脉的动脉导管前部分,称为动脉导管前血;左上肢和双下肢接受来自动脉导管后的主动脉血,由于可能混有经动脉导管分流、含氧量低的肺动脉血,氧饱和度常较低。为测量灌注心脏和颅脑血液的氧饱和度,传感器应连至右手或右腕部。

7. 给氧

(1)给氧的指征:初步复苏后,如果新生儿有呼吸困难、持续青紫,可清理气道、监测氧饱和度,如氧饱和度低于标准值,可持续气道正压通气或常压给氧。婴儿呼吸稳定,心率>100 次/min,但仍表现持续中枢性发绀(即面、躯干和黏膜发绀),且明显加重时,应给氧,直至婴儿皮肤变为粉红色可撤离氧。

(2)给氧方法:用空氧混合仪将空气和氧气混合,控制旋钮,调节到理想的氧浓度。

1)氧气管法:使用氧气管接近新生儿面部,将手形成杯状罩住新生儿面部,输送氧,保持氧浓度。

2)氧气面罩法:将输氧导管连接面罩给氧,氧气面罩接近新生儿面部,给予适当的氧浓度。

3)气流充气式气囊面罩。

4)T-组合复苏器。

(3) 给氧时的注意事项:

1) 氧的加温与湿化:如持续给氧,则应予以湿化及适当加温(31~33℃)。但在紧急的情况下,在短暂时间内,可给干燥氧直接吸入。

2) 监护血氧:连接血氧饱和度监护仪。当婴儿复苏后,尚需继续给氧时,应监护血氧水平。

3) 无论如何供氧,面罩应靠近面部以维持氧浓度,不能太紧,使面罩内压力太大。

4) 复苏过程中,避免输送未加温加湿的高流量氧气,常压给氧的氧流量为 5L/min 即可。且输氧管端固定,输氧管无弯曲。

(四) 正压通气

1. 应用指征

(1) 初步复苏后有呼吸暂停或喘息样呼吸;心率低于 100 次 /min。

(2) 100% 氧、常压给氧情况下血氧饱和度在目标值以下。

2. 正压通气　给氧浓度无论足月儿还是早产儿,正压通气均要在脉搏氧饱和度仪的监测下进行。足月儿可用空气复苏,早产儿开始给 21%~40% 的氧气,用空氧混合仪根据氧饱和度调整给氧浓度,使氧饱和度达到目标值,胸外按压时给氧浓度要提高至100%。如暂时无空氧混合仪,可用接上氧源的自动充气式气囊(图 3-1-3)(氧浓度为 40%)进行正压通气。自动充气式气囊不连接氧源,氧浓度 21%;连接氧源,不加储氧器,氧浓度 40%;连接氧源,加储氧器得 100%(袋状)、90%(管状)浓度的氧。

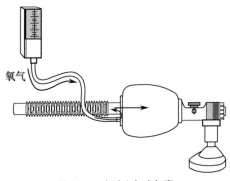

氧气

图 3-1-3　自动充气式气囊

3. 保持气道通畅

(1)体位:新生儿仰卧位,肩下垫高 2~3cm,颈部仰伸至鼻吸气位,利于呼吸道开放。

(2)吸净气道分泌物,将面罩或气管导管连接复苏囊进行通气。

4. 气囊面罩正压通气

(1)操作者的位置:立于头侧或左侧(右手握气囊,左手持面罩;反之立于右侧)。

(2)面罩的放置:选择适当大小的面罩。放置时,先把下颏尖扣上,然后罩住口鼻。不可压到眼睛,以防损伤。按压面罩的力量以能形成密封为度。用拇指及示指和 / 或中指持面罩稍向下按压,以无名指将面罩下缘固定于下颏。切忌过度用力而导致面部青肿或头颅变形。亦不可压迫颈部(气管)阻碍气道。

(3)通气频率和送气压力:通气频率为 40~60 次 /min(胸外按压时为 30 次 /min)。通气压力需要 20~25cmH$_2$O(1cmH$_2$O=0.098kPa),少数病情严重的初生儿可用 2~3 次 30~40cmH$_2$O,以后维持在 20cmH$_2$O。

(4)有效的正压通气应心率迅速增快,以心率、胸廓起伏、呼吸音及氧饱和度来评价。以心率提高最重要。如在开始的 5~10 次正压通气无效,应矫正通气,以字母缩写词"MRSOPA"记忆矫正通气步骤(表 3-1-2)。

表 3-1-2 矫正通气步骤

	矫正步骤	采取措施
P	调整面罩	确定面罩与面部封闭良好
R	重新摆正体位	将头调到鼻吸气位
S	吸引口鼻	检查并吸引口鼻分泌物
O	轻微张口	口腔轻微张开,下颌略向前抬
P	增加压力	每几次呼吸逐渐压力直到每次呼吸都看到胸廓运动,听到呼吸音
A	改变气道	考虑气管插管或喉罩气道

5. 经30秒充分正压通气后,如有自主呼吸,且心率≥100次/min,可逐步减少并停止正压通气。如心率>60次/min但<100次/min,须继续用气囊面罩或气管导管施行正压通气,每30秒再次评估心率。如心率<60次/min,予气管插管正压通气并开始胸外按压。

6. 口胃管放置 凡应用复苏囊和面罩正压通气时间超过2分钟者,均需插口胃管并留置,以避免肠胀气阻碍呼吸和胃内容物反流误吸。插口胃管的办法见图3-1-4。

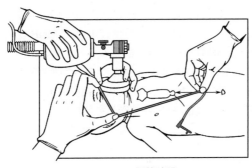

图3-1-4 口胃管放置

(1)插管深度:用8F胃管,插入深度约等于从鼻根到耳垂然后到剑突与脐之间连线的中点的距离。

(2)经口插入胃管,不可经鼻,以免阻碍通气。迅速插入胃管后立刻恢复复苏囊通气。

(3)当导管插入预期长度时,连接20ml注射器,迅速而柔和地吸净胃内容物。

(4)取下注射器,将胃管末端开放,留做排出进入胃内气体的通道。

(5)确定胃管前端在胃内(不可拉到食管里),留置,用贴膏固定到颊部。

7. 口咽管放置 对于有鼻道梗阻或舌阻塞气道的患儿均需放置口咽管。

(1)需要放置口咽管的疾病:如鼻后孔闭锁、舌下(后)垂、鼻道不通畅等。

(2)插口咽管的方法:至少备有两种大小的口咽管,以适合足月儿及早产儿的需要。口咽管的曲度应适合舌面,先端达后咽部,但不可触到咽部后壁而阻碍通气,管柄托留置唇外。先轻按下颌张口,再轻柔地沿舌面插入口咽管。插管时不可用力向后压舌。

8. T-组合(T-Piece)复苏器 T-组合复苏器是一种由气流控制和压力限制的机械装置(图3-1-5)。

(1)指征:用于足月儿和早产儿正压通气。

(2)用法:需接压缩气源,氧气由T-组合复苏器的新生儿气体出口经一个管道输送到新生儿端,与面罩相连使与口鼻密封或与气管导管相连。预先设定吸气峰压(PIP)20~25cmH$_2$O、呼气末正压(PEEP)5cmH$_2$O、最大气道压(安全压)30~40cmH$_2$O。操作者用拇指或示指关闭或打开T形管的开口,控制呼吸频率及吸气时间,使氧气直接流入新生儿气道。由于提供恒定一致的PEEP及PIP,维持功能残气量,更适合早产儿窒息复苏时的人工通气的需要。本装置操作容易、使用灵活、压力输出安全稳定及操作者不易疲劳。

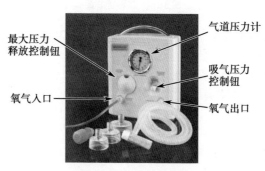

最大压力释放控制钮
气道压力计
吸气压力控制钮
氧气入口
氧气出口

图 3-1-5 T-组合复苏器

(五) 新生儿气管插管术

1. 气管插管指征

(1)需要气管内吸引清除胎粪时。

(2)气囊正压通气无效或需要延长正压通气的时间时。

(3)胸外按压时。

(4)需要经气管内给药时。

(5)特殊情况：凡疑诊先天性膈疝，或超低出生体重儿需进行气管插管正压通气者。

2. 器械及其准备

(1)气管插管所用仪器、物品：包括新生儿喉镜、各种型号的气管内导管(内直径为 2.5、3.0、3.5 及 4.0mm)、导管芯线、胎粪吸引管、吸引器、复苏气囊、面罩、能提供 100% 氧浓度的氧气筒、胶布、复方安息香酊、缝针、线、肩垫及听诊器等。

(2)仪器及备品的准备：

1)喉镜：灯泡应无损，最好有 1~2 个备用；电池能量储备充足，以保证灯泡亮度，预检电池能量不足时应更换。

2)各种型号的气管内导管、吸引管：

A. 气管内导管的选择主要取决于婴儿的体重(表 3-1-3)。

表 3-1-3 不同体重新生儿所需气管导管的匹配

体重 /g	唇 - 端距离 /cm*	气管导管内径 /mm
≤1 000	6~7	2.5
1 000~2 000	7~8	3.0
2 000~3 000	8~9	3.5
>3 000	9~10	4.0

注：*为上唇至气管导管管端的距离

B. 胎粪吸引管：用胎粪吸引管直接连接气管导管吸引。

C. 负压吸引器：应为低负压吸引装置，一般采用负压为 8kPa(60mmHg)~13.3kPa(100mmHg)，低值用于低体重儿。

D. 氧气：气管插管术前，必须备有连接 100% 氧源的输氧管。

3. 气管插管的操作步骤

(1)保持新生儿的头部呈"鼻吸位"位置，整个过程中应常压给氧。

(2)插入喉镜：术者站在患儿头侧，用右手固定婴儿头部。左手持握喉镜，将喉镜柄夹在拇指与前 3 个手指间，小指靠在新生儿颏部提供稳定性，沿舌面侧滑入，镜片将舌推向左侧，推进镜片直至其尖端恰至会厌软骨谷处(舌根与会厌之间)(图 3-1-6)。

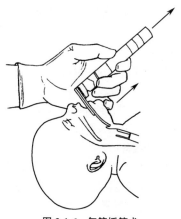

图 3-1-6 气管插管术

（3）暴露声门：轻轻抬起镜片，上抬时需将整个镜片平行于镜柄方向移动，使会厌软骨抬起，即可暴露声门和声带。抬起镜片时应沿镜柄方向，不可后旋镜柄和翘起镜片尖。抬高舌及会厌时，如以左小指从颈前轻压环状软骨处，此时即可暴露声门。

（4）寻找解剖标记，声带看起来像反向的字母"V"。必要时，吸引分泌物改善视野。插入有金属管芯的气管导管，将管前端置于声门与气管隆突之间，接近气管中点。

（5）撤出喉镜时，用右手抵贴婴儿面部，紧贴唇部在原位固定已插入的导管，以左手小心迅速地撤出喉镜，不许改变导管位置，拔出管芯导线。

（6）以上步骤需要在 20~30 秒内完成。插入导管时，如声带关闭，可采用 Hemlish 手法，助手用右手示、中 2 指在胸外按压的部位向脊柱方向快速按压 1 次，促使呼气产生，声门就会张开。如限定时间内没完成导管插入或插入后失败，均应在撤出喉镜或导管后给婴儿进行气囊与面罩正压通气，使其状态好转后，再重新操作。

4. 胎粪吸引管的使用 气管内吸引胎粪时，将胎粪吸引管直接连接气管导管（图 3-1-7），以清除气管内残留的胎粪。吸引时复苏者用右手示指将气管导管固定在新生儿的上腭，左手示指按压胎粪吸引管的手控口使其产生负压，边退气管导管边吸引，3~5 秒将气管导管撤出。必要时可重复插管再吸引。

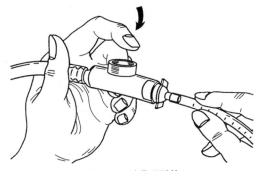

图 3-1-7　胎粪吸引管

5. 判断气管导管位置的方法

(1)声带线法：导管声带线与声带水平吻合。

(2)胸骨上切迹摸管法：操作者或助手的小指尖垂直置于胸骨上切迹，当导管在气管内前进过程中，小指尖触摸到导管之管端，则表示管端已达气管中点。

(3)体重法：体重 1、2、3、4kg 的新生儿唇 - 端距离分别为 6~7cm、7~8cm、8~9cm、9~10cm。头位改变会影响插入深度。

6. 判定导管位置及调整措施

(1)早期证实：

1)胸廓起伏对称。

2)听诊双肺呼吸音一致，尤其是腋下，且胃部无呼吸音。

3)无胃部扩张。

4)呼气时导管内有雾气。

5)心率、肤色和新生儿反应好转。

6)有条件可使用呼出气 CO_2 检测仪，可有效确定有自主循环的新生儿气管插管位置是否正确。当肯定气管导管置放的位置是正确的，记录导管平上唇的插入深度(cm)，有利于以后判断导管是否移位。然后把导管固定在面部。

(2)最后确定：如果复苏后仍需继续留置气管插管，则应拍摄胸部 X 线片，以最后确定导管在气管内的位置，进行适当调整。

(3)导管长度的调整：确定气管导管在合适的位置后，如果管在唇外长度>4cm,应将超过4cm的过长部分剪掉,再与连接器重新接好。

(六)喉罩气道

喉罩气道是一个用于正压通气的气道装置(图 3-1-8)。

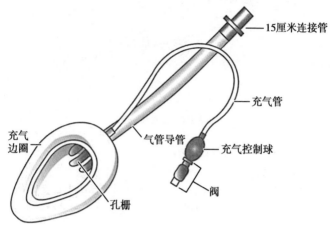

图 3-1-8　喉罩气道

1. **指征**

(1)新生儿窒息复苏时如气囊-面罩通气无效,气管插管失败或不可行时,喉罩气道能提供有效的通气。

(2)小下颌或舌相对较大,如 Robin 综合征和唐氏综合征患儿。

(3)多用于出生体重 ≥ 2 000g 的新生儿。

2. **方法**　喉罩气道由一个可扩张的软椭圆形边圈(喉罩)与弯曲的气道导管连接而成。弯曲的喉罩越过舌产生比面罩更有效的双肺通气。采用"盲插"法,用示指将喉罩顶部向硬腭侧插入新生儿口腔,并沿其硬腭滑入至不能推进为止,将喉罩气囊环安放在声门上方,向喉罩边圈注入空气约 2~3ml 后,扩张的喉罩覆盖住喉口(声门),并使边圈与咽下区的轮廓一致。该气道导管有一个 15mm 接管口,可连接复苏囊或呼吸器进行正压通气。

(七)胸外心脏按压

1. **指征**　有效的正压通气 30 秒后,心率仍低于 60 次/min,在正压通气同时进行胸外心脏按压。

2. 操作方法

(1)体位:体位如前所述。

(2)按压方法(图 3-1-9):

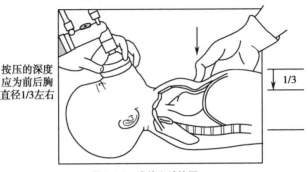

按压的深度应为前后胸直径1/3左右

1/3

图 3-1-9 胸外心脏按压

1)按压部位:进行胸外心脏按压的位置为胸骨的下 1/3,但不可按压剑突。为了确定按压区,可沿双侧乳头画一水平线,胸部按压区即在此线下边。

2)双指按压法:应用一手的中指和示指的两个指尖按压胸骨。无硬垫时用另一只手支撑患儿背部。本法比拇指按压法易于疲劳,但其优点是不受患儿体型大小及操作者手大小的限制。

3)拇指按压法:双手环抱婴儿胸部,用双拇指按压胸骨,其他手指支撑其脊柱。双拇指并排放置,对于小婴儿也可将两拇指重叠放置。此法不易疲劳,能较好地控制压下深度并有较好的增强心脏收缩和冠状动脉灌流的效果。

4)压力:按压深度约为胸廓前后径的1/3,产生可触及脉搏的效果。按压和放松的比例为按压的时间稍短于放松时间,放松时拇指或其余手指不应离开胸壁。

5)频率:按压的频率应接近正常新生儿心率,即每分钟约120 次。

3. 与正压通气的合作 胸部按压必须与正压通气同时进行,气囊面罩正压通气时可进行胸外按压,而气管插管正压通气使通气更有效。胸外按压和人工呼吸的比例应为3∶1,即 90 次 /min按压和 30 次 /min 呼吸,达到每分钟约 120 个动作。因此,每个动作约 1/2 秒,2 秒内 3 次胸外按压 1 次正压呼吸。

4. 监护、效果评价及措施

(1)检查心率:在开始按压后 60 秒钟评估心率。如果婴儿对胸部按压反应良好,应每隔 30 秒检测 1 次,直至心率>60 次/min,则停止按压,如果需要长时间心肺复苏,心率检测的间隔时间可适当延长。

(2)评价心率:

1)心率<60 次/min 需要继续进行正压通气与胸部按压治疗,并应同时给予气管插管和药物复苏。

2)心率>60 次/min 时停止胸部按压,以 40~60 次/min 的频率继续给予正压通气,直至心率>100 次/min 和婴儿恢复自主呼吸为止。

(八)用药

1. 用药指征

(1)正压通气和心脏按压 45~60 秒后心率持续<60 次/min。

(2)心率为零。

2. 给药途径

(1)脐静脉:是分娩室内婴儿窒息复苏时首选的给药途径。用于注射肾上腺素以及扩容剂。可插入 3.5F 或 5F 的不透射线的脐静脉导管,导管尖端应仅达皮下进入静脉,轻轻抽吸就有回血流出。若插入过深,则高渗透性和影响血管的药物可能直接损伤肝脏。务必避免将空气推入脐静脉。

(2)末梢静脉:可利用头皮或四肢静脉作为给药和输液途径。

(3)气管内滴注:某些药物可直接经气管插管注入。

3. 复苏常用药物

(1)肾上腺素:

1)指征:心搏停止或在 45~60 秒的正压通气和胸外按压后,心率持续<60 次/min。

2)剂量:静脉 0.1~0.3ml/kg 的 1:10 000 溶液,气管注入 0.5~1ml/kg 的 1:10 000 溶液,必要时 3~5 分钟重复 1 次。浓度为 1:1 000 肾上腺素会增加早产儿颅内出血的危险。

3)用药方法:首选脐静脉导管或脐静脉注入,有条件的医院可经脐静脉导管给药。如在进行脐静脉插管操作过程尚未完成时,可首先气管内注入 1:10 000 肾上腺素,0.5~1ml/kg 一次,若需重复给药则应选择静脉途径;无条件开展脐静脉导管的单位根据指征仍可采用气管内注入。

4) 疗效观察及判定:给予肾上腺素后 30 秒内,心率应 ≥ 100 次/min。如心率<100 次/min,可能有以下几种情况,需要进一步处理:①根据病情需要,每 5 分钟重复给药(肾上腺素);②出现急性失血引起的血容量低下表现,应加用扩容剂;③有代谢性酸中毒,用碳酸氢钠。

(2) 扩容剂:

1) 扩容剂的应用指征:婴儿有急性失血的病史和伴有低血容量、休克的临床表现并对复苏无反应者,均应给予扩容剂治疗。

2) 扩容剂的种类:首选等渗晶体溶液:生理盐水。大量失血时可输入与患儿交叉配血阴性的同型血或 Rh 阴性的"O"型红细胞。有血容量低下同时伴有血液浓缩倾向,可输注血浆。

3) 剂量:首次剂量为 10ml/kg。

4) 用法:经外周静脉或脐静脉缓慢推入(5~10 分钟),必要时可重复扩容一次。

5) 疗效观察:有效果的临床表现应包括脉搏变得有力、血压上升、苍白症状改善由于组织灌注改善,代谢性酸中毒减轻。

(九) 正压通气不能产生肺部充分通气的特殊复苏情况

如按窒息复苏流程规范复苏,新生儿心率、肤色和肌张力状况应有改善。如无良好的胸廓运动,听诊未闻及呼吸音,持续发绀,可能有的问题见表 3-1-4。

表 3-1-4 新生儿复苏的特殊情况

特殊情况	病史/临床症状	改善措施
气道梗阻		
后鼻孔闭锁	哭时红润,安静时发绀;用吸痰管经鼻孔插入后咽不能通过	经口插入口咽气道或大号气道插管至口咽部
口咽部气道畸形(Pierre-Robin 综合征)	小下颌,仰卧时吸气性呼吸困难	俯卧位;经鼻插入小号气管导管至后咽深部,或喉罩气道

续表

特殊情况	病史/临床症状	改善措施
肺部病变		
气胸	突发呼吸困难,持续发绀;患侧呼吸音减弱,胸壁透光试验阳性	胸腔穿刺术
胸腔积液	呼吸困难,持续紫绀;呼吸音减低,常伴有全身水肿	气管插管,正压通气胸腔穿刺术,引流放液
先天性膈疝	宫内诊断,生后呼吸困难,持续发绀、双肺呼吸音不对称、舟状腹	气管插管,正压通气;插入胃管排气

注:引自中国新生儿复苏项目专家组,中华医学会围产医学分会新生儿复苏学组.中国新生儿复苏指南(2021年修订).中华围产医学杂志,2022,25:4

新生儿持续发绀或心动过缓可能为先天性心脏病。此类患儿很少在出生后立即发病。所有无法成功复苏的原因几乎都是通气问题。

(十)复苏后的处理

复苏后的新生儿可能有多器官损害的危险,应继续监护,包括:①体温管理;②生命体征监测;③早期发现并发症。维持内环境稳定,包括血氧饱和度、心率、血压、血细胞比容、血糖、血气分析及电解质等。

需要复苏的新生儿断脐后立即进行脐动脉血气分析,出生后脐动脉血pH<7结合Apgar评分有助于窒息的诊断和预后的判断。及时对脑、心、肺、肾及胃肠道等器官功能进行监测,早期发现异常并适当干预,以减少死亡和伤残。

(十一)早产儿复苏需关注的问题

1. **体温管理** 置于合适中性温度的暖箱。对胎龄<32周早产儿复苏时可采用塑料袋保温(见初步复苏部分)。

2. **正压通气时控制压力** 早产儿由于肺发育不成熟,通气阻力大,不稳定的间歇正压给氧易使其受伤害。正压通气需要有恒定的PIP及PEEP,推荐使用T-组合复苏器进行正压通气。对极不成熟早产儿,因肺不成熟,缺乏肺表面活性物质易发生呼吸窘迫综合征,出生后有可能需要立即气管插管,气管内注入肺表面活性物质进行防治。

3. **避免肺泡萎陷** 胎龄<30周、有自主呼吸或呼吸困难的早产儿,产房内尽早使用持续气道正压通气。根据病情选择性使用肺表面活性物质。

4. **维持血流动力学稳定** 由于早产儿生发层基质的存在,易造成室管膜下-脑室内出血。心肺复苏时要特别注意保温、避免使用高渗药物、注意操作轻柔、维持颅压稳定。

5. **缺氧后器官功能监测** 围产期窒息的早产儿因缺氧缺血,易发生坏死性小肠结肠炎,应密切观察,延迟或微量喂养。注意尿量、心率和心律。

6. **减少氧损伤** 早产儿对高动脉氧分压非常敏感,易造成氧损害。需要规范用氧,复苏时给氧浓度应低于65%,并进行脉搏氧饱和度或血气的动态监测,使氧饱和度维持在目标值,复苏后应使血氧饱和度维持在90%~95%。定期眼底检查随访。

(张青梅 吴红敏)

第二节 新生儿药物戒断综合征

母亲在孕期使用药物如海洛因、大麻素、美沙酮、乙醇、巴比妥等药物,待婴儿娩出后由母体得到的药物突然终止而出现一系列神经系统、呼吸系统、消化系统等的症状和体征称之为新生儿戒断综合征(neonatal abstinence syndrome, NAS)或新生儿撤药综合征(neonatal drug withdrawal syndrome)。药物及其代谢产物对胎儿及新生儿产生的影响取决于药物的种类、剂量、成瘾时间、母亲及胎儿对药物代谢的能力、胎儿对药物的反应等因素。患儿父母的人群特征:①25岁以下青少年;②无职业、低收入;③未婚或不幸婚姻;④低文化水平;⑤家庭或父母感情紧张、不和或溺爱;⑥卖淫或性乱行为;⑦人类免疫缺陷病毒、性传播疾病阳性率高者。常见的成瘾药物包括:阿片类、中枢神经系统抑制剂、致幻剂、中枢神经系统兴奋剂。这些药物均系作用于中枢神经系统方面的药物,具有水溶性和脂溶性的双重特性,容易通过胎盘,并易通过胎儿的血液循环进入胎儿脑组织。孕妇用药越早,用药时间越长,剂量越大,或使用多种成瘾剂,对胎儿的有害影响也越大。

【诊断要点】

1. **临床表现** 新生儿戒断综合征的发病时间和持续期限与母亲所用药物的种类、剂量、用药时间长短、末次用药时间、胎龄、出生体重、分娩时是否使用了麻醉剂及其剂量、是否合并原发疾病有关,母亲用药剂量越大、药物半衰期越短、胎儿越成熟、胎儿脂肪量越少、母亲末次用药距分娩时间越短,患儿发病越早,反之,发病越迟。母亲最后一次用药距分娩时间超过 1 周时,患儿发病率相对较低(表 3-2-1)。

表 3-2-1 几种常见药物出现新生儿撤药症状的时间

药物	撤药症状出现时间	高峰
海洛因	0~96 小时	12~24 小时
美沙酮	12~72 小时	24~48 小时
地西泮	2~6 小时	7~12 小时
苯巴比妥	1~14 天	≥7 天
可待因	12~24 小时	<24 小时
乙醇	3~12 小时	<24 小时
中枢兴奋剂	0~6 小时	0~24 小时

不同成瘾药物所致临床表现缺乏特异性,其共同特点为中枢神经系统、呼吸系统、消化系统和自主神经方面的症状、体征。

急性麻醉药(阿片类)戒断症状可在生后立即出现,迟则到生后 2 周,多发生于 24~48 小时,取决于用药物的类型和母亲最后用药的时间。

(1)中枢神经系统兴奋症状:颤抖、激惹、惊醒度增强、听觉过敏、睡眠困难、尖声哭叫、惊厥;肌张力增强、深腱反射亢进、角弓反张、拥抱反射增强。

(2)呼吸系统:呼吸加快但无其他呼吸困难表现,呼吸暂停。

（3）消化系统：胃肠功能失常、吃奶差或食欲亢进，不协调、反复不间断的吸吮和吞咽动作，腹胀、呕吐、稀便或水样便，体重不增。

（4）循环系统：心动过速或过缓，血压升高。

（5）自主神经方面的体征：多汗、鼻塞、频繁打呵欠和喷嚏、流涎、皮肤发花或肤色潮红、发热、体温不稳定等。

药物戒断症状的严重性取决于药物的使用情况及剂量，多药联合使用时症状重于单独用美沙酮。使用美沙酮重于单独使用阿片类或可卡因。

病情分度：①轻度，稍有异常；②中度，刺激时出现症状；③重度，安静时也有异常。

2. **诊断**　本病临床表现无特异性，容易误诊。诊断主要依据母亲病史，特别是孕期用药史，应排除其他疾病，通过有关检查除外脑病、颅内出血、低血糖、低血钙、低血镁、甲状腺功能亢进、脑炎败血症等疾病。

【治疗要点】

治疗原则：①根据起病早晚、病情轻重及进展制订治疗方案，一般在症状出现前不予治疗。病情轻中度都不需药物治疗，重度用药物治疗；②药物选择需要针对撤药类型，一般选用与母亲成瘾药同源的药物，对使用阿片类者首选阿片酊或美沙酮，对使用镇静催眠药者首选苯巴比妥；③严密观察并记录症状改善情况，正确评定疗效；④症状控制后逐渐减量至停药，需动态观察，防止复发，定期随访。

1. **对症支持治疗**

（1）减少外界的刺激：包括包裹和拥抱婴儿。将婴儿置于光线较暗及安静的环境有利于改善婴儿的戒断症状与改善睡眠。

（2）供给足够的热量：少量多次喂以配方奶，为避免患儿继续遭受药物的不利影响，一般不宜母乳喂养。

（3）保证液体供给，维护水电解质及酸碱平衡。

2. **药物治疗**　对有宫内药物影响史但无症状或病情轻 - 中度的患儿，无需用药。本病为自限性病程，但重症可危及患儿生命，用药治疗的目的是应用适量的镇静剂缓解神经系统及消化系统症状。

（1）阿片酊（tincture of opium）：为治疗阿片类撤药综合征的首选药，尤其对具有神经系统及消化系统症状者，可控制惊厥、激惹和呕吐、腹泻。原制剂浓度为10mg/ml，应用时应稀释25倍（稀释后吗啡含量为0.4mg/ml）。应用剂量为每次0.1ml/kg，每4小时1次，哺乳时同喂；可每隔4小时增加0.1ml/kg，直至症状控制，待病情稳定3~5天后逐渐减少每次剂量，每日减少总剂量的1/10，不要改变给药间隔，减量过程至少需要1周。如病情反复，应增量至症状控制。总量减至0.2ml/kg而病情仍然稳定时可停药。用药过程中应高度警惕过量引起的中枢神经系统抑制、循环抑制，尤其呼吸抑制。勿用于非阿片类撤药综合征。

（2）美沙酮（methadone）：阿片类撤药综合征治疗药物之一，在新生儿血浆中半衰期为26小时。剂量为0.05~0.1mg/（kg·次），口服或静脉注射，每6~12小时用药1次，无效时可每次增加0.05mg/kg，待症状控制后改为12小时1次，每天减量10%~20%直至每天0.05mg/kg，再停药。停药后需动态观察48小时有无反弹。

（3）可乐定（clonidine）：非麻醉剂，阿片类撤药综合征治疗药物之一。口服首次剂量为0.5~1.0μg/kg，维持量3~5μg/（kg·d），分4~6剂，每4~6小时1次。治疗血药浓度为0.1~0.3ng/ml。疗程平均13天，对乙醇撤药综合征的疗效优于氯氮䓬类。缺点是对睡眠障碍控制较差和偶见轻微的代谢性酸中毒。

（4）苯巴比妥（phenobarbital）：对麻醉类撤药综合征的效果不及以上药物，尤其不能减轻胃肠道症状；用于镇静、催眠、安定剂撤药综合征的效果良好，优点是比较安全。用法是静脉注射，负荷量10~15mg/kg，24小时后每6小时给1~2mg/kg维持量，根据病情和血药浓度调整维持剂量，治疗血药浓度为12~15μg/ml。疗程10~14天。

（5）地西泮（diazepam）：控制中枢神经系统症状效果好。但可导致过度镇静造成吸吮无力和喂养困难，静脉推注可抑制呼吸，引起心动过缓。开始用量为0.1~0.3mg/kg口服或静脉注射（先稀释），每8小时1次。症状控制后逐渐减量，每12小时1次。停药后症状可能复发，故应动态观察48小时。

3. 其他

（1）有戒断症状以及母亲用美沙酮治疗的婴儿不能用纳洛酮

治疗,因后者可促进戒断表现。

(2)应密切监测新生儿戒断综合征婴儿水电解质的平衡及全身状态,并给予相应治疗。

(张青梅　吴红敏)

第三节　重症胎儿失血

一、新生儿产前产时失血

新生儿产前失血主要经胎盘失血,包括胎-胎输血、胎-母输血、胎儿-胎盘出血,产时失血多由于分娩时产科意外情况、胎盘及脐带畸形引起。重症可引起新生儿失血性休克,严重者可导致死亡,是产房急症之一,应及时诊治与急救。

【诊断要点】

1. 病因

(1)胎-母输血:羊膜穿刺术损伤胎盘、绒毛破损、外倒转术、母妊娠期高血压疾病等原因均可导致胎-母输血。

(2)胎儿-胎盘输血:可见于脐带绕颈、剖宫产时结扎脐带前婴儿位于高位等原因引起。

(3)胎-胎输血:是单绒毛膜双胎妊娠的一个合并症,发生的前提是双胎共用一个血管床。

(4)胎盘、脐带异常:前置胎盘、胎盘早剥、产时损伤胎盘、脐带断裂出血等原因均可导致新生儿贫血。

(5)脏器出血:臀部产或产伤造成肝、脾等脏器破裂、颅内出血、头颅血肿、消化道出血(见呕血与便血)等均可引起失血性贫血改变。

2. 临床表现

(1)急性失血多见于产时、产后,表现为苍白、烦躁不安,呼吸急促、表浅,节律常不规则,心动过速,脉搏细弱,甚至消失。血压降低,严重时测不出,呈休克状态。一般无肝脾大。

(2)慢性失血多见于产前,亦显著苍白,但无明显的呼吸困难,偶有充血性心力衰竭的表现,肝脾多明显肿大。

【治疗要点】

1. **出生前处理** 对失血量大但未成熟的胎儿可行宫内输血，已成熟者应终止妊娠。

2. **出生后处理** 新生儿失血性贫血的治疗取决于患儿贫血及出血程度。轻度或慢性贫血，患儿无窘迫现象，无需立即处理，也不需要输血，仅需要补充铁剂。但急性大量出血者，出现苍白、软弱、循环不良、低血压时，应采取紧急治疗进行下列措施：

(1)当新生儿分娩后如表现苍白、软弱、循环不良、低血压时，应立即为新生儿建立通畅的呼吸道并给氧。检查新生儿血红蛋白、血型、交叉配血，做血气分析，并查胆红素、Coombs试验，以明确其贫血程度及性质。

(2)输血：输血是治疗新生儿失血性贫血的主要措施。

1)输血指征：生后24小时内静脉血 Hb<130g/L；急性失血量 ≥10% 总血容量者；静脉采血 ≥5%~10% 血容量；肺部疾病、先天性心脏病时应维持 Hb>130g/L；出现与贫血相关的临床症状，如苍白、心动过速、脉弱、低血压、反应低下者。

2)输血量：多选择成分输血，浓缩红细胞悬液，3ml/kg 浓缩红细胞血可提高血红蛋白 10g/L，计算公式如下：

所需浓缩红细胞血量 = 体重(kg) × (预期达到的血红蛋白值 – 实际血红蛋白值) × 3

以上剂量可分次输入，每次最大量为 10~20ml/kg。输血速度宜慢，心力衰竭患者应很慢，2ml/(kg·h)，如输血前已经出现充血性心力衰竭，输血前应使用速效利尿剂如呋塞米 1mg/kg 静脉注射。

3)输血不良反应：包括溶血反应、血液传播性疾病如 HBV、HCV、梅毒、HIV 及 CMV 感染等。

3. **铁剂治疗** 大量失血患儿，无论急性还是慢性均要补充铁剂，以补充储存铁量。元素铁剂量为 2~3mg/(kg·d)，补充时间至少 3 个月，为保证婴儿生长需要，甚至持续用 1 年。

二、新生儿失血性休克

新生儿失血性休克是多种病因引起的失血致微循环灌注流量不足，有效循环血量降低，心搏出量减少，组织中氧和营养物质的供应降低到细胞可以耐受的临界水平以下,并发生代谢产物积聚、细胞结构和功能损害,导致脏器功能不全。为低血容量性休克。

【诊断要点】

1. 病因

(1)低血容量休克的主要原因为失血,多见于前置胎盘、胎盘早剥、胎母或胎胎输血、肺出血、脑室内出血、内脏出血等。各种病因通过血容量降低、血管床容量增加、心脏泵功能障碍三个环节影响组织有效灌注量。

(2)发生失血性休克的危险因素为多胎、脐带脱垂、分娩前24小时内母亲阴道出血、胎儿失血使红细胞比容降到40%时。

2. 临床表现

(1)当失血量为10%~15%时,血压轻度下降,心率正常。

(2)失血量达20%~25%时,器官灌注不足,出现临床症状:苍白,血压下降;持续代谢性酸中毒,低氧血症,肢冷,呼吸增快,毛细血管再充盈时间延长,中心静脉压(CVP,正常3~5mmHg)降低。中心静脉压及周身循环灌注状态可观察容量扩张情况,如心源性休克,输液时CVP上升;失血性休克时,输液后CVP不上升,而正压通气时CVP上升。

【治疗要点】

治疗的目的是积极纠正血容量,尽快恢复组织血液灌注,减少毛细血管渗出及肺疾病的发生。

1. 积极抗休克治疗 包括病因治疗、一般支持治疗、扩容、纠正酸中毒、血管活性药物、呼吸支持治疗等。

2. 扩容 一旦诊断休克,应立即扩容。轻症多为代偿期,注意输液成分应符合细胞外液的生理性并兼顾细胞内液。输液量不易大,速度不易过快,常用生理盐水,首剂20ml/kg,扩容量不宜超过60ml/kg。对急性失血性休克在生理盐水积极扩容后,如血细胞比容<0.3,可予输血。可反复少量输红细胞悬液(10~15ml/kg),血容量增加过快,可导致颅内血管扩张,诱发颅内出血、肺水肿。

(张青梅 吴红敏)

第四节 产 伤

一、皮肤及软组织损伤

(一) 擦伤

【诊断要点】

1. **病因** 擦伤可发生于使用产钳、胎头吸引器或臀位助产的新生儿。

2. **临床表现** 损伤常较小和浅表。由于损伤部分表皮而表现不规则的擦掉皮的红斑。有时在擦伤处的周围可见一些小疱。在产钳叶片安放处,面部擦伤可呈条线形;在胎头吸引器安放处,头皮擦伤呈圆环状(图 3-4-1)。

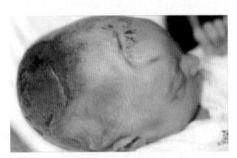

图 3-4-1 皮肤擦伤

【治疗要点】

可在损伤部位涂敷抗生素软膏,以防止感染。擦伤常在 2~3 天内痊愈。

(二) 局限性水肿

【诊断要点】

1. **病因** 局限性水肿的形成是由于羊膜破裂,羊水外流后胎儿受子宫收缩的压力,压到宫颈口外,致使先露部软组织的淋巴及静脉回流障碍、液体外渗而形成产瘤。

2. **临床表现** 主要为局限性水肿,水肿部位视先露部不同而异。

（1）头先露者：常见为头顶部，除皮下组织水肿外，尚可波及帽状腱膜，局部可有凹陷性水肿，边界不清，无波动感，其范围常超越骨缝线，即产瘤，又称先锋头（图3-4-2）。

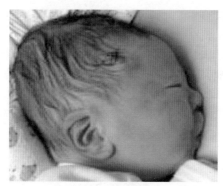

图3-4-2　先锋头

（2）臀位产者：阴囊、阴唇则明显水肿。

（3）面先露者：则眼睑、口唇水肿及青紫；手先露者，则肢端水肿。

【治疗要点】

一般不需要特殊处理，于生后2~5天水肿自行消退。

（三）瘀点、瘀斑

【诊断要点】

1. **病因**　由于新生儿凝血功能尚未健全，毛细血管脆性增加，多见于急产、产程延长及难产等产科因素，约半数新生儿可出现皮肤瘀点或瘀斑。

2. **临床表现**

（1）瘀点为红色针刺样小点，瘀斑为片状皮内出血，呈深红色，直径>0.5cm，两者均压之不褪色，常为局限性，瘀点常在2~3天内消退。

（2）瘀斑在最初可伴皮肤肿胀，当出血吸收后病损部位呈青色，然后呈黄色，数天后完全消退。早产儿由于皮肤松弛和脆弱，故瘀斑较多见。

【治疗要点】

瘀点、瘀斑均不需要特殊治疗。

二、出血

(一) 头颅血肿

【诊断要点】

1. **病因** 多由于胎位不正,头盆不称,在分娩过程中胎头受产道骨性突出部位(骶骨岬、耻骨联合)压迫或因产钳、胎头吸引器助产牵引而受伤,导致骨膜下血管破裂、血液积留在骨膜下所致。新生儿凝血机制不完善,血管壁弹力纤维发育不全也成为发病基础。

2. **临床表现**

(1)血肿部位以顶部多见,常为一侧性,但也可两侧同时发生(图 3-4-3)。

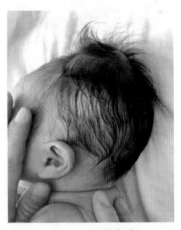

图 3-4-3 头颅血肿

(2)血肿多于生后数小时至数天逐渐增大,边界清楚,不超过骨缝。

(3)局部肤色正常,压之无凹陷,扪之有弹性或波动感。

(4)血肿吸收较慢,常需数周乃至数月(3 周~3 个月)。

(5)小血肿多无全身症状,当出血量较大时,可致贫血及黄疸加重。

【治疗要点】

1. 血肿较小时无需治疗。

2. 较大血肿,早期可给冷敷,后期热敷,可促进血肿吸收,一般情况下,不主张穿刺抽血,以免继发感染。

3. 维生素 K_1 1~2mg/d,肌内注射,共给 3 次。

(二) 帽状腱膜下出血

【诊断要点】

1. **病因**　本病常因使用胎头吸引器部位不当或负压过大,导致帽状腱膜下血管破裂所致,偶可见于产钳助产或其他头位异常产者。因有小动脉损伤,出血易扩散,血肿较大。

2. **临床表现**

(1)外观头颅无突出肿块,但头顶部呈波动性弥漫肿胀。

(2)出血部位边缘不清,可跨越颅缝线。

(3)头围多较正常增大,出血量大者,眼睑、耳后、枕部甚至颈部皮肤可见紫红色瘀斑。头围每增大 1cm,估计出血量达 38ml。大量失血时,患儿为苍白贫血貌,若治疗不及时,则多死于低血容量性、失血性休克。

【治疗要点】

1. 小量出血时,一般不需治疗,当出血停止后,血肿逐渐吸收。

2. 中、重度出血,主要是支持治疗,必要时可输血纠正贫血。

3. 维生素 K_1,每次 1~2mg 肌内注射,连用 3 天。

4. 避免出血部位穿刺抽血。可测定患儿凝血原时间以排除低凝血酶原血症。

5. 血肿吸收期,常出现较重的新生儿黄疸,可给予相应的治疗。

(三) 结膜下出血

【诊断要点】

1. **病因**　分娩过程中,由于难产用胎头吸引器助产或产钳放置不当,钳叶加于眼部的压力过强,在损伤结膜时,结膜下小血管破裂而出血。

2. **临床表现**

(1)常在结膜外侧见到线状或斑片状出血灶,可伴结膜水肿。

(2)如局部出血较多,应考虑到有巩膜破裂的可能,须注意瞳孔形状及前房深度。

(3)若出血最多部位在下穹窿处,且与眼睑有明显分界,近角膜处变稀薄或消失,则出血多来自眶内,多有颅底骨折,应行颅底

X 线检查。

【治疗要点】

一般结膜下出血不需要特殊治疗。

三、神经损伤

(一) 臂丛神经损伤

主要是胎儿在发育和分娩过程中,受到各种力的因素影响导致出生后新生儿一侧或双侧臂丛神经损伤,临床主要表现为伤侧上肢功能障碍。其发病率为 0.16%~4%。

【诊断要点】

1. **病因** 常见的危险因素是臀位产、巨大儿及肩位难产,因过度向一侧牵拉胎头或胎肩,而致臂丛神经(颈 5~8 及胸 1~2)挫伤或神经根的撕裂。少数可由宫缩过强、急产等宫内因素或先天性臂丛神经发育不全等原因引起。

2. **临床表现** 根据臂丛神经受伤的不同,出现不同症状。

(1)上臂丛麻痹:颈 5~6 神经根损伤(臂丛上束型)。表现为患肢垂于体侧,伸直位,肩关节内收、内旋,前臂旋前位,肘部微屈、肩部外展困难,肱二头肌反射消失,患侧拥抱反射消失,但握持反射存在。外观似“接力手”,一般腕关节和手指功能正常,此种麻痹,约占 50%。

(2)前臂型麻痹:颈 8~ 胸 1、2 神经根损伤(臂丛下束型)。表现为手的瘫痪,累及腕屈肌、指屈肌及手内在肌,腕不能屈曲,大小鱼际肌萎缩,患儿握持反射消失。临床少见。

(3)Horner 综合征:胸 1 神经根的交感神经纤维受损。表现为眼睑下垂,眼裂变小,眼球稍凹陷,瞳孔缩小,患侧面部潮红、少汗等。临床少见。

(4)全臂丛麻痹:另外有约 10% 臂丛神经麻痹表现为完全性臂丛神经麻痹,可出现上述所有表现。表现为整个上肢无力,感觉消失。

某些臂丛神经损伤的患儿,可合并膈肌运动受限所致的呼吸困难,或者合并锁骨骨折、肱骨上端骨骺分离,或者合并肱骨干骨折,需注意检查。

【治疗要点】

1. **立即治疗** 一经确诊,应立即给予治疗,使患肢处于肩外展旋位、肘关节屈曲位,使肌肉处于松弛状态,有利于受伤处水肿及出血吸收。

2. **常见治疗方法**　肢体功能锻炼、穴位针刺治疗法、给予神经营养药物以帮助神经再生,促进运动功能和感觉功能的恢复,防止肌萎缩。大部分患儿2~3个月痊愈。如6个月时症状未见改善,则预后不良,需行神经吻合术。

3. **预防**　臂丛神经损伤严重影响患者的心理发育健康,给社会及家庭带来沉重负担,因此,对孕产妇做好科学宣教、规律产检,控制好孕期体重,避免孕期增重过快,胎儿过大,加强孕期糖尿病的管理,减少巨大儿的发生,分娩前详细评估胎儿体重,分娩中严密观察产程进展,采用适宜的分娩方式,尽可能地避免肩难产的发生。

(二) 面神经麻痹

也称Bell麻痹。巨大儿、产钳助产儿多见。

【诊断要点】

1. **病因**　常由于产钳放置不当,压挫耳前茎乳孔,伤及面神经与下颌神经支的交叉部所致,或胎儿从产道下降过程中受到母亲产道骨隆部位如骶突、坐骨棘的压迫所致,因此产伤所致的面神经瘫痪通常是周围性面神经麻痹(核下运动神经元型)。

2. **临床表现**　患侧眼睑部分张开或完全不能闭合,哭闹时口角斜向健侧,吮奶无力等(图3-4-4)。

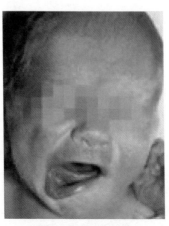

图3-4-4　面神经麻痹

【治疗要点】

1. 面神经麻痹大多为面神经末梢单纯受压所致,预后良好。

2. 出生后数小时至数天,肌肉功能即可自行恢复,不需特殊治疗。

3. 如出生后数小时至数天,症状加重,伴颅内症状,则应考虑中枢性面神经麻痹,预后往往较差。

(三) 膈神经麻痹

【诊断要点】

1. **病因** 常与臂丛神经损伤同时存在,通常是臂丛神经麻痹的一部分,很少单独存在。有时当同侧交感神经链受到损伤,则出现 Horner 综合征。麻痹常为单侧性。

2. **临床表现**

(1) 患儿生后不久就出现呼吸困难,阵发性青紫,腹式呼吸减弱或消失。

(2) 如果是神经根挫伤,则数天至数周内上述症状逐渐好转至消退。

(3) 如果是神经根撕裂,则膈肌麻痹持续存在,出现矛盾呼吸运动,患侧肺部易发生坠积性肺炎,甚至发生进行性喂养困难和生长发育停滞。

(4) X 线检查示患侧膈肌升高,呼吸时膈肌运动两侧升降相反,膈肌活动度减小。

(5) 磁共振成像(MRI)有助于发现撕裂的神经根。

【治疗要点】

以支持治疗为主。患儿应向患侧卧位吸氧,下胃管鼻饲喂养,预防肺部感染。

(四) 脊髓损伤

【诊断要点】

1. **病因** 直接原因为分娩时用力过度牵拉或压迫扭曲胎儿脊柱轴,而引起脊柱、脊髓甚至脑干组织的延伸性损伤。其危险因素包括早产、肩位难产、臀位产、面先露、额先露、宫内低氧及急产。

2. **临床表现** 最初几天内常表现为脊髓休克体征。

(1) 查体时易发现患儿躯干和 / 或肢体呈弛缓状态,缺乏自主运动,深部反射消失,感觉消失,给痛觉刺激时患儿无面部表情,也不哭,据此可判断患儿的受伤的脊髓平面。

(2)自主呼吸可能消失,呈矛盾呼吸运动,根据脊髓伤平面决定是否需要生命支持。颈髓上段(颈4以上)损失,可引起呼吸暂停;颈胸段损伤(颈4~胸4),则有不同程度的呼吸困难;而胸、腰段损伤(胸11~腰5),则不引起呼吸困难,可有小便失禁。

(3)颈髓急性高位损伤常伴发心动过缓,随之心搏停止。

(4)在脊髓休克度过以后,交感神经张力恢复,心率逐渐加快至恢复正常,同时肌肉瘫痪发展为痉挛性瘫痪,一些患儿在损伤部位以下的皮肤丧失出汗功能。

【治疗要点】

以支持治疗为主。

1. 当脊髓休克或高位颈髓受损失需人工呼吸机维持。

2. 当出现由于尿潴留引起的反复尿路感染,反复的支气管肺炎及自主神经系统不稳定引起的发热、大小便失禁和截瘫或四肢瘫痪,则给予抗感染、体温调节、营养支持及功能训练、康复治疗等。

四、骨折

(一)锁骨骨折

主要集中在自然分娩,在产伤性骨折中占比90%以上。

【诊断要点】

1. 病因

(1)当产妇耻骨弓低,胎儿迅速下降时,前肩胛底部挤向产妇的骨盆耻骨联合处,使锁骨极度弯曲而发生骨折。

(2)巨大儿或骨盆出口狭窄时娩肩困难,助产人员腹部加压力度不当或牵拉胎儿肩部用力过猛,强拉胎儿娩出至骨盆口时,两肩剧烈向内挤压而致锁骨骨折。

(3)骨折多发生于中央或中外1/3段,多呈横形骨折,也有不完全性骨折(青枝骨折)。

2. 临床表现

(1)骨折患侧上臂不愿移动或运动不灵活,或完全失去运动能力。

(2)移动患侧上臂时,患儿哭闹明显,用手触诊锁骨时,其局部肿胀、疼痛,锁骨上凹可消失;因胸锁乳突肌呈痉挛状态,使骨折锁骨向上后移位,造成重叠或成角畸形。

(3)患侧拥抱反射消失。

(4)X线片可证实骨折及移位情况。如为青枝骨折则易漏诊,至骨折愈合、局部骨痂隆起(2~3周)时才被发现(图3-4-5)。

(5)9%的产伤性锁骨骨折患儿合并臂丛神经损伤,需注意检查。

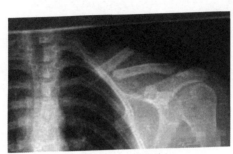

图 3-4-5 肋骨骨折

【治疗要点】

新生儿骨膜成骨能力旺盛,骨折愈合时间短,且由于塑性能力强,骨折部位经生长修复后,形态往往可接近正常,因此通常以保守治疗方法为主。

1. 对于青枝骨折,一般不需处理,但注意避免上举患侧上肢,2周左右可愈合,预后良好。

2. 对完全性骨折者,现亦多主张将患肩上抬,上肢与胸部"8"字绷带固定以减少其活动,即可愈合。即使有成角、重叠畸形,经过塑型均可消失,不影响其功能。合并臂丛神经损伤患儿,愈合周期长,病情恢复缓慢。

(二)肱骨骨折

剖宫产是导致长骨骨折的重要原因,急诊剖宫产引起长骨骨折的可能性高于阴道分娩。

【诊断要点】

1. 病因 肱骨骨折多发生于难产、臀位产或进行内倒转术操作时,助产者对先露部位估计不足,操作时出现着力点错误,强力牵拉上肢,或臀部娩出后急于娩出胎体导致牵引过程中胎儿双臂上举,或当头位难产时,助产者用力牵拉肱部时发生。骨折多发生在肱骨中段和上 1/3,以横形或斜形骨折多见。

2. 临床表现

(1)难产分娩时助产者常可听到骨折声。

(2)出生后患肢肿胀、患臂不能活动,骨折部短缩、弯曲或成角畸形。

(3)触摸患处患儿哭闹明显。

(4)肱骨中下 1/3 骨折,可损伤桡神经,出现桡神经麻痹(患侧手腕下垂,患肢活动受限)症状。

(5)如骨折伤及血管或骨膜大片剥离形成大血肿时,可出现贫血甚至休克表现。

【治疗要点】

1. 小夹板固定法　患儿仰卧,患肢上臂外展、前臂旋前位,掌心向上,助手拉住患儿的腋窝作相对牵引,术者一手拉住患肢肘部渐渐向远心牵拉,使骨折处重叠畸形矫正,同时矫正移位,使对位对线良好,然后在上臂用 4 块小夹板前后左右固定,并屈肘 90°,以颈腕带悬吊。固定 2~3 周后可达临床愈合。

2. 绷带固定法　经上法整复后,在患侧腋下置一棉垫,使患肢保持轻度外展位,用绷带固定在胸外侧,2~3 周后即可愈合。若有成角、重叠畸形,短期内可经塑型自行矫正。

(三)股骨骨折

【诊断要点】

1. 病因　多见于臀位或横位产时,分娩时机把握不当,未按照分娩机转合理实施臀牵引术,助产者用手企图钩出胎儿下肢,或双下肢娩出后,为娩出胎儿躯干,助产者握住双下肢极度扭曲旋转而致股骨骨折。

2. 临床表现

(1)骨折多见于股骨上中段,是斜形骨折。

(2)助产者常可听到骨折声,局部多肿胀明显、疼痛剧烈,两断端间出现骨摩擦感,患肢缩短,因新生儿习惯于屈膝屈髋姿势,使骨折近端屈曲外展,远端常向上内移位,造成向前成角畸形。

(3)X 线片可确诊。

【治疗要点】

1. 小夹板固定术　适用于股骨中 1/3 骨折,无成角畸形者。

患儿仰卧,助手按住患儿骨盆,术者一手拉住膝关节进行拔伸牵引,将骨折重叠移位拉开;另一手按紧骨折处使之保持水平位,然后小夹板固定 3~4 周。

2. 下肢悬垂牵引法(Bryant 法) 患儿仰卧,其操作同小夹板固定法,至术者按紧骨折处并保持水平位后,将患处贴上胶布,外包纱布,以装有滑轮的架子,将双下肢悬吊离床 2.5cm,髋关节屈曲 90°,持续悬吊固定 3~4 周。

3. 躯干绷带固定法(Crede 法) 将患肢骨折复位后,使患肢伸直紧贴胸腹壁,以绷带将下肢固定于躯干 3~4 周。在患肢与胸腹壁间填以软垫,并注意观察足部循环及患儿呼吸是否受到影响。经上述治疗 3~4 周骨愈合后,如有短缩或成角畸形,经塑型可纠正,不会遗留畸形或跛行。

(四)颅骨骨折

颅骨骨折临床较少见,但颅骨被挤压则为常见的损伤。

【诊断要点】

1. 病因 胎儿在分娩时持续受产妇骨产道内某一突出点的压力,如骶骨岬、骶尾关节前翘、尾骨不活动致出口前后径狭窄等,均可使胎头相应部位受压而发生骨折;此外,由于产钳应用不当,相对挤压颅骨形成凹陷,又称兵乓球骨折。剖宫产术中抓取颅部过猛也可引起。

2. 临床表现

(1)颅骨骨折较常见于颞骨,为较浅的凹陷性骨折,常无症状。

(2)若为线性骨折,也多无明显临床症状,但易伴有颅骨骨膜下血肿(头颅血肿)。

(3)如额、顶部较深凹陷性骨折则可有前囟饱满、患侧瞳孔散大或局部受压的神经症状。

(4)如前颅窝底骨折,可有眶周皮肤青紫、肿胀、瘀斑,球结膜下淤血,及鼻腔、口腔流出血性脑脊液等表现,并常造成额叶底部脑损伤。

(5)中颅窝底骨折时,可有颞肌下出血及压痛,且常合并面及听神经损伤。

(6)后颅窝底骨折时,则可表现枕部或乳突部及胸锁乳突肌部位的瘀斑,偶有第 9~12 脑神经损伤,脑脊液可外漏至胸锁乳突肌及乳突后皮下,出现该部肿胀、淤血及压痛。

(7)X线片及头颅CT可清晰了解骨折程度及脑损伤情况。

【治疗要点】

1. 若为颅骨线性骨折或凹陷深度不超过0.5cm者,因常无临床症状,可自行复位,不需处理。

2. 若有下列情况之一时,则需考虑手术治疗

(1)X线片证实凹陷骨折深度>0.5cm或有碎骨在脑内者。

(2)有高颅压症状者。

(3)有神经系统症状者。

(4)帽状腱膜下、鼻腔、口腔或中耳有脑脊液流出或胸锁乳突肌及乳突后皮下有脑脊液漏出者。

(5)颅骨骨折损伤血管伴颅内出血者。

3. 保守支持治疗则包括头高位(抬高15°~30°)卧床休息,适当应用抗生素。按颅内出血处理,有脑脊液漏者切勿堵塞,不做腰穿,可给神经营养药物(维生素 B_1、B_6、B_{12})等。

五、内脏损伤

(一)肝脏破裂

为新生儿实质性内脏破裂中最常见之一。

【诊断要点】

1. 病因

(1)胎儿肝脏相对较大,胸腹壁肌肉较薄弱,在头位分娩过程中,特别是急产,产道尚未松弛,如外加压力较大时,则易引起肝脏破裂。

(2)在新生儿复苏过程中行人工呼吸时不恰当地按压胸腹部。

(3)围产期缺氧或感染时,内源性凝血机制障碍所致。

2. 临床表现

(1)肝脏损伤初期,多为肝包膜下出血,形成血肿,多无症状。

(2)继续出血则包膜胀大甚至破裂,引起腹腔内大出血。此时出现面色苍白、重度贫血、腹胀、心动过速或减慢,最终致失血性休克。

(3)腹腔穿刺若抽出血性液体则首先考虑本病。

【治疗要点】

1. 输血抗休克。

2. 行剖腹探查及破裂缝合修补止血术。

3. 急检凝血功能的实验室检查。

4. 给予止血药物及抗生素等治疗。

(二) 脾脏破裂

脾脏破裂在臀位产中较常见,尤其是有异常肿大的脾脏(如胎儿红细胞增多症)时,更容易在分娩过程中破裂。脾破裂的病因、临床表现及治疗与肝破裂基本相同。腹腔内出血的患儿剖腹探查时,如未见肝破裂,则探查脾脏,确诊后行缝合修补术,因脾脏是机体重要的免疫器官,故应尽可能保留。

(三) 肾上腺出血

【诊断要点】

1. **病因**　肾上腺出血多见于巨大儿臀位难产时,可能是胸腹部在助产时受挤压后引起,而肾上腺出血性坏死则很有可能是围产期窒息与创伤性分娩的联合作用所致;也可是获得性凝血机制障碍的全身性疾病在肾上腺局部的表现。

2. **临床表现**

(1)多数出血为一侧性。

(2)少量出血可无症状,少数可在日后出现艾迪生(Addison)病(肾上腺皮质功能低下)症状及有严重的黄疸。

(3)大量出血时症状明显,可表现突然休克,有青紫、呼吸不规则或暂停、体温不升、不能吮奶、肌肉松弛,腹部触诊肾区并可触及浮动的肿块;亦可表现不安、尖叫、惊厥、发热等。大量出血可使肾上腺破裂,血液流至后腹膜间隙,出现急性失血性休克症状,多在生后 24 小时内死亡。

(4)腹部 B 超有助于本病的确诊。

【治疗要点】

1. 抗休克,补充血容量,纠正贫血。

2. 补充电解质,防止低钠血症。

3. 亦可给肾上腺皮质激素补充治疗,开始给氢化可的松 5mg/(kg·d)静脉滴注,以后根据病情再调整剂量。

(曹　霞)

第四章

体温管理

第一节　新生儿体温调节

人体在体温调节中枢的控制下，在一定的环境温度范围内，通过增减产热量和失热量，并维持其动态平衡，使体温经常保持在正常范围内。这种稳定机制的破坏会出现低温或高温（发热）的临床表现，影响新陈代谢的正常进行。新生儿的产、散热特点及适中环境温度是新生儿体温平衡的主要问题。

（一）新生儿产热特点及其影响因素

1. **产热特点**　新生儿产热与成人不同，不是依靠肌肉活动（运动和震颤的物理性产热）来维持热平衡，而是通过增加氧耗、提高新陈代谢率的化学性产热来完成。新生儿代偿产热的主要部位是棕色脂肪组织（brown adipose tissue，BAT）。BAT 细胞于胎龄 26~30 周时开始分化，继续增长至出生后 2~3 周。早产儿出生时 BAT 发育尚不完善，代偿产热能力低下，易发生低体温。足月小样儿的产热潜能虽然较早产儿强，但其棕色脂肪组织要比足月儿易丧失。

2. **影响因素**　BAT 产热受许多临床因素影响：①体温调节中枢的抑制，如颅内出血、缺氧缺血性脑病和某些抑制中枢神经的药物均可影响新生儿产热，易发生低体温；②甲状腺功能减退可减低脂肪组织对去甲肾上腺素的反应，影响产热；③患各种心肺疾病（如 RDS，发绀型先天性心脏病等），当 $PO_2 < 7.33kPa$（55mmHg）将影响新生儿产热反应；④ BAT 与糖原储备均随胎龄发育而增加，早产儿寒冷窘迫时，易发生低血糖及低体温；⑤血清

Na⁺、K⁺离子平衡紊乱,钠泵衰竭可妨碍体温调节规律。

(二) 新生儿散热特点

1. 体表面积相对较大,易向周围环境散热。

2. 皮下脂肪层较薄,隔热的效果差。

3. 新生儿姿势影响散热速度。同一体重的早产儿及小于胎龄儿,后者大于前者,其肌张力较同体重的早产儿高,肢体弯曲,散热相对少,而早产儿散热相对多。

4. 早产儿外周血流量比足月儿多,且寒冷环境下,其支配周围血管及血流分布的反射功能差,均使其易于散热。

(三) 判定体温调节状态的综合指标

用传统的直肠(肛)和腋下(腋)温度检测新生儿体温有许多待改进之处,因为单纯核心温度只能表示体温平衡的结果,不能完整地反映出机体对环境温度的调节状态(产热状态与散热状态),为此采用体温状态综合指标,包括以下 3 项:

1. **肛温(直肠温度)** 是表示体内产热和散热平衡状态的指标。肛温 - 环境温度差越大,散热越多。

2. **皮温 - 环境温度差** 表示散热程度的指标。皮温 - 环境温度差越大,散热越多。

3. **腋温 - 肛温差** 为判定棕色脂肪组织代偿产热的指标。新生儿腋窝是 BAT 主要分布区之一,腋温除包括传导来的体核温度,还受局部 BAT 产热状态的直接影响,新生儿代偿产热增加强,腋温增加,此时等于或超过肛温,计算腋 - 肛温差值可反映全身代偿产热状态。

(四) 环境温度

1. **适中温度** 又称适中温度带,指在这一环境温度下机体化学产热及耗氧量最少,代谢率最低,蒸发散热量减少并能维持体温在 36~37℃的最佳环境温度,此时新生儿腹壁皮肤温度常为 36~36.5℃的范围。当环境温度低于适中温度时,新生儿代偿产热增加,以保持体温平衡或正常值偏低;如环境温度过低,能量储备耗竭,则出现低体温(<35℃);当环境温度高于适中温度时,则新生儿蒸发散热增加,皮肤血管扩张,体温正常或偏高;如环境温度显著或持续升高,体温则增高(>37℃)。

2. **适中温度的影响因素** 新生儿中性环境温度要求因胎龄、

日龄、出生体重不同而异,见表 4-1-1。

表 4-1-1　不同出生体重的健康新生儿的适中性温度

出生体重 /kg	暖箱温度			
	35℃	34℃	33℃	32℃
1.0	出生 10 天内	10 天以后	3 周以后	5 周以后
1.5	出生 10 天内	10 天以后	4 周以后	
2.0	出生 2 天	2 天以后	4 周以后	
>2.5	出生 2 天	2 周以后		

(魏克伦)

第二节　新生儿体温管理

足月胎儿在宫内的体温虽比母亲高 0.5℃（37.5~38℃）左右,但刚出生时,离开母体来到比母体温度低下的外界环境,分娩的瞬间以及生后的短时间（1~2 小时）内将迅速丢失大量体热。

（一）分娩室的婴儿保暖

1. **拭干与包裹**　新生儿刚出生时由于体表有羊水,皮肤湿润,经蒸发、辐射、对流等散热方式可迅速丢失大量体热。婴儿出生后立即用温暖的毛巾将羊水拭干并置于辐射式保温床上,或将裸体新生儿置于母亲胸前,用母体温度供新生儿取暖,即袋鼠式护理。

2. **保持适宜的房间温度**　产房温度<21℃时,足月儿生后早期低体温的发生率明显增加。产房的温度应不低于 25℃。

3. **保持适宜的环境湿度**　产房保持适宜的环境湿度（50%~60%）,以维持婴儿体温稳定。

4. **低出生体重儿的保暖**　出生体重<1 500g 的极低出生体重儿或胎龄<30 周的早产儿可于新生儿娩出后立即将其放置在预热的毛毯上,不擦干身体直接将新生儿放入预热的塑料包被内,仅将头部和脐部暴露并立即擦干,然后和辐射保温台联合使用。

5. **窒息复苏时的保温问题**　早产儿窒息抢救时应重视保暖,

但对于出生时有窒息的足月儿来说,近年来有新的观点。脑内温度升高是缺血脑损伤程度的重要决定因素,亚低温治疗可显著降低脑局部的代谢率和氧耗,保护线粒体功能,节省能量消耗,抗细胞凋亡,从而延长了缺氧缺血性脑损伤治疗的"时间窗"。

(二) 新生儿常用的保温装置

1. 暖箱 分为人工手控和伺服控制两种。伺服控制时置传感器于婴儿腹部,根据婴儿体表温度进行调节。使用前应先把温箱预调到合适的范围。

2. 开放式辐射热保温床 主要应用于新生儿急救,又称抢救台。装有头顶式远红外元件,热聚焦集中在安置婴儿区域内,也分为人工手控和伺服控制两种。

3. 暖床床垫 有加热系统可调节床垫表面温度在 30~37℃,结构简单,使用方便,可以和辐射保温床合用,保暖效果更佳。

(高 飞 魏克伦)

第三节 新生儿硬肿症

新生儿硬肿症系指新生儿时期由多种原因引起的皮肤和皮下脂肪变硬及水肿,常伴有低体温及多器官功能低下,由受寒引起的称为新生儿寒冷损伤综合征(新生儿冷伤)。

【诊断要点】

1. 病史 有发病处于寒冷季节、环境温度过低或保温不当史;严重感染史;早产儿或足月小样儿;窒息、产伤等所致的摄入不足或能量供给低下。

2. 临床表现 早期吮乳差,哭声低,反应低下。病情加重后,体温(肛温或腋温)<35℃,严重者<30℃,腋温 - 肛温差由正值变成负值,感染或夏季发病者不出现低体温。硬肿为对称性,依次为双下肢、臀、面颊、两上肢、背、腹、胸部等,严重时肢体僵硬,不能活动。多器官功能损害:早期心率减慢,微循环障碍,严重时休克、心力衰竭、DIC、肺出血、肾衰竭等。

3. 实验室检查 根据需要检测动脉血气、血糖、钠、钾、钙、磷、尿素氮或肌酐、心电图、胸部 X 线片。

4. **本症分轻、中、重度,评分标准见表 4-3-1**

表 4-3-1 新生儿硬肿症分度及评分标准

评分	体温 /℃		硬肿范围 /%	器官功能改变
	肛温	腋 - 肛温差		
0	≥35		<20	无明显改变
1	<35	0 或正值	20~50	明显改变
4	<30	负值	>50	功能衰竭

注:①体温、硬肿范围和器官功能改变分别评分,总分为 0 分者属轻度,1~3 分为中度,4 分以上为重度。②体温测试:肛温在直肠内距肛门约 3cm,持续 4 分钟以上;腋温将上臂紧贴胸部测 8~10 分钟。③硬肿范围计算,头颈部 20%,双上肢 18%,前胸及腹部 14%,背部及腰骶部 14%,臀部 8%,双下肢 26%。④器官功能低下,包括不吃、不哭、反应低下、心率慢或心电图及血生化异常;器官功能衰竭指休克、心力衰竭、DIC、肺出血、肾衰竭等。⑤无条件测肛温时,腋温 <35℃ 为 1 分,<30℃ 为 4 分

【治疗要点】

1. **复温**

(1)复温时的监护:

1)生命体征:包括血压、心率、呼吸等。

2)体温调节状态综合判定指标:测试肛温、腋温、腹壁皮肤温度及环境温度(室温或暖箱温度)以肛温为体温平衡指标,腋 - 肛温差为棕色脂肪代偿产热指标。

3)摄入或输入热量、液量及尿量监护。

(2)复温方法:

1)轻、中度(直肠温 >30℃)产热良好(腋 - 肛温差为正值),用暖箱复温,患儿置入预热至 30℃ 的暖箱内,通过暖箱的自控调温装置或人工调节箱温于 30~34℃,使患儿 6~12 小时内恢复正常体温。乡村、基层医疗单位可用热水袋、热炕、电热毯包裹或母怀取暖等方法,如无效立即转上级医院。

2)重度低体温 <30℃ 或产热衰竭(腋 - 肛温差为负值)。先以高于患儿体温 1~2℃ 的暖箱温度(不超过 34℃)开始复温,每小时提高箱温 1℃,于 12~24 小时内恢复正常体温。必要时辅以恒温水浴疗法(水温 39~40℃,脐部置消毒小纱布,用橡皮膏固定,头露

水外,每次 12 分钟,每日 1~2 次),浴后立即擦干放入 30~32℃暖箱内保温。或用远红外线抢救台(开放式暖箱)快速复温,床面温度从 30℃开始,每 15~30 分钟升高体温 1℃,随体温升高逐渐提高远红外线箱的温度(最高 33℃),恢复正常体温后置于预热至适中环境温度的暖箱中,抢救台环境温度易受对流影响,可以用塑料薄膜覆盖患儿上方(表 4-3-2)。

表 4-3-2 不同体重早产儿暖箱温度、湿度参考数(裸体)

出生体重 /g	暖箱温度 /℃		相对湿度 /%
	初生者	日久者	
<1 000	36	34	
1 000~1 500	34	32	55~56
1 501~2 000	32	30	
>2 000	30	—	

2. **热量和液体供给** 热量开始按每天 209.2kJ(50kcal/kg),并迅速增至 418.4~502.1kJ(100~120kcal/kg),早产儿或伴产热衰竭患儿适当增加热量。给予经口、部分或完全静脉营养,静脉滴注葡萄糖 6mg/(kg·min)。液量按 60~80ml/kg 给予,重症伴有尿少、无尿或明显心肾功能损害者,应严格限制输液速度和液量。

3. **纠正器官功能紊乱**

(1)循环障碍:有微循环障碍或休克体征及时扩充血容量、纠正酸中毒。

1)扩充血容量:先用 2∶1 液 15~20ml/kg(明显酸中毒者用 1.4% 碳酸氢钠等量代替)在 1 小时内静脉滴入,继用 1/3 或 1/4 张液,低于生理需要量 70~90ml/(kg·d)。

2)纠正酸中毒:给 5% 碳酸氢钠每次 3~5ml/kg,或以血气值计算:补充碳酸氢钠的毫升数 = −BE × 体重(kg) × 0.5 或(22 - 实测 HCO_3^-mmol) × 体重(kg) × 0.5。先给 1/2 量,以 2.5 倍注射用水稀释成等渗液,快速静脉滴注(5% 碳酸氢钠 1.7ml=1mmol),余量 4~6 小时内给予。

3)血管活性药:早期伴心率低者首选多巴胺 5~10μg/(kg·min)静脉滴入,或 / 和酚妥拉明每次 0.3~0.5mg/kg,每 4 小时 1 次;或

654-2 每次 0.5~1ml/kg,每次 15~20min。

(2) DIC:经化验确定为 DIC 及高凝状态,立即用肝素,首剂 1mg/kg,6 小时后按 0.5~1mg/kg 给予。若病情好转,改为每 8 小时 1 次,逐渐停用。二剂肝素后应给予新鲜全血或血浆每次 20~25ml。

(3) 急性肾衰竭:尿少或无尿可给呋塞米,每次 1~2mg/kg,并严格限制液量。无效加用多巴胺或氨茶碱静脉滴注。并发高钾血症应限制钾的摄入,严重时给予胰岛素加葡萄糖静脉输注(每 2~4g 葡萄糖加 1U 胰岛素)或静脉注射适量葡萄糖酸钙以抵消钾对心脏的毒性作用。

(4) 肺出血:一经确立早期给予气管内插管,进行正压呼吸治疗(CPAP 或 IPPV),平均气道压(MAP)1.05~1.25kPa(10.75~12.75cmH_2O)。2~3 天后病情好转,减低呼吸机参数或撤离。同时积极治疗引起肺出血的病因,如 DIC、肺水肿、急性心、肾衰竭等。

4. 控制感染 可根据感染性质加用青霉素、氨苄西林、先锋霉素等,对新生儿肾脏有毒副作用的药物应慎用。

(高 飞 魏克伦)

第四节 新生儿发热

新生儿核心体温(肛温)超过 37.5℃ 即为发热。由于新生儿体温调节功能不完善,当环境温度升高或脱水等情况,易出现体温增高。新生儿高热可迅速引起全身代谢紊乱及器官功能变化,如循环障碍、抽搐等,应及时处理。

【诊断要点】

1. 非感染性发热

(1) 环境温度过高:室温或暖箱温度过高并持续,新生儿可出现发热。

(2) 脱水:新生儿脱水热多见于生后 2~3 天,婴儿进乳量少或水分摄入不足,环境温度常较高或包被较多。

(3) 其他:如中枢病变可由颅内出血、先天畸形及药物引起等。给婴儿光疗或暖箱长时间放在日光直射处,因光线直接照射,给婴儿输热增加可引起新生儿发热。新生儿先天性外胚层发育不良,因汗腺缺乏,散热障碍,可引起发热。

2. 感染性发热 新生儿出生前、后各种感染可引起发热,主要是重症或全身性感染如细菌性肺炎、败血症、化脓性脑膜炎等。

【治疗要点】

1. 新生儿发热 应强调病因治疗,如环境温度过高或脱水引起的发热经病因治疗后,体温很快恢复,常不需要对症处理。

2. 感染性发热 应针对不同病原及器官功能病变积极治疗,如婴儿体温过高,超过 39℃ 以上时,应给予物理降温,可用温水洗或温水擦浴,水温 33~36℃ 为宜。擦浴部位为头部前额、枕部、颈部、四肢及腋下、腹股沟等。也可用凉水袋置枕部。忌用乙醇浴,慎用退热药,以防止体温骤降。

(高 飞　魏克伦)

第五章

新生儿营养需要和营养方法

第一节　足月新生儿的营养需要和营养方法

一、足月新生儿的营养需要

(一) 热量的需要

1. 足月正常新生儿维持体重需要 50~60kcal/(kg·d)；达到体重增长 15~30g/d 需要 100~120kcal/(kg·d)。

2. 生后第 1 周为 60~80kcal/(kg·d)，第 2 周 80~100kcal/(kg·d)，第 3 周及以后 100~120kcal/(kg·d)。其中基础代谢所需热量约为 50kcal/(kg·d)。

3. 危重新生儿的能量需求与疾病性质和疾病的严重程度有关。以往认为危重症患儿的能量需求显著增加，供给不足会导致营养状况恶化，最终导致预后不良。但多种因素有可能降低危重新生儿的能量消耗，如活动减少、积极控制体温、镇痛以及机械通气等。静息能量消耗低于预期接近健康新生儿基线水平。

(二) 蛋白质的需要

1. 母乳喂养或乳清蛋白和酪蛋白之比与人乳(70：30)相似的乳制品的蛋白质需要量约每日 1.2g/kg；牛乳喂养的蛋白质需要量增至每日 2~3g/kg。

2. 蛋白质的能量占总能量的 7%~16% 或者 2~3g/100kcal 可达到有效利用率。蛋白质：能量 =1g：35~43kcal［(2.8~3.1)g：(110~120)kcal］。

3. 危重新生儿蛋白质大量消耗是其蛋白代谢的特点。危重新生儿体内蛋白多呈持续分解状态,合成减少。这种适应性反应可以为机体提供大量的游离氨基酸用于组织修复和参与炎症反应。若未能及时提供足够的蛋白质,导致体重持续下降,肌肉减少,病死率上升。为危重新生儿提供理想的蛋白质对改善预后非常重要。

(三) 脂肪的需要

1. 脂肪主要用于提供能量,其所供热能占总热量的35%~50%,总需要量为5~7.0g/100kcal。

2. 危重新生儿需要合理分配提供能量来源的糖和脂肪的比例。糖的比例过高,代谢过程中产生过多的二氧化碳,在呼吸功能不全的新生儿会增加排出二氧化碳的负担,增加机械通气率或延长机械通气的时间。摄入过多的脂肪可以三酰甘油的形式储存,不增加二氧化碳的负担。

(四) 碳水化合物的需要

1. 新生儿碳水化合物的需要大约为10~30g/(kg·d),其能量占总热量的40%~50%,总需要量为7.5~15g/100kcal。

2. 危重新生儿糖代谢的特点是糖生成增加,糖异生保证葡萄糖依赖的组织能量需求。同时,机体对胰岛素敏感性降低使得葡萄糖的利用减少,导致高血糖的发生。高血糖和低血糖均与危重症的预后有关。需要密切监测血糖和精确的胰岛素的应用来保证血糖的安全。

(五) 维生素及矿物质的需要

维生素及矿物质的需要见表5-1-1。

表 5-1-1　新生儿每天维生素及矿物质的需要量

营养素	足月儿(每天)	早产儿(剂量/kg)
维生素 A	700mcg	700~1 500mcg
维生素 D	400U	400U
维生素 E	7U	6~12U
维生素 K	200mcg	8~10mcg
维生素 C	80mg	18~24mg
维生素 B$_1$	1.2mg	0.18~0.24mg

续表

营养素	足月儿(每天)	早产儿(剂量/kg)
维生素 B₂(核黄素)	1.4mg	0.25~0.36mg
烟酸	17mg	3.6~4.8mg
泛酸	5mg	1.2~1.7mg
矿物质		
钙	250mg	120~330mg
磷	150mg	60~140mg
镁	20mg	7.9~15mg
钠	1~2mEq/kg	2.0~3.0mEq
钾	2~3mEq/kg	2~3mEq
铁	1mg/kg	2~3mg
铜	20mcg/kg	120~150mcg
锌		1 000mcg
锰	5mcg/100kcal	0.75~7.5mcg
钼	0.75~7.5mcg	0.3mcg
硒	2mcg/kg	1.3~3.0mcg
铬	0.20mcg/kg	0.1~0.5mcg

二、喂养方式

(一) 母乳喂养

1. **母乳成分的特点**　母乳的成分很复杂,包括溶脂、酪蛋白的胶状液肽分子、脂肪球的乳剂、脂肪膜和各种活性细胞。母乳喂养不仅能满足新生儿快速生长的需要,而且很多生物活性物质能促进消化系统的成熟和免疫功能的建立。母乳成分不仅存在个体差异,而且在一次哺乳过程中或 24 小时中在动态变化。初乳(生后 7 天内)中乳清蛋白更多,过渡乳(7~14 天)中总蛋白和免疫球蛋白开始下降,乳糖和脂肪增加,成熟乳中(2 周后)维生素和矿物质的水平逐渐下降。

2. **母乳喂养的方法**　按 WHO 新生儿营养指南规定,生后第

1 小时内尽早开始哺乳。新生儿每天喂哺 8~12 次,按需哺乳。两侧乳房交替哺喂,一侧乳房完全排空后再吸另一侧,至喂饱为止。哺乳时应采取母亲舒适和婴儿安全的位置,母亲紧抱和托住婴儿,使其胸腹紧贴着母亲的胸腹,鼻尖对着乳头。婴儿吸吮时应将大部分的乳晕含在嘴里,避免因只吸吮乳头造成乳头疼痛和皲裂而影响哺乳。

3. **母乳喂养的禁忌** 主要包括 HIV 感染母亲,人类 T 细胞嗜淋巴细胞的病毒,未完成 2 周治疗的活动性肺结核的母亲。先天性代谢性疾病,如半乳糖血症。

4. **如何支持母乳喂养成功实施母乳喂养的"十步法":**

(1)配置纸质版母乳喂养政策,供常规交流使用。

(2)培训全部卫生保健人员掌握实施母乳喂养政策的必要技能。

(3)向所有孕产妇宣教母乳喂养的好处和母乳喂养的方法。

(4)产后 1 小时帮助母亲开始母乳喂养。

(5)给母亲示范如何进行母乳喂养,如何维持哺乳,即使母子处于分离状态。

(6)不给母乳喂养的新生儿提供其他食物和水,除非有医疗必要。

(7)确保母婴同室。

(8)鼓励按需母乳喂养。

(9)不给母乳喂养的新生儿提供人造奶嘴或安抚奶嘴。

(10)促进组建母乳喂养支持小组,将出院母亲转介给小组,以提供出院后支持。

(二)人工喂养

1. **适应证**

(1)当母亲不选择母乳喂养(或不选择纯母乳喂养)时,配方奶可作为母乳替代品(或补充)。

(2)因为一些医学禁忌(如某些先天性代谢性疾病)不能母乳喂养的母乳替代品。

(3)作为母乳量不足的补充,以保证体重增长。应在尝试增加母乳量无效后才用配方奶补充。即使添加了配方奶还应该鼓励母亲继续坚持母乳喂养。

2. 喂养方法

(1)生后第一天每次以 30ml 为初始乳量,以后可依据新生儿的需求每天增加 10ml。

(2)喂奶间隔时间约 3 小时,配方奶的奶量和间隔时间不必限制过严,夜间可适当延长。

(3)实际哺喂量应按每个新生儿的吸吮、胃容量、体重等具体情况而增减,每天总量以达到营养需要、体重增长为准。

(三) 混合喂养

1. 母乳不足时,每次先喂母乳,待两侧乳房吸空后再用其他代乳品来补充其不足部分。

2. 若不能按时哺乳,先鼓励母亲将乳汁挤出储存,待其离家时先用挤出的母乳哺喂,不足部分用配方奶补充。

3. 母亲每日哺乳不应少于 3 次,次数过少则母乳分泌量会减少。

(丁国芳)

第二节　早产儿的营养需要和营养方法

一、早产儿的营养需要

(一) 能量

按照早产儿体重增长的需要评估接近同胎龄宫内生长速率 15g/(kg·d)。需要能量为 110~140kcal/(kg·d),其中非蛋白能量 70~90kcal/(kg·d)。能量需要取决于出生胎龄、日龄、体重、活动、环境、生长及食物的类型等。早产儿能量合适的组成应为:碳水化合物 40%~50% [11~15g/(kg·d)],脂肪 30%~40% [4~6g/(kg·d)],蛋白质 10%~15% [2.5~4.0g/(kg·d)。早产儿能量的需要量见表 5-2-1。

低出生体重儿出生时代谢低于足月儿,随日龄增长 RMR 逐渐增加,第一周为 40~41kcal/(kg·d),到第三周末增至 62~64kcal/(kg·d)。不包括生长的代谢需要约为 50kcal/(kg·d)。每克体重增长需要 5~6kal。

表 5-2-1 低出生体重儿能量需要

项目	平均估值 / [kcal·(kg·d)$^{-1}$]
能量消耗	40~60
静息代谢率	40~50
活动	0~5
体温调节	0~5
合成	15
储存能量	20~30
排泄能量	15
摄入能量	90~120

（二）蛋白质的需要

出生体重<1 000g 的早产儿蛋白质的理想摄入量为 3.5~4g/（kg·d），1 000~1 500g 早产儿为 3.2~3.8g/（kg·d）。最低标准为 3.2g/（kg·d），3.2/100kcal；最高标准为 4.3~4.6g/（kg·d），4.2g/100kcal。

（三）脂肪的需要

1. 脂肪推荐需要量为 5~7g/（kg·d），占总能量的 40%~50%。

2. 为保证必需脂肪酸的供给，2%~5% 的非蛋白热量应以亚油酸的形式、0.6% 以亚麻酸的形式供给（占总能量 3%）。

3. 母乳中具有配方奶中所没有的长链多聚不饱和脂肪酸（LCPUFAs）。

4. 卡尼汀可加速长链脂肪酸的脂肪氧化。母乳中含有 39~60μmol/L 卡尼汀，无需另外补充。在早产儿特殊配方乳中建议将卡尼汀含量补充到 60~90μmol/L。

（四）碳水化合物的需要

早产儿饮食中碳水化合物的供给应占总能量的 40%~45%。糖的消化酶出现于不同的胎儿期（表 5-2-2）。早产儿生后最初几天如给乳糖含量高的乳制品可出现乳糖吸收不良的症状，如腹胀、便次增多。

表 5-2-2　不同胎龄婴儿肠内双糖酶的量

胎龄 / 周 *	蔗糖酶 /%	麦芽糖酶 /%	乳糖酶 /%
26~28	64	58	29
30~32	64	68	48
34~36	83	62	59

注：* 以胎龄 40 周为 100%

（五）矿物质及微量元素的需要

1. **钠**　早产儿尤其是极低出生体重儿,钠的高排泄率至少要持续到生后 10~14 天,存在低钠血症的风险。一般钠的供给量为 2.5~3.5mmol/(kg·d),<1 500g 为 4~8mmol/(kg·d),<1 000g 为足月儿需要量的 5 倍。

2. **钾**　早产儿钾需要量与足月相近为 2~3.5mmol/(kg·d)。

3. **氯**　氯的需要量为 2~3mmol/(kg·d)。

4. **钙和磷**　早产儿钙储备较少,需要摄入的钙较多。低出生体重儿钙摄入量需 4.5~5.0mmol/(kg·d)（180~200mg/(kg·d)）,磷需 3.9~4.5mmol/(kg·d)〔120~140mg/(kg·d)〕。

5. **铁**　对早产儿补充铁从能够耐受足量喂养〔150ml/(kg·d)〕开始,持续到 12 个月。出生体重 1 500~2 000g 为 2mg/(kg·d);1 000~1 500g 为 3mg/(kg·d);<1 000g,4mg/(kg·d)。补充铁剂同时应补充维生素 E。

6. **锌**　早产儿宫内锌储备较少,生后肠内营养锌的推荐量为 1~3mg/(kg·d)。

7. **镁**　母乳喂养（镁含量 5mg/100kcal）与早产儿配方奶喂养（镁 6.8~12.0mg/100kcal）均能满足早产儿的生长需要,很少出现镁缺乏。

8. **铜**　铜的需要量为 120~150μg/(kg·d)。

（六）维生素的需要

体重低于 2 500g 的早产儿应常规补充维生素。早产儿维生素需要量见表 5-2-3。

1. **维生素 A**　早产儿每日应给维生素 A 700~1 500U。

表 5-2-3 早产儿每日维生素需要量

维生素 B_1	180~240μg
维生素 B_2	250~360μg
维生素 B_6	150~210μg
维生素 B_{12}	0.3μg
维生素 C	18~24mg
维生素 D	600U
维生素 E	6~12U
维生素 K	8~10μg
烟酸	3.6~4.8mg
泛酸	1.2~1.7mg
叶酸	25~50μg

2. **维生素 D** 母乳喂养的极低出生体重儿每日供给维生素 D 800~1 200U,直至体重增长到 3 500g(或矫正月龄 3 个月)。之后可按照每日 400~800U 供给。

3. **维生素 E** 早产儿常规每日给维生素 E 6~12U 直至体重达到 2 000g。

4. **维生素 K** 生后肌内注射维生素 K 0.5~1.0mg,以后每周重复一次至婴儿能接受肠内喂养。当婴儿腹泻或使用广谱抗生素或全静脉营养时,应常规每周肌内注射维生素 K_1 1~2mg。

5. **叶酸** 体重<2 000g 的早产儿每日应给叶酸 25~50μg/kg。

二、早产儿喂养方案

(一) 开始喂养的时间

1. 成功的经口喂养需要早产儿呼吸、吸吮和吞咽的协调。开始经口喂养的时间应个体化。

2. 无先天性消化道畸形及严重疾病者,能耐受胃肠道喂养的早产儿应尽早开始喂养。

3. 出生体重>1 000g,病情相对稳定者,可于出生后 12 小时内开始喂养。

4. 有严重围产期窒息,脐动脉插管或出生体重<1 000g 者可

于出生后 24 小时内开始喂养。

5. 在喂养早期经口喂养不能满足其营养需求时,常需胃肠道外营养补充。

6. 任何胃肠道缺氧严重窒息复苏后或正处于低氧血症状态;肠道循环不良,如低血压等;或存在肠梗阻症状和体征。建议延迟喂养。

（二）喂养方法

1. 极低(或超低)出生体重儿和需要机械通气支持的危重早产儿早期喂养应从微量喂养开始。

2. 微量喂养可以从出生 24 小时内开始,选择早产儿的母乳或早产儿配方奶,以 5~20ml/(kg·d)的奶量进行喂养,持续数日至 2 周。

3. 胎龄 32~34 周,呼吸<60 次/min,吸吮和吞咽协调的早产儿可以开始经口喂养。

4. 胎龄<34 周,呼吸、吸吮及吞咽不协调者,可采用管饲喂养。

5. 经十二指肠(空肠)喂养仅适用于严重食管反流者或严重慢性肺疾病的早产儿。

（三）喂养量及间隔时间

1. **早产儿早期喂养**　每日喂养量及间隔时间依据临床表现、实验室检查以及对喂养的耐受程度个体化标准。表 5-2-4、表 5-2-5 仅供参考。

表 5-2-4　早产儿喂养量与添加速度参考表

出生体重 /g	开始奶量 / [ml·(kg·d) $^{-1}$]	添加速度 / [ml·(kg·d) $^{-1}$]
<800	10	10
800~1 000	10~20	10~20
1 001~1 250	20	10~20
1 251~1 500	30	20
1 501~1 800	30~40	20~30
1 801~2 500	40	30
>2 500	50	30~40

注:建议全肠内喂养量达到 150~180ml/(kg·d)

表 5-2-5 早产儿喂养方案 单位:ml/(kg·d)

日龄	出生体重		
	<1 000g	1 001~1 500g	>1 500g
1	12	16	24
2	24	24	40
3	36	32	64
4	48	48	88
5	60	64	112
6	72	80	136
7	84	104	152
8	96	128	
9	120	152	
10	144		
11	156		

2. **喂养间隔时间** 出生体重>2 000g,间隔 4 小时;出生体重 1 500~2 000g,间隔 3 小时;出生体重 1 000~1 500g,可间隔 2 小时。胎龄在>30 周可采用间隔 2~3 小时;胎龄在<30 周可采用间隔 1~2 小时。如果存在 BPD 的早产儿建议间隔 1~2 小时喂养。

(四) 极低出生体重儿的早期营养和喂养

1. 对于出生时胎龄很小或极低或超低出生体重儿,在出生早期仅仅依靠肠内营养是不够的。应在生后立即 24 小时内开始肠外营养。

2. 病情稳定后可采用间歇胃管法经口喂养,开始喂养量和增加速度依据不同出生体重参照表 5-2-4 和表 5-2-5。喂养量可每 12~24 小时增加一次,但总量应该控制在一定的范围内。

3. 应尽早给予补充各种维生素。

4. 纯母乳喂养的极低出生体重儿摄入的包括蛋白质在内的许多营养素不够其生长所需,生长速度较慢。母乳内的钙和磷含量较低,这些矿物质的不足会刺激骨的重吸收以保证血清钙浓度的正常,造成早产儿骨发育不良和代谢性骨病的危险。国际上推荐母乳喂养的极低出生体重儿使用富含能量、蛋白质、矿物质和维生素的母乳强化剂以确保预期的营养需求。

5. 母乳强化剂添加时间　当早产儿耐受 80~100ml/(kg·d) 的母乳喂养之后,将 HMF 加入母乳中进行喂哺。按标准配制的强化母乳可使其能量密度至 80~85kcal/100ml。如果需要限制喂养的液体量(130ml/kg·d),如 BPD 时,可增加奶的能量密度至 90~100kcal/100ml,HMF 则应在达到 100ml/(kg·d) 前开始使用,以提供足够的蛋白质和能量。

6. 经口喂养过程中若出现腹胀、反流、喂养早期残留奶超过总摄入量的 30% 以及呼吸暂停次数增加,应停止经口喂养或暂时停止增加肠内喂养量改用胃肠外营养补充肠内营养的不足。腹胀(腹部张力增加)提示需要除外感染或过量喂养或坏死性小肠结肠炎。

(五) 晚期早产儿的早期营养和喂养

一般情况良好,胎龄>34 周,呼吸、吸吮和吞咽协调,能够耐受胃肠道喂养的早产儿,生命体征平稳则生后 3 小时可开始喂奶 4~10ml,如能用奶瓶则每 2~3 小时一次,以后逐渐增加。至生后第一周可摄入 100~150ml/(kg·d),第 2 周为 150~180ml/(kg·d)。若出现腹胀(腹部张力增加)、胃反流、腹泻或青紫应减量或暂停喂养,用胃肠外营养补充或代替。

(六) 小于胎龄的早产儿早期营养和喂养

生后应根据胎龄和出生体重决定立即开始喂养或输注葡萄糖液。生后 48 小时内每 4~6 小时监测血糖,使其稳定于 2.7mmol/L (50mg/dl) 以上。摄入量不能满足需要或体重下降>5%,应给 10% 葡萄糖输入并尽早开始肠外营养。

(七) 早产儿出院后的营养和喂养

1. 对于出生体重>2 000g、无营养不良高危因素的早产/低出生体重儿,纯母乳仍是出院后首选。要注意母亲的饮食和营养均衡。

2. 极(超)低出生体重儿,尤其出院前评价营养状况不满意,母乳喂养需要继续添加母乳强化剂(全量强化 80~85kcal/100ml)母乳喂养至足月(即矫正胎龄 38~40 周)。此后母乳强化的能量密度应较住院期间减低,如半量强化(73kcal/100ml),根据生长情况而定强化的时间。

3. 人工喂养的极(超)低出生体重早产儿配方奶需要喂至矫

正胎龄 38~40 周;如母乳喂养体重增长不满意(证实母乳不足)可混合喂养。采用早产儿配方奶(胎龄 38~40 周之前)或早产儿出院后配方奶作为母乳的补充。

4. 早产儿出院后配方奶各种营养素和能量介于早产儿配方奶和标准婴儿配方奶之间的一种早产儿过渡配方,适用于人工喂养的早产儿或作为母乳不足的补充。

三、早产儿喂养方法

(一) 哺乳法

用于胎龄和出生体重较大的早产儿,出生体重>1 500g 或胎龄>32~34 周,吸吮和吞咽能力正常的早产儿可直接哺母乳或用奶瓶喂哺。

(二) 间歇胃管饲法

1. 适应证

(1)体重<1 500g 或胎龄<32 周吸吮和吞咽功能不协调的早产儿。

(2)胎龄较大的婴儿但吸吮和吞咽功能较差需直接哺乳和间歇胃管法并用。

2. 间歇胃管法的特点

(1)优点:间歇注入可对胃肠激素的释放产生较有利的生理刺激,促进胃肠道功能成熟。

(2)缺点:间歇注入可致短时间胃扩张,腹内压力增高和膈肌上升,造成短暂的呼吸暂停、青紫及 pH 和 PO_2 降低。尤其是 BPD 的早产儿。

3. 插管方法

(1)从口腔或鼻腔插入胃管,长度从耳垂到鼻尖至剑突的距离。

(2)插入后打入空气试探,如在胃部可听到水泡声,表示管在胃内。

(3)用注射器吸出胃内残留物,记录其量后再将其推入胃中,以防不断吸出酸性物质和电解质引起代谢性并发症。

4. 管饲 每次将乳品倒入接在胃管的针筒内,让其自然流入胃中,切忌加压推入,以免刺激胃壁引起呕吐。喂完奶取出胃管时应夹紧胃管迅速抽出,以防管中液体流入咽喉部,或者夹紧胃管在体外的一端,至下次喂奶时开放。

5. 监护

(1)在肠内喂养的早期,每次喂奶前应先抽取胃液,观察是否有残留奶,如有残留奶则应减少奶量或停喂一次。

(2)喂奶后 1~1.5 小时将婴儿置于右侧位或伏卧位,身体上部略抬高,有助于胃排空,减少残留奶。

(3)如摄入量不能满足营养需要,可用胃肠外营养补充其不足部分。

(三) 持续胃管饲法

1. 适应证

(1)用于胃内易有较多残留奶的早产儿和用间歇胃管法易出现缺氧症状或呼吸困难的婴儿。

(2)频繁发作呼吸暂停不宜用持续胃管法的早产儿。

2. 持续胃管法的特点

(1)优点:对于极低出生体重儿持续注入较间歇注入营养吸收好,体重增长快。尤其是 BPD 的早产儿。

(2)缺点:对胃肠道成熟的刺激不如间歇注入法。需要持续密切监测胃容量,尤其是频发呼吸暂停的早产儿不宜用持续胃管饲法。

3. 插管方法　与间歇胃管法相同。

4. 管饲　胃管的体外端与输液泵连接,以 1~2ml/h 速度将一日乳量连续缓慢注入胃中。胃管和输液泵的管每日更换一次。

5. 监护　每隔 2~4 小时抽取胃液,检查胃内残留奶量,以调整注入速度,残留奶量不应超过每小时的入量。

(四) 十二指肠(空肠)管饲法

1. 适应证

(1)持续胃排空时间长(胃内持续有残留奶)。

(2)严重胃食管反流者。

(3)用胃管喂奶后易出现气促、反复出现呼吸暂停(由于插管和胃膨胀)的早产儿。

2. 特点

(1)优点:减少胃潴留和胃食管反流。减少间歇注入和持续注入后出现的呼吸暂停。

(2)缺点：延迟胃功能的发育和成熟。

3. **插管方法** 管长度为从鼻尖到膝部的距离。将管插入胃后，置婴儿于右侧卧位，使管通过幽门进入十二指肠或空肠，抽到胆汁或 pH 在 7 以上的液体说明进入恰当位置，最后用 X 线片来证实。或选择小儿空肠穿刺造口术。

4. **管饲** 将管与输液泵连接，滴注母乳或配方乳。开始以 0.5~1ml/h 速度滴入，如能耐受则每 12~24 小时增加 0.5~1ml/h，至 150~180ml/(kg·d)。若耐受良好，亦可改为每 2 小时缓慢推注或滴注一次。每 3 天换一次管(改为另一鼻孔)，以防小肠穿孔。

5. **监护**

(1)用胃管每 3~6 小时检查一次胃内残留物及有无十二指肠反流，如残留奶>2ml 应减少奶量或应将管向下延伸。若持续>3ml，要密切观察，可能需要中止十二指肠管饲。

(2)腹胀则说明可能有肠梗阻，为坏死性小肠结肠炎的早期症状，应中止管饲。

(3)腹泻说明喂奶过多或吸收不良。

(丁国芳)

第三节 胃肠道外营养

肠外营养作为一种保证危重新生儿生长发育的重要措施，是危重新生儿营养的补充和替代。

(一) 适应证

1. 肠道发育不良早产儿、极低和超低出生体重儿。

2. 肠道损伤腹腔手术和创伤。

3. 肠梗阻先天性肛门闭锁、先天性肠闭锁、先天性肠旋转不良。

4. 肠道炎症坏死性小肠结肠炎、炎症性肠病。

5. 肠道吸收障碍短肠综合征、慢性腹泻。

6. 肠动力障碍难治性呕吐、麻痹性肠梗阻。

7. 肠外疾病导致的营养不良幽门肥厚性狭窄、心力衰竭、肾衰竭。

(二) 注意事项

1. 严重感染的新生儿,应在接受有效抗生素治疗情况下慎用。

2. 严重缺氧、脱水及代谢性酸中毒必须在纠正后应用。

3. 循环衰竭、严重肝肾功能不全、尿素氮>12.9mmol/L(36mg/dl)者应在严密监测下视病情慎用或禁用脂肪乳和非肝、肾病专用氨基酸。出现休克,禁用以营养支持为目的的补液。

4. 间接胆红素>170μmol/L 和 / 或血清蛋白<25g/L、血小板降低、有严重出血倾向者在严密监测下慎用脂肪乳剂。

5. 不具备监护设备及医疗护理条件和微量生化监测技术者,宜转至有条件的医疗单位应用。

(三) 营养需要及营养液成分

1. **液体入量**　参照第六章第五节新生儿液体疗法。

2. **能量需要**

(1)在适中环境温度情况下,出生早期应用胃肠道外营养,提供 50~60kcal/(kg·d) 即可,生后第一天的能量至少 45~55kcal/(kg·d),以满足最低能量需求,但如超过一周则除提供基础代谢所需能量外应增加生长发育需要的能量。

(2)机体每生长 1g 新组织需约 5kcal。如要达到第三阶段宫内生长速度,在最初的生理性体重下降后,VLBWI 应当有17~20g/(kg·d) 的体重增长,以避免生长迟缓。VLBWI 如果要接近宫内瘦体组织增加及生长,需要提供 90~120kcal/(kg·d) 的能量。

(3)肠外营养的总能量应控制在所需总能量的 75%~85%,根据患儿情况尽早开始胃肠内喂养。

(4)除供给足够能量外,还应有足量的蛋白质和维生素等,方可使早产儿的体质成分接近同胎龄胎儿的体质成分。早产儿接受50kcal/(kg·d) 非蛋白能量(NPC) 及 2.5g/(kg·d) 蛋白质可保持正氮平衡。如提供 NPC>70kcal/(kg·d) 及蛋白质 2.5g/(kg·d),早产儿生长可达宫内生长速度。葡萄糖和脂肪为胃肠道外非蛋白能量的来源,其中脂肪能量占 35% 较为适宜。

3. **蛋白质需要**

(1)对极低 / 超低出生体重儿,出生早期足量氨基酸的供给不仅能满足生长的需要，而且是神经系统发育的保障。由于从胎儿向新生儿转变过程中，脐带结扎，营养来源中断，氨基酸的突然减少造成，降低了胰岛素的分泌和活性。使葡萄糖转运到细胞中的 Na，K-ATP 酶活性下降，导致细胞内能量衰竭。出生早期足量氨基酸的供给，既能满足营养需求，又能减少和避免代谢性紊乱的风险。

(2) 建议使用早产儿静脉营养专用的小儿氨基酸营养液，含有足量胱氨酸、酪氨酸及牛磺酸，用后改善氮的保留，血氨基酸谱正常，钙磷溶解度高。

(3) 用量：根据计算氮需要量为 350mg/(kg·d)。800~1 200g 早产儿需要氨基酸 4.0g/(kg·d)，1 200~1 800g 早产儿为 3.5g/(kg·d)，但长期过量氨基酸可导致早期出现胆汁淤积、氮质血症和氨基酸血症等。

(4) 用法：建议在严密监测的情况下从生后的最初几小时开始给予小儿氨基酸，生后第一天至少 1.5g/(kg·d)，以达到合成代谢需求。早产儿生后第 2 天起肠外营养中氨基酸应达到 2.5~3.5g/(kg·d)，同时供给非蛋白热 (NPC)>65kcal/(kg·d) 维持体重。以后每天增加 0.5~1.0g/kg 至 3.0~3.5g/kg，病情稳定的足月儿，氨基酸供给量不低于 1.5g/(kg·d)，以避免出现负氮平衡，而氨基酸最大供给量不应超过 3g/(kg·d)。极低、超低出生体重儿可达 3.5~4.0/(kg·d)。同时给 70~80kcal/(kg·d) NPC。可配成 2%~4% 氨基酸溶液输入。1% 氨基酸溶液的渗透压为 100mmol/L，每克氨基酸提供 4kcal 热量。如为部分肠外营养，则其蛋白质摄入量应是肠外营养液中氨基酸量和经口喂养奶量蛋白质量的总和。

4. 糖的需要

(1)<1 000g 的早产儿葡萄糖输入速度应从 4~6mg/(kg·min) 开始，1~1.5kg 者可从 6~8mg/(kg·min) 开始。静脉补液初始量为 60~80ml/(kg·d) 时可用 10% 葡萄糖溶液，如果液量超过 80ml/(kg·d)，应用 5% 葡萄糖溶液。

(2) 应及时监测血糖，血糖不应高过 7mmol/L(125mg/dl)，若血糖>8.4mmol/L 时可导致糖尿、渗透性利尿及血渗透压增高。血糖>7mmol/L(125mg/dl) 或尿糖(++)，应降低输入糖的速度，如果输入糖的速度降至 4mg/(kg·min) 仍持续高血糖，可慎用胰岛素〔0.01~0.05U/(kg·h)〕。出生最初几天的危重新生儿和早产儿至少要 4~6 小时监测一次血糖。所有住在 ICU 的患儿应避免反复和／或持续血糖 ≤ 2.5mmol/L（45mg/dl）。

（3）在患有感染或败血症等急性疾病时，应根据血糖水平暂时按照第 1 天的葡萄糖供给。

（4）周围静脉输液时，葡萄糖浓度不能超过 12.5%，过高浓度易引起周围静脉炎。中心静脉输注时可用较高浓度葡萄糖，足月儿从 10%~15% 开始，早产儿从 5% 开始，逐步可增加至 25%。维持血糖浓度主要靠调整输液速度而不是改变葡萄糖的浓度，如出现高血糖，在严密监测血糖情况谨慎使用胰岛素，以免造成严重低血糖。早产儿随日龄增长，对糖的耐受性逐渐改善，因此开始时速度较慢，以后逐渐增加，见表 5-3-1。

表 5-3-1　葡萄糖静脉输入速度及剂量

	开始用量		每日增量	第二周用量	
	g/(kg·d)	mg/(kg·min)	g/kg	g/(kg·d)	mg/(kg·min)
足月儿	12	6~8	2	18~20	12~14
早产儿	6~8	4~6	2	16~18	11~13

5. 脂肪的需要

（1）无论是全肠外营养或与肠外肠内营养联合应用，静脉脂肪乳剂是肠外营养不可缺少的组成部分。

（2）关于脂肪乳剂量的推荐：脂肪乳剂可在早产儿出生后立即使用，不应晚于生后 2 天。早产儿和足月儿的肠外脂肪乳剂摄入量不应超过 4g/(kg·d)。为预防早产儿必需脂肪酸缺乏，可给予最低含 0.25g/(kg·d) 亚油酸的脂肪乳剂。为预防足月儿和儿童患者必需脂肪酸缺乏，可给予最低含 0.1g/(kg·d) 亚油酸的脂肪乳剂。

推荐危重新生儿和早产儿应用 20% 的中长链脂肪乳剂。脂肪乳的剂量达到总热量的 2%~4% 可预防必需脂肪酸缺乏。开始剂量用 0.5~1.0g/(kg·d)。如能耐受，则每日加 0.5~1.0g/kg，直至 2.0~2.5g/(kg·d)。体重 <1 000g 则从 0.5g/(kg·d) 开始每日增加

0.25~0.5g/kg。脂肪乳与氨基酸,葡萄糖溶液混合后 24 小时均匀输入。极低出生体重儿脂肪乳输入速度应<0.12g/(kg·h),足月儿为<0.25g/(kg·h)。

(3)肠外营养中脂肪过多会增加支气管肺发育不良(BPD),氧自由基和感染的风险。长期脂肪乳的使用会增加肠外营养相关性胆汁淤积的风险。早产儿或肠外营养使用时间超过 4 周的患儿,可以根据病情考虑是否使用肉碱补充剂。

(4)脂肪中的 ω-3 脂肪酸(EPA&DHA),不仅对脑组织发育和视网膜的发育有重要的影响,而且还可以调节免疫功能和具有抗炎作用。所以,建议使用含有 ω-3 脂肪酸(EPA&DHA)的脂肪乳剂。

6. 矿物质及微量元素的需要 静脉营养矿物质及微量元素的用量见表 5-3-2。

表 5-3-2　矿物质及微量元素用量　　　单位:mmol/(kg·d)

	足月儿	早产儿
钠(mmol)	2.0~3.0	4.0~8.0(<1 500g)
钾(mmol)	1.0~2.0	1.0~2.0
氯(mmol)	2.0~3.0	3.0~4.0
钙(mmol)	1.0	1.0
磷(mmol)	1.0~1.2	1.2~1.3
镁(mmol)	0.15~0.25	0.15~0.25
锌(μmol)	30.25	61.20
铜(μmol)	3.14	3.14~6.28
锰(mmol)	182	182

7. 维生素的需要 TPN 须补充 13 种维生素,包括 4 种脂溶性维生素(维生素 A、D、E、K)和 9 种水溶性维生素(维生素 B_1、B_2、B_6、B_{12}、C,泛酸,烟酸,叶酸及维生素)。

目前国内已有供静脉使用的多种维生素如水溶性维生素,剂量为 1ml/(kg·d);脂溶性维生素儿童),剂量为 4ml/kg,最大剂量不超过 10ml/d。

（四）胃肠外营养的方法

1. 营养液配制方法

（1）"全合一"（all in one）或"三合一"（three in one）液。将肠外营养成分在无菌条件下混合在一个容器内进行输注。建议新生儿胃肠外营养采用"全合一"配制方法。

（2）配制方法：

1）有受过配制训练的专业人员，按处方在层流室或配制室超净台内，严格无菌操作，戴手套进行配制。配制区域、操作人员及物品应常规监测。

2）营养液混合顺序：①电解质溶液（NaCl、KCl、钙制剂、磷制剂）、微量元素制剂先后加入葡萄糖溶液和/或氨基酸溶液；②充分混合葡萄糖溶液与氨基酸溶液后，注意观察有无沉淀，再加入脂肪乳剂混合；③最后将脂溶性维生素和水溶性维生素混合后注入上述配好的溶液中，以降低维生素的不稳定性；④轻轻摇动混合液，排气后备用。

3）营养液保存：①应用标签标明：营养液成分，配制时间和保存时间；②配好的营养液应在4℃避光保存，并在24小时内输注完毕；③最好现用现配。

4）注意事项：①"全合一"营养液配制完成后，应常规留样，保存至输注完毕后24小时；②电解质液不宜直接加入脂肪乳中；③避免在TPN混合液中加入其他药物。

2. 多容器输液（已经很少使用）

（1）由专业工作人员或专业护士在无菌操作台上严格无菌操作，按处方配制含有氨基酸、葡萄糖、电解质、微量元素及水溶性维生素的营养液置于同一容器内。抽取所需的脂肪乳剂及脂溶性维生素置于另一容器内。为维持恒定的输液速度，须用输液泵。

（2）用"Y"形管将脂肪乳剂及水溶性的营养液连接在"Y"形管的各一端，连接管应尽可能接近静脉，以免脂肪乳剂与氨基酸混合时间较长。在水溶性营养液连接"Y"形管前应放置一个0.22μm细菌过滤器，清蛋白及脂肪乳不能通过滤过器。

3. 胃肠外营养途径

（1）周围静脉　用22~24号静脉套管针或头皮针穿刺周围静脉（四肢或头皮静脉），将营养液输入静脉。适用于胃肠外营养开始时,或短期(<2周)胃肠外营养,以及长期胃肠外营养但不具备中心静脉置入条件的新生儿。

(2)中心静脉

1)适应证:①需要长期肠外营养,外周静脉条件较差;②需要静脉输入肠外营养液、高渗液体或易损伤血管不宜从周围静脉输注的药物。

2)禁忌证:当穿刺部位有感染时不宜使用。

3)置管常用种类:

A.经外周静脉穿刺置中心静脉导管(PICC):从肘部贵要静脉、正中静脉、头静脉或腋静脉穿刺进入上腔静脉,建立上腔静脉通路。首选贵要静脉。

B.经颈内、颈外、锁骨下静脉进入上腔静脉:经颈内外或锁骨下静脉送入上腔静脉,建立上腔静脉通路。

C.脐静脉插管:从脐静脉送入上腔静脉,建立上腔静脉通路。

4)注意事项:

A.置管后应立即拍摄X线片,确定其位置是否合适,并进一步固定。

B.导管插入处应用无菌纱布严格消毒密封,每24~48小时更换1次敷料。

C.除导管外的所有输液容器及溶液每日更换1次,并常规作细菌培养。

D.为保证其长期使用和不发生并发症,导管不得用于非静脉营养的其他目的如输血,取血做生化检查等。

E.PICC置管每日测量双侧上臂围。

(五)静脉内营养的监测

1. **临床观察**　一般情况观察包括体温、脉搏每日3次,每日还应观察皮肤弹性、前囟、黄疸、水肿。每日计出入量。

2. **体格检查**　体重每天测1次。身长、头围、上臂围及肱三头肌皮褶厚度每周测1次,以评价其生长发育状况(表5-3-3)。

3. **生化检查**　血糖、血气、血电解质、尿素氮每天至少测1次,直到TPN全量后每周测1~2次。肝功能、碱性磷酸酶、血清蛋白、胆红素、镁、磷、血常规(包括血小板)每周测1次。有条件则每周1次甘油三酯、胆固醇、游离脂肪酸、血氨。长期肠外营养必要时作微量元素(锌、铜)、凝血监测及血培养。早产儿反复取血会造成贫血,必要时给予输血。

表 5-3-3　早产儿胃肠外营养观察表

	肠外营养前	第1日	第2日	第3日	第4日	第5日	第6日	第7日	第2、3、4周
体重(g)									
身长(cm)									
头围(cm)									
皮褶(cm)									
总能量(cal/kg)									
PO 能量(cal/kg)									
总液量(ml/kg)									
IV 液量(ml/kg)									
PO(ml/kg)									
糖(mg/kg)									
蛋白质(mg/kg)									
脂肪(mg/kg)									
出量(ml/d)									

(六) 并发症

1. **技术操作性并发症**　主要见于中心静脉营养。组织、血管和神经损伤,与导管材料和操作技术熟练程度有关。

2. **感染性并发症**　是最常见和最危险的并发症。插入的导管可作为感染的门户,亦可在输液过程中的某个环节污染所致如用具、溶液或操作的污染。

3. **代谢性并发症**　包括高血糖症、低血糖症、肝功能不全、胆汁淤积、高脂血症、骨代谢病等。

（丁国芳）

第六章

新生儿体液与电解质代谢紊乱

第一节　钠代谢紊乱

一、低钠血症

低钠血症时血清钠<130mmol/L,是由于各种原因所致的体钠总量减少和/或水潴留引起的临床综合征。

【诊断要点】

1. 病因

(1)钠缺乏:由于钠摄入不足和/或丢失增多,只补充水或低盐溶液,引起失钠性低钠血症。

1)孕妇对胎儿的影响:孕妇妊娠期高血压疾病应用低盐饮食,或在产前24小时或更长时间内连续应用利尿剂,通过胎盘引起胎儿利尿,体钠总量减少。

2)早产儿:尤其是极低出生体重儿,尿失钠较多,而生长迅速,每日需钠量较大。

3)胃肠道丢失:腹泻,肠瘘,外科引流,肠梗阻,先天性失钠性腹泻等。

4)泌尿道丢失:利尿剂,失钠的肾脏疾病,如急性肾衰竭(多尿期)、肾病综合征(利尿)、肾脏髓质囊性病等。

5)皮肤丢失:烧伤。

6)脑脊液引流。

7)肾上腺盐皮质激素缺乏:各种原因引起的肾上腺皮质功能不全,如肾上腺发育不全、肾上腺出血、华-弗综合征、先天性肾上腺皮质增生症、单纯醛固酮合成不足。

8)假性醛固酮缺乏症(远端肾小管和集合管对醛固酮不反应)。

(2)水潴留:由于水摄入过多和/或排泄障碍,引起稀释性低钠血症。

(3)体内钠重新分布:钾缺乏症时细胞内液失钾,钠由细胞外液进入细胞内液,使血钠降低。

(4)假性低钠血症:高血糖、高脂血症、高蛋白血症时常有假性低钠。

2. 临床表现 一般血清钠<125mmol/L 即出现症状,主要是低渗性脱水的症状。无明显口渴,尿量不少,细胞外液减少,血液浓缩,眼窝及前囟凹陷,皮肤弹性差,四肢凉,血压低,严重者可发生休克。休克时尿量减少或无尿。如血钠<120mmol/L 可发生脑细胞水肿,出现神经系统症状,如淡漠、嗜睡、呕吐、呼吸暂停、昏睡、惊厥或昏迷。抗利尿激素分泌失调综合征(syndrome of inappropriate secretion of antidiuretic hormone, SIADH)多无水肿,血压不低,可出现因脑水肿引起的神经系统症状。

3. 辅助检查

(1)检测血清钠和渗透压,尿钠、尿渗透压和尿比重,血清电解质,肌酐和总蛋白以评估肾功能。血清抗利尿激素测定,有助于抗利尿激素分泌不适当综合征的诊断。

(2)颅脑超声或 CT 检查,确定有无颅内疾病。胸部 X 线片,确定有无肺部疾病。肾脏超声检查,排除先天性泌尿生殖系统畸形。

4. 临床分类

(1)依据血清钠浓度分类:

1)轻度低钠血症:血钠 130~135mmol/L。

2)中度低钠血症:血钠 125~129mmol/L。

3)重度低钠血症:血钠<125mmol/L。

(2)依据发生时间分类:急性低钠血症<48 小时;慢性低钠血症 ≥48 小时。

(3)依据症状分类:

1)中度症状:恶心、意识混乱、头痛。

2）重度症状：呕吐、呼吸窘迫、嗜睡、癫痫样发作、昏迷。

5. 鉴别诊断步骤监测尿渗透压　尿渗透压 ≤100mOsm/kg，提示水摄入过量所致的低渗性低钠血症；尿渗透压>100mOsm/kg，应采取血液标本，同时分析尿钠浓度，若尿钠浓度 ≤30mOsm/L，提示有效循环血容量降低导致的低渗性低钠血症，若尿钠浓度>30mOsm/L，应评估细胞外液状况和利尿剂的应用，以明确低钠血症可能的原因（图 6-1-1）。

【治疗要点】

治疗方法随原发病而异。主要是积极治疗原发病，去除病因，恢复血清钠。纠正低钠血症的速度取决于临床表现，严重低钠血症的治疗首先是解除其对机体的危害，使血清钠恢复到 120mmol/L 以上，而不是在短时间内使之完全恢复正常。

1. 失钠性低钠血症（低容量性低钠血症）

（1）补充钠盐使血清钠及现存体液渗透压恢复正常：

所需钠量（mmol）=（140– 患者血清钠）mmol/L × 0.7 × 体重（kg）*

注：*0.7 × 体重（kg）= 体液总量。

钠的换算：0.9% NaCl 1ml=0.15mmol 钠；或 0.9% NaCl 1mmol=6.5ml 钠

先给计算量的 1/2，根据治疗后的反应，决定是否继续补充及其补充剂量。一般在 24~48 小时补足。若同时存在脱水和异常继续损失（如腹泻等），可将纠正脱水和补充正常及异常继续损失所需溶液分别计算共同给予。

中度脱水伴循环障碍和重度脱水者需首先扩容，最初 8~12 小时滴速稍快［8~10ml/(kg·h)］，使脱水基本纠正，血清钠恢复到>125mmol/L。纠正酸中毒和补充钾剂（肾上腺皮质功能减退除外），与低渗性脱水的治疗相同。

（2）**重度低钠血症**：若血清钠<120mmol/L 有临床症状的需紧急治疗，应用 3% NaCl 静脉滴注，使血清钠较快恢复到 125mmol/L。

所需 3% NaCl（ml）=（125– 患者血清钠）mmol/L × 0.7 × 体重（kg）÷ 0.5*

钠的换算：*3% NaCl 1ml=0.5mmol 钠。

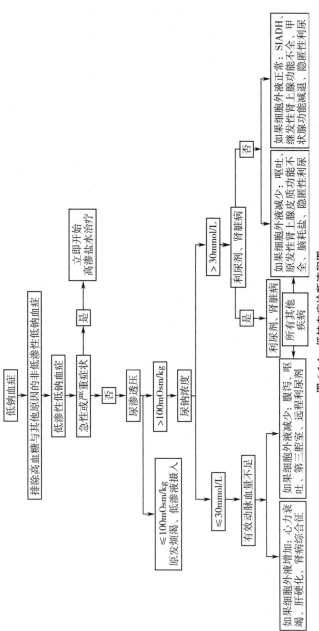

图 6-1-1 低钠血症诊断流程图

补钠速度使血钠浓度上升 1mmol/(L·h): 按 3%NS 计算, 泵速 1.2ml/(kg·h), 按 0.9%NS 计算, 泵速 4ml/(kg·h), 以后应逐渐减速, 待症状改善、血钠上升幅度达 10mmol/L 或血钠达到 130mmol/L 后改用 0.9%NS 继续补充, 使低钠血症在 24~48 小时缓慢地完全纠正。第一个 24 小时血清钠提高不超过 10mmol/L, 第二个 24 小时起一天提高不超过 8mmol/L, 48 小时提高不超过 18mmol/L, 直至血钠达到 130mmol/L。

严重低钠血症管理建议: ①熟悉 3%NS 的配制: GS : 10%NS=7 : 3; 或 0.9%NS : 10%NS=10 : 3; ②每提高 10mmol/L 的血清钠, 需要 0.9%NS40ml/kg, 或需要 3%NS12ml/kg; ③如果患者同时有低钾血症, 纠正低钾可能使血钠增加; ④不要求重度低钠血症患者症状立即恢复, 脑功能恢复需待时日; ⑤补钠速度过快容易导致心搏骤停、脑水肿、脑桥和脑桥外脱髓鞘病变。

(3)肾上腺皮质功能不全患者除上述紧急处理外, 尚需给予皮质醇或盐皮质激素, 单纯性醛固酮合成不足者补充盐皮质激素, 根据不同疾病的需要进行处理。早产儿和各种原因所致的失钠增加者需增加钠摄入量, 以保持钠平衡。停用利尿剂。

2. 稀释性低钠血症(高容量性低钠血症)

(1)清除体内过多的水, 使血清钠和体液渗透压及容量恢复正常:

体内过剩水量(L)= [(140− 患者血清钠)mmol/L × 0.7 × 体重(kg)] ÷ 140mmol/L*

注: *为正常血清钠的平均浓度(140mmol/L)。

限制水摄入量, 使之少于生理需要量(不显性失水量及尿量), 适当限制钠摄入量。对有水、钠潴留的低钠血症可应用袢利尿剂如呋塞米等, 以加速水和钠的排出。

(2)对明显的症状性低钠血症给予 3%NaCl 静脉滴注, 使血清钠较快提高到 125mmol/L, 同时用利尿剂。

(3)伴心力衰竭和肾衰竭者的肾脏排水障碍, 必要时进行腹膜透析治疗。SIADH 多为暂时性的现象, 应积极治疗引起 SIADH 的原发病, 随着原发病的好转而缓解。当血清钠恢复正常后, 可试行增加进水量, 如果血清钠下降, 尿渗压仍高, 表示 SIADH 仍然存在, 尚需限制进水量。若血清钠仍正常, 排尿量增多, 尿渗透压下降,水负荷能充分排出,则 SIADH 已消除。

(4)在治疗过程中要密切进行临床观察,纠正低钠血症期间于第 1、6、12 小时复查血清钠,以后每天 1 次,记录出入水量,监测体重变化、血清电解质、血气、血细胞比容、血浆及尿渗透压、尿钠含量等,随时调整治疗。对高钠血症的治疗观察亦同。

3. 治疗中注意事项

(1)若尿量突然增加>100ml/h,提示血钠有快速增加的风险,若低血容量患者经治疗血容量恢复,血管升压素活性突然被抑制,游离水排除会突然增加,则使血钠浓度快速升高。

(2)若尿量突然增加,建议每 2 小时监测血钠。

(3)若血钠被过快纠正,应采取以下措施:①第 1 个 24 小时血清钠增加幅度>10mmol/L,第 2 个 24 小时>8mmol/L,建议立即采取措施降低血钠;②停止积极的补钠治疗;③必要时在严密监测尿量和液体平衡情况下,以>1 小时的时间、10ml/kg 的速度输入不含电解质液体(如葡萄糖溶液)。

二、高钠血症

高钠血症时血清钠>150mmol/L,是由于各种原因所致的水缺乏和 / 或钠过多引起的临床综合征,常为前者所致,均伴有高渗综合征。体液和体钠总量可以减少、正常或增加。

【诊断要点】

1. 病因

(1)单纯水缺乏:

1)水摄入不足。

2)不显性失水增多:新生儿尤其是早产儿体表面积相对较大,胎龄越小,不显性失水量越多。大汗、发热、辐射保温、光疗和呼吸增快均使不显性失水增多。

(2)混合性失水失钠,失水在比例上多于失钠:

1)肾脏丢失:新生儿尤其是早产儿肾脏浓缩功能差,肾失水相对较多。尿崩症、高钙血症、低钾血症、急性肾衰竭(多尿期)、渗透性利尿(如配制乳过浓、胃肠道外营养、静滴甘露醇或高张葡萄糖溶液等)。

2)肾外丢失:腹泻、烧伤、引流等。

（3）钠潴留：钠摄入过多和/或钠排泄障碍，进水相对不足。

1）钠摄入过多：纠酸时应用碳酸氢钠过多，静脉插管冲洗应用生理盐水等。同时，新生儿肾脏排钠能力差。

2）肾脏排泄钠障碍：醛固酮增多症、充血性心力衰竭、肾衰竭等。

2. 临床表现　血清钠>150mmol/L 即可出现症状，主要是高渗性脱水的症状，大多数患儿出现神经系统症状。早期表现为嗜睡、烦躁不安，进一步发展可出现尖叫、震颤、惊厥、肌张力增高、昏迷，严重时甚至发生颅内出血或血栓形成。

3. 辅助检查

（1）血清钠、氯测定，血红蛋白、血细胞比容比测定估计失水和血浓缩程度。

（2）颅脑超声和 CT 检查是否存在颅内出血和脑血栓形成。

【治疗要点】

积极治疗原发病，去除病因，恢复血清钠至正常。

1. 单纯失水性高钠血症　增加进水量使血清钠及体液渗透压恢复正常。

所需水量(L)=[(患者血清钠 –140)mmol/L × 0.7 × 体重(kg)]* ÷ 140mmol/L

注：* 为过剩钠量(mmol/L)。

先给计算量的 1/2，根据治疗后反应决定是否继续补充和补充剂量。纠正高钠血症(高渗)的速度不可过快，否则可发生脑水肿和惊厥。一般血清钠的降低不可超过 1mmol/(L·h)或 10mmol/(L·d)。约需 2 天完全纠正。此外尚需补充生理需要的水量。

2. 混合失水失钠性高钠血症　纠正高钠血症所需水量同上，尚需纠正脱水和补充正常及异常继续损失所需溶液(见腹泻的低渗性脱水的治疗)，可根据患者的需要分别计算各项而共同给予。

3. 钠潴留性高钠血症　治疗在于移除过多的钠，暂时禁盐。肾功能正常的轻症患者可将过多的钠较快排出，必要时可用袢利尿剂如呋塞米，加速钠的排出，同时适当增加水摄入量。肾灌注不良、肾功能障碍者，可进行腹膜透析。

（韩　洁　魏克伦）

第二节 钾代谢紊乱

一、低钾血症

血清钾<3.5mmol/L 为低钾血症。当血清钾<2.0mmol/L 时可能危及生命。血清钾只表示细胞外液钾的浓度,降低不代表体内缺钾,全身缺钾时,血清钾不一定降低。低钾对于神经肌肉兴奋性的影响最为重要。

【诊断要点】

1. 病因

(1)钾摄入不足:长期不能进食或进食甚少。

(2)钾丢失过多:

1)经消化道丢失:呕吐、腹泻、胃肠吸引、外科引流及肠瘘。

2)经肾脏丢失:袢利尿剂、渗透性利尿剂、醛固酮增多症、先天性肾上腺皮质增生症、Bartter 综合征、Liddle 综合征、肾小管性酸中毒、低镁血症、高钙血症、不能吸收的阴离子增加。

3)药物:两性霉素 B、氨基糖苷类、糖皮质激素药物。

4)其他:烧伤、腹膜透析治疗不当。

5)低镁血症:可以导致钾离子排泄和消耗增多,加重低钾血症。

(3)钾在细胞内外分布异常:细胞摄取钾增加(钾过多移入细胞内)。

1)碱中毒。

2)胰岛素增多。

3)β- 受体激动剂。

2. 临床表现 血清钾<3mmol/L 时即可出现症状,主要是神经肌肉、心脏、肾脏和消化系统症状。包括精神萎靡、反应低下、无力、肌痛、肌肉痉挛和腱反射减弱,还可有腹胀、便秘、尿潴留,呼吸肌受累则呼吸变浅,重者出现麻痹性肠梗阻,心音低钝,心律失常,出现阿 - 斯综合征可致猝死。心电图可示显著的 U 波伴有 Q-T 间期延长,T 波低平和 ST 段压低。有时也可导致期前收缩、心动过速、室性心律失常和猝死。

【治疗要点】

1. 首先是治疗原发病,尽量去除病因,防止钾的继续丢失。尽早恢复喂奶,因为乳内含有较丰富的钾。

2. 口服补钾　用于非紧急状态下补钾。口服氯化钾,单次剂量为 1.0~1.5mmol/kg(不超过 40mmol/ 次),依据病情每日可口服 3~6 次,也可按 10% 氯化钾 2~3ml/(kg·d)补充。

3. 静脉补钾　当出现肌无力、呼吸抑制或心律失常时需静脉补钾,并做好监护及钾浓度监测,严重低钾者不推荐肠外营养补钾。

(1)单纯碱中毒所致钾分布异常者,主要是纠正碱中毒。

(2)缺钾者需补钾,新生儿可静脉滴注氯化钾,每日 3mmol/kg,另加生理所需钾量,一般为 4~5mmol/kg。静脉滴注氯化钾溶液的浓度和速度按其所需的补钾量和补液量而定,每日补液量较多者(腹泻脱水)浓度宜稍低(0.2%),滴速可稍快 8~10ml/(kg·h)。补液量少者浓度可稍高,一般不超过 0.3%,滴速减慢 <5ml/(kg·h)。细胞内外钾平衡需 15 小时以上,给钾量过大、过快有发生高钾血症的危险。

(3)补钾时,避免输注含糖液,葡萄糖引起胰岛素释放,致使细胞外液钾进入细胞内。

补钾计算公式:

10% 氯化钾(ml)=(期望血清钾值 – 实测血清钾值)× 体重(kg)× 0.3/1.34。

钾的换算:10% 氯化钾 10ml=13.4mmol/L;即 20mmol/L=10% 氯化钾 15ml。

4. 补镁　低钾血症常伴有低镁,应注意补镁。静脉补镁的剂量为 50mg/(kg·次),即 25% 硫酸镁稀释为 2.5% 硫酸镁,2ml/(kg·次),最大剂量不超过 2g/(kg·次),输注时间 >2 小时,可根据病情重复使用。

5. 严重脱水时,肾功能障碍影响钾的排出,必须先扩容以改善血循环和肾功能,然后再给钾,如果必须补钾,可先予半量。由于细胞内钾的恢复较慢,须持续给 4~5 天。严重缺钾或有经肾或肾外大量失钾者治疗时间更长。

6. 治疗期间需监测心电图,每 1~2 小时监测血钾,随时调整。

7. 糖尿病酮症酸中毒时常出现血清钾升高情况,但机体因尿钾增多而实际处于缺钾症状。因此在酸中毒纠正后,尤其是使用胰岛素加葡萄糖时,可使钾进入细胞内,发生严重低钾血症,甚至危及生命。

二、高钾血症

新生儿日龄 3~7 天后的血清钾 >5.5mmol/L 为高钾血症。

【诊断要点】

1. 病因

(1)钾摄入过多:短时间给予大量钾或静脉滴注大量青霉素钾盐,交换输血时使用库存血,则易发生高钾血症。

(2)肾排钾障碍(钾潴留):①肾衰竭;②血容量减少如脱水及休克等;③肾上腺皮质功能不全如肾上腺出血(见于缺氧、分娩损伤、早产儿、败血症、出血病等)、肾上腺发育不全等;④先天性肾上腺皮质增生症;⑤假性低醛固酮症;⑥潴钾利尿剂如螺内酯及氨苯蝶啶的应用;⑦Ⅳ型肾小管性酸中毒。

(3)钾从细胞内释放或移出:①大量溶血;②缺氧;③酸中毒;④休克;⑤组织分解代谢亢进;⑥严重组织损伤;⑦洋地黄中毒;⑧胰岛素缺乏;⑨药物(β-受体阻滞剂、非甾体抗炎药、血管紧张素转换酶抑制剂);⑩去极化型肌松剂琥珀酰胆碱的应用。

2. 临床表现 主要是神经肌肉和心脏症状。神经肌肉兴奋性降低,精神萎靡,四肢肌肉无力,腱反射减弱或消失,严重者呈弛缓性瘫痪;心音减弱,心律失常,早期血压偏高,晚期降低。重度高钾可发生室性心律失常,出现阿-斯综合征,可猝死。心电图可出现高耸的 T 波,P 波消失或 QRS 波群增宽(表 6-2-1),心室颤动及心脏停搏等可反复发生。

【治疗要点】

首先要除外标本溶血等所致的假性高钾血症。当患者无引起高钾血症的原因,又无 ECG 改变及高钾的临床表现时更应提高警惕。并应注意新生儿生后 10 日内血清钾较高的生理特点。治疗原则:①纠正高血钾;②治疗原发病;③纠正低血钠、低血钙;④监测血清钾和心电图(尤其在血清钾 >6.5mmol/L 必须监测心电图)。高钾血症的药物治疗见表 6-2-2。

表 6-2-1 高钾血症心电图表现

高血钾心电图特点	高耸的 T 波	小的或消失的 P 波	宽大的 QRS 波
心电图改变			

表 6-2-2　高钾血症的药物治疗

药物	剂量	给药途径	给药时间	注意事项	不良反应
10% 葡萄糖酸钙	0.5~1.0ml/（kg·次）单次最大剂量 2g	IV,IO（中心静脉更佳）	5~10min	必要时 5min 可重复	渗出后局部坏死
10% 氯化钙	20mg/kg,单次最大剂量 1g	IV,IO（中心静脉更佳）	5~10min	必要时 5min 可重复	渗出后局部坏死
胰岛素+葡萄糖	葡萄糖 0.5~1.0g/（kg·h）+胰岛素 0.2U/g 葡萄糖	IV,IO（12.5% 以上葡萄糖使用深静脉）	持续输液泵输注	密切监测血糖	低血糖、低渗透压、容量负荷增加
碳酸氢钠	1~2mmol/（kg·次）或根据碱剩余计算	IV,IO	30~60min	—	高钠血症、代谢性碱中毒
沙丁胺醇	<25kg,2.5mg ≥25kg,5mg	雾化	10min		心动过速
呋塞米	1~2mg/kg（单次最大量 40mg）	IV	1min	剂量与排钾量不相关	容量丢失
阳离子交换树脂	1g/kg（单次最大量不超过 60g）	口服或灌肠		起效慢	恶心、呕吐

1. **轻症**　血清钾 6~6.5mmol/L,ECG 正常,停用含钾药物及潴钾利尿剂,禁用库存血,减少或暂停授乳。给予阳离子交换树脂保留灌肠或用排钾利尿剂等,促进钾的排出。

2. **重症**　血清钾>6.5mmol/L,需进行紧急治疗,迅速采取以下措施:

（1）拮抗高钾对心脏的毒性作用:10% 葡萄糖酸钙 0.5~1ml/kg 缓慢静脉注射,5 分钟内显效,但维持时间较短（30~60 分钟）,只起暂时作用。如 ECG 无改善,可在 5~10 分钟后重复应用,仍无效则不再重复。但对于应用洋地黄的患儿须慎用钙剂。

（2）使钾由细胞外液移入细胞内液：

1）胰岛素加葡萄糖：20%葡萄糖10ml/kg（即2g/kg）加胰岛素0.5U（每2g葡萄糖加0.5U），用30分钟静脉滴注。约在30~60分钟内生效，维持数小时，必要时重复使用。应用高张葡萄糖可刺激胰岛素分泌，停注后可能发生低血糖，可用5%或10%葡萄糖溶液静脉滴注维持，逐渐减量停用，监测血糖至胰岛素应用后6小时。

2）碳酸氢钠：对降低酸中毒患儿的高钾血症有效，对少尿患儿而言，输注碳酸氢钠可引起矫枉过正的碱中毒，对存在呼吸衰竭的患儿应慎用，以免加重呼吸性酸中毒：5%碳酸氢钠3~5ml/kg（2~3mmol/kg），缓慢静脉注射。在30~60分钟内生效，维持数小时，必要时重复使用。

3）β-受体激动剂：沙丁胺醇可通过刺激钠-钾-ATP酶活性使钾离子进入细胞内，可静脉注射或吸入治疗，治疗高钾血症时，沙丁胺醇的有效剂量需要达到治疗支气管扩张时的4倍，一般30分钟起效，持续至少2小时。

（3）促进钾排出：

1）阳离子交换树脂：常用聚苯乙烯磺酸钠（sodium polystyrene sulfonate，kayexalate）为 Na^+-K^+ 交换树脂，0.5~1.5g/kg加20%山梨醇10ml，保留灌肠（30~60分钟），每4~6小时1次。每克可结合钾0.5~1mmol，释放钠1~2mmol被吸收，应计算到钠平衡量内，尤其是肾衰竭尿少或心力衰竭患者，以免引起水、钠潴留和脑水肿，新生儿可能发生坏死性小肠炎，因此新生儿主要用于难治性高钾血症。

2）排钾利尿剂：如呋塞米等可促进肾排钾。肾衰竭或醛固酮减低的患者反应不佳。但对于心力衰竭和水肿者可促进排出液体及钾。

3）透析：需迅速降低血清钾时用之，例如肾衰竭及分解代谢亢进的患者。腹膜透析简便易行，效果良好。紧急情况下可用血液透析，效果更快。

（4）治疗原发病：避免加重高钾血症的药物或食物，肾衰竭时应控制钾的摄入。

（5）监测血清钾水平：每1~2小时监测1次。

（韩 洁 魏克伦）

第三节 钙代谢紊乱

一、低钙血症

当血清总钙低于 2.1mmol/L（8.5mg/dl）或游离钙低于 0.9mmol/L（3.5mg/dl）时称低钙血症。低于 1.75~1.88mmol/L（7~7.5mg/dl）时可引起惊厥或手足搐搦。血清总钙包括：游离钙（50%）、蛋白结合钙（40%）和可扩散结合钙（10%），三者维持动态平衡，其中游离钙降低是引起临床症状的主要原因。

【诊断要点】

1. 病因

（1）早产儿对甲状旁腺素反应能力低下，易发生低钙。

（2）糖尿病母亲婴儿如血糖控制不理想，会有 25%~30% 发生低钙。

（3）严重新生儿产时窒息常伴有低钙、高磷。

（4）先天性甲状旁腺发育不良或缺如，常合并胸腺缺如、免疫缺损、小颌畸形和主动脉弓异常，称 DiGeorge 综合征。

（5）假性甲状旁腺功能减退：母亲甲状旁腺功能亢进，继发新生儿甲状旁腺功能减退。

（6）维生素 D 缺乏：是生后第一周罕见原因。

（7）低镁血症、高磷血症。

（8）换血时用枸橼酸钠抗凝可使游离钙降低。

（9）碱中毒、低蛋白血症可使游离钙下降。

（10）休克、败血症。

2. 临床表现　主要是神经、肌肉兴奋性增高，表现为不安、易激惹，惊跳、面肌抽动，手足搐搦、肌阵挛、发作性青紫、呼吸暂停、喉痉挛及惊厥，可同时有心脏功能异常表现。发作间期一般情况良好。

（1）早发性新生儿低钙血症：多在生后 2 日出现，多见于早产儿及低出生体重儿、窒息、呼吸窘迫综合征、母患糖尿病、妊娠期高血压疾病、缺钙或甲状旁腺功能亢进的新生儿；剧烈啼哭，过度换气引起呼吸性碱中毒；输入过量碳酸氢钠致碱中毒；反复应用呋塞米利尿后未及时补钙等。

(2)晚发性新生儿低钙血症:指生后 2 天以上发生的低血钙,多见于牛乳喂养的足月儿,高磷饮食不利于钙的吸收。母妊娠时维生素 D 摄入不足或先天性甲状旁腺功能暂时减退有关。

3. 辅助检查 血钙低,血磷早期可正常,晚期升高,合并低镁血症者血清镁<1mmol/L,EKG:Q-T 间期延长,传导阻滞,T 波倒置或心动过速。PTH、25-(OH)D、1,25-(OH)₂D 不作为常规检查,除非低钙不易纠正。影像学,若胸部 X 线片无胸腺、心脏头臂干异常提示 DiGeorge 综合征。

【治疗要点】

1. 补充钙

(1)静脉注射钙:

1)对无症状高危儿的低钙血症应给予支持疗法,每日可给钙 24~35mg/(kg·d)静脉缓慢滴注。一般可用每毫升含钙 9mg 的 10% 葡萄糖酸钙静脉滴注即可,滴注速度应由输液泵来控制。

2)出现惊厥或其他明显神经肌肉兴奋症状时,应静脉补充钙剂,可用 10% 葡萄糖酸钙每次 2ml/kg,以 5% 葡萄糖溶液稀释一倍缓慢静脉注射(1ml/min),以免注入过快引起心脏障碍和呕吐等毒性反应。必要时可间隔 6~8 小时再给药 1 次。元素钙总量为 25~35mg/(kg·d)。

3)在注钙过程中,应监测心率、心律,保持心率在 80 次以上,否则应暂停。应避免药液外溢至血管外引起组织坏死。若症状在短时期内不能缓解,10 分钟后可重复用药 1 次。

(2)口服钙:惊厥停止后改为口服钙维持,可用乳酸钙或葡萄糖酸钙 1g/d。对较长期或晚期低钙血症口服钙盐 2~4 周,维持血钙在 2~2.3mmol/L(8.0~9.0mg/dl),每周监测血钙磷 1~2 次。

2. 补充维生素 D 有甲状旁腺功能不全时,须长期口服钙剂治疗,同时用维生素 D(10 000~25 000U/d),或二氢速甾醇(hytakerol)0.05~0.1mg/d。

3. 镁盐治疗 低钙血症同时伴有低镁血症,单纯给钙,惊厥不易得到控制,甚至反使血镁更低,此时,应用镁盐治疗,不仅可使血镁浓度上升,而且使血钙也恢复正常。

4. 其他 调节饮食是重要的,应强调母乳喂养或用钙磷比例适当的配方奶。也可服用 10% 氢氧化铝 3~6ml/ 次,阻止磷在肠道的吸收。并用口服钙剂治疗,以降低血磷,恢复血钙浓度。

二、高钙血症

当血清钙高于 2.75mmol/L(1.0mg/dl)或游离钙高于 1.4mmol/L(5.6mg/dl)时称高钙血症。当血钙>14mg/dl 时,可危及生命,需立即药物治疗。

【诊断要点】

1. **病因**

(1)补钙过多。

(2)低磷酸盐血症:磷供应相对不足是常见病因。不适当的肠道外营养及早产儿易出现。

(3)甲状旁腺功能亢进:肠道和肾对钙的再吸收增加。母亲有甲状旁腺功能减退者。

(4)补充维生素 D 过多。

(5)甲状腺功能亢进:骨吸收、骨质脱钙。

(6)少见的先天性高钙血症:低磷脂酶血症、家族性低尿钙高血钙、Williams 综合征。

(7)皮下脂肪坏死为创伤或窒息后遗症,与明显高血钙相关。

2. **临床表现** 常缺乏典型表现,症状包括喂养困难伴体重不增、哭声低沉、嗜睡、便秘、多尿、张力低下、肝脾大、贫血和骨外钙化(肾钙化),心电图见 Q-T 间期缩短。体检可见小于胎龄儿、颅骨软化、骨折(甲旁亢)或特征性骨发育不良(低磷脂酶血症),侏儒脸(Williams 综合征),心脏杂音(瓣膜上主动脉狭窄及周围肺静脉狭窄伴 Williams 综合征),硬化蓝 - 红病变(皮下脂肪坏死),甲状腺功能亢进表现。

高血钙危象是指血钙>3.75mmol/L 时,患者呈木僵或昏睡、昏迷,严重脱水貌,心律失常,高血压,甚至惊厥。若不及时抢救,病死率甚高。

3. **辅助检查**

(1)实验室检查:血清钙明显升高(>15mg/dl)提示原发甲旁亢或极低出生体重儿磷丢失,低血磷提示磷丢失,注意甲旁亢、家族性低尿钙高钙血症,极低尿钙肌酐比提示家族性低尿钙高钙血症,血清碱性磷酸酶活性极低提示低磷脂酶血症,同时检测甲状旁腺激素(PTH)、25-(OH)D、1,25-(OH)$_2$D 水平及尿钙、磷改变,血清磷血清镁水平。

(2)影像学检查:手或腕 X 线检查对明确高钙血症的原因有帮助。甲状旁腺功能亢进的典型表现为骨矿化不全,而维生素 D 过多时可见骨硬化损伤。

(3)超声、CT 或核素扫描:发现甲状旁腺瘤或腹部肾钙化。

【治疗要点】

1. 轻症　无症状者主要查找病因,进行病因治疗。重症或已出现高血钙危象者,除一般治疗外应采取措施降低血钙。

2. 应限制维生素 D 和钙的摄入量,采用低钙、低维生素 D 及低钙乳方喂养。慢性高钙血症病例应防止日晒以减少内源性维生素 D 的生成。

3. 急性高钙血症或危重病例采用静脉补液、利尿降低血钙。可用生理盐水 10~20ml/kg 静脉注射,再注射利尿剂,如呋塞米 2mg/kg,可较快显效。应对患儿血清钙、镁、钠、钾、渗透压及出入水量进行监护,每 6~8 小时检测 1 次,以防止体液和电解质紊乱。

4. 血磷低的患儿,应提供磷酸盐,每日 0.5~1.0mmol/kg 元素磷口服,分次给予,应防止给予磷酸盐过量,以避免腹泻或低钙血症。

5. 对维生素 D 中毒、皮下脂肪坏死、肉芽肿病、白血病、淋巴瘤等引起的高钙血症,可给予泼尼松 1~2mg/(kg·d),或静脉滴注氢化可的松有一定疗效,疗程至少 2~3 周。对甲状旁腺功能亢进者激素无效。

(韩　洁　魏克伦)

第四节　镁代谢紊乱

一、低镁血症

血清镁<0.74mmol/L(1.8mg/dl)即称为低镁血症。常同时伴有低血钙、低血钾。

【诊断要点】

1. 病因

(1)先天储备不足:各种原因引起的胎儿生长受限、多胎、母患低镁血症,不充分的镁从胎盘转输,均可引起胎儿骨镁储备不足。

(2)镁摄入的减少:新生儿患肝病或肠道疾病、各种肠切除术(小肠切除、十二指肠、空肠吻合术)后的吸收不良,全静脉营养未供给镁。

(3)镁丢失增加:腹泻、肠瘘、用枸橼酸换血后以及尿毒症时体内磷排出增多。

(4)体内代谢、内分泌环境紊乱:人乳中磷镁比例为 1.9:1,而牛乳高达 7.5:1,牛乳喂养儿的血钙和血镁均较母乳喂养儿低,甲状旁腺功能减退时血磷高,也影响血中镁浓度。

2. 临床表现

低镁血症引起的临床表现与低钙血症类似,以神经肌肉的兴奋性增高为主,包括烦躁、震颤、惊跳、抽搐及呼吸暂停等。严重低镁血症可出现心律失常。

3. 辅助检查

血清镁测定<0.74mmol/L,血清钙、磷、甲状旁腺素测定;母血钙、磷、镁及甲状旁腺素检查。心电图示 T 波倒置,ST 段下降,但无 Q-T 间期延长(与低血钙不同)。

【治疗要点】

1. 抽搐时可立即肌内注射 25% 硫酸镁 0.2~0.4ml/kg,或静脉注射 2.5% 硫酸镁 2~4ml/kg,以每分钟不超过 1ml 的速度缓慢注入。每 8~12 小时重复 1 次。早产儿不做肌内注射,肌内注射过浅可致局部坏死。一般注射 1~4 次惊厥即止。惊厥控制后可将上述剂量加入 10% 葡萄糖溶液中静脉滴注或改口服 10% 硫酸镁每次 1~2ml/kg,每日 2~3 次,硫酸镁浓度过高易致腹泻。总疗程多数病例 7~10 天为宜,肠吸收不良时,口服剂量须加大,10% 硫酸镁 5ml/(kg·d)。

2. 给硫酸镁治疗过程中,每日应做血镁浓度测定。在静脉给药时,若出现肌张力低下,深腱反射消失或呼吸抑制等血镁过高的表现,立即静脉注射 10% 葡萄糖酸钙 2ml/kg。

3. 在伴有低钙的低镁血症,用钙剂及维生素 D 治疗多数无益,甚而可使血镁更低,此时应强调单独用镁剂治疗。

二、高镁血症

血清镁>1.03mmol/L(2.5mg/dl)为高镁血症,多为医源性。

【诊断要点】

1. 病因

(1)母亲分娩前使用硫酸镁治疗:镁盐容易通过胎盘。

(2)镁盐经肠道摄入过多:当新生儿用硫酸镁导泻或灌肠,或使用含镁的抗酸制剂,镁盐经肠道吸收增加。

(3)肠道外镁负荷增加:对低镁血症治疗时,静脉输注硫酸镁速度过快或剂量过大,或静脉营养含镁过多,可引起血镁浓度过高。

(4)肾排泄镁盐减少:围产期窒息或早产儿以及生后早期新生儿的肾廓清能力低下,如此时镁负荷过多可发生高镁血症。

2. 临床表现　与血镁升高程度密切相关:当血清镁升高至 1.2~1.6mmol/L 时新生儿可有肌张力减弱、胃肠蠕动缓慢,胎粪排出延迟;至 1.6~2.4mmol/L 时可有血压下降、尿潴留等;至 2.4~3.2mmol/L 时可表现为中枢抑制、嗜睡、呼吸功能低下等;到 4.8mmol/L 时可出现呼吸肌麻痹、呼吸深度抑制、昏迷等,个别可出现心脏停搏。

3. 辅助检查　血清镁水平升高,心电图可见心率改变(早期增快,晚期缓慢),PR 间期延长,房室传导阻滞及心室内传导阻滞,Q-T 间期缩短,T 波高耸、QRS 增宽及室性期前收缩。

【治疗要点】

1. 停用镁制剂,治疗原发病。

2. 可用 10% 葡萄糖酸钙 2ml/kg,静脉注射,同时应使患儿于心电监护下。

3. 必要时可考虑用枸橼酸血换血,或腹膜、血透析治疗。

4. 已有呼吸抑制、换气功能不足时应考虑气管插管,给予呼吸支持治疗。

5. 患儿必须保证充足的水分供给及适当使用利尿剂等。

(韩　洁　魏克伦)

第五节 新生儿液体疗法

(一) 新生儿体液特点

新生儿由于体表面积大,不显性失水多,肾功能不成熟,心血管、胃肠道和中枢神经系统功能不完善,体液调节功能低下,体液不稳定。新生儿总体液量相对比成人多,受胎龄、日龄的影响变化较大。且出生时细胞外液的比重大(45%),至一周后降至39%左右。不显性失水较多,且易受多种因素影响(表6-5-1、表6-5-2)。新生儿在生后几天内可出现尿量增多、尿钠排泄增多和体重下降的现象,但不伴脱水和低钠血症,称为生理性体重减轻。胎龄越小,生理性体重减轻越明显,持续时间也越长。若此期间补液、补钠过多,可引起 PDA、IVH、BPD、NEC 发病率增高。

表 6-5-1 新生儿不同胎龄的体液分布

胎龄 / 周	总体液 /%	细胞外液 /%	细胞内液 /%
28	84	57	27
30	83	55	28
32	82	53	29
34	81	51	30
36	80	49	31
≥37	78	45	33

表 6-5-2 摄入适当液体时的生理性体重丢失

出生体重 /g	丢失体重占总体重 /%	持续时间 /d
<1 000	15~20	10~14
1 001~1 500	10~15	7~10
1 501~2 000	7~10	5~8
2 001~2 500	5~7	3~5
>2 500	3~5	2~3

新生儿期影响不显性失水的因素：

1. 新生儿成熟度，胎龄越小，皮肤抗蒸发的屏障作用越差，早产儿相对较大的体表面积和较快的呼吸频率增加不显性失水的量。第一周末这种不显性失水量明显减少。

2. 呼吸频率，引起分钟通气量增加的因素都增加不显性失水量。

3. 体温每升高 1℃，不显性失水量增加 10%~30%。环境温度高于适中温度，增加不显性失水量。

4. 提高大气或吸入气的湿度可减少不显性失水量。

5. 光疗或远红外辐射热下，不显性失水可增加 50%。

6. 皮肤破溃或损伤增加不显性失水。

7. 塑料膜罩可减少 30%~70% 不显性失水。

(二) 新生儿水和电解质维持量

新生儿生后第 1 周，生理性体重减轻时，允许水负平衡 10ml/(kg·d)，新生儿生后第 1 天所需的维持量 60ml，以后随日龄增加逐渐递增，生后第 2 周维持液需要量应增加至 120~150ml/(kg·d)，早产儿生后第 1 天需要维持液为每天 80ml/kg，生后第 2~3 周应增加至每天 150ml/kg。新生儿第 1 天尿少，电解质丢失不多，补液中可不加电解质。3 天内红细胞破坏多，液体内可不含钾，如有低钾血症可用 10% 氯化钾液按每 100ml 液体中加 1.5ml 静脉滴注，钠和钾的需要量各为 2~3mmol/(kg·d)，氯为 2~4mmol/(kg·d)。远红外辐射台下需水量应增加每天 45~60ml/kg，光疗下需水量应增加每天 20ml/kg，机械通气下吸入充分湿化的气体应减少需水量每天 10ml/kg，心力衰竭、肾衰竭、PDA 时必须限制入液量。不同日龄的热量、水、电解质维持量，见表 6-5-3、表 6-5-4。

表 6-5-3　足月儿和早产儿热量、水和电解质维持量

新生儿	热量 / [kJ·(kg·d)⁻¹] [kcal·(kg·d)⁻¹]	水 / [ml·(kg·d)⁻¹]	Na⁺/ [mmol· (kg·d)⁻¹]	K⁺/ [mmol· (kg·d)⁻¹]
早产儿	502.1(120)	120~180	2~5	1~2
足月儿	502.1(120)	100~160	1~2	1~2

表 6-5-4　新生儿和早产儿不同日龄的水维持量

单位:ml/(kg·d),kg 为治疗时体重

出生时体重	<1 000g	1 000~1 500g	1 500~2 500g	>2 500g
出生后第 1 天	70~100	70~100	60~80	60~80
出生后第 2 天	100~120	100~120	80~100	80~100
出生后第 3~7 天	120~180	120~180	110~140	100~140
出生后第 2~4 周	140~180	140~180	120~160	120~160

(三) 新生儿几种特殊情况下的液体治疗方案

1. **极早产儿或超低出生体重儿**　胎龄 26 周以下或出生体重<1 000g 的婴儿的补液是一个非常棘手的问题。由于常处于远红外辐射热下或光疗下,不显性失水可达每天 200ml/kg,生后 24~48 小时常发生以高血钠、高血糖、高血钾和失水为特征的高渗血症,而无少尿、酸中毒和循环衰竭的表现。高血压、高血糖、高渗透压可导致中枢神经系统损害。第 1 天补液量一般从 100~105ml/kg 开始,不需补充电解质。生后第 2~4 天逐渐增加,最高每天 180ml/kg,随着皮肤角质层的成熟,不显性失水下降,液体量控制在每天 150ml/kg 以下。允许生理性体重下降达出生体重的 15%~20%。补钠应在细胞外液收缩发生后 3~7 天和血钠<145mmol/L,补钾应在生理性利尿发生之后和血钾<4mmol/L 才开始。葡萄糖输注速率应<5mg/(kg·min),并严密监测血糖。补液总量应依据婴儿不显性失水量的评估而定。

2. **新生儿呼吸窘迫综合征(respiratory distress syndrome,RDS)**　RDS 主要影响是延迟生后细胞外液收缩,表现为延迟的利尿和利钠。因此 RDS 患儿应尽可能限制钠的摄入直至利尿发生之后。但利尿剂的应用并不能改善 RDS 病程。细胞外液收缩也与 RDS 患儿生后心肺适应相关。因此,生后几天内维持负水平衡和负钠平衡是 RDS 液体疗法的基础。

3. **围产期窒息**　围产期缺氧的新生儿常有脑和肾损害,常伴有 SIADH 和 / 或急性肾衰竭,引起少尿的临床表现。因此对围产期窒息的新生儿生后头 2 天应限制液体摄入量(不显性失水 + 尿量 −20ml/kg 负水平衡)。生后第 3 天若尿量正常,液体量可恢复到正常水平。SIADH 诊断标准:血 Na^+<130mmol/L,血渗透

压<270mOsm/kg H_2O 和尿渗透压增高,和肾上腺及肾功能正常。SIADH 的处理从严格控制入液量(每天 30~50ml/kg)入手,还可应用呋塞米,多于生后 48~72 小时对治疗出现反应。

4. 胃肠道疾病　胃肠道疾病包括坏死性小肠结肠炎、肠道感染和解剖畸形等所致的体液失衡。新生儿腹泻多为等张失水,静脉补液量依据累积损失量、维持量和继续损失量而定。补液速度应均匀,防止快速大量补液导致肺水肿和心力衰竭。坏死性小肠炎或肠梗阻需胃肠减压,酸性胃液的丢失可引起低氯性代谢性碱中毒,而下消化道梗阻性疾病常有碱性或中性肠液丢失,应补充与引流液相仿的电解质(表 6-5-5)。严重代谢性碱中毒可用盐酸精氨酸 2~4mmol/kg,在 6~12 小时内静脉滴入。

表 6-5-5　体液的电解质含量　　单位:mmol/L

体液来源	Na^+	K^+	Cl^-
胃	20~80	5~20	100~150
小肠	100~140	5~15	90~120
胆汁	120~140	5~15	90~120
回肠造口术	45~135	3~15	20~120
腹泻	10~90	10~80	10~110

(四) 新生儿液体和电解质疗法的效果监测

液体治疗期间应每日监测出入水量、体重、尿量,定期监测血清电解质和肌酐。液体平衡管理目标为:第一天尿量应至少达到 0.5~1ml/(kg·h),然后增加至 2~3ml/(kg·h),体重以每天 1%~2% 有序丢失。最大体重丢失范围在 5%~10%,一旦营养摄入达标,体重以 14~16mg/(kg·d) 的幅度增加(一般在生后 7~10 天开始),肌酐和电解质浓度稳定下降到正常范围。

(韩　洁　魏克伦)

第七章

新生儿血气分析与酸碱平衡

血气分析是维持机体内环境稳定的重要监测手段,可帮助我们了解患者血液酸碱度,包括氢离子浓度指数(pH)和碳酸氢盐(HCO_3^-),评估呼吸功能,包括二氧化碳分压、pH 和氧分压,亦可了解电解质情况,从而评估患者肺气体交换及全身组织的酸碱状态,对维持酸碱平衡稳定、指导心肺疾病和代谢性疾病的治疗有十分重要的作用。

第一节　临床常用指标及其意义

(一) pH

表示体液氢离子浓度的指标。pH 取决于血液 HCO_3^- 与 H_2CO_3 两者含量的比值,受呼吸和代谢因素影响。

1. **正常值**　新生儿生后 24 小时内 pH 7.30~7.39(足月儿 12 小时恢复正常,早产儿 24 小时恢复正常);生后 24 小时后 pH 7.35~7.45。

2. **临床意义**　pH<7.35 为失代偿性酸中毒;pH>7.45 为失代偿性碱中毒。pH 正常可能存在三种情况:无酸碱失衡、代偿性酸碱失衡、混合性酸碱失衡。临床不能用 pH 区别代谢性与呼吸性酸碱失衡。

(二) 二氧化碳分压(PCO_2)

血浆中物理溶解的 CO_2 分子所产生的压力,是酸碱平衡唯一的呼吸因素指标,反映肺泡通气量的水平。

1. **正常值**　动脉血中 $PaCO_2$ 35~45mmHg, 平均 40mmHg;

静脉血较动脉血高 5~7mmHg。

2. 临床意义

（1）$PaCO_2$<35mmHg，为通气过度，见于呼吸性碱中毒（呼碱），或代谢性酸中毒（代酸）呼吸代偿。$PaCO_2$>45mmHg，为通气不足，见于呼吸性酸中毒（呼酸），或代谢性碱中毒（代碱）呼吸代偿。

（2）PaO_2<60mmHg，$PaCO_2$ 正常或略降低，Ⅰ型呼吸衰竭；PaO_2<60mmHg，$PaCO_2$>50mmHg，Ⅱ型呼吸衰竭。

（三）碳酸氢盐（HCO_3^-）

实际碳酸氢盐（AB）是隔绝空气的血标本在实验条件下所测得的血浆碳酸氢盐的浓度，它受呼吸、代谢两方面影响；标准碳酸氢盐（SB）是血液标本在标准条件下（38℃、$PaCO_2$ 为 40mmHg、Hb 完全饱和）测得的血浆碳酸氢盐的浓度。不受呼吸因素影响，为判断代谢性因素的指标。

1. 正常值　实际碳酸氢盐（AB）21~27mmol/L，平均值 24mmol/L；标准碳酸氢盐（SB）23~26mmol/L，平均值 24mmol/L。

2. 临床意义　AB 增高，见于代碱，或呼酸后肾代偿，慢性呼酸最大代偿可达 45mmol/L；AB 降低，见于代酸或呼碱后肾代偿，呼碱后最大代偿达 12mmol/L。AB 与 SB 的差数反映呼吸因素对血浆 HCO_3^- 的影响程度，当 AB>SB，为呼吸性酸中毒；当 AB<SB，为呼吸性碱中毒。

（四）剩余碱（BE）

指在标准状态下，将血标本滴定至 pH 7.40 所需要的酸或碱的量。表示全血或血浆中碱储备增加或减少的情况。细胞外剩余碱（BEecf）:不受 Hb 影响；全血剩余碱（BEb）:受 Hb 影响，需用 Hb 校正。

1. 正常值　生后 –10~2mmol；生后 12 小时 ~4 天 –6.6~2.4mmol/L，>4 天 0 ± 3mmol/L。

2. 临床意义　正值，血液中碱多；负值，血液中酸多。BE 只反映代谢性因素的指标，不能反映体内 HCO_3^- 和 $PaCO_2$ 的变化。

（五）血氧分压（PO_2）

血氧分压（PO_2）为血浆中物理溶解的 O_2 分子所产生的压力。

1. 正常值　动脉血 PaO_2 80~100mmHg；静脉血 PvO_2 40mmHg。

2. 临床意义

(1)判断有无缺氧和缺氧的程度。造成低氧血症的原因有肺泡通气不足、通气血流比例失调、分流及弥散功能障碍。轻度,60~80mmHg;中度,40~60mmHg;重度,<40mmHg。当 PaO_2 在 20mmHg 以下,生命难以维持。

(2)判断有无呼吸衰竭的指标,Ⅰ型呼衰有缺氧无 CO_2 潴留;Ⅱ型呼衰缺氧伴 CO_2 潴留。

(六)肺泡 - 动脉血氧分压差($PA-aO_2$)

反映肺换气功能指标,能较早地反映肺部氧摄取状况。产生原因是肺内存在生理性动静脉分流。

1. **正常值**　15~20mmHg。

2. 临床意义

(1)$PA-aO_2$ 增大伴有 PaO_2 降低,提示肺本身受累所致氧合障碍,主要见于:①右向左分流或肺血管病变使肺内动静脉解剖分流致静脉血掺杂;②弥散性间质性肺病、肺水肿、急性呼吸窘迫综合征等所致的弥散障碍;③通气血流比例严重失调,如阻塞性肺气肿、肺不张或肺栓塞。

(2)$PA-aO_2$ 增大而不伴有 PaO_2 降低:见于肺泡通气量明显增加,而大气压、吸入气氧流量与机体耗氧量不变时。

(七) 动脉血氧饱和度(SaO_2)

血红蛋白实际结合的氧含量占全部血红蛋白能够结合的氧含量的百分比。

1. **正常值**　95%~98%。

2. **临床意义**　判断机体是否缺氧的指标,但反映缺氧并不敏感,原因是氧合血红蛋白解离曲线为 S 形,轻度缺氧时,尽管 PaO_2 已有明显下降,但 SaO_2 可无明显变化。

(八) 阴离子间隙(AG)

血浆中未测定阴离子与未测定阳离子的差值。

1. **正常值**　8~16mmol/L,AG>16mmol/L 为高 AG 代谢性酸中毒。

2. **计算公式**　$AG=Na^+-(Cl^-+HCO_3^-)$;AG 的升高值 $=HCO_3^-$ 下降数。

3. 临床意义

(1) 高 AG 代酸的常见原因：见于乳酸酸中毒、尿毒症、酮症酸中毒。

(2) 正常 AG 代谢性酸中毒(又称高氯性酸中毒)：可见于 HCO_3^- 减少(如腹泻)、酸排泄衰竭(如肾小管酸中毒)或过多使用含氯的酸(如盐酸精氨酸)。

(3) 依据 AG 值可判断六型酸碱失衡：高 AG 代酸、代碱并高 AG 代酸、混合性代酸、呼酸并高 AG 代酸、呼碱并高 AG 代酸、三重酸碱失衡。

(九) 潜在 HCO_3^-

指排除并存高 AG 代酸对 HCO_3^- 掩盖作用之后的 HCO_3^-，即假如体内没有高 AG 代酸，体内应有的 HCO_3^- 值。

1. 计算公式　潜在 HCO_3^- = 实测 HCO_3^- + ΔAG。

2. 临床意义

(1) 排除并存高 AG 代酸对 HCO_3^- 的掩盖作用。正确反映高 AG 代酸时等量的 HCO_3^- 下降。

(2) 揭示被高 AG 代酸掩盖的代碱和三重酸碱失衡。

（翟　亮　魏克伦）

第二节　酸碱平衡紊乱的诊断

(一) 选用指标

1. 临床指标　病史、临床表现和治疗情况可提供存在酸碱平衡紊乱的线索，如：呕吐或使用袢利尿剂可发生代谢性碱中毒，腹泻、酮症酸中毒、肾衰竭或败血症休克可发生代谢性酸中毒，呼衰发生呼酸，败血症充血性心力衰竭可发生呼吸性碱中毒。

2. 化验指标　血气(pH、HCO_3^-、$PaCO_2$)，血清电解质(Na^+、Cl^-)，计算指标[阴离子间隙(AG)及潜在 HCO_3^-]。

(二) 诊断步骤

1. 第一步　判定是否为动脉血气。动脉血气氧分压明显高于静脉血气，其他指标也有相应的不同(表 7-2-1)。当循环功能差时，动脉和中心静脉之间的 ΔpH、ΔPCO_2、ΔHCO_3^- 的差值会增大，提示预后不好。静脉血气分析只能用于判断酸碱失衡，不能用于判断呼吸功能。

表 7-2-1 动静脉血气差别

一般情况时	动脉血	静脉血
pH	7.35~7.45	较动脉血低 0.03~0.05
PaO_2	>48mmHg	各处不一,25~45mmHg
$PaCO_2$	35~45mmHg	40~55mmHg,较动脉血高 4~5mmHg
HCO_3^-	22~27mmol/L	大致相等,高 1~2mmol/L

2. **第二步** 找出主要的酸碱失衡。应用 pH、HCO_3^- 和 $PaCO_2$ 进行判断。

pH<7.35 为酸血症,pH>7.45 为碱血症。即使 pH 在正常范围(7.35~7.45),也可能存在酸中毒或碱中毒,这时要核对 $PaCO_2$、HCO_3^- 和阴离子间隙。判断呼吸性亦或代谢性看 pH 和 $PaCO_2$ 改变的方向:同向改变为代谢性,异向改变为呼吸性。单纯呼吸性酸/碱中毒,PCO_2 每改变 10mmHg,则 pH 反方向改变 0.08(±0.02),实际 pH 低于理论 pH,说明同时存在有代谢性酸中毒。

3. **第三步** 计算原发性酸碱失衡预计代偿程度(表 7-2-2)。代谢性酸碱失衡经呼吸代偿,若患者 $PaCO_2$ 高于预计值,为合并有呼酸,$PaCO_2$ 低于预计值,为合并有呼碱;呼吸性酸碱失衡经肾代偿,若患者的 HCO_3^- 值高于预计值,为合并有代碱,HCO_3^- 值低于预计值,为合并有代谢性酸中毒。

表 7-2-2 原发性酸碱紊乱的代偿机制和代偿程度

酸碱紊乱	原发事件	代偿机制	代偿程度
代谢性酸中毒			
正常 AG	↓ HCO_3^-	↓ $PaCO_2$	每 1mmol/L HCO_3^- ↓,$PaCO_2$ ↓ 1~1.5mmHg
AG 增加	↑酸产生或摄入增加	↓ $PaCO_2$	每 1mmol/L HCO_3^- ↓,$PaCO_2$ ↓ 1~1.5mmHg
代谢性碱中毒	↑ HCO_3^-	↑ $PaCO_2$	每 1mmol/L HCO_3^- ↑,$PaCO_2$ ↑ 0.5~1mmHg

酸碱紊乱	原发事件	代偿机制	代偿程度
呼吸性酸中毒			
急性(<12~24小时)	↑ $PaCO_2$	↑ HCO_3^-	每 10mmHg $PaCO_2$ ↑ ,HCO_3^- ↑ 1mmol/L
慢性(3~5天)	↑ $PaCO_2$	↑↑ HCO_3^-	每 10mmHg $PaCO_2$ ↑ ,HCO_3^- ↑ 4mmol/L
呼吸性碱中毒			
急性(<12小时)	↓ $PaCO_2$	↓ HCO_3^-	每 10mmHg $PaCO_2$ ↓ ,HCO_3^- ↓ 1~3mmol/L
慢性(1~2天)	↓ $PaCO_2$	↓↓ HCO_3^-	每 10mmHg $PaCO_2$ ↓ ,HCO_3^- ↓ 2~5mmol/L

4. 第四步 判定代谢性酸中毒的性质。

(1) 血气诊断为单纯型代谢性酸中毒,分三型:①高 AG 代酸(AG>16),伴血氯正常,ΔAG↑ = ΔHCO_3^-↓;②正常 AG 代酸,伴高血清氯,ΔCL↑ = ΔHCO_3^-↓;③混合型代酸,ΔAG↑ +ΔCL↑ = ΔHCO_3^-↓。

(2) 血气诊断为代谢性酸中毒 + 呼酸(呼碱):根据 AG 和潜在 HCO_3^- 结果,进行判断。

计算呼酸(呼碱)时 HCO_3^- 的预计代偿值和潜在 HCO_3^- 值,①若 AG 正常,则为正常 AG 伴高血清氯代酸;②若 AG 增高,潜在 HCO_3^- 值在呼酸(呼碱)的预计代偿范围内,则为高 AG 伴血氯正常代酸;③若 AG 增高,潜在 HCO_3^- 值低于呼酸(呼碱)的预计代偿范围低值,则为高 AG 伴高血清氯代酸;④若潜在 HCO_3^- 值高于呼酸(呼碱)的预计代偿范围高值,则为三重酸碱失衡,进入第六步判断。(注:由于血清氯还受呼吸性酸碱失衡的影响,故不能依据血清氯进行本步代谢性酸中毒的判断。)

5. 第五步 判断 pH 正常时的酸碱平衡状态。

(1)pH、HCO_3^-、$PaCO_2$ 均正常:

1)pH 正常、AG 正常、血清氯正常(不伴有血液稀释或浓缩现象,即 ΔCl 与 ΔNa 同向等比增高或降低),诊断无酸碱失衡。

2)pH 正常、AG 升高、HCO_3^- 正常,诊断高 AG 代酸合并代谢性碱中毒。

(2) pH 正常、HCO_3^- 及 $PaCO_2$ 异常：

1) pH 正常、HCO_3^-↑及 $PaCO_2$↑：①除慢性呼碱(>2周)外，单纯性酸碱失衡继发性代偿均不能使 pH 恢复到 7.40，故提示混合型酸碱失衡；②临床有通气障碍；③患者 HCO_3^-↑大于预计代偿范围高值，诊断呼酸+代碱。

2) pH 正常、HCO_3^-↓及 $PaCO_2$↓：①慢性呼碱(<2周)；②临床有导致呼碱、代酸的因素；③患者 $PaCO_2$ 小于代酸预计代偿范围低值，或反之患者 HCO_3^- 小于呼碱预计代偿范围低值，诊断代酸并呼碱。

3) pH 正常、HCO_3^-↓及 $PaCO_2$↓：①存在通气过度(>2周)；②临床无致代谢性酸中毒的因素；③患者 HCO_3^- 在慢性呼碱的预计代偿范围内，诊断单纯型慢性呼碱(完全代偿)。

6. **第六步** 判定三联酸碱失衡。

依据呼酸、呼碱预计代偿公式计算 HCO_3^- 代偿范围、AG、潜在 HCO_3^- 值，判断三重酸碱失衡。

(1) 呼吸性酸中毒(呼吸性碱中毒)+高 AG 代谢性酸中毒+代谢性碱中毒：当呼吸性酸中毒(呼吸性碱中毒)合并高 AG 代酸时，若潜在 HCO_3^->呼酸(呼碱)的预计代偿范围的高值，诊断在呼酸(呼碱)+高 AG 代酸基础上合并代碱的三联酸碱失衡；若潜在 HCO_3^- 在呼酸(呼碱)的预计代偿范围之内，诊断呼酸(呼碱)、高 AG 代酸二联酸碱失衡。

(2) 呼吸性酸中毒(呼吸性碱中毒)+高 AG 代酸+正常 AG (高血氯)代酸：若潜在 HCO_3^-<呼酸(呼碱)的预计代偿范围的低值，诊断在呼酸(呼碱)+高 AG 代酸基础上合并正常 AG(高血氯)代酸的二联酸碱失衡。

（翟 亮 魏克伦）

第三节 各种酸碱平衡紊乱的病因及治疗

酸碱平衡紊乱包括单纯型和混合型。单纯型包括：①代谢性酸中毒和代谢性碱中毒；②呼吸性酸中毒和呼吸性碱中毒。由于呼吸和肾的继发代偿作用，可以使 pH 维持在正常范围，即代偿性酸中毒或碱中毒，也可使 pH 低于正常(酸血症)或高于正常(碱血)

症),为失代偿性酸中毒或碱中毒。混合型是指同时存在两种或两种以上的单纯型酸碱失衡,由于酸碱相加或相消作用,pH、HCO_3^-、$PaCO_2$ 可正常、增高或降低。

一、代谢性酸中毒

【诊断要点】

病因为由于体内的酸增加或 HCO_3^- 丢失所致。

1. 正常阴离子间隙(高血氯)代谢性酸中毒　主要是由于体内碱性物质 HCO_3^- 大量丢失所致(丢碱)。

(1)经消化道丢失:腹泻,小肠、胰、胆管引流,或瘘管,先天性失钠性腹泻。

(2)经肾脏丢失:肾小管性酸中毒、范科尼综合征;醛固酮缺乏;先天性肾上腺皮质增生症(21- 羟化酶、3β- 羟脱氢酶或 20,22-碳链裂解酶缺乏);其他原因所致的醛固酮缺乏症。

(3)低碳酸血症突然解除。

(4)细胞外液容量(有效循环血量)增加(稀释性代谢性酸中毒)、大量滴注生理盐水(氯摄入过多)。

2. 高阴离子间隙(正常血氯)代谢性酸中毒　由于体内酸性物质大量增加或排出障碍(获酸)所致。可同时并发代谢性碱中毒。

(1)酮血症:饥饿性酮症(进食不足或吸收不良)、糖尿病酮症。

(2)乳酸酸中毒:① A 型乳酸酸中毒:因缺氧和 / 或组织灌注不足所致,属继发性,血清乳酸增高,丙酮酸正常。见于呼吸衰竭、心力衰竭、脱水、出血、休克、心跳呼吸骤停、严重贫血、CO 中毒等。② B 型乳酸酸中毒:由于糖代谢所需酶的活性低下或缺乏所致,属原发性。血清乳酸和丙酮酸均增高。

(3)枫糖尿症。

(4)有机酸血症:甲基丙二酸血症、丙酸血症、异戊酸血症。

(5)摄入酸性物质过多:滴注盐酸精氨酸、盐酸赖氨酸或复方氨基酸,新生儿晚发代谢性酸中毒。

(6)肾衰竭。

【治疗要点】

病因治疗是根本疗法,并应改善循环、肾脏和呼吸功能,以恢复机体的调节作用。若 pH<7.20 为急症,必须首先紧急处置,随即开始病因治疗和后续治疗。对于病因难以根治者,只能持续给予替代疗法或对症疗法。

1. 正常 AG(高血氯)代酸 主要是由体内碱性物质(HCO_3^-)大量丢失所致,需要补充碱剂治疗。计算碱剂需要量的经验式为:

碱剂需要量(mmol)=(24- 测得 HCO_3^-)mmol/L × 0.5* × 体重(kg)

5% 碳酸氢钠量(ml)=(-BE)× 0.5* × 体重(kg)

注:每千克体重给予 1.4% 碳酸氢钠 3ml 或 5% 碳酸氢钠 1.0ml 均可提高 HCO_3^- 1mmol/L。* 为计算碱剂需要量的常用系数,重症患者的碱剂需要量偶可大于用此系数计算的量。

应依据病情给予个体化治疗。一般先给予计算量的 1/2。若无条件测定血气时,可按提高 HCO_3^- 5mmol/L 计算。根据给予碱剂后的临床反应和血气结果决定是否继续用药和所用剂量。严重代酸特别是血液 pH<7.20 时需紧急处置,使 pH 迅速恢复到 7.20~7.25,以即刻减轻严重代酸(酸血症)对机体的危害。由于机体的调节作用,大多数患者无需给足需要量即可完全恢复。

在治疗过程中应注意:

(1)采血时间与给药时间越近,血浆 HCO_3^- 越高,不能反映平衡后的效果。在评估复查的化验结果时,应注意时间的影响。

(2)避免频繁应用高张液,以免发生体液高渗状态的危险(新生儿尤其是早产儿有可能发生颅内出血)。

(3)避免过快完全纠正酸中毒。

(4)腹泻严重脱水时,首先以等张(1.4%)碳酸氢钠溶液扩容和部分纠正酸中毒,然后用含碱溶液(例如 4:3:2 溶液)继续滴注。

(5)肾小管酸中毒时肾脏不能酸化尿,持续丢失 HCO_3^-。在应用碱剂使血浆 HCO_3^- 恢复正常后,仍需口服适量碱剂进行维持治疗。

(6)除各种原因所致的醛固酮缺乏症需限制钾盐摄入量外,其他病例常需补充钾剂。

2. 高 AG 代酸 主要是由于体内酸性物质产生过多或排出

障碍所致。

(1)有机酸产生过多引起的代酸：重症酸中毒补充 HCO_3^- 至能维持血液 pH 达 7.20 即可,若补碱过多,在恢复期可出现碱中毒。糖尿病酮症酸中毒需补充胰岛素、改善循环治疗,遗传代谢病应采取病因治疗和饮食疗法。

(2)肾衰竭：血液 pH<7.20 时,需进行紧急处置。单纯应用碱剂难以阻止代酸的进展。在急性肾衰竭恢复前或者慢性肾衰竭难以恢复的情况下,宜首选透析疗法。

(3)A 型乳酸中毒：吸氧提升氧饱和度,纠正呼吸衰竭、心力衰竭,补充血容量,严重贫血需输血治疗。

(4)B 型乳酸酸中毒：主要是病因治疗。病因难以消除、缺乏有效治疗方法或者治疗效果不佳者,可用透析疗法。其中由遗传代谢病引起者,大多在新生儿期发病。除早期治疗有效的个别疾病外,多缺乏有效疗法,预后不佳。

(5)有机酸血症：为遗传代谢病,由氨基酸代谢障碍引起,出生早期即出现难治性高 AG 代酸。延误诊断而不能及时治疗者,预后不佳。

(6)枫糖尿症：为支链氨基酸代谢障碍,主要是饮食疗法。

二、代谢性碱中毒

【诊断要点】

病因为由于体内固定酸丢失或 HCO_3^- 蓄积所致。

1. 盐水治疗有效的代谢性碱中毒　此类碱中毒的细胞外液容量减少,尿氯<10mmol/L。

(1)经胃肠道丢失盐酸：长期呕吐或胃管吸引、幽门肥厚性狭窄、先天性失氯性腹泻。

(2)应用利尿剂：噻嗪类、呋塞米、依他尼酸等。

(3)细胞外液减少(浓缩性代谢性碱中毒)。

(4)HCO_3^- 蓄积：应用碳酸氢钠等碱性药物过多,超过肾脏的排泄能力;有机酸经代谢转变为 HCO_3^-,如乳酸、酮酸,输注枸橼酸盐抗凝血液。

2. 盐水治疗无效的代谢性碱中毒　此类碱中毒的细胞外液容量正常或增加,尿氯>20mmol/L。

（1）盐皮质激素分泌过多：原发性醛固酮增多症、库欣综合征、Bartter综合征（肾小球旁器增生症）、脱氧皮质激素分泌过多（先天性肾上腺皮质增生症如11β-羟化酶缺乏或17α-羟化酶缺乏）。

（2）出现类似醛固酮增多样表现的疾病：Liddle综合征（原发性远端肾小管转运功能障碍）或摄入甘草（含甘草酸）过多。

（3）严重缺钾。

（4）高钙血症：使近端肾小管 HCO_3^- 回吸收增多及细胞外液减少（多尿）和继发性醛固酮增多。

（5）低清蛋白血症。

（6）慢性高碳酸血症突然解除。

（7）大量应用肾脏不能吸收的阴离子：青霉素、氨苄西林和羧苄西林，使远端肾小管 H^+、K^+ 排出及 Na^+、HCO_3^- 回吸收增多。

【治疗要点】

病因治疗是根本疗法。补充酸剂只是一种暂时性的对症疗法。某些病因难以消除，只能对症治疗。

1. 盐水治疗有效的代谢性碱中毒

（1）应用生理盐水纠正脱水，恢复有效循环血量，以改善肾脏调节功能，同时补充氯化钾，大多数患者经过数日后即可恢复。

重症（pH>7.50）或伴有心、肾功能不全者：需要补充酸剂治疗。计算酸剂需要量的经验式为：

酸剂需要量（mmol）=（测得 HCO_3^-–24）mmol/L × 0.5* × 体重（kg）

注：盐酸精氨酸 1mmol=210.5mg，每千克体重给予 25% 盐酸精氨酸 0.4ml 可降低 HCO_3^- 1mmol/L。* 为计算酸剂需要量的常用系数。

（2）应依据病情给予个体化治疗。一般先给予计算量的1/2，或按降低血浆 HCO_3^- 5mmol/L 计算。根据给予酸剂后的临床反应和血气结果决定是否继续用药和所用剂量。由于机体的调节作用，大多数患者无需给足需要量即可完全恢复。

2. 盐水治疗无效的代谢性碱中毒 治疗比较困难，应尽量去除病因。

（1）手术切除肾上腺皮质肿瘤。

（2）碱性药物应用过量：停用碱剂。

（3）缺钾者：补充氯化钾。

（4）原发性醛固酮增多症、库欣综合征和 Bartter 综合征：给予螺内酯。

（5）先天性肾上腺皮质增生症（11β- 或 17α- 羟化酶缺乏）：用醋酸可的松或氢化可的松抑制 ACTH 分泌，减少脱氧皮质酮及皮质酮过量产生。

（6）Liddle 综合征：用氨苯蝶定（triamterene），螺内酯无效。

（7）伴水肿（由于充血性心力衰竭、肝硬化腹水或肾病综合征等）的代谢性碱中毒给予乙酰唑胺（diamox）。如果无效，静脉滴注盐酸精氨酸，必要时透析治疗。

（8）肾衰竭合并代谢性碱中毒：静脉滴注盐酸精氨酸，必要时透析治疗。

（9）高碳酸血症突然解除所致的代谢性碱中毒：调节呼吸机参数，使 $PaCO_2$ 回升到患者原来耐受的水平，以后逐渐调低。补充生理盐水和氯化钾，或加用乙酰唑胺。

三、呼吸性酸中毒

【诊断要点】

病因为由于通气障碍导致体内 CO_2 潴留和 H_2CO_3 增高所致。

1. 呼吸道梗阻　喉头痉挛或水肿、支气管哮喘、呼吸道异物、分泌物堵塞、吸入（羊水、胎粪、分泌物或乳汁等）、溺水。双侧鼻后孔闭锁，Pierre-Robin 综合征，Treacher-Collins 综合征，喉蹼、隔、狭窄或囊肿，气管蹼或狭窄、先天性食管闭锁、食管气管瘘，引起严重呼吸道梗阻的其他先天性异常。

2. 肺、胸腔和胸廓疾病　严重肺炎、呼吸窘迫综合征、胎粪吸入综合征、湿肺、膈疝、肺发育不全、肺不张、肺水肿、肺气漏（肺间质气肿、气胸、纵隔积气）、血胸、大量胸腔积液、阻塞性肺气肿（慢性支气管炎、慢性支气管哮喘）、肺广泛纤维化、重度硅沉着病（矽肺）、肺含铁血黄素沉着症、胸廓畸形、胸膜增厚。

3. 心脏疾病　心搏骤停、阿 - 斯综合征反复发作、室颤、心源性休克、心力衰竭引起肺淤血水肿、肺栓塞、肺源性心脏病等。

4. 新生儿窒息。

5. 呼吸肌麻痹或痉挛　感染性多发性神经根炎、脊髓灰质炎、严重低血钾、周期性瘫痪、破伤风、重症肌无力危象、肌萎缩性侧索硬化等。

6. 呼吸中枢抑制　脑炎、脑膜炎、颅脑损伤、缺血缺氧性脑病、颅内出血、脑梗死等。

7. 药物或中毒　药物过量(安眠药、麻醉药、吗啡、地西泮)、肌肉松弛剂使用不当。有机磷中毒、CO 中毒、肉毒中毒等。

8. 呼吸机使用不当。

【治疗要点】

主要是对原发病的治疗,保持呼吸道通畅和改善通气换气功能。碱剂对呼吸性酸中毒的治疗效果有限,仅用于血液 pH<7.20 时以提高 pH,减轻酸血症的损害。当呼吸性酸中毒合并高 AG 代谢性酸中毒时,必须在通气改善之后给予碱剂。呼吸机治疗是纠正呼吸性酸中毒的有效手段,在合并高 AG 代谢性酸中毒时,必须在通气改善之后给予碱剂。

四、呼吸性碱中毒

【诊断要点】

病因为由于通气过度使血液 CO_2 减少和 H_2CO_3 降低所致。

1. 神经系统疾病　脑炎、脑膜炎、脑肿瘤、颅脑损伤、颅内出血、脑梗死、癔症。

2. 缺氧　吸入氧浓度降低、高原、肺炎、肺水肿、肺梗死、发绀型先天性心脏病、心力衰竭、严重贫血、CO 中毒。

3. 药物　水杨酸盐、尼古丁、氨茶碱等。

4. 呼吸机使用不当。

5. 长时间剧烈啼哭。

6. 其他　高热、败血症、热射病、肝功衰竭。

【治疗要点】

主要是病因治疗,呼吸减慢后,呼吸性碱中毒可逐渐恢复。一般多不重,常不需要特殊治疗。焦虑引起的呼吸性碱中毒,可将纸袋罩在口鼻上,重复吸入呼出气,多可缓解。无效者给予镇静剂。有手足搐搦症者给予钙剂。

五、混合性酸碱失衡

当两种或两种以上酸碱紊乱同时作用于呼吸或代谢系统称为混合性酸碱平衡紊乱。当代偿能力在预计范围之外时,就应考虑存在混合性酸碱平衡紊乱。类型:①呼酸合并代酸;②呼酸并代碱;③呼碱并代酸;④呼碱并代碱;⑤混合型代酸(高 AG 代酸 + 高氯性代酸);⑥代碱并代酸(包括代碱并高 AG 代酸、代碱并高氯性代酸);⑦三重酸碱失衡(TABD)(包括呼酸型三重酸碱失衡、呼碱型三重酸碱失衡)。

【诊断要点】

糖尿病酮症酸中毒合并肺气肿、呼吸窘迫综合征(RDS)患者同时存在呼吸性酸中毒和代谢性酸中毒,呼吸系统疾病引起的气道阻塞妨碍了通过降低 $PaCO_2$ 纠正代酸的代偿机制,结果使 pH 下降显著;慢性呼吸性酸中毒伴充血性心力衰竭时,如过度使用利尿剂可出现代谢性碱中毒,此时血浆 HCO_3^- 水平和 pH 将高于单纯的慢性呼吸性酸中毒;肝衰竭时可出现代谢性酸中毒和呼吸性碱中毒,此时 pH 可能变化不大,但血浆 HCO_3^- 和 $PaCO_2$ 显著降低。

【治疗要点】

1. 积极治疗原发病,保持呼吸道通畅。

2. 高 AG 性代酸以纠正缺氧、控制感染和改善循环为主。

3. 补碱原则当 pH<7.20 时,应积极适当补碱,维持 pH 在相对正常范围。补碱不宜过多。碱性药物应在保证通气的前提下使用。

4. 兼顾纠正电解质紊乱。

(翟 亮 魏克伦)

第八章

新生儿重症监护病房的构建与管理

第一节　NICU 收治的适应证

近年来 NICU 的概念有了新的更新,除了指重症监护病房(或单位)外,还包括特殊新生儿监护病房,因此,其收治的病种也随之发生了变化。具体收治适应证如下:

1. 高危新生儿　如母亲患有糖尿病、重度妊娠期高血压疾病、重度贫血、心脏病、甲状腺功能亢进及大面积胎盘早剥、前置胎盘产时大出血等新生儿;生后需要生命指征及相关问题的监护及处理的新生儿。

2. 新生儿窒息及与其相关疾病　如严重围产期窒息的新生儿(5 分钟 Apgar 评分 ≤ 3 分)、缺血缺氧性脑病、吸入性肺炎、胎粪吸入综合征、颅内出血、宫内异常输血、缺氧导致的心脏、肾脏、DIC 等多脏器损伤。

3. 重度高胆红素血症　如新生儿溶血病(尤其 Rh 血型不合溶血病)、G-6-PD 缺乏症、红细胞增多症及其他原因引起的新生儿红细胞破坏,此外还包括先天性葡糖醛酸转移酶缺乏症(Crigler-Najjar 综合征及 Gilbert 综合征)。

4. 需要呼吸支持的新生儿　如早产儿及早产儿呼吸暂停、RDS、重症 TTN、BPD 及各种原因导致的呼吸困难及呼吸衰竭的新生儿。

5. 心功能不全及心律失常　如早产儿 PDA、先天性心脏病、心内膜弹力纤维增生症、心肌炎、心肌病等。

6. 宫内感染新生儿　如 GBS、CMV、梅毒、李斯特菌,及其他细菌、病毒等感染及其脓毒症、休克。

7. **围手术期需治疗的新生儿**　如食管闭锁或气管食管瘘、胃穿孔、各种肠道畸形，及其他畸形、肿瘤等。

8. **口咽部发育异常导致喂养困难新生儿**　如小下颌综合征（Pierre-Robin 综合征）、染色体疾病（21- 三体综合征、Prader-Willi 综合征等）等。

9. **新生儿抽搐**　如中枢神经系统感染、新生儿脑病、癫痫，及各种原因引起的低钙血症、低镁血症等。

10. **严重皮肤疾病**　先天性皮肤缺损、鱼鳞病（火棉胶样婴儿）、脓疱病、大疱性表皮松解综合征及变应性皮炎等。

11. **出血及过敏性疾病**　如新生儿出血症、血小板减少症、凝血因子缺乏性疾病及食物蛋白诱导性小肠结肠炎等。

12. **小儿遗传代谢病的筛查**　如氨基酸代谢异常、脂肪酸代谢异常及糖代谢异常等。

13. **各种原因引起脱水、营养不良及电解质紊乱的新生儿。**

14. **极低、超低出生体重儿的生命指征监护、静脉营养应用，鼻十二指肠喂养，呼吸支持及管理、循环支持、血糖监测、内环境监测及维持以及脑室内出血、NEC、BPD 等并发症的防治，保证患儿的生存质量。**

（严超英）

第二节　人员质量及设施标准

新生儿重症监护病房（neonatal intensive care unit，NICU）是集中治疗危重症新生儿和需要特殊治疗护理的新生儿病房。因此，需要较高的医护技术力量，众多的护理人员和现代化仪器设备。其目的是为了降低新生儿的死亡率，减少并发症，提高其生存率及生存质量。NICU 对工作人员及病区的设施都是有严格要求的。

（一）人员标准

1. **医护人员的素质**　要求应选择品德、业务、身体各方面素质优秀的人员。经治医师应为高年资的住院医师担任（最好具备新生儿专业资质者），具备独立处理急危重症的能力，并具有三级医师负责制；护士既要有新生儿临床护理经验和一般护理技能，还应熟练掌握各种抢救技术操作和急救护理,熟悉临床监护指标,综合观察病情变化,不机械执行医嘱,有超前的抢救意识。

2. 医护人员配备的要求 一般要求医生与患儿之比为 1:2,护士与患儿之比是 2.5:1。

3. 医护人员培训的要求 进入 NICU 工作的医生和护士,必须经过专业培训,并在工作中不断接受继续教育。培训内容除相关新生儿疾病知识外,着重训练新生儿急救技术与护理技能,还包括人文关怀、医学伦理、法律法规等。

(二) 职责分工

1. 科主任 全面负责 NICU 的组织管理,指挥并参加重大抢救以及质量管理,制定规章制度。

2. 护士长 负责科室的护理管理、护理人员的培训、组织制定护理工作制度、指南和常规。

3. 主任医师(副主任医师) 在科主任领导下,指导科内医疗、技术培训与理论提高工作。定期查房,亲自指导急、重、疑难病抢救处理与特殊疑难和死亡病例讨论会诊。指导主治医师和其他医师做好各项医疗工作,有计划地组织医务人员开展基础训练和业务学习。督促检查医疗文件书写。督促下级医师认真贯彻执行各项规章制度和医疗技术操作规程。

4. 主治医师 在科主任领导和副主任医师指导下,负责医疗组的工作。按时查房,具体参加和指导医师进行诊断、治疗及特殊诊疗操作。掌握患儿的病情变化,患儿发生病重、病危、死亡、医疗事故或其他重要问题时,应及时处理并向带组主任医师及科主任汇报。认真执行各项规章制度和技术操作常规,经常检查医疗护理质量,严防差错事故。协助护士长搞好病房管理。主持临床病历讨论及会诊,检查、修改下级医师书写的医疗文件,决定患儿出院。

5. 总住院医师 在科主任领导下,在副主任医师和主治医师指导下,负责 NICU 危重患儿的抢救,指导医师的临床工作,转运患儿,产科新生儿复苏及会诊等工作。

6. 经治医师 在科主任领导下,在副主任医师和主治医师指导下,全面负责所经管的患儿,观察病情变化,对患儿进行检查、诊断和治疗,开写医嘱,书写病历。及时向主治医师报告诊断、治疗上的困难以及病情的变化,提出自己的处理意见。对危重患者严加巡视,积极抢救。科主任、主任医师(副主任医师)及主治医师查房时,应详细汇报患儿的病情和诊疗意见,并记录科主任和上级医师的指示,请他科会诊时,应陪同诊视。

7. 主任护师(副主任护师)　在护士长的领导下,指导 NICU 护理业务和技术工作。检查指导 NICU 计划护理、护理会诊及抢救危重患儿。有计划、有步骤地组织业务学习,负责在岗护理人员的业务培养。协助护士长对主管护师的业务技术指导,并进行定期考核。

8. 主管护师　在护士长的领导下和主任护师(副主任护师)的指导下进行工作。负责 NICU 护理查房工作,随时参加会诊、护理病例讨论,提出处理意见和措施。参加护理值班。解决护理业务上的疑难问题,指导危重、疑难患儿的抢救、治疗护理及制订护理计划和实施。担任临床护士实习带教工作。协助护士长做好NICU 管理和护理队伍建设工作。负责病房的协调管理和患者床位的安排,了解整个病房患儿的情况,安排护士具体护理的患儿,必要时帮助护士护理患儿和收新患儿。做好家属的健康宣教和护理指导。

9. 护师　在护士长领导下和主管护师指导下进行工作。熟练掌握 NICU 基础护理理论和护理专业知识,全面负责患儿的护理工作。执行或指导护士正确执行医嘱及各项护理技术操作规程,执行规章制度,按时完成治疗、护理工作,严格查对制度和医嘱执行情况。参与危重疑难患儿的护理工作及难度较大的护理技术操作,参与病房的管理工作。参加护理值班、查房、会诊和病例讨论。专人负责配奶、设备的消毒和管理及院内感染控制等。

10. 护士　在护士长领导下和护师指导下进行工作。执行各项护理技术操作规程和规章制度。认真执行医嘱和各项护理技术操作规程,执行各种规章制度,按时完成治疗、护理工作。参加和完成急、危重患儿的抢救护理工作。参加护理查房,作护理病历报告。指导护生实习、护理员工作。

11. 护理员　协助护士配奶,喂奶;陪患儿做各项辅助检查,送急检标本;负责病房清洁工作和设备的消毒工作。

(三) NICU 病区设施的要求

NICU 为独立病区,以邻近新生儿室、产房、手术室、急诊室为宜。室内光线应充足且有层流装置,温度以 24~26℃,湿度以 55%~60% 为宜。病区分为加强护理区、中间护理区两部分,另设辅助房间。

1. 加强护理区每个房间床位最好设置 4~6 张,床间距至少 1m²。早产儿与足月儿应单独病房(或病区),另设至少 1~2 间隔离病房供特殊使用。抢救床位应具备的基本抢救治疗设施:暖箱或辐射保暖床、监护仪、呼吸机、负压吸引器、测氧仪、输液泵、复苏用具和生命岛等。

2. 中间护理区(包括有陪护病房),又称恢复区,当危重新生儿经抢救好转后转入本室继续治疗。

3. 辅助房间包括医、护办公室,治疗室、仪器室、配奶室、家属接待室等。

4. 污物处理应有单独通道。

(严超英)

第三节 NICU 的设备及监护仪的应用

(一) NICU 设备

1. 必配设备

(1)暖箱、多功开放式抢救台、婴儿床、蓝光箱等。

(2)每床配备完善的功能设备带,提供电、气、负压吸引等功能支持。

(3)每床配备床旁监护系统,进行心电、血压、血氧饱和度等基本监护。

(4)配备足够数量的呼吸机:三级以上医院的 NICU 必须每床配备 1 台,三级以下医院的 ICU 可根据实际需要配备适当数量的呼吸机。为便于转运患者,至少应有便携式呼吸机 1 台。

(5)每床配备复苏呼吸气囊。

(6)滴注泵和微量注射泵每床均应配备,其中微量注射泵每床最少 2 套以上。另配备一定数量的肠内营养注射泵。

(7)心肺复苏抢救装备车 1~2 台及除颤仪 1 台。

(8)三级医院应配备一氧化氮治疗仪及亚低温治疗仪及脑功

能监护仪(或脑电图机)。

(9) 医院必须有足够的设备,随时为 ICU 提供床旁 B 超、X 线、生化、细菌学和血气分析等检查。

2. 选配设备　除上述基本设备外,可选配以下设备:

(1)血气分析仪。

(2)无创氧分压及二氧化碳检测仪。

(3)床旁脑氧及颅内压监测设备。

(4)持续肾脏替代治疗仪。

(5)床旁超声仪。

(6)纤维支气管镜。

(7)输液加温设备。

(8)超净工作台。

(9)闭路电视探视系统,每床一个成像探头。

(10)心脏起搏相关设备。

(二) 常用监护仪的应用

对处于生命垂危状态或具有潜在威胁生命疾病的新生儿,必须应用监护仪器对生命指标进行连续监测。各型监护仪均配有报警系统,医护人员可根据患儿具体情况设立报警阈值,若监测指标超过阈值仪器自动报警,使医护人员及早发现病情变化,及时予以处理。同时监护仪还可连续记录和存储生命指标变化。

1. 心电监护　主要监测患儿的心率、节律和心电波形变化,如心率增快、减慢、各种心律失常和各种原因引起的心电特征性表现等。心率报警界限设置:高限 200 次 /min,低限 100 次 /min。根据包装说明使用一次性电极:①心前区导联放置在胸廓侧面,乳头上方水平位置;②基础导联尽可能远离心前区导联,通常放置在大腿或腹部前面。

2. 呼吸监护　主要监测患儿的呼吸频率、呼吸节律变化及呼吸暂停。呼吸暂停报警时限设置:低限 5 次 /min,延迟 20 秒报警。

3. 血压监护

(1)直接测压法(创伤性):经动脉(桡动脉、脐动脉)插入导管直接连续测量血压。其测量值准确,但操作复杂,并发症多,临床仅在周围血液循环灌注不良时应用。

(2)间接测压法(无创性):将袖带束于患儿上臂间按定时测量,自动显示收缩压、舒张压和平均动脉压。其测量值准确性不及直接测压法,但方法简便,无并发症,是目前国内 NICU 中最常用的血压监测方法。

4. 体温监测 置婴儿于热辐射式抢救台上或暖箱内,将体温监测仪传感器置于腹壁皮肤,其腹壁皮肤温度和环境温度自动连续显示。

5. 经皮血气监测 包括经皮二氧化碳分压($TcPCO_2$)、氧分压($TcPO_2$)及血氧饱和度($TcSO_2$)监护仪。具有连续、无创、自动、操作简便并能较好地反映血气变化趋势等优点,但测量值较动脉血气值有一定差距,尤其在周围血液循环灌注不良时,其准确性更差。因此,在应用经皮血气监测的同时,应定期检测动脉血气。$TcSO_2$ 监测相对较准确,是目前 NICU 中动态血氧监测的最常用手段。在使用经皮血气监测仪之前对仪器进行校正,电极放置在胸前区或腹壁。经皮血氧饱和度报警界限设置:低限 85%,高限 100%。

(严超英)

第四节　危重新生儿的监护和处理

(一) 一般治疗及护理要点
包括以下步骤:

1. 入院前准备 预热暖箱,检查抢救单元设备和功能,保证完好。

2. 入院时措施 需急时处理新生儿立即放辐射台上行心肺复苏、气管插管、吸痰、建立静脉通道、连接各种监护仪器等。

3. 入院后 常规护理和 24 小时守护床旁。

(1)呼吸、心血管系统:多参数监护仪监护心率、心电图、呼吸频率、呼吸暂停、每小时记录 1 次,但每 2 小时尚需亲自听、数、记心率、呼吸 1 次。需要吸痰者,应记录痰液的性质和量。用呼吸机者每 2 小时记录各项参数 1 次。

(2)神经系统:意识、反应、瞳孔、肌张力、颅内压监测者每 2 小时测记 1 次。

（3）消化系统：需观察记录有无腹胀、呕吐、大便量及性质等；鼻饲前需判断有无喂养不耐受及肠道功能，必要时检查胃残留物及容量。

（4）泌尿和代谢系统：称体重每日1次，记24小时出入量，每日测尿比重、尿糖、血电介质、血糖1次，测记体温、箱温每2~4小时1次，临床上常规监测大部分借助监护仪，但仔细的临床观察仍必不可少，如：神志、反应、腹胀、呕吐等非仪器所能测出，而它往往是病情变化的重要线索。

（二）特殊监护要点

1. **全面监护** 通过各种无创和有创的监测对 NICU 的患儿进行生命体征的监护，维持生命体征稳定。对于生命体征不稳定的危重患儿给予无创持续心率、呼吸、血压监测和经皮血氧饱和度监测。对于病情极危重的患儿可采取侵入式外周动脉或脐动脉插管持续监测血压和血流动力学，采取不同措施，确保患儿平均动脉压稳定，维持重要器官功能。同时亦包括一般的监测，如每日测体重、记出入量、测体温、观察患儿的病情变化。

2. **危重新生儿的处理** 维持重要器官功能，主要包括呼吸机治疗替代肺功能，血液透析替代肾功能，全静脉营养替代胃肠功能等。

（1）呼吸管理：①积极纠正呼吸衰竭：对于 I 型呼衰，有自主呼吸的患儿给予鼻塞式持续气道正压给氧（continuous positive airway pressure，CPAP），此方法经济、方便，并发症少，联合肺表面活性物质（pulmonary surfactant，PS）治疗。②特殊呼吸治疗技术：包括高频通气（high frequency ventilation，HFV）、一氧化氮（NO）吸入、液体通气及体外膜氧合（extracorporeal membrane oxygenation，ECMO）治疗。常频呼吸机治疗失败的患儿可以用高频机械通气（HFV）。对于肺部疾病可逆，但氧合指数≥40的呼吸衰竭，可采用 ECMO。但因其侵袭性大、费用昂贵，限制了临床应用。目前 HFV 联合应用 PS、NO 吸入已成功用于治疗新生儿呼吸窘迫综合征（neonatal respiratory distress syndrome，NRDS）、新生儿持续性肺动脉高压（persistent pulmonary hypertension of newborn，PPHN）重症患儿，可部分取代 ECMO 治疗肺发育不良所致重症呼吸衰竭。

(2)肾脏替代治疗：包括血液透析、腹膜透析、连续性肾脏替代（continuous renal replacement therapy,CRRT）。CRRT是一种连续性血液净化技术，包括连续性血液滤过、血液透析滤过、缓慢连续超滤等，是近年来在新生儿领域开展的一项新的生命支持技术，可用于各种血液内环境紊乱的治疗。

(3)营养供给：胃肠道喂养与静脉营养相结合。对于极低、超低出生体重儿尽快给予静脉营养，在无胃肠道并发症的情况下，尽早进行胃肠道喂养，促进胃肠道发育。尽量缩短静脉营养时间，对预防胆汁淤积综合征及感染的发生起到重要作用。

(4)保护脑功能：危重新生儿在抢救过程中应注意保护脑功能，保证脑灌注；利用头颅超声及整合脑电图进行适时监测，尽量减少早产儿重度颅内出血的发生，及时治疗新生儿惊厥，从而减少神经系统后遗症。建立随访制度，对于高危儿定期检查，早期发现生长发育、智力、听力、视力障碍，早期干预，提高生存质量。

（严超英）

第五节　NICU管理制度

NICU必须确保贯彻落实医疗行业十三项基本制度：①首诊负责制度；②三级医师查房制度；③分级护理制度；④疑难、危重病例会诊讨论制度；⑤死亡病例讨论制度；⑥危重患者抢救制度；⑦会诊制度；⑧手术分级管理制度；⑨术前讨论制度；⑩查对制度；⑪病历书写规范与管理制度；⑫医师交接班制度；⑬手术安全核查制度。此外，还需建立健全：①医疗质量控制制度；②临床诊疗及医疗护理操作常规；③患者转入、转出新生儿病房制度；④抗生素分级使用制度；⑤血液与血液制品使用制度；⑥设备操作、管理制度；⑦特殊药品管理制度；⑧院内感染防控制度；⑨不良医疗事件防范与报告制度；⑩医患沟通制度；⑪人员紧急召集制度；⑫突发事件的应急预案；⑬新生儿转运工作制度。

由于NICU的特殊性，尤其注意以下几方面的管理：

1. **人员培训与管理**　NICU是高等级的治疗，特别是在没有家属陪护的情况下，需要医护人员的严密监护。要求医护人员均应进行专业培训，并具有高度的责任心及对患儿要有仁爱之心，善于独立思考,具有"慎独"精神;不断加强学习该领域新技术、新疗法。

2. 药品管理　急救药品、麻醉药品等定量保存,定点放置,专人保管,定期检查,班班交接。

3. 病房管理　在 NICU 的无陪护病房,除工作人员外,尽量减少其他人员在 NICU 的流动。NICU 严格划分新生儿感染与非感染病室,合理分配治疗室、配奶间、沐浴室及处置室。保持室温相对恒定在 24~26℃,湿度为 55%~60%,非层流病房的病室,每日开窗自然通风与用等离子消毒机交替净化消毒空气。清洁地面:每天用清水洗净的拖布擦地,终末病房地面清洁后,需用消毒液擦拭地面。接触患儿的物品必须经过消毒才能使用,一婴一用一消毒。进入 NICU 的人员一律要洗手、更衣、换鞋、戴口罩和帽子。医护人员严格遵守无菌操作,接触患儿前后需用消毒剂擦手。处理传染病患者前应先戴一次性手套,再使用手消毒剂。进行侵入性操作时应当戴无菌手套,戴手套前后均应进行手消毒。医护人员呼吸道、消化道或皮肤感染时不能在 NICU 工作。对于家长参与式护理的病房,应做好对家长遵守上述医护人员无菌操作的要求,以及有关在院新生儿护理知识的培训。

(1)控制室内声音:使室内声音<60dB,避免突发高频声音,调低所有仪器的报警音量,并对报警快速反应、及时关闭。医护人员做到四轻:说话轻、走路轻、操作轻、开关门轻。对于胎龄≤34 周的早产儿,常规应用暖箱罩遮蔽的暖箱。

(2)减少光线刺激:窗户应配备暗色窗帘,避免外界光线刺激,室内亮度适合观察评估病情即可。在需要时候开灯,避免光线直射患儿眼睛,必要时遮盖眼睛。在室内需要强光或蓝光照射时,用毯子或自制暖箱罩遮盖暖箱。

(3)治疗护理:尽量集中操作,减少对患儿刺激把不必要的接触减少至最少,避免长时间的打扰。在操作前轻柔唤醒或触摸患儿,使其有准备,操作时动作轻柔、缓慢、平滑,并注意有无不适征象,审慎分析每项干预对患儿的风险和益处,避免对患儿过度刺激,评估操作引起的疼痛,并对其进行控制。

4. 设备管理

(1)数量管理:专人管理,每日清点数量并登记。

(2)使用管理:NICU 所有仪器价格昂贵,精密化、智能化程度高,正确使用仪器是仪器管理的一个重要环节。正在使用中的仪器随时检查巡视,发现问题及时处理。定人定期维护、检修,保证性能良好。抢救仪器,如喉镜、复苏囊、吸痰器等物品每班检测,保证在危重患者抢救时随拿随用。

(3)消毒管理:仪器设备每日用清水擦拭后用消毒水擦拭,呼吸机、吸痰器管道、湿化瓶等每次使用后均消毒,更换无菌蒸馏水。呼吸机撤后及时给予消毒、重新连接、打开呼吸机测试完好后备用。暖箱使用前要全部拆卸擦洗,消毒合格后方可使用。使用中的暖箱每日用清水内外擦拭,并更换箱内所有布类物品,每日更换湿化用的蒸馏水 1 次,长时间使用的暖箱应每周更换 1 次,并对用过的暖箱进行终末消毒处理。

(4)仪器设备保管与维修:

1)建立仪器设备档案,做到账、物、卡相符,及时记录运转时间、状态和维修内容。

2)定点放置、定人管理,有条件的医院可由专职人员担任。

3)新仪器进入科室要制订操作规程,对护士进行培训,告诫有异常时不盲目操作。

4)仪器保养:仪器工作的环境应通风、电压稳定,避免强光强电磁场干扰及剧烈振动。

5. 院内感染控制

(1)加强患儿的基础护理:

1)皮肤护理:每日认真进行沐浴或擦拭,保持皮肤的清洁。每次排便后及时做臀部护理,擦拭由前到后,以免肛周污物污染尿道口,并更换尿布,涂护臀霜,预防臀红。每 24 小时更换体位,防止骨突出部受压过久,引起皮肤压伤。在胶带下使用皮肤保护膜,防止表皮脱落。每次测量血压后及时摘下血压袖带,每 4 小时更换氧饱和度探头部位。

2)口腔护理:每日常规用生理盐水擦拭口腔。对长期使用抗生素者,为防止鹅口疮的发生,喂奶后预防性使用制霉菌素涂口腔,每日 2 次。

3)眼部护理:每日用生理盐水擦拭,结膜炎时可用左氧氟沙星眼药水滴眼,每次 1 滴,每日 3 次。

4)脐部护理:保持脐部的干燥,每日消毒脐部。

（2）喂养：提倡母乳喂养。鼻饲的患儿，鼻饲用的注射器每次更换，鼻饲管隔日更换。配奶由专人在无菌操作下配制，人工喂养时做到一次一瓶一奶嘴，每日做好乳器具的消毒工作。

（3）侵袭性操作：严格按照规范进行操作，动作要轻柔，减少黏膜的损伤，同时加强消毒，严格执行无菌技术操作，减少感染机会。插管导芯经高压灭菌后使用。气管插管、吸痰管等一次性物品，随用随弃。

（4）院内感染的隔离控制：当发生院内感染时，将患儿放置单独病室或相对隔离区，用物专人专用，护理人员相对固定，隔离区做明显标志，根据不同细菌定植情况采取不同隔离措施。

（5）合理使用抗生素：耐药菌株是目前院内感染的重要致病菌，由于广谱抗生素的长期应用，导致耐药菌株的增加和繁殖，发生菌群失调而继发感染。合理使用抗生素，可降低院内感染的发生。

（6）感染专职人员定期到现场督促检查和指导。

（7）每月进行 1 次环境卫生学监测：包括空气、物体表面和工作人员手及消毒灭菌液的检测等。

（8）病区消毒和管理：

1）工作人员应定期健康体检，必须无传染的感染性疾病。入室前更衣、戴工作帽、穿专用鞋，认真洗手。操作、护理患儿前后均要求流动水洗手或用速效手消毒剂。

2）空气消毒：常规用循环风紫外线空气消毒器或紫外线照射，每周用乳酸熏蒸 1~2 次。

3）地面用湿吸尘器或湿拖每日 2 次，床间距应 $>1m^2$。

4）仪器设备每日用清水擦拭后用消毒水擦拭，呼吸机、吸痰器管道、湿化瓶等每次使用后均消毒。

5）感染性患儿与非感染性疾病患儿分区放置，分类隔离。

（9）危重新生儿转运要求：危重新生儿的转运工作绝不是一般的运送患儿，应该在保证安全的基础上转运患儿，同时能对患儿在转运途中进行急救和监护。出色的转运工作在降低危重新生儿的死亡率与致残率上发挥重要作用。NICU 的编制应包括有随时出发接送的一名医生和护士。护士负责管理转运所需器械物品和药品。转运完毕及时做好转运记录和小结。

（严超英）

第九章

新生儿辅助呼吸治疗

第一节　新生儿氧疗法

氧疗法是在呼吸功能障碍的情况下,除积极治疗原发病外,适当增加供氧以提高血氧分压和血氧饱和度,从而改善组织器官供氧和功能,是新生儿临床治疗与急救最重要的有效手段之一。但近年国内外的许多研究已证实,氧同其他药物一样,若使用不当会发生多种不良反应和并发症,如早产儿视网膜病变(retinopathy of prematurity,ROP)和慢性肺疾病(chronic lung disease,CLD)等,甚至造成中毒,引起严重后果。

我国国家卫生与计划生育委员会(现称为国家卫生健康委员会)于2010年和2012年2次委托中国医师协会儿科医师分会新生儿学组组织了早产儿用氧和ROP防治现状的检查,并组织专家结合检查结果和目前该领域的研究进展对2004版《早产儿治疗用氧和视网膜病变防治指南》进行了修订,于2013年发表《早产儿治疗用氧和视网膜病变防治指南(修订版)》,以便更好地指导临床。现结合上述规定提出下列新生儿用氧的指征、方法及注意事项。

(一)氧疗指征

临床上有呼吸窘迫表现,在吸入空气时,动脉氧分压(PaO_2)<50mmHg 或经皮氧饱和度($TcSO_2$)<85% 者。治疗的目标是维持 PaO_2 50~80mmHg,或 $TcSO_2$ 90%~95%。

(二)氧疗方法

1. 非机械通气的氧气供应

(1)鼻导管给氧:以橡胶或乳胶导管置鼻前庭,有单鼻导管、双鼻导管、鼻前庭给氧法,有鼻塞给氧法及双鼻孔外置开孔式导管给氧法,一般氧流量为 0.3~0.6L/min。应用本法给氧,其实际吸入的 FiO_2 变化很大,适用于需要低浓度氧的新生儿。缺点为可引起鼻翼部疼痛,鼻分泌物可使导管口阻塞,导管扭曲。

(2) 鼻旁管法给氧(改良鼻导管法):于鼻导管旁开一长约 1cm 的狭窄小孔,将其固定于鼻孔前,封闭一侧断端,另一侧接气源供氧,流量约 0.5~1L/min,适用于恢复期患儿或缺氧不严重者。

(3) 面罩给氧:氧流量一般需 1~1.5L/min,可与雾化吸入同时应用。使用时注意固定面罩,使其对准患儿口鼻,以免影响效果。

(4) 头罩给氧:头罩给氧能提供稳定的 FiO_2,常将 O_2 和压缩空气进行混合,可通过空 - 氧混合器或分别通过氧气流量和压缩空气的流量计算出实际最终 FiO_2,一般所需的总流量为 5~8L/min。

(5) 暖箱内给氧:暖箱内给氧可减轻患儿烦躁、不安,减少患儿的能量消耗和氧耗,没有二氧化碳潴留的危险性,氧中毒概率小,患儿较舒适,易于护理观察,是吸氧由高浓度到低浓度过渡的理想用氧方式。

2. **气道持续正压(CPAP)**　给氧有自主呼吸的患儿,在吸氧同时给予气道持续正压。适用于单纯氧疗的效果不佳,但 $PaCO_2$ 正常或接近正常(<50~55mmHg)的患儿。早期应用可减少机械通气的需求。压力 2~6cmH_2O(1cmH_2O=0.098kPa),流量 3~5L/min。要应用装有空气、氧气混合器的 CPAP 装置,以便调整氧浓度,避免纯氧吸入(见本章第二节)。近年来,可变气流 CPAP 装置得到了较多的应用,该装置能降低患儿呼吸做功。

3. **机械通气**　单纯氧疗的效果不佳,应用呼吸机辅助,改善肺功能,提高通、换气效果。适用于临床上表现重度呼吸窘迫,吸入氧浓度(FiO_2)>0.4 时,PaO_2<50mmHg、$TcSO_2$<85%;PCO_2>60mmHg 或有其他机械通气指征时需给予气管插管机械通气(见本章第三节)。

4. **体外膜氧合(ECMO)**　治疗详见本章第五节。

(三) 氧疗监护

1. **吸入氧浓度(FiO_2)**　一般用氧浓度分析仪进行监测,且以连续监测为佳。表 9-1-1 给出了流速 0.01~3L/min、患儿体重 0.7~4kg 情况下,鼻导管吸氧的有效吸入氧浓度。

表 9-1-1 鼻导管吸氧的有效吸入氧浓度

流速/	体重/kg								
(L·min⁻¹)	0.7	1.0	1.25	1.5	2.0	2.25	3	3.5	4
0.01	1	1	1	1	1	0	0	0	0
0.03	4	3	2	2	2	1	1	1	1
0.06	9	6	5	4	3	2	2	2	2
0.125	18	12	10	8	6	4	4	4	4
0.15	21	15	12	10	8	6	5	4	4
0.25	36	25	20	17	13	10	8	7	6
0.5	71	50	40	33	25	20	17	14	13
0.75	100	75	60	50	38	30	25	21	19
1.0	100	100	80	67	50	40	33	29	25
1.25	100	100	100	83	63	50	42	36	31
1.5	100	100	100	100	75	60	50	43	38
2.0	100	100	100	100	100	80	67	57	50
3.0	100	100	100	100	100	100	100	86	75

注:引自 Walash M,Engle W,Laptook A,et al.Oxygen delivery through nasal cannulae to preterm infants:can practice be improved? Pediatrics,2005,116:857-861.

2. **血气分析** 是对新生儿呼吸状态尤其低出生体重儿氧合状态最标准和最可靠的检测方法。一般新生儿以保持 PaO_2 在 50~80mmHg(早产儿 50~70mmHg)为宜。新生儿正常血气值见表 9-1-2。

表 9-1-2 体温和血红蛋白含量正常时足月儿和早产儿动脉血气正常值

胎龄	PaO_2/mmHg	$PaCO_2$/mmHg	pH	HCO_3^-/(mmol·L⁻¹)	BE/BD
足月	80~95	35~45	7.32~7.38	24~26	3.0
早产(胎龄 30~36 周)	60~80	35~45	7.30~7.35	22~25	3.0
早产(胎龄<30 周)	45~60	38~50	7.27~7.32	19~22	3.0

3. 无创血气分析检测

(1) 脉搏血氧饱和度(SaO_2): 用经皮脉搏血氧饱和度仪进行测定, 可反映血液的氧合状态和氧含量水平, 受血红蛋白氧解离曲线的影响。PaO_2 过高或过低时与 SaO_2 的相关性较差。SaO_2 88%~93% 对应 PaO_2 为 50~80mmHg。为预防高氧对新生儿视网膜和肺的损害, 矫正胎龄(PMA)<29 周或体重<1 250g 的早产儿 SaO_2 可保持在 88%~92%(报警设置在 85%~93%); 对于胎龄(或 PMA)≥29 周的早产儿, 可保持在 88%~95%(报警设置在 85%~97%)。当患儿活动、过多的外界光线或胎儿血红蛋白>50% 时会影响 SaO_2 的准确性。

(2) 经皮氧分压($TcPaO_2$): 原理是电极使皮肤加温至 42~44℃, 通过导电液和氧透过膜保持接触进行测定, 此时测定的 $TcPaO_2$ 类似于动脉血的 PaO_2。但需要每日重新校准, 每 4~6 小时更换皮肤检测部位。因休克、酸中毒、低氧、低体温、水肿或贫血而致的皮肤灌注不良可妨碍测量的准确性。

(四) 注意事项

1. 严格掌握氧疗指征, 对临床上无发绀、无呼吸窘迫、PaO_2 或 $TcSO_2$ 正常者不必吸氧。对早产儿呼吸暂停主要针对病因治疗, 必要时间断吸氧。

2. 在氧疗过程中, 应密切监测 FiO_2、PaO_2 或 $TcSO_2$。在不同的呼吸支持水平, 都应以最低的氧浓度维持 PaO_2 50~80mmHg, $TcSO_2$ 90%~95%。在机械通气时, 当患儿病情好转、血气改善后, 及时降低 FiO_2。调整氧浓度应逐步进行, 以免波动过大。

3. 如患儿对氧浓度需求高, 长时间吸氧仍无改善, 应积极查找病因, 重新调整治疗方案, 给以相应治疗。

4. 对早产儿尤其是极低体重儿用氧时, 一定要告知家长早产儿血管不成熟的特点、早产儿用氧的必要性和可能的危害性。

5. 凡是经过氧疗, 符合眼科筛查标准的早产儿, 应进行眼科病变筛查, 随诊直至周边视网膜血管化, 以早期发现, 早期治疗。

6. 进行早产儿氧疗必须具备相应的监测条件, 如氧浓度测定仪、血气分析仪或经皮氧饱和度测定仪等, 如不具备氧疗监测条件, 应转到具备条件的医院治疗。

(五) 氧疗副作用

1. 高氧对肺的损伤 高氧肺损伤是一个极其复杂的病理生理过程,其机制涉及炎性水肿、血管生成、细胞外基质重建、组织异常修复和细胞凋亡等多种因素,且这些因素相互影响,导致肺水肿、肺间质出血及肺不张。

2. 高氧对眼的损伤 ROP 是目前儿童致盲的首要原因,严重时可致失明。ROP 的发生是多方面的,与早产、视网膜血管发育不成熟有关,用氧是抢救的重要措施,又是致病的常见危险因素,出生胎龄和体重越小,发病率越高。

3. 高氧对脑的影响 过高的吸入氧浓度和动脉血氧浓度对未成熟脑细胞及其信号瀑布反应的影响还未完全清楚。动物实验发现高氧时脑血管收缩,使脑血流减少。氧气对脑组织的作用从某种意义上来说和氧气对视网膜的作用是相似的,因为后者是中枢神经系统特殊的一部分。

(赵诗萌 魏克伦)

第二节 无创机械通气治疗

无创通气是指不经人工气道(气管插管或气管切开)进行的机械通气。新生儿尤其是早产儿肺发育不成熟,有创机械通气后易发生肺损伤及感染,更适合采用无创通气模式。目前新生儿最常用的无创通气模式是持续气道正压及双水平气道内正压通气。

一、持续气道正压

持续气道正压(continuous positive airway pressure,CPAP)是在患儿有自主呼吸情况下,提供一定压力水平使整个呼吸周期内气道均保持正压的通气方式。CPAP 的作用是增加跨肺压及功能残气量,防止肺泡发生萎陷,能改善肺顺应性及通气/血流比,减少肺表面活性物质的消耗。

(一) 适应证

1. 有自主呼吸的极早早产儿(胎龄<28 周)。

2. 可能发生呼吸窘迫综合征的早产儿(不需气管插管机械通气者)及 RDS 患儿使用肺表面活性物质后病情稳定,拔除气管导管后。

3. 早产儿呼吸暂停。

4. $FiO_2 > 50\%$ 的情况下,才能维持 $PaO_2 > 50mmHg$。

5. 常频或高频机械通气撤机后的早产儿仍存在发展为呼吸衰竭的危险因素。

(二) 禁忌证

1. **肺气肿及气胸** 增加气道正压有可能是肺气肿患儿明显扩张的肺泡破裂,并使肺泡破裂处加大或不易闭合。

2. **腹胀** 气道正压抑制胃肠蠕动,使胃肠胀气。

3. **其他** 面部及口腔局部损伤;急性鼻窦炎、鼻出血等。

(三) 参数设定及调节

CPAP 压力应根据患儿的基础疾病及病程进行设定,初始压力通常为 $3~8cmH_2O$,呼吸暂停(无肺部疾病)为 $3~4cmH_2O$,RDS 为 $4~6cmH_2O$,一般不超过 $8cmH_2O$。使用后如 PaO_2 仍低,以每次 $1~2cmH_2O$ 逐渐增加压力。FiO_2 可与给予 CPAP 前相同。

(四) 并发症

1. **气压伤** 各种气压性创伤(如气胸、皮下气肿、纵隔腔积气、间质性肺气肿等)与肺泡过度扩张及肺部本身病变有关,应注意压力及病情监测。

2. **腹胀** 多在应用 CPAP 4~5 天后出现,乃因气体进入消化道所致。尤其是低出生体重的早产儿,与其肠功能不成熟有关。此腹胀可通过胃管减压而改善,常不必禁食。

3. **对循环功能的影响** CPAP 胸腔压力升高而影响静脉血回流;也可因呼吸衰竭本身肺血管阻力增加,右心室压力升高,造成心搏出量降低。

4. **对肾脏功能的影响** 胸内压力增加,心搏出量减少,可致使肾皮质血流量减少,致使尿量减少,钠盐在体内积存。

5. **鼻黏膜损伤** 因鼻塞固定过紧,可压迫鼻黏膜引起局部黏膜和皮肤损伤。

(五) 注意事项

1. **保持适宜的温度与湿度** 吸入气体一般维持在 35℃ 左右为宜。适当的温度可减少氧气与能量的消耗。湿度宜维持在 0.8~1.0,并注意患儿水与电解质的平衡。

2. 加强血氧监测 吸入氧浓度根据血中氧分压值而定,氧气浓度每次调整 5% 为宜。

3. 有下列指征时应立即气管插管使用有创呼吸机:

(1)吸入氧浓度(FiO₂)>80% 以上,动脉血氧分压<50mmHg。

(1)吸入氧浓度(FiO_2)>80% 以上,动脉血氧分压<50mmHg。

(2)动脉血中二氧化碳浓度($PaCO_2$)>60~70mmHg。

(3)难以纠正的代谢性酸中毒。

(4)临床仍持续出现胸部凹陷体征。

(5)持续出现呼吸暂停、心跳过慢。

二、双水平气道内正压通气

双水平气道内正压通气(bi-Level positive airway pressure, BiPAP)是在呼吸周期中提供吸、呼气相两个不同水平的压力支持。当患者吸气时,呼吸机同步送出较高的吸气相正压,帮助患者克服气道阻力,增加吸入气量,减少患者呼吸做功。当患者呼气时,呼吸机同步将压力降到较低的呼气相正压,使患者较易呼气,又能防止持续过度通气,增加功能残气量,改善氧合,减轻肺水肿。与 CPAP 时的自主呼吸相比,BiPAP 通过呼吸道压力变化实现额外的肺泡通气,减少膈肌和辅助呼吸肌做功,从而减少氧消耗,降低呼吸频率。

(赵诗萌　魏克伦)

第三节　常频机械通气治疗

常频机械通气(conventional mechanical ventilation, CMV)是治疗新生儿呼吸衰竭的重要手段,是指在对新生儿应用呼吸支持中指令通气频率低于或等于干预对象的生理频率,一般不超过 60 次 /min;也是相对高频通气(HFV)而应用的概念。

(一)常频机械通气的临床应用

1. 机械通气指征

(1)各种原因引起的 Ⅰ 型(低氧血症)或 Ⅱ 型(低氧血症合并高碳酸中毒)呼吸衰竭。

(2)反复发作的呼吸暂停并经氧疗特别经应用持续气道内正压(CPAP)后疗效不明显,或需较高的吸入氧氧分数(FiO_2)>0.4

才能维持正常血氧分压（PO_2）或脉氧饱和度（SpO_2）。

2. **CMV 不同通气模式**　新生儿通气时呼吸频率快,呼吸机管道无效腔,管道顺应性及采用无气囊气管插管等因素不能确保吸入气潮气量,一般常采用压力限定通气模式,较少采用定容模式。新生儿常见的压力限定通气模式:

（1）辅助控制通气（assist control,A/C）: 通常为时间 / 患者触发;允许患者通过自主呼吸的努力触发机器送气,当患者呼吸触发能力不足时,呼吸机可按照预设的指令频率送气以保证患者通气,这样可有效减少患者的呼吸做功。

（2）间歇指令通气（IMV）: 呼吸机以预定的频率输送固定的潮气量（或压力）,在两次指令通气间歇期,允许患者自主呼吸。IMV由于机器送气经常与患儿的呼吸相冲突,导致小气道损伤、慢性肺疾病、脑室内出血和脑室周围白质软化等。

（3）同步间歇指令通气（SIMV）: 机械通气时,在特定的触发床内,呼吸机根据触发灵敏度的设定探知患儿的吸气努力并即刻按预设的潮气量或压力给予一次强制通气,让指令通气的输送与患者的吸气用力同步,其目的是尽量使患儿的自主呼吸与机械通气同步。

3. **CMV 参数设定与调节**

（1）PIP: 与肺泡扩张程度、MAP 及氧合密切相关。一般初始设置在足月儿不超过 $20\sim25cmH_2O$,在早产儿不超过 $15\sim18cmH_2O$,每次上（或下）调 $1\sim2cmH_2O$ 直至经皮血氧饱和度满意为止,尽量保持 PIP$<30cmH_2O$,以降低肺部气压伤的可能性。

（2）PEEP: 可以维持或明显增加功能性残气量（FRC）,也和维持肺泡表面张力与呼气末肺泡萎陷的平衡密切相关,对新生儿特别是早产儿极其重要,并且直接和机械通气时的气道内平均压（MAP）有关,后者牵涉氧合功能。过高的 PEEP 有阻碍 CO_2 排出的作用。一般初始设置为不低于 $2\sim4cmH_2O$;根据患儿的肺部病变和血气分析结果予以调整,每次上（或下）调 $1\sim2cmH_2O$,范围在 $4\sim10cmH_2O$。

（3）呼吸频率（RR）: 与分钟通气量密切相关,应该根据通气策略确定。一般为 25~40 次 /min 以内,每次可上调 5 次 /min,不超过 60 次 /min。

(4) 吸气时间(IT):是指令通气和触发同步呼吸时的氧合时间。比较理想的设置是根据实际监测的患儿病变状况下的时间常数的 3~5 倍。初始设置可以从 0.50~0.75 秒开始,氧合效果稳定后应逐渐下调。原则是呼气时间应该大于吸气时间,除非有必要进行等比或反比设置。

(5) FiO_2:与 PO_2 直接有关,FiO_2 初调值可略高于上机前其他给氧方式的 FiO_2,一般可以从 0.6~0.8 开始,有利于快速纠正低氧血症,稳定后逐步下调。因此,对于早产儿,应该尽量不用高氧(包括 $FiO_2>0.5$),至少不长时间应用,原则是用最低的 FiO_2 维持正常的 PO_2。

4. 撤离呼吸机指征　当疾病处于恢复期,感染基本控制,一般情况良好,动脉血气结果正常时应逐渐降低呼吸机参数,锻炼和增强自主呼吸;当 PIP ≤ 18~20cmH_2O,PEEP=2cmH_2O,频率 ≤ 10 次 /min,FiO_2 ≤ 0.4 时,动脉血气结果正常,可转为 CPAP,维持原 PEEP 值,维持治疗约 14 小时,血气结果正常即可撤离呼吸机。低出生体重儿自主呼吸弱,气管导管细,阻力较大,故也可不经过 CPAP 而直接撤离呼吸机。

第四节　高频通气治疗

高频通气是一种通气频率超过正常呼吸频率 4 倍以上,而潮气量近似解剖无效腔的通气方式。

(一) HFV 的类型

1. 高频喷射通气(highfrequency jet ventilation,HFJV)　是用高压源驱动气体,通过高频电磁阀、气流控制阀、压力调节阀和喷嘴直接将高频率、低潮气量的快速气体通过特别的多腔气管插管喷入患儿气道和肺内。HFJV 的常用通气频率为 240~600 次 /min(4~10Hz),其特点是呼气是被动的,目前已较少应用。

2. 高频气流阻断通气(highfrequency flow interruption ventilation,HFFIV)　通过间断阻断高流速过程产生一气体脉冲,兼有 HFJV 和高频震荡通气的某些特点,它应用冲击气流与 HFJV 相似,不同的是它没有喷射器,也不会将周围的气体带入,在高频下有气流中断,HFFIV 的常用通气频率为 300~900 次 /min(5~15Hz),为被动呼气。

3. **高频震荡通气**(high-frequency oscillation ventilation，HFOV) 是一种以高频活塞或震荡隔膜片前后移动产生气流，将小量气体(20%~80% 解剖无效腔量)送入和抽出气道的通气。HFOV 能加温湿化气体，吸气和呼气均为主动过程，潮气量很小，通气频率很高，常用频率在 300~900 次 /min(5~15Hz)。由于呼气是主动的，呼气的时间可设置较短而不至于引起气道内气体潴留。HFO 的缺点是氧合功能较其他方法稍差，需要 PEEP 的水平较高。HFOV 是目前 HFV 应用中最有效的类型，因此被广泛地应用于临床。

4. **高频正压通气**(high-frequency positive-pressure ventilation，HFOV) 系用标准的常规呼吸机改良而成。频率 60~150 次 /min，能减少心脏的副作用。目前大多数的常规呼吸机均有此功能，但由于频率增加递送的潮气量少，所以肺泡实际通气量减少。

(二) 临床适应证

呼吸窘迫综合征、胎粪吸入综合征、各种肺发育不全、新生儿持续性肺动脉高压、气胸、间质性肺气肿、先天性膈疝、气管食管瘘及开胸手术等，以及肺炎、败血症、ARDS 及其他肺顺应性低下疾病。

气胸、间质性肺气肿、先天性膈疝疾病时常直接使用 HFOV 人工呼吸机，而其他疾病可以先用常频呼吸机，当其无效时可改用 HFOV 人工呼吸机。

(三) HFV 设置与撤机

1. **设置原则** 高频通气时氧合由吸入氧浓度及平均气道压力控制(因 HFV 时以 MAP 控制肺容量)，常用的通气策略有两种，一种为高容量 / 高压力通气策略，用以维持肺容量于肺泡关闭压之上，确保肺呈复张状态，推荐的 MAP 比 CMV 时的 MAP 高 0.2~0.49kPa，高容量策略常用于均匀性肺部疾病如 RDS；另一种为低容量 / 低压力通气策略，用于婴儿限制性肺部疾病，特别是气漏综合征如肺间质气肿和多发性气胸，以及用于肺发育不良等，推荐的 MAP 可与 CMV 时的 MAP 一致，亦可用比 CMV 的 MAP 低 0.20kPa 左右。两种通气策略均提倡用于阻塞性肺疾病如胎粪吸入综合征、混合型疾病如感染性肺炎以及新生儿持续性肺动脉高压等。

HFV 时 CO_2 的清除受震荡幅度的影响,振幅越大,CO_2 清除越多,其次亦受频率影响,降低频率可增加 CO_2 的清除。振幅需根据疾病性质、肺顺应性及 PCO_2 等决定,一般需调至可见合适的胸壁振动。频率一般设于 10~15Hz 之间,胎龄越小的频率可略高,胎龄越大的频率可略低。

2. 开始设置与调节

(1)HFV 初调:

1)HFOV:一般情况下可将 MAP 调至较 CMV 时的 MAP 高 2~3cmH$_2$O,但有气漏综合征等患儿,MAP 的设置与常频通气时相同;将吸气时间设置于占 33%;流速 8~15L/min,频率设至 10~15Hz,肺顺应性好、体重较大新生儿可设置略低频率;将振幅调至合适的胸壁振动,振幅可调至 MAP 数值的 2 倍,根据 PCO_2 调节振幅每次或增或减均匀调整 5%~10%;氧合不满意时增加 FiO_2 及 MAP,通常每次增加 MAP 为 1~2cmH$_2$O。

2)HFJV:频率 7Hz,吸气时间 0.02 秒,PEEP(MAP)6~8cmH$_2$O,振幅根据胸廓运动和 $PaCO_2$ 而定。

(2)HFV 调节:为了使氧合改善及 FiO_2 降低至<35%,可将 MAP 提高 10%~20%,进一步增加 MAP 需有胸部 X 线片指导,以免胸腔内压增加而使静脉回流障碍,心排血量降低。HFV 应用早期可多次摄胸部 X 线片检查。

临床上常根据 PCO_2 对 HFV 进行调节:在频率不变的情况下,PCO_2 主要取决于振幅的变化,一旦患者的频率已确定,只有在患儿病情有较大改变,如呼吸时间常数改变时才调整频率。振幅的调整应根据胸廓运动、经皮二氧化碳分压及血气分析值结果。振幅的调整范围应与 PCO_2 变化幅度相适应,一般调整 5%~10%。

下列方法可作为调节的参考:① HFV 时血气应保持的范围:经皮血氧饱和度 88%~95%;PCO_2 维持 40~55mmHg,如有并发症,更高的 PCO_2 也可能允许;pH 至少 7.25。②肺充气的范围:可通过胸部 X 线片进行估计。理想的肺充气应使右横膈位于第 8 后肋下缘,不超过 9~10 肋之间。如患有 PIE、支气管胸膜瘘,所判断的肋间隙位置应比无并发症者高一个肋间。

3. 撤机 目前尚无统一的 HFV 撤离标准。患儿可直接从高频呼吸机拔管撤离,也可过渡到常频呼吸机再撤离。撤离时首先

降 FiO_2，一般当 FiO_2 降为 <0.4~0.6 时才考虑降 MAP，每次 MAP 下降 1~2cmH$_2$O；根据血气分析结果调节振幅；在撤离时呼吸机频率一般不需要调节。对于 VLBW 儿，当 MAP<6~8cmH$_2$O，FiO_2<0.25~0.3，可考虑拔气管插管；对于较大的新生儿，在相对较高的呼吸机参数也可以拔管。

(四) HFV 的监护

1. **临床观察**　心率、呼吸、胸廓运动度及血压、毛细血管充盈时间、尿量等，自主呼吸过多时，必须用镇静剂。

2. **通气参数**　除了和常频通气相同的一些重要参数的监测外，HFV 相关一些参数如 MAP、通气频率以及振幅均要密切观察。

3. **血气分析**　HFV 经预调后 1 小时须作血气分析，根据血气调整 HFV 参数，每次调整参数后 1~2 小时需要重复血气。

4. **无创脉搏血氧饱和度(SpO_2)及经皮二氧化碳($TcPCO_2$)测定**　HFV 时应持续监测 SpO_2，早产儿应维持于 88%~95% 之间，超过此值时应降低 FiO_2，SpO_2 下降应立即观察胸壁震荡情况，并立即摄胸部 X 线片注意肺野有否过度充气或低充气现象，有条件时同时作 $TcPO_2$ 监测。

5. **胸部 X 线片**　HFV 后 1 小时必须摄 X 线胸部 X 线片，注意肺容量应维持右肺于第 8 后肋，当右肺至第 9 肋时应降低 MAP，使其恢复至第 8 后肋，以后 6 小时重复摄胸部 X 线片，次日起每天摄片 1 次，防止肺的过度扩张。

6. **多普勒超声检查**　有条件可做多普勒超声观察心功能改变，监测中心静脉压。特别是 MAP 值过高时(MAP>1.96kPa)，更需注意循环系统的变化。

7. **其他**　如有可能，进行呼吸力学的监测。

(五) 护理

1. **湿化**　HFJV 时应注意湿化恰当，若湿化不适可引起坏死性气管炎。

2. **吸痰**　HFV 不需常规吸痰，但需持续观察胸壁活动情况，若活动减弱，提示有阻塞，应做吸痰。吸痰时由于脱机引起肺容量的降低，吸痰完毕再用 HFV 时，可能所需气道压力高于吸痰前，才能使肺容量恢复。

3. 排除管道积水 管道积水可使阻力增加,影响通气,需及时排除。

(六) HFV 的并发症及注意事项

1. 空气陷闭 空气陷闭造成内源性呼吸末正压(PEEP)是HFV 常见的并发症,空气陷闭使肺过度扩张并影响静脉回流和降低心搏出量,需有严密的监护措施,包括系列胸部 X 线片和血气分析等,及时诊断,降低气道压力,往往可改善。

2. 气道阻塞 HFJV 的特别气管插管较硬,其斜面可能紧贴气管壁而造成阻塞,临床表现为胸壁运动减弱,并出现气道高压报警,调节插管位置,使斜面面对气管前壁可获改善。痰液或黏液栓亦可引起气道阻塞,应充分湿化并及时吸引。

3. 坏死性气管支气管炎 应用气管插管做 CMV 或 HFV 均可致气管损伤。早期研究指出,用 HFJV 时坏死性气管支气管炎发生率高。近年报道其发生与通气湿化不恰当、Paw 过高、感染或气管黏膜缺血有关,但与 CMV 类型关系不大。HFV 和常频通气在此并发症发生概率上差异无显著性。

4. 肺过度膨胀 在阻塞性肺部疾病中(如 MAS),肺过度膨胀是 HFV 的主要并发症及失败的原因。尤其在 HFV 频率设置过高,吸呼比不合适时,可造成大量的空气潴留,从而导致气胸。

5. 颅内出血 目前为止,各种报道对颅内出血发生危险性的问题意见仍不一致,HFV 作为一种救治的方法应用于临床,不推荐作为常规应用。

6. 支气管肺发育不良(BPD) 只有一项研究表明,使用肺表面活性物质患者早期使用 HFV 与对照组同类患者使用常频通气相比,前者发生慢性肺疾病的概率略有下降。

(俞志凌)

第五节 体外膜氧合治疗

体外膜氧合(extracorporeal membrane oxygenation,ECMO)是将未经气体交换的血液由体内引出,在血泵的驱动下,经过膜式氧合器氧合后的血液再被引流回右心房(静脉 - 静脉膜肺)或主动脉(静脉 - 动脉膜肺)。使心脏和肺得到休息的同时,为心肺复苏患者提供稳定的循环血量,及时有效地恢复心、脑等重要脏器的血供和氧供。新生儿时期许多死亡率极高的呼吸与循环系统疾病,体外膜氧合治疗可以在 2 周内支持其呼吸和血液循环功能,帮助其度过危险期;当其原发病恢复后,可恢复其正常心肺功能。

（一）适应证

出现严重呼吸衰竭新生儿,且呼吸衰竭病因可逆,经内科积极治疗,并接受高频通气、肺表面活性物质及一氧化氮吸入等程序化呼吸支持治疗,病情无明显缓解,则为 ECMO 呼吸支持指征。

1. 氧合指数（oxygenation Index, OI）>40 超过 4 小时（氧合指数 = 平均气道压 × 吸入氧浓度 ×$100/PaO_2$）。

2. OI>20 超过 24 小时或呼吸困难持续加重恶化。

3. 病情迅速恶化出现严重的低氧血症（PaO_2<40mmHg）。

4. 肺动脉高压合并右心室功能障碍,需要大量正性肌力药物维持心功能。

（二）禁忌证

1. Ⅱ 级以上脑室内出血（脑室内出血范围超过了室管膜下或脉络丛）。

2. 不可逆的心肺疾病。

3. 不可逆的脑损伤。

4. 存在其他严重先天性畸形或致死性的出生缺陷（如 13- 三体、18- 三体等,不包括 21- 三体）。

5. 相对禁忌证　体重<2 000g;胎龄<34 周（颅内出血风险增大）;>10 天机械辅助通气,一般机械通气超过 10 天,肺功能恢复可能性小。

（三）使用步骤

体外膜氧合疗法并非是心肺衰竭恢复的方法,它只能维持呼吸与血液循环功能,其后需靠患者心肺功能的恢复,方能存活。体外膜氧合疗法基本上有两种治疗方式:静脉 - 动脉型（VA）与静脉 - 静脉型（VV）。两种方式的使用都需包括下列的基本设备:滚筒式泵、膜肺、热量交换器,以管路将三者连接,其中则充满含肝素的血液。

1. VA ECMO　将一导管由右侧颈内静脉插入,使其末端位于右心房内,另一导管由右颈总动脉插入,使其末端位于主动脉弓处。在给予患儿一剂大量的肝素后,将导管连接至体外膜氧合管路；缺氧血由位于右心房的导管吸出，至体外膜氧合处作气体交换（血液得到氧气并将二氧化碳移除）。充氧血则由另一导管送回主动脉。此时的血液完全未流过肺循环而能进行气体的交换。在将患者连接至体外膜氧合管路后，其流动的血流量慢慢增加至 200ml/(kg·min)。此时呼吸机的设定可以开始降低，氧气浓度降至 30%，呼吸频率与最高吸气压力亦可降低，使肺部得到休息而恢复其功能。使用期间可增减其流动的血流量来调整其 PaO_2 值，一般维持其 PaO_2 在 50~70mmHg。此外，患儿需接受持续性静脉注射肝素，使其凝血时间维持在正常的 2~3 倍。若患者的血小板数目过低时，应输给血小板，使其血小板数目高于 50 000/mm^3。当使用体外膜氧合疗法 4~5 天后，开始逐渐降低其管路内的血流速率，同时逐渐增加其呼吸机的设定，最后当患者不再依靠体外膜氧合疗法时，将患者身上的导管移除。运用静脉 - 动脉方式作治疗，除了可作气体交换外，对血液循环系统的维持也有相当的功用。

2. VV ECMO　其缺氧血也是由位于右心房的导管吸出，充氧血则由：①另一导管注入其他的静脉；②使用双腔导管将充氧血送回右心房。因此这种治疗方式不是真正的体外循环系统，虽然有气体交换的作用，但是对血液循环系统的维持功效较差。此外，因充氧血与缺氧血先混合后才输送至全身，所以其氧气运送的效果较静脉 - 动脉方式为差。而其唯一的好处是不需于颈动脉处插入导管。

（四）并发症

1. 出血　是 ECMO 支持过程中最常见的并发症。一般出现在插管部位，其次为颅内出血。ECMO 辅助过程中出血与 ECMO 支持全身肝素化抗凝和氧合器、ECMO 管道消耗血小板有关。

2. 血栓　ECMO 支持过程中，由于血液和异物表面的接触，凝血功能发生很大变化，表现非常不稳定，甚至出现血栓形成。有时 ECMO 回路中的血栓形成甚至会进入体内，造成严重后果。

3. 感染　由于 ECMO 支持的有创性，感染也是常见的并发症，感染一般发生在 ECMO 支持的第 5~7 天，约 10%~15% 的发生率，一旦发生全身感染，患儿死亡率大大增加。

（赵诗萌　魏克伦）

第十章

危重新生儿的转运

新生儿转运(neonatal transport,NT)是新生儿重症监护室(neonatal intensive care unit,NICU)的重要工作内容之一,目的是安全地将高危新生儿转运到适宜的NICU进行救治,将NICU的技术服务有效辐射覆盖到整个区域,充分利用优质卫生资源,降低新生儿病死率。国内部分地区新生儿转运经过近20年的实践,已经形成了以主动转运、全过程及全方位服务、陆空途径结合为特征的综合主动型转运服务模式。

区域性新生儿转运网络(regional transport network,RNTN)是指以Ⅲ级NICU为转运中心,向周围辐射,集现场急救、转运、通讯和培训为一体的特殊医疗服务系统,主要通过有计划、有组织地对基层医院中的危重新生儿进行就地抢救,待病情稳定后再转运至高级NICU,使危重患儿得到更好的诊疗和监护,从而降低新生儿病死率和致残率。

第一节　转运的准备

(一) 转运指征

对于危重新生儿的转运指征可参考以下几条:

1. 出生体重<1 500g;胎龄<32周;胎儿生长受限。

2. 窒息需经气管插管复苏的新生儿。

3. 呼吸窘迫经处理未见好转,而又无机械通气条件。

4. 休克或严重贫血。

5. 严重的中枢神经系统疾病。

6. 严重新生儿溶血症,出凝血疾病。

7. 各种严重先天性畸形(膈疝、脊髓脊膜膨出、肠道闭锁、食管气管瘘等)。

8. 发绀型先天性心脏病。

9. 严重感染。

10. 情况不好,原因不明。

(二) 转运人员的分配

为保证转运安全,除司机外,至少有 2 名能熟练掌握各种急救技术和较强交际能力的监护者组成。一般一位医生和一位护士,护士要求有 3 年以上的新生儿重症监护护理经历;医生应由从事新生儿专科 2 年以上住院医生经历,并且熟练掌握如下技术:

1. 气管插管、CPAP 及机械通气技术。

2. 建立周围静脉通路及输液,脐血管插管等,输液及纠正代谢异常。

3. 胸腔穿刺排气和引流。

4. 特殊治疗,如窒息复苏、败血症休克、抽搐等。

5. 外科有关问题的简单处理。

6. 熟悉急救用药的剂量和方法。

7. 掌握转运所需监护、治疗仪器设备的应用和数据评估。

(三) 转运设备及用品的准备

严格来说,为应对各种急救处理,转运设备越齐全越好,并且设备所需的电源须可同时应用电池电源和交流电源。转运设备以轻质量、全功能为原则。若病情许可,当前比较简单的新生儿转运系统可仅用一个可移动的、能放进救护车的转运暖箱进行。转运设备及药物见表 10-1-1。

(四) 转运处置前的准备

1. 转出医院的准备工作

(1)保持与上级转运中心电话联系,报告相关信息并执行相关处置。

(2)填写新生儿的转运单。

(3)告知家长转运必要性,在转运途中患儿可能发生的危险,在征得患儿家长知情同意后,签订转运同意书。

表 10-1-1　危重新生儿推荐的转运设备及药物配置

药物配置	基本设备	便携设备
5%、10% 及 50% 葡萄糖注射液	转运温箱	喉镜及各型号气管插管
0.9% 生理盐水、10% 葡萄糖酸钙	转运呼吸机	复苏囊及不同型号面罩
5% 碳酸氢钠	心电、脉搏氧监护仪	胃管
多巴胺、多巴酚丁胺	微量血糖仪	吸痰管
呋塞米	便携氧气瓶	输液器
甘露醇	负压吸引器	静脉注射针
苯巴比妥钠	输液泵	胸腔闭式引流材料
地西泮	T- 组合复苏器	听诊器
咖啡因		体温计
毛花苷丙		固定胶带
前列腺素 E		无菌手套
去甲肾上腺素		无菌脐血管插管包及导管
无菌注射用水		备用电池
皮肤消毒制剂		

(4) 以医院现有条件尽力对患儿进行初步复苏急救,稳定患儿病情,等待转运团队到来。

(5) 经济准备。

2. 转运人员的准备

(1) 检查所需转运设备及用品是否齐全、功能是否良好,必要时可与求助的医生联系,了解患儿病情后准备相关设备及用品,准备工作应在 20~30 分钟内完成并出发。

(2) 随时与求助单位和接诊单位联系,并出发前和转运之前均告知对方医院估计到达所需时间。

(3) 积极进行转运前急救,处理方法参考 STABLE(sugar、temperature、assisted breathing、blood pressure、labworks、emotional support)程序,即 S 指注意维持血糖稳定,确保患儿血糖在 2.6~

7.0mmol/L；T指保持体温稳定，确保患儿体温维持在36.5~37.2℃，在做各项操作及抢救时都应注意保暖；A指保证呼吸道通畅；B指维持血压稳定；L指确保患儿各项实验室指标处于正常值范围；E指情感支持，待患儿病情稳定后，向患儿法定监护人讲明目前患儿的病情及转运途中可能会发生的各种意外情况，稳定患儿家长情绪，使其主动配合，争取抢救时间。

3. 接诊单位准备 随时与转运小组及求助单位电话联系，了解患儿病情变化及到达时所需处理，给予相应准备，如是否需要机械通气、是否需要血液净化、是否需要输血及是否需要光疗等。

（赵诗萌　熊小雨）

第二节　转运前处置

转运小组到达后，立即了解患儿病情并及时进行稳定病情的处理。其处理以节约时间、避免途中紧急处理为原则。

1. **血氧维持** 患儿若有呼吸困难和青紫，应吸净呼吸道分泌物，给予鼻导管、面罩供养至经皮血氧饱和度或氧分压明显改善。若上述供氧下，呼吸困难不能改善，做胸部X线片提示有RDS和血气分析$PaO_2<50mmHg(6.67kPa)$，可试用CPAP治疗。以上措施仍不能改善血氧，应立即给予气管插管机械通气治疗，其治疗指征：CPAP治疗失败；长时间呼吸暂停并物理刺激不缓解者；$PaCO_2>60mmHg(8kPa)$；给予高浓度氧（$FIO_2 \geqslant 0.8$）才能维持正常血气者。

2. **输液通路建立** 由于患儿病情危重和路途颠簸，需建立牢靠的输液通道；一般采用周围静脉穿刺，给予静脉留置针；特殊情况下可用中心静脉置管或脐血管插管。

3. **体温维持** 给予持续体温及环境温度监测，确保患儿的体温维持在36.5℃左右；在做各项操作及抢救时注意保暖，可将患儿放置在远红外床上或暖箱中。若患儿体温低（低于36℃）必须纠正，应在1小时内逐步提高环境温度。若气候寒冷，患儿体温不易维持正常，可用棉被、保暖材料包裹患儿或加用热水袋于暖箱内，但要防止烫伤。在复温过程中要监护血压，避免复温过快，引起低血压。

4. 血流动力学稳定　对于低血压或休克时,首先要保持正常体温和心肺功能稳定;扩容治疗,可用生理盐水 10ml/kg 予 10~30 分钟输入,并可多次给入;有条件者也可用白蛋白或血液等胶体液治疗;必要时可用儿茶酚胺类药物强心升压治疗。对于高血压时可给予呋塞米 1~2mg/kg 及降压药物治疗。

5. 纠正内环境紊乱

(1)低血糖:到达当地医院后,在患儿足跟采血查血糖,确保患儿血糖维持在 2.6~7.0mmol/L,若血糖低于 2.2mmol/L 者,可用 10% 葡萄糖 2ml/kg 以每分钟 1ml 的速度静脉推注,然后用 10% 葡萄糖以每分钟 5~8mg/kg 的速度静脉滴注,并检测血糖至正常。

(2)酸碱及离子紊乱:严重代谢性酸碱紊乱分别用碳酸氢钠半量纠正酸中毒;呼吸性酸碱紊乱分别需吸痰或人工通气治疗;离子紊乱给予对症治疗。

6. 贫血纠正　患儿存在贫血时当地医院应在转运小组到达前完成配血工作,严重贫血者需要输血,母子血型不合溶血病用 O 型血加 AB 型血浆。

7. 排空胃部　转运前应置胃管,排空胃内容物,以防止转运途中因颠簸引起呕吐和吸入;有胃肠道梗阻或需空中转运者需留置胃肠减压管。

8. 抗生素应用　对有感染可能、严重感染或败血症的新生儿需先用抗生素治疗,有严重感染或败血症的待到达接收医院后给予血培养,必要时做腰穿或膀胱穿刺培养后,更换广谱或敏感抗生素治疗。

9. 外科急救处理

(1)气胸:首先应吸氧、镇静、严密监护。其次严重窘迫者需立即胸腔穿刺排气,甚至留置导管作胸腔闭式引流。

(2)上呼吸道畸形:如后鼻孔狭窄、闭锁,用口咽管或气管插管维持呼吸道通畅。

(3)食管闭锁和食管气管瘘:置患儿于右侧卧位,头部抬高 45°,插入胃管至食管近端,反复吸引以避免吸入。尽可能不做正压通气以免胃肠道过度扩张。

(4)先天性膈疝:疑有膈疝患儿立即置口胃管引流,反复吸引。患儿禁用面罩手控人工通气,因进入消化道气体使胸腔内胃肠道扩张,加重对肺和纵隔的压迫。若患儿通气障碍,必须做气管插管进行人工通气。应尽可能不做正压通气,但应保持足够的氧合并避免酸中毒以防并发新生儿持续性肺动脉高压。若患儿青紫进行性加重,氧分压进行性下降,则需用正压通气,采用频率相对较高,压力相对较低(<30cmH$_2$O) 的方法通气,并给予充分的镇静,必要时用肌松剂,以防自主呼吸与机械对抗并发气胸。

(5)脐膨出或腹裂:立即置胃管引流,膨出的内脏用无菌温湿生理盐水纱布覆盖,外用消毒塑料袋包裹腹部,可防止失热和不显性失水,需特别注意保暖和建立静脉通道补液,并要注意外露的肠段受压或扭转。应检查是否有其他系统畸形同时存在。

(6)肠梗阻:置胃管,接引流管,反复吸引肠内容物。

(7)脊髓膜膨出:用无菌温湿生理盐水纱布和消毒塑料袋覆盖,避免与尿液、粪便接触;取分泌物做细菌培养并开始用抗生素治疗。

(8)发绀型先天性心脏病:依赖动脉导管开放而存活的发绀型先天性心脏病患儿,需用前列腺素 E(PGE$_1$)维持动脉导管开放,在转运前往往需做预防性气管插管。

(赵诗萌 熊小雨)

第三节 转运途中及转运结束后的处理

(一) 转运途中病情的观察及护理

转运途中应严密监测患儿生命体征,尤其是体温、血氧,重点应注意以下问题:

1. 将患儿置于转运温箱,温箱应与救护车纵轴方向相同,锁定温箱的箱轮,减少途中颠簸对患儿脑血流的影响。

2. 转运途中要注意患儿的体位,防治颈部过伸或过屈,保持呼吸道的通畅,防治呕吐和误吸。

3. 转运途中要连接监护仪,实时对体温、呼吸、心率、血压及血氧饱和度进行观察,并对输液情况进行观察。

4. 途中如需机械通气,推荐使用 T- 组合复苏器或转运呼吸机进行辅助通气,注意防治脱管和气胸等并发症。

5. 控制惊厥,纠正酸中毒、低血糖等,维持途中患儿内环境稳定。

6. 途中如出现病情变化,应积极组织抢救,必要时应按交通规则妥善停驶车辆,并通过移动电话与转运中心取得联系,做好抢救及会诊准备。

转运途中患儿病情突发恶化可能原因有:①分泌物阻塞呼吸道;②气胸或气腹;③气管插管被分泌物阻塞或插管进入单侧支气管;④气管插管脱出;⑤氧气供应或机械通气故障等。

(二) 填写转运途中记录单

转运人员必须填写完整的转运记录单,内容包括转运途中患儿的一般情况、生命体征、监测指标、接受的治疗、突发事件及处理措施。

(三) 转运结束后的处理

1. 转运结束处置到达接诊单位后应立即向主管医生汇报患儿状况及转运经过;给予生命体征监护及相关处置,评价转运质量;通知求助单位和家属,患儿已安全到达;清理转运物品,做好转运记录。

2. 转运评估为不断改善转运质量,在每次转运结束后应给予总结分析,尤其是转运时,应寻找转运存在问题,并在科室内讨论、总结经验教训。根据新生儿转运评分表,客观地评估转运质量,必要时向求助医院提出建议,提高医疗质量。

(赵诗萌　熊小雨)

第十一章

新生儿重症感染

第一节　新生儿脓毒症

脓毒症系指病原微生物(包括细菌、病毒、原虫等)感染所引起的全身炎症反应综合征,其中血液(或脑脊液等无菌腔隙)培养出致病菌(包括细菌、真菌等)所引起的全身炎症反应综合征称为败血症,即细菌性脓毒症。本节主要为细菌感染所致的脓毒症,即败血症。

【诊断要点】

根据发病时间,新生儿败血症分为早发败血症(发病时间≤3日龄)和晚发败血症(发病时间>3日龄)。

1. **易感因素**　早发败血症易感因素包括早产儿和/或低出生体重儿、胎膜早破≥18小时、羊膜腔内感染等;晚发败血症易感因素为早产儿和/或低出生体重儿、有创诊疗措施,如气管插管、中心静脉置管、脐动脉或静脉置管等,不恰当的新生儿处理,如挑马牙、挤乳房、挤痈疖等,以及不合理应用抗菌药物等。

2. **临床表现**

(1)全身表现:

1)体温改变:体壮儿常表现为发热,体弱儿、早产儿常体温不升。

2)一般状况:精神食欲欠佳,哭声减弱、体温不稳定、体重不增等常出现较早,且发展较快、较重,不需很长时间即可进入不吃、不哭、不动、面色不好、精神萎靡、嗜睡。

3)黄疸:常为生理性黄疸消退延迟,或者1周后开始出现黄疸,黄疸迅速加重或退而复现,不能用其他原因解释的黄疸。可以是败血症的唯一表现。

4)休克表现:面色苍白,肢端凉,皮肤出现大理石样花纹,脉细速,股动脉搏动减弱,毛细血管再充盈时间延长;肌张力低下,尿少、无尿,血压下降。严重时可出现DIC。

(2)各系统表现:

1)皮肤、黏膜:硬肿症,皮下坏疽,脓疱疮,脐周或其他部位蜂窝织炎,甲床感染,皮肤烧灼感,瘀斑、瘀点,口腔黏膜有损伤。

2)消化系统:厌食、腹胀、呕吐、腹泻,严重时可出现中毒性肠麻痹或NEC,后期可出现肝脾大。

3)呼吸系统:气促、发绀、呼吸不规则或呼吸暂停。

4)中枢神经系统:易合并化脓性脑膜炎。表现为嗜睡、激惹、惊厥、前囟张力及四肢肌张力增高等。

5)血液系统:可合并血小板减少、出血倾向,可有瘀点、瘀斑,甚至DIC(抽血针孔处渗血、呕血、便血、血尿或肺出血等),贫血迅速加重提示有溶血或出血。

6)泌尿系统感染。

7)其他:骨关节化脓性炎症及深部脓肿等。

(3)分型:早发败血症与晚发败血症分型源于国外。早发败血症强调细菌来源于宫内和产时,致病菌谱比较集中,常由母亲垂直传播引起,国外文献报道主要病原菌为B族链球菌和大肠埃希氏菌,国内文献报道主要为肠杆菌属为主(如大肠埃希氏菌),近年来B族链球菌有增多趋势,此外李斯特菌虽然检出率不高,但致死率和并发症率极高。此型发病较早,常表现为暴发性多系统疾病,呼吸道症状尤为明显,可以一出生即出现症状,也可1~3日后才出现。《新生儿败血症诊断及治疗专家共识(2019年版)》指出此型发病时间≤3日龄。晚发败血症发病时间>3日龄,多由于院内感染和社区获得性感染所致。国内文献报道病原菌多为凝固酶阴性的葡萄球菌、金黄色葡萄球菌、机械通气患儿以革兰氏阴性菌为主,如铜绿假单胞菌、肺炎克雷伯菌等。

3. 实验室检查

(1)血常规:白细胞减少($<5\times10^9$/L),或白细胞增多(出生3日内$>30\times10^9$/L,出生3日后$>20\times10^9$/L),出生至3日龄不成熟

中性粒细胞/中性粒细胞总数比例≥0.16,3日龄后不成熟中性粒细胞/中性粒细胞总数比例≥0.2。

(2)C反应蛋白:6小时龄内CRP≥3mg/L,或6~24小时龄≥5mg/L,提示异常;>24小时龄≥10mg/L提示异常。

(3)降钙素原:≥0.5mg/L提示异常,比CRP更快地诊断或排除感染。但3日龄内降钙素原有生理性升高,参考范围应该考虑生后日龄。

(4)细菌培养:

1)应用抗生素前严格无菌消毒后采血。每次采血量不少于1ml,应同时做厌氧菌和L型细菌培养。培养阳性者同时做药物敏感试验。血液培养出致病菌结合临床表现即可确诊。若培养出条件致病菌,则必须另一次血或导管头培养出同种细菌方可诊断。

2)脑脊液涂片找菌和细菌培养:并发化脓性脑膜炎时可出现脑脊液白细胞增高,糖降低,蛋白增高。脑脊液培养阳性结合临床表现亦可以确诊。

3)尿液培养:清洁导尿或耻骨上穿刺留取尿液涂片及培养,用于晚发败血症病原学诊断。

4)病原体核酸检测。

【治疗要点】

1. 清除感染灶 脐部或皮肤疖痈局部消毒。

2. 抗生素治疗

(1)用药原则:

1)早用药:对于临床上怀疑败血症的新生儿,不必等待血培养结果即应使用抗生素。

2)静脉、联合给药:病原菌未明确前,可根据本地菌种流行病学特点和耐药菌株情况结合临床经验选择两种抗生素联合使用;病原不明的早发败血症患儿可用氨苄西林(或青霉素)加第三代头孢菌素;对于晚发败血症经验性应用苯唑西林、萘夫西林或万古霉素替代氨苄西林联合第三代头孢菌素,怀疑铜绿假单胞菌感染,则用头孢他啶。最好选用杀菌性、易透过血脑屏障的抗生素。合并脑膜炎者选用头孢噻肟联合氨苄西林,如果脑脊液培养为金黄色葡萄球菌,用万古霉素或利奈唑胺。病原菌明确后可根据药敏试验选择用药。药敏试验不敏感但临床有效者可暂不换药。

3)疗程要足:抗菌药物疗程 10~14 天。B 族链球菌感染合并脑膜炎者疗程通常 14~21 天,革兰氏阴性菌感染合并脑膜炎则需要 21 天或脑脊液正常后再应用 14 天,有并发症者疗程更长。

4)注意药物副作用:1 周以内新生儿尤其是早产儿,应注意该药频次和剂量。

3. 支持治疗

(1)保证液体和能量供应,维持血气、电解质和血糖正常。

(2)纠正酸中毒;对有感染灶者,清除感染灶。

(3)出现休克时应给予积极抗休克治疗,可用生理盐水或胶体液扩容,必要时应用血管活性药物和糖皮质激素。

(4)极重的患儿可以静脉滴注丙种球蛋白,粒细胞明显减少患儿可以应用集落刺激因子。

（韩　梅　袁冬梅）

第二节　新生儿产单核细胞
李斯特菌感染

产单核细胞李斯特菌(Listeria monocytogenes,LM),是一种革兰氏阳性、兼性厌氧无芽胞杆菌。LM 可以在 -4~50℃生长,在自然界中分布广泛,常因污染食物而引起人类李斯特病(Listeria disease,LD)。其可通过胎盘和产道感染新生儿,引起新生儿、婴儿化脓性脑膜炎、败血症性肉芽肿等,新生儿发病率约 0.052%,病死率高达 25%~50%。妊娠妇女感染后可引起流产。

【诊断要点】

1. 早发型(出生 7 天内)　多见于早产儿。

(1)传播方式:母婴垂直传播,宫内感染或经 LM 定植的阴道分娩。

(2)高危因素:母亲分娩前多有发热、腹泻等感染症状,分娩时可有羊水胎粪污染。

(3)发病时间:多发生于出生后的 36 小时内。

(4)临床表现:为败血症、急性呼吸窘迫、肺炎、脑膜炎,偶尔可见播散性炎性肉芽肿,呼吸道症状为首发症状。

2. 晚发型(7天至数周) 多见于足月儿。

(1)传播方式:水平传播,母婴间、新生儿之间或新生儿与看护人间的接触感染。

(2)临床表现:脑膜炎及脑膜脑炎。

3. 辅助检查

(1)实验室检查:

1)金标准:细菌培养阳性(血液、脑脊液、尿液、局部病灶),而皮肤和黏膜的阳性只表示带菌。凡疑有早发或晚发新生儿败血症者均应做脑脊液检查。

2)血常规:可有白细胞增多,白细胞减少,或血小板减少。

3)C反应蛋白、白介素-6、降钙素原升高。

4)脑脊液生化常规:并发化脓性脑膜炎时白细胞增高,糖降低,蛋白增高。

(2)物理检查:

1)肺部影像学:多为渗出炎症。

2)颅脑影像学:确定有无脑室管膜炎、硬膜下积液、脑脓肿、脑积水、脑软化等改变。MRI优于CT及超声。

3)其他:泌尿系统超声等。

【治疗要点】

1. 抗生素治疗

(1)首选药物:氨苄西林起始量200mg/(kg·d),维持量300mg/(kg·d)。

(2)备选药物:青霉素25万~45万U/(kg·d)。

(3)存在中枢神经系统感染可采用联合疗法(万古霉素或美罗培南),以增强青霉素对李斯特菌的活性,达到完全杀死病菌和降低病死率的目的。

(4)疗程:败血症14天,严重感染或脑膜炎至少21天。

(5)复发:疗程同前。

2. 其他治疗

(1)丙种球蛋白支持治疗。

(2)对症支持治疗。

3. 围产期预防及干预措施

(1)产前预防:美国CDC推荐5条措施以降低李斯特菌病风

险：①彻底加热生的动物性食品，如牛肉、猪肉和家禽；②彻底清洗蔬菜；③未加工与已加工的食品和即食食品要分开；④牛奶要经巴氏消毒；⑤加工生食品后的手、刀和砧板要洗净。

（2）干预措施：对于妊娠期及产时不明原因发热的患者，需考虑李斯特菌病可能，及时行细菌学检查，包括血液、胎盘、羊水、宫颈分泌物、宫颈拭子等。对于没有病原菌结果的疑诊病例，推荐经验性抗菌药物选用青霉素类。同时密切关注胎心监护、羊水等情况，如出现异常应及时抗感染治疗，并根据具体情况及早中止妊娠，同时对出生后的新生儿需要预防性或治疗性应用抗菌药物，而细菌培养和药敏结果未明确之前，建议首选青霉素类或联合其他类抗菌药物。头孢菌素对产单核细胞李斯特菌无效。李斯特菌病的早期监测及有效的针对性救治可在很大程度上提高患儿的存活率与改善预后。

（韩 爽 吴红敏）

第三节 新生儿无乳链球菌感染

无乳链球菌属 β- 溶血性链球菌，又称 B 族链球菌（group B streptococcus，GBS），革兰氏阳性双球菌。GBS 可正常寄居于阴道和直肠，为条件致病菌。孕妇带菌率 10%~20%，约 50% 在分娩过程中会传递给新生儿，其中 2%~3% 发病。

【诊断要点】

1. 早发型（出生 7 天内）

（1）传播方式：母婴传播，宫内感染或经 GBS 定植的阴道分娩。

（2）高危因素：母亲胎膜早破 ≥ 18 小时，产时发热，绒毛膜羊膜炎，产程延长，产程中产检>6 次，孕妇 GBS 菌尿症。

（3）发病时间：可在生后不久发病，尤其是早产儿，在生后 6~12 小时发病，部分足月儿可以晚至 24 小时以后。

（4）临床表现：轻者可为无症状的菌血症。重者表现为肺炎、败血症和脑膜炎。宫内感染严重者可表现为出生时窒息、呼吸窘迫、持续性肺动脉高压、肺出血、休克、DIC 等。呼吸道症状明显包括青紫、呼吸暂停、呼吸急促、鼻翼扇动、三凹征等，有脑膜受累者可有惊厥、嗜睡、昏迷、拒奶、颅内压增高等。

2. 晚发型(7 天~3 个月)

(1)传播方式:水平传播,母婴间、新生儿之间或新生儿与看护人间的接触感染。

(2)临床表现:脑膜炎、败血症和局部病灶。表现为发热、昏睡、呕吐及惊厥。其他可合并有骨髓炎、关节炎、蜂窝织炎、泌尿系统感染等。

3. 辅助检查

(1)实验室检查:

1)金标准:细菌培养阳性(血液、脑脊液、尿液、局部病灶),而皮肤和黏膜的阳性只表示带菌。凡疑有早发或晚发新生儿败血症者均应做脑脊液检查。

2)血常规:白细胞增多(出生 3 日内>25×10⁹/L,出生 3 日后>20×10⁹/L),白细胞减少(<5×10⁹/L),或血小板减少。

3)C 反应蛋白、白介素 -6、降钙素原升高。

4)脑脊液生化常规:并发化脓性脑膜炎时白细胞增高,糖降低,蛋白增高。

(2)物理检查:

1)肺部影像学:胸部 X 线片表现为网状颗粒影、肺斑点浸润,少见胸膜渗出、肺水肿、心脏增大和肺血增多。或进行 CT 检查。

2)颅脑影像学:确定有无脑室管膜炎、硬膜下积液、脑脓肿、脑积水、脑软化等改变。MRI 优于 CT 及超声。

3)其他:泌尿系统超声等。

【治疗要点】

1. 抗生素治疗

(1)首选药物:青霉素 25 万~45 万 U/(kg·d)。

(2)备选药物:氨苄西林 200~300mg/(kg·d)。

(3)对青霉素或 β- 内酰胺类抗生素过敏者,根据药敏结果选用克林霉素;但无药敏试验结果或对克林霉素耐药者,可选用万古霉素。

(4)疗程:败血症至少 10 天;脑膜炎 14~21 天;骨髓炎 28 天。

(5)复发:疗程同前。

2. 其他治疗

(1)双倍换血。

(2)丙种球蛋白：有争议，对早发型、早产儿、有荚膜的微生物效果好。

(3)免疫调节剂：G-CSF、GM-CSF。

(4)对症支持治疗。

3. 围产期预防及干预措施

(1)产前筛查：目前主张妊娠晚期(35~37周)检测GBS感染，常用检测部位为阴道下1/3和直肠。阳性者予以预防性治疗；对有绒毛膜羊膜炎、胎膜早破时间较长、早产的母亲都应接受GBS预防性治疗。

(2)治疗方案：美国疾病控制与预防中心提出了两种选择方案：

方案Ⅰ：对所有孕妇于妊娠35~37周进行GBS筛查，筛查结果阳性者进行预防性治疗。另外，如果有上次新生儿感染史，本次妊娠有GBS菌尿，在妊娠37周之前分娩，也应该进行预防性治疗。对于GBS携带状态不清楚的孕妇，在以下情况下进行预防性治疗：产时体温 ≥38℃，破膜时间 ≥18小时。

方案Ⅱ：对具有妊娠37周之前分娩、产时体温 ≥38℃、破膜时间 ≥18小时、上次新生儿感染史、本次妊娠有GBS菌尿的高危因素者不进行筛查，直接给予预防性治疗。

抗生素推荐用法：青霉素G，首剂500万U静脉注射，继以250U静脉注射，每4小时1次，或氨苄西林负荷2g，静脉注射，继以1g，静脉注射，每4小时1次直至分娩。对青霉素过敏者可用克林霉素0.9g，静脉注射，每8小时1次；或红霉素0.5g，静脉注射，每6小时1次。

（陈之光　吴红敏）

第四节　新生儿破伤风

新生儿破伤风是由破伤风梭状杆菌经脐部侵入并产生痉挛毒素，引起牙关紧闭和全身骨骼肌强直性痉挛为特征的急性感染性疾病。在我国随着新法接生的普及，发病率已明显降低。

【诊断要点】

1. 消毒不严格的接生史。

2. 临床表现

(1)潜伏期:2~14 天,以 4~7 天发病最多,潜伏期越短,病情越重,预后越差。

(2)发病期:一般以哭吵不安起病,早期表现为口张不大,吸吮困难,随后出现牙关紧闭、面肌紧张、口角上牵,即苦笑面容。

(3)痉挛期:轻微刺激即可诱发,表现为双拳紧握、上肢过度屈曲、下肢伸直,成角弓反张状。强直性阵挛呈阵发性发作,间歇期肌强直持续存在。膀胱及直肠括约肌痉挛可引起尿潴留和便秘。严重者呼吸肌和喉肌痉挛可引起呼吸困难、发绀、窒息。

(4)恢复期:经合理治疗 1~4 周后痉挛逐渐减少,肌张力逐渐降低,完全恢复需 2~3 个月。

【治疗要点】

控制痉挛、预防感染、保证营养是治疗的三大要点,疾病初期控制痉挛尤为重要。

1. 控制痉挛发作

(1)地西泮:首选,每次 0.1~0.3mg/kg,缓慢静脉注射,半衰期短,不适合维持治疗。痉挛短暂停止后立即置胃管,地西泮改用口服制剂,由胃管注入,每次 0.5~1mg/kg,一般 4~6 小时 1 次。但因地西泮应用可能抑制呼吸,必须有呼吸机支持的条件。

(2)苯巴比妥钠:首次负荷量 10~20mg/kg,维持量不应>5mg/(kg·d)。可与地西泮交替使用。

(3)水合氯醛:10% 水合氯醛 0.5ml/kg 灌肠或胃管给药。

(4)咪达唑仑:以 0.05~0.1mg/(kg·h)的速度持续泵入,至只有小抽动且次数少时逐渐减量直至停用。

2. 抗毒素

(1)破伤风抗毒素(tetanus antitoxin,TAT)3 000U 脐周封闭。

(2)TAT 1 万 ~2 万 U 肌内注射或静脉滴注。亦可用破伤风免疫球蛋白 500U 肌内注射。

3. 抗生素青霉素　10 万 ~20 万 U/(kg·d),分 2 次,静脉滴注,共 10 天。甲硝唑:首剂 15mg/kg,以后 7.5mg/kg,每 12 小时 1 次静脉滴注。

4. 其他对症治疗 对止痉效果不佳或出现呼吸抑制者可予机械通气治疗。脑水肿明显者可予降颅压治疗。

5. 护理

(1)保持室内安静。避免一切不必要的刺激。

(2)及时清除口腔分泌物,保持气道通畅。

(3)病初可暂禁食,给予静脉营养保证能量供应。痉挛发作减轻后可予胃管喂养。

(4)脐部消毒:3%过氧化氢或高锰酸钾溶液清洗,涂抹碘伏。

(韩 梅 袁冬梅)

第五节 暴发性新生儿柯萨奇病毒B感染

柯萨奇病毒B(coxsackie virus B,CVB)感染自1954年美国纽约州柯萨奇镇地方发生被报道以来,除引起新生儿散发感染外陆续在世界的某些地区发生了多次流行,主要侵犯免疫力低下的新生儿和卫生条件差的地区。临床以心肌、脑等多器官炎症损害为特点。

【病毒病原学特点】

柯萨奇病毒属于RNA病毒类,小RNA病毒科,肠道病毒群,在室温下相对稳定,当环境温度升高至50℃时仅存活1小时。该病毒对酸性环境耐受性强,对抗生素、化学药物不敏感,但对氧化剂敏感易被1%过锰酸钾、1%过氧化氢溶液或含氯氧化剂杀灭。依据对脏器损伤的特点,柯萨奇病毒分为A、B两组。其中B组主要侵犯心、脑、肝及其他脏器,引起心肌炎、心包炎、病毒性脑炎等。

【诊断要点】

1. 临床诊断 临床诊断应从本病患儿的临床特点和流行病学资料两方面分析提出。

(1)婴儿的临床特点:围产新生儿发病急剧,有不明原因的发热;有上呼吸道感染或败血症样表现合并心肌损害;病情进展迅速,病情危重,不支持细菌感染。

(2)流行病学资料:新生儿集中发病,多发生在夏秋季节;母亲或婴儿室医护人员近期有发热等感染病史;同婴儿室有类似上呼吸道感染、发热患儿同期发病或相继起病者。

2. **实验室诊断** 实验室检查是本病早期和确定诊断的主要依据,主要包括病毒分离、血清学特异性抗体的检测等。

(1)病毒分离:应早期进行 CVB 分离培养,以提高病原的阳性检出率。标本可选择患儿的分泌物(咽拭子、直肠拭子、便等)、血液、脑脊液及组织细胞等,通过 Hela 细胞和人胚肺成纤维细胞传代培养,直至细胞出现(++)~(+++)的病变为阳性。但应强调指出:①必须从患儿体液(血液、脑脊液、心包液等)中或尸检脏器组织中分离出病毒;②临床出现某些典型综合征(如脑膜炎、心肌炎等),从咽拭子、粪便中重复分离出相同血清型病毒才有诊断价值。

(2)血清学检测:CVB 血清学检查主要应用的方法有中和试验和间接免疫荧光技术。临床较常应用间接免疫荧光试验。免疫荧光技术既可以直接检测病毒抗原,也可利用其间接免疫荧光试验测定 CVB 抗体,即特异性 IgM,后者是目前本病临床上有效而快速的血清学诊断手段。

(3)PCR 检测及斑点杂交:用核酸杂交的方法检测血清及心肌标本中的肠道病毒 DNA 及 RNA,此方法敏感性强,特异性高且具有快速的特点,适合临床应用。

【治疗要点】

1. **加强隔离、护理** 对疑诊或确诊新生儿 CVB 感染患儿,均应给以有效隔离,奶具、医疗用品、生活用品均应单独清洗消毒。母亲及医务人员的手,接触婴儿前后均应进行无菌处理。患儿应给予充足热量和液体,保持中性环境温度,加强口腔、呼吸道及皮肤护理。危重患儿应给予生命体征、血气、血糖、血电解质、尿素氮、肌酐等监测。

2. **对症处理** 脑膜炎型有惊厥时应给予苯巴比妥、水合氯醛或地西泮;脑水肿,颅压增高给予甘露醇、呋塞米等脱水剂;有休克、酸中毒应在扩充血容量、纠正酸中毒基础上,加用血管活性药物如多巴胺、酚妥拉明等;DIC 可给肝素(早期、高凝阶段)。有严重出血、高胆红素血症,可采用输血、换血等疗法。本病程中常并发细菌感染,应给予抗生素。

3. **治疗心肌炎,保护心功能**　有心肌损害者可加用自由基清除剂,包括维生素 C、E 等,也可加用能量合剂 ATP、辅酶 A、细胞色素 C 等。肾上腺皮质激素在新生儿 CVB 感染引起的心肌损害不主张应用,以防止激素对病毒感染的扩散,目前只在抢救或其他药物治疗无效时应用。二磷酸果糖,肌内注射辅酶 Q10、肌酐等恢复心肌也有帮助。丹参可用于急性期和恢复期,2~4 周后改为口服,直至临床痊愈。有心力衰竭可加用地高辛。心肌炎时,心肌对地高辛敏感性增强,易出现洋地黄毒性反应,围产期新生儿饱和量可给半量即 20~30μg/kg 计算。如有恶心、呕吐、心率缓慢或心律不齐时,立即停用。

4. **加强免疫功能**　干扰素是一类在同种细胞上具有广谱抗病毒活性的蛋白质,已陆续报道在 CVB 感染中有明显疗效。新生儿内源性干扰素产生少,病毒在体内繁殖迅速,引起严重病情,而其他多种抗病毒化学药物对 CVB 感染无效,因此,早期应用干扰素治疗本病是值得提倡的。人血丙种球蛋白含有部分抗 CVB 抗体,可用于治疗本病。

(穆亚萍　袁冬梅)

第六节　先天性巨细胞病毒感染

先天性巨细胞病毒(congenital cytomegalovirus,CMV)感染是人类先天性病毒感染最常见的病原体,是造成儿童听力丧失和神经发育伤残的主要原因,也是引起免疫功能低下人群中严重疾病和死亡的重要病原体之一。根据感染时间,分为先天性巨细胞病毒感染、围产期感染和生后感染。本节主要讲述新生儿先天性巨细胞病毒感染。先天性巨细胞病毒感染是指母孕期初次感染巨细胞病毒或再发感染时病毒通过胎盘感染胎儿,引起胎儿和新生儿全身多脏器损害。

新生儿先天性 CMV 感染诊断标准目前我国常指生后 3 周内证实 CMV 感染者,包括症状性感染和无症状性感染。

【诊断要点】

1. 孕母巨细胞病毒感染,原发感染、再次感染不同病毒株或潜伏感染再次激活。

2. 临床表现

(1)症状性感染:症状性感染为胎儿宫内感染所致,占宫内CMV感染活产儿的 10%~15%。其中 50% 发生远期后遗症,如感音性耳聋、精神发育迟缓等。

1)发育落后:主要特征为早产儿、低出生体重儿、小于胎龄儿,出生后发育迟缓。

2)肝脏损害:①黄疸:以结合胆红素升高为主,占总胆红素 50% 以上,黄疸消退与肝功能恢复时间大体一致。②肝大:出现时间与黄疸一致,90% 以上有明显肝大,多在肋下 3~5cm,边缘较钝,质地中等。③脾大:常与肝大并存,可在 1~17 个月内恢复,常较肝大恢复早。有时脾大和出血点共存是该病的唯一表现。

3)血液系统损害:多数患儿有轻—中度贫血,少数有血小板减少性紫癜;个别患儿可因肝脏损害导致继发性凝血因子生成不足而导致出血,尤以消化道出血常见;单核细胞增多症。

4)间质性肺炎:部分可无明显的临床症状,而由胸部 X 线检查发现。有症状者起病缓慢,发热、精神差、呼吸急促、呼吸暂停、发绀、咳嗽,偶闻及肺部啰音。

5)中枢神经系统感染:胎儿早期感染,导致脑坏死、钙化,脑发育迟缓,而后出现小头畸形、抽搐、肌张力障碍及智力发育落后。亦可导致神经性听力损害,斜视。出现脑膜脑炎时可有抽搐、前囟饱满、张力增高等表现。各报告均认为上述先天畸形 CMV 感染率较高,但均不能肯定由 CMV 感染引起。

(2)无症状感染:无症状性感染占 85%~90%,但仍有约 10% 会发生感音性耳聋,约 5% 发生认知障碍。

3. 辅助检查

(1)病毒分离:最特异最可靠方法。婴儿尿液中病毒排泌量高,稳定、易于收集,排毒时间可长达数月至数年,故是较好的检测标本。尿液中的排毒是间歇性的,多次尿液分离培养可提高阳性率。

(2)CMV-DNA 检测:快速诊断 CMV 感染,感染患儿经尿液或唾液排病毒量最高,但要求样本中 CMV-NDA 拷贝数在 10^3/ml。一般 $\geq 10^5$/ml 有意义。但尿液中间歇排毒,需反复多次检测以免漏诊。此外还可用 PCR 检测血液和脑脊液中的 CMV-DNA。

（3）血清学检测：脐血或新生儿生后 3 周内血清中检出 CMV-IgM 抗体是先天性感染的标志。由于新生儿产生抗体能力低或感染时间短，IgM 阴性不能除外诊断。患儿 IgG 抗体升高持续 6 个月以上，提示宫内感染。

（4）影像学检查：头部 CT、超声和 MRI 可以发现特异性改变。

（5）脑干听觉诱发电位：CNV 感染有症状的患儿 16% 可以出现感音性听觉障碍，无症状感染者仅有 3% 发生听力障碍，但所有感染者听觉损害可进行性加重，因此对于 CMV 感染患儿应密切进行听觉随访。

（6）眼科检查：诊断 CMV 感染患儿均应进行眼科检查。

【治疗要点】

1. 目前仅推荐治疗症状性中枢神经系统疾病和严重局部器官损害疾病。

2. 更昔洛韦　每次 6mg/kg，每 12 小时 1 次，静脉缓慢输注 1 小时，治疗 6 周。

3. 缬更昔洛韦　为更昔洛韦前体口服制剂，有专家推荐对症状性 CMV 感染患儿，每天 16mg/kg，分 2 次使用，治疗 6 个月。

4. 用药期间应密切监测血常规和肝、肾功能。

5. 定期随访定期进行听力、视力、眼底和神经发育检查。

（韩　梅　袁冬梅）

第七节　先天性梅毒

先天性梅毒又称为胎传梅毒，是指梅毒螺旋体通过胎盘进入胎儿血液循环而引起的胎儿全身性感染。根据其临床症状出现的时间分为早期先天性梅毒（出生 2 年内出现临床症状者）和晚期先天性梅毒（出生 2 年后出现症状者）。

【诊断要点】

1. 孕母有梅毒感染史，尤其是孕早期感染且未经正规治疗者。

2. 在胎儿期可表现为肝大、胎盘增厚、胎儿水肿、胎儿生长受限、非溶血性贫血、早产、死胎等。

3. 2/3 患儿出生时没有临床感染的征象，在生后 3~8 周至 3 个月出现临床症状。常见的症状为：

(1)全身症状：多为早产儿、低出生体重儿或 SGA，营养障碍、消瘦。可有发热、贫血、易激惹，肝、脾大较常见，伴有黄疸和肝功能异常。约 20% 的患儿有全身淋巴结肿大，滑车上淋巴结肿大有诊断价值。

(2)皮肤黏膜损害：占 30%~60%。可于出生时即发现，多出现在生后 2~3 周。皮疹为散发或多发性，呈多种形状，如圆形、卵圆形或彩虹状，紫红或铜红色浸润性斑块，外围有丘疹，带有鳞屑。特征性分布在口周、臀部、手掌、足跖，重者全身分布。掌、跖部还可见梅毒性天疱疹。口周病损呈放射状裂纹，具有特征性，持续多年，愈合后遗留放射状瘢痕，有一定诊断价值。

(3)骨损害：受累者占 20%~95%，X 线表现异常者更多。主要为长骨多发性、对称性损害，表现为骨、软骨炎，骨膜炎，肢体剧烈疼痛可致假性瘫痪。

(4)鼻炎：表现为鼻塞、张口呼吸，或有鼻腔脓血性分泌物。鼻前庭皮肤湿疹样溃疡。当鼻黏膜溃疡累及鼻软骨时形成"鞍鼻"，累及喉部可发生喉炎。

(5)中枢神经系统梅毒：中枢系统损害在新生儿期少见，多在 3 个月后出现，表现为急性化脓性脑膜炎症状；但无症状型神经梅毒约占 60%。

(6)其他：肾损害、水肿、肺炎、脉络膜视网膜炎、青光眼、心肌炎、紫癜、出血倾向、血小板减少症、腹泻和吸收不良综合征，指甲炎或甲沟炎等。

4. 晚期先天性梅毒 表现在 2 岁以后，表现为结节性梅毒疹、梅毒瘤、间质性角膜炎、骨膜增厚、膝关节肿痛、神经性耳聋、视神经萎缩、楔状齿、马鞍鼻、惊厥、智力低下、瘫痪等。

隐性先天性梅毒：指临床无症状和体征，仅血清学反应呈阳性者。

5. 实验室检查

(1)羊水、胎盘、皮损等易感部位标本暗视野显微镜下发现梅毒螺旋体。

(2)脐血 IgM 升高，但无特异性。

(3)血清学检查：常用的为快速血浆反应素试验（rapid plasma reagin，RPR）和梅毒螺旋体明胶凝聚试验（treponema pallidum particle assay，TPPA）。其中 RPR 为初筛试验，TPPA 为确诊试验。

新生儿和孕母血清学检查均为阳性，且新生儿血清学滴度是母亲的 4 倍以上即可确诊。对于血清学检查滴度未高于母亲 4 倍或低于母亲滴度者，应于生后 1、2、3、6、12 个月检测血清滴度变化，如血清学滴度未下降或出现升高，亦应诊断为先天性梅毒。

(4) X 线检查：胸部 X 线片显示肺部炎性浸润。骨骼主要为骨膜炎，骨髓炎，骨质破坏及日后变为锯齿状改变。

(5) 脑脊液检查：对梅毒婴儿应常规进行腰穿。如淋巴细胞增加，蛋白质升高，糖正常，性病研究实验室试验（VDRL）阳性；无论临床有无症状，均可诊断神经梅毒。

【治疗要点】

1. **一般措施** 严格隔离，避免感染其他新生儿。

2. **药物治疗** 首选水剂青霉素每次 5 万 U/kg，12 小时 1 次，静脉滴注，7 天后改为 8 小时 1 次，共 10~14 天。普鲁卡因青霉素 5 万 U/(kg·d)，每日肌内注射 1 次，共 10 天。青霉素过敏者可选用红霉素 15mg/(kg·d)，口服或静脉滴注，疗程 10~14 天。药物治疗要系统进行，治疗期间中断 1 天以上，则梅毒螺旋体可以增殖，故整个疗程需重新开始。

3. **对症治疗** 保证能量摄入，纠正贫血。

4. **先天性梅毒儿的随访** 疗程完后需在 2、4、6、9、12 个月追踪观察血清学试验，如治疗晚者应追踪更久，直至结果转阴。神经梅毒每 6 个月复查 1 次脑脊液，直至 CSF 细胞数正常。治疗 6 个月内血清滴度未出现 4 倍下降，应视为治疗失败或再感染，可重复治疗。

（韩 梅）

第八节 新生儿新型冠状病毒感染

新型冠状病毒（SARS-CoV-2）属于 β 属的冠状病毒，有包膜，颗粒呈圆形或椭圆形，直径 60~140nm。具有 5 个必需基因，分别针对核蛋白（N）、病毒包膜（E）、基质蛋白（M）和刺突蛋白（S）4 种结构蛋白及 RNA 依赖性的 RNA 聚合酶（RdRp）。冠状病毒对紫外线和热敏感，56℃ 30 分钟、乙醚、75% 乙醇、含氯消毒剂、过氧乙酸和氯仿等脂溶剂均可有效灭活病毒，氯己定不能有效灭活病毒。

【流行病学特点】

1. **传染源**　主要是新型冠状病毒感染的患者和无症状感染者,在潜伏期即有传染性,发病后 5 天内传染性较强。

2. **传播途径**

(1)经呼吸道飞沫和密切接触传播是主要的传播途径,接触病毒污染的物品也可造成感染。

(2)在相对封闭的环境中长时间暴露于高浓度气溶胶情况下存在经气溶胶传播的可能。

(3)粪便、尿液对环境污染造成接触传播或气溶胶传播。

(4)是否发生新型冠状病毒宫内传播尚不明确。

3. **易感人群**　人群普遍易感,感染后或接种新型冠状病毒疫苗后可获得一定的免疫力,但持续时间尚不明确。

【诊断要点】

1. **临床表现**

(1)潜伏期 1~14 天,多为 3~7 天。

(2)新生儿病例症状可不典型,表现为呕吐、腹泻等消化道症状或仅表现为反应差、呼吸急促。

(3)儿童极少数可有多系统炎症综合征(multisystem inflammatory syndrome in children, MIS-C),出现类似川崎病或不典型川崎病表现、中毒性休克综合征或巨噬细胞活化综合征等,多发生于恢复期。主要表现为发热伴皮疹、非化脓性结膜炎、黏膜炎症、低血压或休克、凝血障碍、急性消化道症状等。一旦发生,病情可在短期内急剧恶化。

2. **实验室检查**

(1)一般检查:发病早期外周血白细胞总数正常或减少,可见淋巴细胞计数减少,部分患者可出现转氨酶、乳酸脱氢酶、肌酶、肌红蛋白、肌钙蛋白和铁蛋白增高。多数患者 C 反应蛋白(CRP)和血沉升高,降钙素原正常。重型、危重型患者可见 D- 二聚体升高、外周血淋巴细胞进行性减少,炎症因子升高。

(2)病原学及血清学检查:

1)病原学检查:采用 RT-PCR 和 / 或 NGS 方法在鼻咽拭子、痰和其他下呼吸道分泌物、血液、粪便、尿液等标本中可检测出新型冠状病毒核酸。检测下呼吸道标本(痰或气道抽取物)更加准确。

2) 血清学检查：新型冠状病毒特异性 IgM 抗体、IgG 抗体阳性，发病 1 周内阳性率均较低。一般不单独以血清学检测作为诊断依据，需结合流行病学史、临床表现和基础疾病等情况进行综合判断。对以下患者可通过抗体检测进行诊断：临床怀疑新冠肺炎且核酸检测阴性的患者；病情处于恢复期且核酸检测阴性的患者。

(3) 胸部影像学：早期呈现多发小斑片影及间质改变，以肺外带明显。进而发展为双肺多发磨玻璃影、浸润影，严重者可出现肺实变，胸腔积液少见。MIS-C 时，心功能不全患者可见心影增大和肺水肿。

3. 诊断标准

(1) 疑似感染：

1) 在分娩前 14 天和分娩后 28 天以内有 SARS-CoV-2 感染病史的母亲分娩的新生儿。

2) 新生儿期间直接暴露其他有 SARS-CoV-2 感染病史的接触者(包括家庭成员、照护者、医护人员、探视者)，无论有无症状，应考虑疑似感染病例。

(2) 确诊感染：对于疑似病例，若具备以下病原学证据之一，可确诊：

1) 呼吸道标本或血液标本实时荧光 RT-PCR 检测 SARS-CoV-2 核酸阳性。

2) 呼吸道标本或血液标本病毒基因测序，与已知的 SARS-CoV-2 高度同源。

【治疗要点】

目前尚无有效的抗 SARS-CoV-2 药物。

1. 加强支持治疗，保证充分能量摄入；注意水、电解质平衡，维持内环境稳定；密切监测生命体征、指氧饱和度等。

2. 根据病情监测血常规、尿常规、CRP、生化指标(转氨酶、心肌酶、肾功能等)、凝血功能、动脉血气分析、胸部影像学等。有条件者可行细胞因子检测。

3. 及时给予有效氧疗措施，包括鼻导管、面罩给氧和经鼻高流量氧疗。有条件可采用氢氧混合吸入气(H_2/O_2 : 66.6/33.3)

治疗。

4. 抗菌药物治疗 避免盲目或不恰当地使用抗菌药物,尤其是联合使用广谱抗菌药物。

5. 避免盲目或不恰当地使用激素。

6. 酌情使用静脉注射免疫球蛋白(intravenous immunoglobulin, IVIg),应急用于病情进展较快的普通型和重型患者。

7. 儿童多系统炎症综合征治疗原则是多学科合作,尽早抗炎、纠正休克和出凝血功能障碍、脏器功能支持,必要时抗感染治疗。有典型或不典型川崎病表现者,与川崎病经典治疗方案相似。以静脉注射免疫球蛋白(IVIg)、糖皮质激素及口服阿司匹林等治疗为主。

8. 出院标准

(1)无症状感染:每隔 2 天采集上呼吸道标本(鼻咽拭子 + 口咽拭子)或下呼吸道标本(痰液)、粪便等检测 SARS-CoV-2,连续 2 次(至少间隔 24 小时)呈阴性结果。

(2)上呼吸道感染:体温恢复正常 3 天以上、症状改善、连续 2 次(至少间隔 24 小时)采集的上呼吸道分泌物标本(鼻咽拭子 + 口咽拭子)检测 SARS-CoV-2 呈阴性结果。

(3)肺炎:体温恢复正常 3 天以上、呼吸道症状好转,在没有辅助用氧情况下血气正常,肺部影像学显示炎症明显吸收,连续 2 次(至少间隔 24 小时)采集的上呼吸道标本(鼻咽拭子 + 口咽拭子)和下呼吸道标本(痰液)检测 2 次 SARS-CoV-2 均呈阴性结果。

(刘 宁 魏 兵)

第十二章

呼吸系统疾病

第一节　新生儿呼吸窘迫综合征

新生儿呼吸窘迫综合征(respiratory distress syndrome,RDS)又称肺透明膜病(hyaline membrane disease,HMD),是因肺表面活性物质缺乏所致,以生后不久出现呼吸窘迫并进行性加重为特征的临床综合征。随着产前糖皮质激素预防、生后外源性肺表面活性物质及 CPAP 的早期应用,其发病率及严重程度明显下降。

【诊断要点】

1. 多为早产儿。胎龄越小,RDS 的发生率越高。择期剖宫产、糖尿病母亲婴儿,围产期窒息及低体温等可增加其发病率。

2. 生后不久(6 小时内)出现进行性加重的呼吸窘迫,包括呼气性呻吟、发绀、鼻翼扇动及吸气性三凹征,肺部听诊呼吸音减弱,有时可闻及湿啰音。

3. 部分患儿于恢复期出现动脉导管开放,表现为原发病明显好转,突然出现对氧气的需求量增加、难以矫正和解释的代谢性酸中毒、喂养困难、呼吸暂停、周身发凉、皮肤发花及肝脏在短时间内进行性增大。

4. 胸部 X 线表现具有特征性

(1)毛玻璃样改变。

(2)支气管充气征。

(3)白肺。

【治疗要点】

1. 一般治疗

(1)复苏:分娩室内对高危新生儿进行正确复苏可降低该病的发生率及死亡率。

(2)保温:维持腹部温度36.5℃,胎龄小者,应保持36.9℃。

(3)监测:体温、呼吸、心率、血压及动脉血气等。

(4)限制入液量:第一天入液量为70~80ml/(kg·d),以后逐渐增加,不要过早给钠及钾,监测尿量;将早产儿置于湿化温箱内减少不感蒸发。

(5)提供足够热量:早期即给予静脉营养。

(6)减少刺激:避免血氧下降,减少氧耗,最好经脐静脉插管输液。

(7)维持正常血压:如无低血容量表现,可给予多巴胺5μg/(kg·min);由低血容量导致的低血压,可谨慎输入生理盐水10~20ml/kg。

2. 氧疗及机械通气治疗 RDS

(1)吸氧:可选用鼻导管、面罩或头涵,维持 PaO_2 50~80mmHg和经皮血氧饱和度90%~95%为宜。

(2)CPAP:存在RDS高危因素的早产儿,生后应早期应用CPAP;对已确诊的RDS,应使用CPAP联合PS,压力为3~8cmH$_2$O,气体流量最低为患儿3倍每分通气量,FiO_2 则根据 SaO_2 进行设置和调整。

(3)CMV:目前国内外尚无统一的应用指征,参考标准为:①FiO_2=0.6,PaO_2<50mmHg 或 T_cSO_2<85%(发绀型先天性心脏病除外);② $PaCO_2$>60~70mmHg 伴 pH<7.25;③严重或药物治疗无效的呼吸暂停。吸气峰压一般 20~25cmH$_2$O,呼气末正压4~6cmH$_2$O,呼吸频率 20~40 次 /min,吸气时间 0.3~0.4 秒,FiO_2 则根据目标 SaO_2 进行设置和调整。30 分钟后查血气分析,根据结果决定是否调节参数。

(4)高频振荡通气:在 CMV 通气下,患儿如果仍有严重的呼吸衰竭表现,可改用高频振荡通气。高频通气可以减少肺气漏的发生。

3. 表面活性物质(pulmonary surfactunt,PS)替代疗法

(1)对 RDS 患儿推荐使用天然 PS 制剂。

（2）虽然早期补救性 PS 治疗应为标准治疗，但对于母亲未接受产前激素应用或需要插管稳定的超早产儿，应在产房内立即应用 PS。

（3）对于进行性加重的 RDS，需持续吸氧、机械通气或 CPAP 通气压力 6cmH$_2$O，吸入氧浓度 50% 以上，可考虑第二次或第三次应用表面活性物质。

（4）猪 PS 首次剂量 200mg/kg，第 2、3 次剂量 100mg/kg，间隔 12 小时。

（5）推荐使用 INSURE（即插管 -PS- 拔管 -CPAP）技术。

4. 关闭动脉导管　当心脏超声证实为动脉导管开放且短期内不能关闭时，出生体重 <1 000g 的早产儿应予以治疗。前列腺素合成酶抑制剂如吲哚美辛（消炎痛）及布洛芬是常用药物，应用时注意药物副作用。吲哚美辛常用剂量 0.2mg/kg，静脉注射，12~24 小时 1 次，疗程 3 次；布洛芬剂量首次 10mg/kg，第 2、3 次 5mg/kg，每天 1 次；如使用药物治疗第二个疗程失败后，仍反复发生或持续存在，患儿对呼吸支持依赖或肺部情况恶化，以及存在药物治疗禁忌证时，建议手术治疗。

（赵诗萌）

第二节　新生儿胎粪吸入综合征

胎粪吸入综合征（meconium aspiration syndrome，MAS）或称胎粪吸入性肺炎，是由于胎儿在宫内或分娩过程中吸入混有胎粪的羊水所致，以呼吸道机械性阻塞及肺组织化学性炎症为病理特征，生后即出现呼吸窘迫，易并发肺动脉高压和肺气漏。多见于足月儿和过期产儿。

【诊断要点】

1. 大多数患儿有宫内窘迫史和 / 或出生窒息史。

2. 羊水中混有胎粪是诊断 MAS 的先决条件，包括：

（1）分娩时可见羊水中混有胎粪。

（2）患儿皮肤、脐窝和指 / 趾甲床留有胎粪痕迹。

（3）口、鼻腔吸引物中含有胎粪。

（4）气管插管时声门处或气管内吸引物可见胎粪可确诊。

3. 生后即出现呼吸急促、青紫、鼻翼扇动和吸气性三凹征等呼吸窘迫表现,少数患儿也可出现呼气性呻吟。查体可见胸廓饱满,早期两肺有鼾音或粗湿啰音,继之出现中、细湿啰音。如呼吸窘迫突然加重和一侧呼吸音明显减弱,应怀疑发生肺气漏。

4. 重症 MAS 患儿多伴有新生儿持续性肺动脉高压(persistent pulmonary hypertension newborn,PPHN),主要表现为持续而严重的发绀,并于哭闹、哺乳或躁动时青紫进一步加重,部分患儿胸骨左缘第二肋间可闻及收缩期杂音,严重者可出现休克和心力衰竭。

5. 严重 MAS 可并发缺血缺氧性脑病、红细胞增多症、低血糖、低钙血症、多器官功能障碍及肺出血等。

6. X 线片显示 MAS 多具有典型特征,轻型可见肺纹理增粗、轻度肺气肿、膈轻度下移但心影正常;中型可见肺叶密度增加的粗颗粒或片状或团块状阴影或节段性肺不张,心影可缩小;重型可见两肺结节粗颗粒或斑片状阴影广泛分布,可伴有肺不张及炎症融合成大片状阴影。

【治疗要点】

1. 促进气管内胎粪排出

(1)当羊水有胎粪污染时,头部一旦娩出,即用大吸引管(12F或 14F)迅速吸净鼻和口咽部胎粪。

(2)根据新生儿有无活力来决定是否要采用胎粪吸引管,无活力者需要采用胎粪吸引管进行气管内吸引,将胎粪吸出;有活力者可不进行气管内吸引。有活力是指哭声响亮或呼吸规则、肌张力好及心率>100 次/min。

(3)吸引时将气管插管直接与胎粪吸引管连接,边退边吸,压力不大于 100mmHg,时间不超过 3~5 秒。不建议使用生理盐水灌洗。

2. 氧疗 轻症患儿可采用鼻导管、头罩及面罩吸氧,以维持PaO_2 在 6.7~10.6kPa 或 $TcSO_2$ 90%~95%。

3. 机械通气治疗

(1)持续气道正压通气(CPAP):当 FiO_2>0.4 时,可用 CPAP治疗,压力最大不超过 0.490kPa(5cmH₂O),FiO_2 0.6~0.8。当肺部查体或胸部 X 线片提示有过度充气表现时,应慎用 CPAP。

(2)常频机械通气:当 FiO_2>0.6,$TcSO_2$<85%,或 $PaCO_2$>60mmHg

伴 pH<7.25 时,应行 CMV 治疗。一般选择呼吸频率 40~60 次/min,呼气时间 0.5~0.7 秒,PEEP 3~5cmH₂O 以及保证胸廓起伏最小有效的 PIP。

(3)高频振荡通气:目前已被广泛应用于 MAS 治疗,合并严重肺气漏和 PPHN(特别是需联合吸入 NO 者)时,作为呼吸机治疗的首选。

(4)体外膜氧合(extracorporeal membrane oxygenation,ECMO):用于危重 MAS,高频振荡通气失败后的补救性治疗。ECMO 用于 MAS 合并严重低氧性呼吸衰竭时可明显减低患儿病死率。

4. 药物治疗

(1)抗菌药物的使用:目前是否预防性应用抗生素仍存争议,但有继发细菌感染者,应首先选择广谱抗生素,并进一步根据血及气管内吸引物细菌培养及药敏结果调整抗生素。

(2)PS 的应用:胎粪吸入会抑制 PS 的合成与分泌,加重 MAS 病情进展,补充外源性 PS 是治疗 MAS 的重要手段。在常规治疗及机械通气基础上补充外源性 PS 能有效减轻肺损伤、提高肺顺应性、降低肺阻力,并降低并发症的发生率。

(3)一氧化氮(NO)的吸入:NO 吸入能明显改善 MAS 患儿 PPHN 症状,改善氧合,并缓解肺损伤。

5. 其他

(1)保温、镇静、满足能量需要,维持血糖及血离子正常。

(2)尽量限制液体量以预防心肺水肿。

(3)维持正常的循环:出现休克表现者,应选用生理盐水或血浆等进行扩容,同时选择性应用血管活性药。

(4)对氧合处于边缘的患儿应使用生理盐水或压缩红细胞支持循环。对需要吸氧、机械通气患儿一般维持 Hb>15g(Hct>40%)。

(5)持续监测肾功能。

(赵诗萌)

第三节 新生儿肺出血

新生儿肺出血(neonatal pulmonary hemorrhage,NPH)是指肺

大面积出血,至少影响肺的 2 个大叶,可以是肺泡出血、间质出血或两者同时存在,是多种新生儿疾病的一个严重症状。主要见于出生体重<1 500g 发生 PDA 的早产儿,常与窒息、感染、心力衰竭、低体温、出凝血异常等有关,多伴中枢神经系统损伤;应用表面活性物质使肺血流增加、肺功能改善也会导致肺出血。

【诊断要点】

1. 患儿出现不能用原发病解释的临床表现,如呻吟、呼吸困难、面色苍白、血压不稳、氧饱和度不能维持正常、口腔吸引有血性泡沫等情况时,应立即导管内吸引,若导管内吸出 1ml 以上血性液体时,即可诊断。

2. 有时胸部 X 线片表现有助于诊断,胸部 X 线片非特异性表现有单或双侧肺弥漫性模糊伴支气管充气征。

3. 实验室检查主要反映心肺失代偿情况,有代谢性或混合性酸中毒,Hct 降低,有时有凝血异常。大多数病例凝血异常可能是出血结果,而非促进因素。

【治疗要点】

1. 机械通气　机械通气为目前较公认的治疗 NPH 的关键手段。有效的机械通气可使塌陷的肺泡重新扩张,纠正缺氧,同时压迫止血并促进血性液体吸收;但关于机械通气对 NPH 的治疗目前尚无统一的通气模式标准。常频机械通气是治疗 NPH 较为普遍的通气方式,间歇正压通气(intermittent positive pressure ventilation,IPPV)时参数设定 PIP 30cmH$_2$O,PEEP6~8cmH$_2$O,f 50~60 次 /min,IT 0.4~0.5 秒,将 PEEP 提高到 6~8cmH$_2$O 有助于减少间质液体渗入肺泡。高频振荡通气与常频相比引起呼吸机相关性肺损伤较少,其原因可能与使用 HFOV 治疗 NPH 时压力和潮气量较低,患儿肺部损伤轻及炎性因子的浸润少有关;且 HFOV 与 CMV 相比治疗时间明显缩短,治愈率也有升高。

2. 补充血容量、纠正血流动力学不稳定情况　包括输浓缩红细胞,每次 10ml/kg,维持血红细胞比容比在 0.45 以上;必要时用升压药,多巴胺 5~10μg/(kg·min) 以维持收缩压在 50mmHg 以上;如发生心功能不全,可用快速洋地黄类药物控制心力衰竭。

3. 充分通气及必要时输碳酸氢钠纠正酸中毒。

4. 超声心动检查心室功能,是否需要升压治疗,是否有可能加重出血因素的 PDA,如血流影响明显,应关闭动脉导管(见本章第一节)。

5. 止血药 应用于气道吸引分泌物后,滴入注射用蛇毒血凝酶 0.2U 加注射用水 1ml,注入后用复苏囊加压供氧 30 秒,促使药物在肺泡内弥散,以促使出血部位血小板凝集。同时用注射用蛇毒血凝酶 0.5U 加注射用水 2ml 静脉注射,用药后 10 分钟气管内血性液体即有不同程度减少,20 分钟后以同样方法和剂量再注入,共用药 2~3 次。或用 1∶10 000 肾上腺素 0.1~0.3ml/kg 气管内滴入,可重复 2~3 次,注意监测心率。

6. 纠正凝血机制障碍 肺出血患儿常伴有全身凝血功能障碍,对高危儿可给予小剂量肝素,每次 20~30U/kg 皮下注射,每 4~6 小时 1 次或予输血浆、浓缩血小板等处理。

(赵诗萌)

第四节 呼吸暂停

呼吸暂停是指呼吸停止时间>20 秒,伴有心率减慢<100 次/min 或出现青紫、血氧饱和度降低。

【诊断要点】

1. 病因

(1)原发性呼吸暂停:多见于早产儿,多无引起呼吸暂停发作的相关疾病。胎龄越小,呼吸中枢发育越不成熟,呼吸暂停发生率越高。

(2)继发性呼吸暂停:多见于足月儿,多种原因引起继发性呼吸暂停,胃食管反流认为是新生儿呼吸暂停常见原因,也可见于患有低氧血症、低体温、低血糖、低血钙、贫血、感染、颅内病变和镇静药过量等情况下。

2. 临床表现

(1)呼吸暂停:指呼吸停止时间>20 秒,伴有心率减慢<100 次/min 或出现青紫、血氧饱和度降低。

(2)与周期性呼吸鉴别,周期性呼吸指呼吸暂停 5~15 秒以后又出现呼吸。

【治疗要点】

1. 一般处理 患儿发生呼吸暂停应该使用呼吸,心率监护仪或血氧监护仪;避免可能发生呼吸暂停的诱因,如减少咽部吸引及插管,减少经口喂养,避免颈部过度屈曲;俯卧位可降低呼吸暂停的发生率。

2. 促使呼吸恢复 呼吸暂停发生时可先用物理刺激,促使呼吸恢复,如托背,轻弹足底或面罩加压呼吸,必要时可使用氧纠正低氧血症。

3. 药物治疗 对于早产儿呼吸暂停可使用药物兴奋呼吸中枢。枸橼酸咖啡因,首次剂量 20mg/kg,静滴,24 小时后给予维持量每天 5mg/kg,静滴或口服,疗程 5~7 天。

4. 持续气道正压呼吸(CPAP) 反复发作的呼吸暂停对药物治疗无效者可使用鼻塞 CPAP 治疗,压力为 4~6cmH$_2$O,流量为 1~2.5L/min。也可以选择经鼻间歇正压通气(NIPPV)。

5. 机械通气 对 CPAP 和药物治疗均无效的患儿,需要气管插管行机械通气。

6. 针对原发病进行治疗 对呼吸暂停的患儿应检查体温、血氧、心率和血压,监测血气、血糖、血钙、血电解质和红细胞比容等,如有异常及时纠正;疑有败血症者应检查血常规、CRP 和血培养,如有异常,针对致病菌,选择敏感抗生素治疗;伴有黄疸的患儿监测血清胆红素值;怀疑呼吸系统疾病应作血气和胸部 X 线片,明确有无低氧血症、高碳酸血症及肺部病变的性质和程度,并对症处理;怀疑先天性心脏病的患儿及时做 PDE 检查;怀疑神经系统疾病的应作头 CT、MRI、EEG 等检查,也可行床头视频脑电监测(cEEG),必要时做脑脊液检查明确诊断,并对症治疗。

(俞志凌)

第五节 新生儿感染性肺炎

感染性肺炎是新生儿期最常见的感染性疾病,也是新生儿死亡的重要病因。可发生在宫内、分娩过程中或生后,由细菌、病毒、原虫或真菌等不同的病原体引起。

【诊断要点】

1. 病因

(1)宫内感染性肺炎:通过吸入污染的羊水或血行传播而引起,主要的病原体为病毒(风疹病毒、巨细胞病毒、单纯疱疹病毒)、细菌(大肠埃希氏菌、肺炎克雷伯菌、李斯特菌、B 族链球菌)、真菌、支原体或衣原体等。

(2)分娩过程中感染性肺炎:细菌感染以革兰氏阴性杆菌较多见,也可能是病毒、支原体。羊膜早破、产程延长、分娩时消毒不严、孕母有绒毛膜炎、泌尿生殖器感染、胎儿分娩时吸入污染的羊水或母亲宫颈分泌物,均可导致胎儿感染。

(3)出生后感染性肺炎:细菌以金黄色葡萄球菌、大肠埃希氏菌多见,病毒以呼吸道合胞病毒、腺病毒多见。新生儿密切接触呼吸道感染患者后极易被感染,也可由于新生儿脐炎、皮肤感染和败血症等血行传播至肺部,或来自医源性途径如抢救器械消毒不严格,护理操作不规范。

2. 临床表现

(1)宫内感染性肺炎:多在生后 24 小时内发病,出生时常有窒息史,复苏后出现呼吸急促、呻吟,呼吸暂停、体温不稳,无咳嗽,严重者可出现呼吸衰竭、心力衰竭、DIC、休克或持续性肺动脉高压。

(2)分娩过程中感染性肺炎:一般在生后数日至数周发病,发病时间因不同的病原体而异,如Ⅱ型疱疹病毒感染在分娩后 5~10 天出现症状,除了肺炎的表现之外,往往伴有皮肤疱疹,之后出现脑、肝、脾等脏器受累的表现。衣原体肺炎多于生后 3~12 周发病,细菌性肺炎多种生后 3~5 天发病,可伴有败血症。

(3)生后感染性肺炎:生后通过接触、血行及医源性传播。表现为发热或体温不升,反应差等全身症状。呼吸系统表现为气促、呻吟、发绀、吐沫、三凹征等。呼吸道合胞病毒可表现为喘息,肺部听诊可闻及哮鸣音。沙眼衣原体肺炎出生后常有眼结膜炎病史。金黄色葡萄球菌肺炎易合并脓气胸。

3. 体征　早期呼吸音减弱或粗糙,以后可闻及湿啰音,早产儿呼吸浅表,仅于深吸气时听到。其他体征如三凹征、不同程度的口唇发绀、鼻翼扇动等。

4. 辅助检查

(1)血常规、痰培养,有发绀者需做血气分析,疑有合并败血症者做血培养。

(2)胸部 X 线片:不同病原体感染所致肺炎胸部 X 线片改变有所不同,细菌性肺炎常表现为两肺弥漫性模糊影,密度不均;病毒性肺炎以间质病变、两肺膨胀过度、肺气肿为主。

5. 特殊病原菌感染性肺炎

(1)金黄色葡萄球菌肺炎:在新生儿室中常有发生,经呼吸道或血性传播到肺发生肺炎。临床中毒症状重、体温不稳、神萎、循环不良等,常并发休克、化脓性脑膜炎、脓胸、肺脓肿、肺大疱、骨髓炎等。X 线表现与支气管肺炎相似,肺脓肿时两侧肺野可有大小不等的播散病灶和云絮影。

(2)B 族链球菌(无乳链球菌):多发生在宫内,生后 3 天发病,出生时常有窒息、早产儿及低出生体重儿多见呼吸困难、青紫、吸气性三凹征等,两肺呼吸音减低,有时可有啰音,X 线表现与 RDS 不易区别,后期呈大片毛玻璃影。在分娩过程中或生后感染者与细菌性肺炎相似,X 线表现呈大片或小片分散状实变。血、脑脊液、气管分泌物培养及对流免疫电泳、乳胶凝集试验可助快速诊断。

(3)大肠埃希氏菌肺炎:由母亲垂直传播给婴儿,也可由医护人员水平传播。临床中毒症状重、精神萎靡、不吃、不哭、体温不升、呼吸窘迫、黄疸及贫血,可出现脓胸、肺大疱及肺脓肿,黏液有臭味。

【治疗要点】

1. 呼吸道管理 雾化吸入,体位引流,定时翻身、拍背,及时吸尽口鼻分泌物。痰多而黏稠者随时吸痰,并可做超声雾化,每天 2 次。

2. 给氧 有低氧血症时可用鼻导管(氧流量通常为 0.5L/min)、面罩、头罩或鼻塞 CPAP 给氧。呼吸衰竭时可行机械通气,使动脉血 PaO_2 维持在 6.65~10.7kPa(50~80mmHg),经皮血氧饱和度维持在 89%~95%。超早产儿及 ELBWI 应维持在 90%~95%,不宜超过 95%,以防氧中毒。

3. 抗菌药物见表 12-5-1。

表 12-5-1 新生儿抗菌药物选择和使用方法

抗菌药物	每次剂量 / (mg·kg⁻¹)	每日次数 ≤7天	>7天	主要病原菌
青霉素	5万~10万U	2	3	肺炎链球菌、链球菌、对青霉素敏感葡萄球菌、G⁻球菌
氨苄西林	50	2	3	流感嗜血杆菌、G⁺球菌、G⁻杆菌
哌拉西林	50	2	3	铜绿假单胞菌、变形杆菌、大肠埃希氏菌、肺炎链球菌
头孢拉啶	50~100	2	3	金黄色葡萄球菌、链球菌、大肠埃希氏菌
头孢呋辛酯	50	2	3	G⁺球菌、G⁻杆菌
头孢噻肟	50	2	3	G⁺菌、G⁻菌、需氧菌、厌氧菌
头孢曲松	50~100	1	1	G⁻菌、耐青霉素葡萄球菌
头孢他啶	50	2	3	铜绿假单胞菌、脑膜炎双球菌、G⁻杆菌、G⁺厌氧球菌
红霉素	10~15	2	3	G⁺菌、衣原体、支原体、螺旋体、立克次体
万古霉素	10~15	2	3	金黄色葡萄球菌、链球菌
美罗培南	20	2	2~3	对绝大多数G⁺、G⁻需氧和厌氧菌有强大的杀菌作用
甲硝唑	7.5	2	2~3	厌氧菌

4. 供给足够的液体及热量。

5. 对症治疗。

（赵诗萌 刘绍基）

第六节 新生儿气漏综合征

新生儿肺气漏是由于各种原因使得肺泡中的气体漏入胸腔。

空气漏出的类型取决于气体从正常肺部漏出的部位,包括间质性肺气肿、气胸、气腹、心包积气、纵隔气肿、皮下气肿与全身性空气栓塞症。

一、间质性肺气肿

间质性肺气肿指气体从过度膨胀的肺泡或小呼吸道弥散入肺部血管周围组织。

【诊断要点】

1. 多发生在 RDS 或败血症机械通气治疗的早产儿,胎龄越小,出生体重越低,发病率越高。

2. 常在生后 48 小时内发生。

3. 患儿在机械通气过程中发生进行性呼吸困难、低氧血症和高碳酸血症,伴随低血压、心动过缓。

4. 胸部 X 线片是确定诊断的唯一方法,其表现为单叶或多叶散在的囊样变化,常伴有纵隔向对侧移位。

【治疗要点】

1. 尽可能降低呼吸机 PIP、PEEP 和吸气时间以降低平均气道压,可采用 HFO 以避免肺容积波动过大。

2. 对单侧 PIE,让患侧肺部位于较低处使其休息,依赖于健侧呼吸。

3. 尽可能减少气管插管吸痰及人工正压通气。

4. 外科手术在严重的 PIE 患儿,可考虑切除病变肺叶。

二、纵隔气肿

纵隔气肿是指因肺泡破裂后,漏出的气体沿着血管周围间隙进入纵隔而形成。

【诊断要点】

1. 除非伴有气胸,>90% 的纵隔气肿在临床上并无症状。体格检查时,心音遥远。

2. 胸部 X 线 心脏和胸腺周围有高透亮的边缘,积气常位于中央,将胸腺包围或抬高,形成大三角帆影像,侧位最易发现。

【治疗要点】

1. 通常纵隔气肿并不需加以特殊处理,对肺功能并无多大的改变。

2. 如肺功能受损,则须加以引流。用 100% 氧气吸入加快间质中氮气排除,从而加速气肿吸收。

3. 如用机械通气,应尽可能降低平均气道压。

三、气胸

气胸是指气体积聚于脏层及壁层胸膜之间。往往发生在接受正压通气治疗的患儿,也可因吸入综合征、复苏不当、葡萄球菌肺炎及先天性膈疝等原因引起,也可以是自发性的。

【诊断要点】

1. 临床表现

(1)患儿原有的呼吸系统疾病突然恶化,骤然发生呼吸困难、呼吸频率增快、三凹征、发绀。严重者出现呼吸暂停、休克症状。

(2)一侧气胸者双侧胸廓不对称,患侧胸廓隆起,呼吸运动减弱,呼吸音减低或消失。

(3)心脏向对侧移位,心音遥远,早期心率增快,严重者心率减慢。

(4)膈肌异位腹胀。

2. 辅助检查

(1)血气分析:PaO_2 降低,$PaCO_2$ 升高。

(2)胸部透光实验:采用光纤强光源直接接触胸壁进行探查,也可以利用光线较强的细小手电筒替代。可在进行胸部 X 线摄片检查前做出气胸的诊断并进行治疗,但此法不能替代胸部 X 线片作为诊断依据。

(3)胸部 X 线,诊断特征如下:①胸膜腔气体的存在分离了脏层与壁层胸膜,该部位显示过度透亮而无肺影;②同侧肺叶的压缩;③对侧出现纵隔影;④横膈向下移位。

(4)胸腔穿刺:当病情危重、无透光检查设备及床旁 X 线检查条件时,胸腔穿刺可作为诊断和治疗的手段。

【治疗要点】

1. 保守治疗

(1)适用于气胸范围小、临床症状轻且无持续气漏者,肺外气体一般 24~48 小时吸收。

（2）给镇静剂防止烦躁和啼哭，吸氧，严密监护生命体征，定时测定血气或用 tcPO$_2$（或 SO$_2$）持续监护。必要时用 X 线摄片随访。

2. 胸腔穿刺排气

（1）适用于患儿突然出现呼吸、循环窘迫，病情危急，临床拟诊气胸，经或未经透照检查和 / 或 X 线证实者。

（2）用 22~24 号静脉注射套管针头通过三通接头连接 20ml 注射器，在锁骨中线第 2~3 肋间或腋前线第 4~5 肋间进针，若有气胸可见有气体排出，直至无气体排出拔针，如持续有气体排出，应立即准备做胸腔闭式引流。

3. 胸腔闭式引流

（1）适用于：①经 X 线证实为气胸，持续有气体排出者；②张力性气胸导致的呼吸困难和回心血量减少；③应用正压通气治疗时出现气胸。

（2）将 10~12F 的胸腔引流管放入胸腔，最好将置管放于腋前线，然后连接 10~20cmH$_2$O 的低负压吸引装置。成功时可见持续的气体排出，临床氧合和循环状态迅速好转。然后应用胸部 X 线片确认。

4. 机械通气　气胸患儿往往合并呼吸衰竭，或是在机械通气过程中并发气胸。故应在积极处理气胸的同时，保证患儿足够的通气和氧合，对需要用机械通气者参数调节的原则是：用较高的氧浓度和频率、较短的吸气时间、较低的 PIP 和 PEEP 维持血气在正常范围。

5. 预防感染　选用适当抗生素，积极控制和预防感染。

四、心包积气

心包积气常由间质肺气肿沿大血管进入心包腔而形成，多发生在早产儿 RDS，在机械通气出现 PIE 和纵隔气肿后发生。

【诊断要点】

1. 小量心包腔积气通常是无症状的，但发展至心脏压塞时，可表现为严重青紫、心音低弱或遥远、心率减慢、低血压、呈休克状。

2. X 线检查可证实诊断，表现为心脏被气体包围，其中心脏底部有气体存在具有确诊意义。

【治疗要点】

1. 如临床上并无症状,则仅需支持疗法即可。

2. 对于伴有心输出降低或心脏功能受损的婴儿,则需紧急以空针将空气抽出。一般进针的位置是从剑突下方,针尖朝左肩的方向进入心包腔。当吸出空气后症状立即改善,可以拔针保守治疗。

3. 若气体持续进入心包腔,需反复抽吸时,应做持续心包引流,心包引流管类似胸腔引流管,不过吸引所需负压较低(5~10cmH$_2$O)。

五、气腹

气腹指气体积聚于腹膜腔,通常由胃肠道穿孔而致,但也可由气体从纵隔逸入腹膜所致。X线检查可以确诊,可见膈下的游离气体。此症在临床上并无重大意义,但必须与新生儿胃肠道破裂引起的腹膜腔积气相区分,主要根据原发病诊断,X线检查在腹腔见到液平面时应疑有脏器穿孔。

六、全身性空气栓塞症

一般仍是由过高的呼吸机压力引起,但少见。因空气可进入肺静脉和淋巴管形成全身性血管内空气栓塞,病患可于数小时或数分钟内死亡。X线具有诊断性,因空气可明显地将大小血管与心脏显影于X线片上。

七、皮下气肿

比较少见,往往并发于纵隔气肿,可以在颈部、面部和锁骨下等处触及,气量大时,可见颈部肿胀。触诊时可于皮下摸到有如碎冰的感觉。此症不需特别治疗,即可自然消失。但须注意合并出现其他气漏症状。

（刘绍基　王 恋）

第七节　支气管肺发育不良

支气管肺发育不良(bronchopulmonary dysplasia,BPD)是早产儿尤其是小早产儿呼吸系统常见疾病,具有独特的临床、影像学及组织学特征。1967年Northway等首次报道并命名。2000年6月,美国国立儿童健康与人类发育研究所(National Institute of Child Health and Human Development,NICHD)及国家心脏、肺和血液研究所共同制定了BPD的新定义,即任何氧依赖(氧浓度>21%)超过28天的新生儿可诊断为该病,并依据胎龄进行分度:如胎龄<32周,根据纠正胎龄36周或出院时需的FiO_2分为:①轻度,未用氧;②中度,$FiO_2<30\%$;③重度,$FiO_2 \geqslant 30\%$或需机械通气。如胎龄≥32周,根据生后56天或出院时需FiO_2分为上述轻、中、重度。肺部X线改变不再作为疾病严重性的评估依据。

【诊断要点】

1. **病因** 多数学者认为BPD的本质是在基因易感性的基础上,宫内和出生后多重因素(呼吸机容量伤、氧毒性、肺水肿、产前感染及炎症)等引起的促炎、抗炎因子的级联反应,对发育不成熟的肺引起损伤,以及损伤后血管化失调和肺组织异常修复。其中肺发育不成熟、肺损伤、损伤后异常修复是导致BPD的关键环节。早产、正压通气、氧中毒、炎症反应、感染、营养不良及遗传倾向等为其高危因素。

2. **临床表现** 常见于早产儿呼吸窘迫综合征后,临床可分为四期。第Ⅰ期以原发病为主要症状,如呼吸加快,缺氧导致低氧血症及高碳酸血症。第Ⅱ期为再生期,临床症状无好转,需氧量明显增加,常有三凹征和发绀。第Ⅲ期为BPD早期,轻症可不用呼吸机,氧浓度降至40%~60%,严重病例需呼吸机辅助治疗。第Ⅳ期为慢性BPD期,患儿表现为慢性肺功能不全不得不依赖呼吸机生存,生长缓慢或停滞,呼吸急促伴三凹征,肺部经常可听到啰音或哮鸣音,病程短者可于数周内死亡,病程迁延者可达数月到数年,虽有可能逐渐恢复,但多死于继发性肺部感染、心功能不全、肺动脉高压及肺心病,幸存者常有肺功能障碍。

3. **胸部X线表现**

(1)第Ⅰ期:两肺广泛颗粒影,肺密度增加,支气管充气征明显。

(2)第Ⅱ期:两肺野密度普遍增加,心缘模糊。

(3)第Ⅲ期:胸部X线片示肺野有小圆形蜂窝透明区,肺野密度不规则。

(4)第Ⅳ期:胸部X线片示整个肺野有大小不一的圆形透明

区,两肺过度扩张伴条索状肺不张。

【治疗要点】

没有单独的方法可以降低 BPD 的发生率及严重度,因为 BPD 是多因素作用的结果。防治主要是针对高危因素进行预防为主。

1. **呼吸支持**　欧洲新生儿 RDS 防治指南中正式提出的命名为气管插管 - 肺表面活性剂 - 拔管(intubation-surfactant-extubation,INSURE)的治疗方法,可以降低早产儿 BPD 的发生率。研究表明,早产儿在经鼻持续气道正压通气期间接受 INSURE 治疗时,有利于改善患儿氧合功能,降低 BPD 的发生率。使用机械通气过程中,可采用允许性高碳酸血症策略及目标潮气量通气模式等以减少肺损伤,尽可能减少机械通气时间,可减少 BPD 发生。

2. **合理用氧**　高氧与 BPD 关系密切,但氧饱和度过低可增加患儿的病死率。氧疗的最佳目标是维持组织适当的氧供,但不产生氧中毒和氧应激。合理用氧对于预防和治疗 BPD 均起重要作用。

3. **合理营养和液体摄入**

(1)营养支持:提供充足的能量和蛋白质,每日能量 100~120kcal/kg,进食不足者加用静脉营养,逐步达到蛋白质和脂肪乳 3~3.5g/(kg·d)的需求量;微量元素是体内抗氧化剂的组成成分,要注意补充铜、锌、镁;补充维生素 A 可促进肺修复和降低 BPD 发生率。

(2)限制液体:BPD 的发生与液体量过多、肺水肿有关,应限制液体入量,一般每天 100~120ml/kg。出现以下情况可短期使用利尿剂:①生后 1 周出现呼吸机依赖、有早期 BPD 表现;②病程中因输入液量过多致病情突然恶化;③治疗无改善;④需增加热量、加大输液量时。但利尿剂易引起电解质紊乱,剂量宜小,可用呋塞米每次 1mg/kg,每日 1 次,或氢氯噻嗪和螺内酯口服。

4. **药物治疗**

(1)枸橼酸咖啡因:该药可防治早产儿呼吸暂停,能明显缩短机械通气时间,减少 BPD 发生率,可作为初始体重 ≤1 250g 的 RDS 早产儿常规治疗的一部分。首次负荷量为 20mg/(kg·d),以后 5mg/（kg·d）维持，可酌情持续使用至矫正胎龄 34 周。

（2）吸入性支气管扩张剂：β- 肾上腺素受体激动剂可降低气道阻力，改善通气。首选沙丁胺醇，可用沙丁胺醇计量吸入器或 0.5% 沙丁胺醇溶液（5mg/ml）0.02~0.04ml/kg，雾化吸入，逐渐加量至总量 0.1ml，每 6~8 小时 1 次。

（3）糖皮质激素：对治疗 BPD 有一定疗效，但不良反应较多，不能常规用于治疗和预防。对严重病例可适当使用，以气道局部雾化给药为宜，50μg/ 次，每日 2 次，疗程 1 周。

（4）NO 吸入：NO 吸入可以使 BPD 发生率下降，这和 NO 有调节血管张力、抗炎及抑制肺泡细胞凋亡、促进血管内皮生长因子生成等有关。

5. 抗感染　BPD 患儿常并发肺部感染，而感染可促使 BPD 的发生和发展，抗感染治疗非常重要，多做痰培养，根据药敏结果选用抗生素。

（赵诗萌）

第八节　新生儿呼吸衰竭

新生儿呼吸衰竭是由多种疾病导致的中枢性或 / 和外周性的呼吸生理功能障碍，使动脉血氧分压降低和 / 或动脉二氧化碳升高。主要原因为 RDS、湿肺、肺动脉高压、胎粪吸入综合征及肺炎等。部分患者由表面活性物质系统先天异常或肺泡与肺血管系统发育异常所致。

【诊断要点】

1. 青紫　应除外发绀型先天性心脏病。

2. 呼吸困难或呼吸暂停　呼吸频率可超过 60 次 /min，伴呻吟及三凹征；有中枢疾病所致者，可出现呼吸减慢，节律不整；早产儿常出现呼吸暂停。

3. 循环改变　四肢末梢凉，毛细血管再充盈时间延长，心率增快或减慢。

4. 血气改变

（1）$PaCO_2 > 60mmHg$。

（2）在 FiO_2 为 100% 时 $PaO_2 < 60mmHg$ 或氧饱和度 <80%。

（3）动脉血 pH<7.25。

【治疗要点】

1. 治疗原发病。

2. 保持气道通畅，改善通气功能。

3. 氧疗　轻、中度呼吸衰竭以加温湿化氧气维持血氧分压60~90mmHg。当吸氧浓度 50%~60%，血氧分压仍低于 60mmHg 或有呼吸衰竭其他临床表现时，用 CPAP 及 IPPV 通气；超低出生体重儿或 RDS 患者吸氧浓度超过 40% 即可早期用 CPAP。根据胎龄及疾病不同选择机械通气参数及通气策略，非侵袭性通气策略有助于改善预后。详见第九章。

4. 表面活性物质的预防性应用已明显降低了呼吸机治疗时间。

5. 吸入 NO 治疗也用于重度呼吸衰竭的治疗。

6. 保温、保湿，保证足够入液量及热量。

（赵诗萌）

第十三章

循环系统疾病

第一节　新生儿持续性肺动脉高压

新生儿持续性肺动脉高压(persistent pulmonary hypertension of newborn,PPHN),也称持续胎儿循环,是指由于新生儿出生后早期特殊解剖和生理特性的原因,出生后肺血管阻力不能有效下降,肺动脉压超过体循环动脉压,是由胎儿型循环过渡至正常"成人"型循环发生障碍,而引起的心房及/或动脉导管水平血液的右向左分流,临床出现严重低氧血症等症状;本病多见于足月儿或过期产儿。但随着近年来超早产儿的存活率增加,BPD并发肺高压逐渐增多,其发生的原因是由于肺部本身的疾病和/或持续低氧造成肺泡发育简单化、肺小动脉的减少、肺泡-毛细血管面积减少、肺血管重塑等造成肺循环压力增高,是早产儿BPD持续需氧浓度增高、发绀、不能脱离机械通气的一个重要病因;其发生原因与新生儿出生后早期的持续性肺动脉高压不同,治疗的措施也不同,应引起临床医生重视。

【诊断要点】

1. **临床分类**　一般根据PPHN病因的不同分为以下3种类型:

(1)继发于肺实质疾病的PPHN:如继发于肺透明膜病、胎粪吸入性肺炎及新生儿暂时性呼吸增快综合征等,由于肺泡通气不良,肺血管持续收缩不能正常舒张,导致肺动脉压力不能下降是主要的致病因素。

(2)影像学检查正常的PPHN:主要特征为临床上未发现肺实

质有器质性病变,如慢性宫内缺氧可引起肺血管再塑(remodeling)和血管平滑肌肥厚、管腔减小使血流受阻,也称原发性 PPHN。

(3)肺血管发育不良引起的 PPHN:如合并先天性膈疝、先天性肺发育不良等,主要为肺泡毛细血管数量减少。

2. 高危因素 除了少数原发性肺小动脉发育异常所致外,其他任何持续缺氧和严重酸中毒均可导致肺动脉压力上升,从而导致 PPHN 的发生。

(1)肺血管收缩:围产期窒息、胎粪吸入综合征、肺透明膜病、肺炎(如 GBS 感染)、上气道梗阻(后鼻孔闭锁、小下颌畸形)、低通气综合征、肺微血栓综合征(羊水吸入、非细菌性心内膜血栓症)、严重的低氧血症或酸中毒、低血糖、低钙血症、低镁血症等。

(2)肺血管平滑肌增厚:慢性宫内缺氧、胎盘功能不全、过期产、胎儿高血压、先天性心脏病等;母亲产前用药:如应用非甾体抗炎药而致胎儿宫内动脉导管关闭;孕后期(主要为孕 20 周之后)应用选择性 5- 羟色胺再摄取抑制剂(selective serotonin-reuptake inhibitors,SSRI)等,与新生儿 PPHN 发病有关联。

(3)肺血管床发育不全:原发性肺发育不良、波特综合征(Potter's syndrome)、膈疝、肺囊肿、肺微血栓综合征、外周肺动脉瓣狭窄等。

(4)继发于红细胞增多或高黏血症:胎盘功能不全、胎儿生长受限、母亲糖尿病、双胎输血综合征、贝 - 维综合征(Beckwith-Wiedemann syndrome)。

3. 临床表现

(1)高浓度吸氧后低氧血症不改善,主要表现为严重发绀,吸高浓度氧后多数患儿的青紫症状仍不能改善,如不伴有肺实质病变时,呼吸窘迫和三凹征症状不明显,特别是出生后 24 小时内表现为低氧血症与肺实质病或胸部 X 线表现的严重程度不成比例。但患儿在伴有羊水胎粪污染、胎粪吸入等肺部疾病的情况下,可表现为生后 12 小时内出现全身青紫和呼吸增快等症状。

(2)右心室或肺动脉压力增高的体征,约半数患儿可在胸骨左缘第 2 肋间听到收缩期杂音,系二、三尖瓣血液反流所致;剑突下心脏搏动明显、肺动脉瓣区第二心音亢进;当有严重的动脉导管水平的右向左分流时,右上肢动脉血氧分压大于脐动脉或下肢动脉氧分压;当合并心功能不全时,可闻及奔马律并有血压下降,末梢灌注不良及休克等症状。

4. **辅助检查**

(1)动脉导管前、后血氧分压差:测定动脉导管开口前(常取右桡动脉)及动脉导管开口后的动脉(常为左桡动脉、脐动脉或下肢动脉)PaO_2 或 $TcSO_2$ 差值,当两者 PaO_2 差值>10~20mmHg 或两处的 $TcSO_2$ 差>5%~10%,提示 PPHN 患儿存在动脉导管水平的右向左的分流;当患儿仅存在卵圆孔水平的右向左分流时,可不出现上述氧分压或氧饱和度差,因此,该试验阴性并不能完全排除PPHN。

(2)心电图可见右室肥厚,电轴右偏或 ST-T 改变。

(3)胸部 X 线检查:肺门充血及肺原发疾病表现,一般不出现心影异常;需除外气胸。

(4)超声心动图:可估测肺动脉压力明显增高,直观发现存在经动脉导管或卵圆孔水平的右向左分流情况,并可除外先天性心脏病,是本病最重要的诊断方法。超声诊断新生儿肺动脉高压的标准可根据:①肺动脉收缩压>35mmHg 或>2/3 体循环收缩压;或②存在心房或动脉导管水平的右向左分流。

5. **诊断试验** 由于常规超声检查评估肺动脉压技术的普及,传统的高氧(100%)和高通气试验,因有高氧肺损伤和过度通气影响脑血流等不良作用,已经很少应用。

(1)高氧试验:头匣或面罩吸入纯氧 5~10 分钟,如缺氧无改善提示存在 PPHN 或发绀型心脏病所致的右向左血液分流存在。

(2)高氧高通气试验:对高氧试验后仍发绀者,给予气管插管或面罩气囊正压通气,频率为 100~150 次/min,使二氧化碳分压下降至"临界点"(20~30mmHg),若 PaO_2 较通气前升高>30mmHg 或 $TcSO_2$ 升高>8%,提示存在 PPHN;如需较高的通气压力(>40cmH_2O)才能使二氧化碳分压下降至临界点,则提示肺高压患儿预后不良。

【治疗要点】

PPHN 的治疗目的是降低肺血管阻力、维持体循环血压、纠正右向左分流和改善氧合。

1. **防止肺动脉压继续增高、降低肺血管阻力** 避免低氧血症、低体温、酸中毒、贫血、低血压、红细胞继续增多(注意避免利尿剂的使用)和减少刺激。

(1)目标氧合的保持:虽然氧是有效的肺血管扩张剂,但较长期吸入100%氧也可导致肺血管收缩、对iNO的反应性降低、氧化应激损伤等,应注意避免长期使用。推荐将动脉导管开口前的PaO_2维持在55~80mmHg,血氧饱和度(SaO_2)0.90~0.98。对于严重的病例,尤其是先天性膈疝并发PPHN,尽管已使用了较高参数的辅助通气支持,氧合可能仍不理想,此时如血乳酸水平正常(<3mmol/L)和尿量≥1ml/(kg·h)时,动脉导管开口后的SaO_2维持在0.8左右是可以接受的。

(2)纠正严重酸中毒,使PPHN急性期血pH>7.25,能维持在7.30~7.40最佳,但应避免过度碱化血液。

(3)增加心输出、维持适当体循环血压:可减少PPHN时的右向左分流,对于足月新生儿推荐体循环收缩压50~70mmHg,平均压45~55mmHg;适当液体治疗或扩容;适当应用血管活性药物:可选用多巴酚丁胺10~20μg/(kg·min)、多巴胺5~10μg/(kg·min)或肾上腺素。

(4)避免烦躁:必要时使用镇静、镇痛剂,注意肌松剂可能会增加病死率,应尽可能避免使用。

1)镇痛:可用吗啡,先予负荷量静脉滴注0.10~0.15mg/kg持续输注1小时以上,随后以0.01~0.02mg/(kg·h)输注;或给予每次吗啡0.05~0.2mg/kg,缓慢静脉推注5分钟以上,或肌内注射、皮下注射。芬太尼:0.5~4μg/kg缓慢静脉注射,按需可间隔2~4小时重复;也可按1~5μg/(kg·h)持续输注,从小剂量开始,需注意静脉输注容易产生耐药现象,注意调整剂量。

2)镇静:咪达唑仑或地西泮、水合氯醛、苯巴比妥、氯丙嗪等。咪达唑仑0.01~0.06mg/(kg·h)持续静脉输注或每次0.05~0.15mg/kg静脉输注5分钟以上,必要时2~4小时可重复使用;地西泮每次0.1~0.3mg/kg静脉缓注,PRN或每2小时1次。水合氯醛口服或直肠给药,每次25~75mg/kg,仅适用于短期使用。

3)肌松剂:呼吸对抗时可谨慎使用肌松剂,如潘可龙(巴夫龙,pancuronium)每次0.1mg/kg,维持量为0.04~0.1mg/kg,必要时每1~4小时1次。

2. 呼吸管理 注意保持最佳的肺容积,给予适当的 PEEP 和平均气道压(MAP),相对低的吸气峰压。初始可适当吸入高浓度氧气(FiO$_2$: 0.8~1.0),呼吸频率:50~70 次 /min,保持动脉导管开口前的血气 pH>7.25、PaCO$_2$ 35~40mmHg、PaO$_2$ 55~80mmHg;对于严重病例,如使用较高呼吸机参数支持仍不能维持理想的血气值,只要血乳酸维持在<3mmol/L、尿量 ≥1ml/(kg·h),动脉导管开口后的 SaO$_2$ 在 0.8 左右是可以接受的。

如应用常频通气 PIP>25~30cmH$_2$O,潮气量>6ml/kg,仍不能保持理想的气血值时,可应用 HFOV。此时可采取高通气策略,高频 MAP 值设置在较常频通气时的 MAP 值高 2cmH$_2$O 以上;针对高 PaCO$_2$,可将振幅水平设置在适当高水平范围,注意监测血气,以维持在合适范围。

3. 肺血管扩张剂的应用 肺血管扩张剂主要作用于肺血管内皮细胞和平滑肌的 NO、前列环素和内皮素受体等三个靶点(图 13-1-1),注意肺血管扩张剂的应用会增加肺血流,致肺静脉和左心房压力增高,使可能合并存在的左心功能不全加重;一般 OI>25 是血管扩张剂应用的指征。

(1)一氧化氮吸入(iNO)治疗:通过 NO 激活鸟苷环化酶催化产生环磷酸鸟苷(cGMP),使肺血管平滑肌舒张,肺血管阻力下降;临床研究已证明 iNO 能改善 PPHN 的氧合,减少 ECMO 的使用,是足月或近足月儿 PPHN 的标准治疗手段;对于早产儿,应用 iNO 后应密切观察,注意出血倾向。起始 iNO 治疗浓度为 10~20ppm,1~4 小时;有效维持浓度 5~10ppm,6 小时 ~3 天;长期维持 1~5ppm,3~7 天。一般 FiO$_2$ 下降>0.3,SaO$_2$>85%,PaO$_2$>50mmHg,肺动脉血压 / 体循环血压<0.7 视为有效。iNO 联合应用 HFOV 疗效较好。对于 PPHN 伴左心功能不全时,表现为心房水平的左向右分流而在动脉导管水平的右向左分流,此时 iNO 可以加重肺水肿使呼吸状态恶化,属于禁忌证。

(2)西地那非(sildenafil):是目前应用经验最多的磷酸二酯酶 -5 抑制剂,抑制 cGMP 的降解,增加内源性 NO 的舒张血管平滑肌作用。剂量为 0.5~2.0mg/kg,每 6~12 小时 1 次,口服或静脉用药。

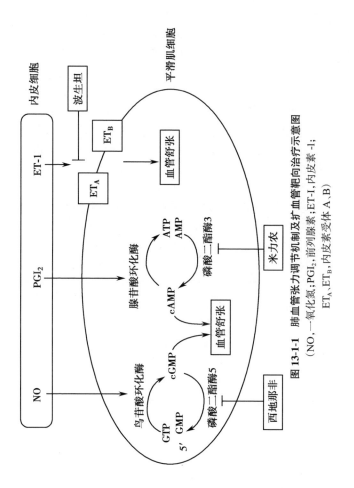

图 13-1-1 肺血管张力调节机制及扩血管靶向治疗示意图
（NO，一氧化氮；PGI$_2$，前列腺素；ET-1，内皮素 -1；
ET$_A$，ET$_B$，内皮素受体 A、B）

（3）内皮素受体拮抗剂：通过抑制内皮素受体可扩张肺血管。常用内皮素受体拮抗剂为波生坦，口服应用剂量为每次 1~2mg/kg，每天 2 次。疗效相对较慢，目前尚无足够证据支持内皮素拮抗剂单独或辅助 iNO 治疗 PPHN。

（4）米力农：为磷酸二酯酶 -3（PDE-3）抑制剂，通过抑制 PDE-3 活性，使前列腺素途径的血管扩张作用持续；同时有正性肌力作用。对于 PPHN 伴左心功能不全时，可选用米力农。使用剂量为：负荷量 50~75μg/kg 静脉滴注 30~60 分钟，再给以 0.50~0.75μg/(kg·min) 维持；有体循环低血压时不用负荷量。对于 <30 周的早产儿，可用负荷量 135μg/kg 静脉滴注 3 小时，再给予 0.2μg/(kg·min) 维持。用药中可出现体循环低血压，可在给予负荷量前预先补充一定容量，如生理盐水 10ml/kg 可减少低血压不良反应。

（5）前列腺素 E_1（前列地尔、PG）：具有扩张所有小动脉的作用，因其选择性扩张肺血管效果差，限制了其在 PPHN 治疗中的应用价值。起始剂量 0.05~0.1μg/(kg·min)，持续静脉滴注，根据氧合效应和副作用情况调整剂量，维持剂量可低至 0.01μg/(kg·min)。

（6）硫酸镁：负荷量 200mg/kg，20~30 分钟静滴，以后用 20mg/(kg·h) 维持；如 SaO_2 未达理想水平，可每隔 30 分钟提高速率 10mg/(kg·h)，最大维持速率为 50mg/(kg·h)。使用时注意补充钙剂，并监测血电解质水平、血气和生命体征。

（7）其他：妥拉苏林、精氨酸、硝普钠、异丙肾上腺素等。

4. ECMO 的应用　对于严重低氧性呼吸衰竭和肺动脉高压，伴或不伴心力衰竭时，可以考虑应用 ECMO。注意严重颅内出血等不可逆损害时应用 ECMO 无效；胎龄 <34 周或出生体重 <2kg，或合并有其他较严重疾病时应谨慎应用。ECMO 应用指征：①在常频机械通气时 OI ≥ 40，在高频通气时 OI ≥ 50。②在最大的呼吸支持下，氧合和通气仍不改善：PaO_2<40mmHg 超过 2 小时，或 PaO_2<50mmHg 超过 2~12 小时；在常频机械通气下 PIP>28cmH$_2$O，或在高频通气下 MAP>15cmH$_2$O，但动脉导管前 SaO_2<85%。③代谢性酸中毒，pH<7.15，血乳酸增高 ≥ 5mmol/L，液体复苏或正性肌力药物应用仍不能纠正的低血压或循环衰竭，尿量 <0.5ml/(kg·h) 持续 12~24 小时。④其他：胎龄 >34 周，体重>2kg。⑤酸中毒和休克。

（杨传忠）

第二节　新生儿危重型先天性心脏病

先天性心脏病（congenital heart disease,CHD）是小儿最常见的心脏病,其中有较大部分在新生儿期可表现出临床症状,发病年龄越小,复杂畸形越多见,是导致婴儿和新生儿死亡的主要原因。随着先天性心脏病外科治疗手段的不断进展,不但某些先天性心脏病可以早期通过外科手术得以根治,而且许多以往无法手术或手术效果极差的先天性心脏病,如主动脉弓离断、右心发育不良综合征、单心室、三尖瓣闭锁、肺动脉闭锁、右心室双出口等,手术成功率明显提高。

【诊断要点】

1. 病史　Ⅰ级亲属（父母、兄姐）有严重先天性心脏病家族史,母亲孕期病毒感染史、疾病史（如糖尿病、红斑狼疮等）、用药史、射线接触史、饮酒史和其他致畸因素接触史等,需考虑有先天性心脏病的可能。

2. 临床表现

(1)青紫:新生儿出现与肺部体征不相符合的发绀时应考虑有先天性心脏病。

1)特点:为中央性青紫,可表现为全身持续性青紫,吸氧不能缓解;也可表现为差异性青紫。

2)青紫出现时间:先天性心脏病表现青紫常常是出生时无明显青紫,以后逐渐出现。不同类型的先天性心脏病青紫出现时间不同,一般大动脉转位的患儿青紫常在出生后一周内出现;伴全肺静脉异位引流和埃布斯坦(Ebstein)畸形的患儿青紫也多在出生后第1周出现;三尖瓣闭锁和严重肺动脉瓣狭窄青紫出现于生后1~4周;而法洛四联症患儿青紫可在生后12周内才出现。

(2)心力衰竭:其特点是发生时间早、治疗困难、不易控制。伴左心发育不良综合征的患儿常在生后第1周内随动脉导管的关闭而发生心力衰竭和休克;伴主动脉狭窄的全肺静脉异位引流和肺动脉瓣狭窄的患儿也常在生后第1周出现心力衰竭;在生后6周内突然发生的心力衰竭需考虑继发于主动脉缩窄综合征;在生后第 1 个月内,诸如大的室间隔缺损和房室共道等左向右的分流先天性心脏病也可随肺血管阻力下降而发生心力衰竭。

(3)杂音:心脏杂音是常见体征,但与先天性心脏病的严重程度不成比例,且某些严重致死性的先天性心脏病可以始终没有杂音。

(4)其他体征:测定四肢血压,观察上下肢血压有无差异,脉压大小,脉压增宽常见于动脉导管未闭、主动脉瓣关闭不全等。注意外周动脉搏动及周围血管征等。

3. 辅助检查

(1)经皮血氧饱和度筛查:对危重症先天性心脏病的筛查具有高度的特异度和中等的灵敏度,特别是出生 24 小时后的筛查,假阳性率低于 24 小时内筛查,是筛查新生儿危重型先天性心脏病较经济、简便和实用的方法。筛查阳性的定义如下:①右手或任一脚的经皮血氧饱和度<90%;②右手或任一脚的经皮血氧饱和度连续 2 次测量(每次间隔 2~4 小时)均在 90%~94% 之间;③右手和任一脚的经皮血氧饱和度差值连续 2 次测量(每次间隔 2~4 小时)均>3%;以上 3 条满足任何一条即为筛查阳性。经皮血氧饱和度筛查结合心脏杂音听诊可进一步提高筛查的灵敏度。

(2)胸部 X 线片:可显示肺血的多少、心脏外形及与内脏的关系,有助于先天性心脏病的诊断。

(3)心电图:由于新生儿期心脏的特点,心电图对先天性心脏病的诊断有一定的局限性;但某些心律失常可由先天性心脏病所致,可为诊断提供一定线索。

(4)超声心动图:可直接显示心内结构,是先天性心脏病诊断的最重要的无创诊断方法。与临床表现及其他检查结合,可发挥重要的作用。

(5)心导管检查:确定病变部位及程度,对先天性心脏病术前诊断、选择手术方式有重要意义。

【治疗要点】

1. 一般治疗 注意保温和喂养,尽早建立血管通路、及时纠正代谢及水电解质紊乱;尽早进行心电、血氧监护,对危重患儿应检测有创动脉血压,必要时做好中心静脉压的监测。

虽然供氧有助于改善血液低氧状态,解除肺血管收缩,改善心肌缺血缺氧等,但对于动脉导管依赖型 CHD 氧疗需谨慎,可促进动脉导管收缩闭合。对于体循环动脉导管依赖型 CHD,需避免氧合过高导致肺充血和体循环灌注不足,动脉血氧饱和度应维持在 75%~85% 之间,若>85% 则需降低吸入氧浓度;对于肺循环动脉导管依赖型 CHD,一旦出现动脉血氧饱和度<75% 或呼吸暂停(即便已经应用前列腺素 E),应行呼吸机辅助通气;若出现呼吸暂停,但动脉血氧饱和度 ≥75%,应先降低前列腺素 E 剂量[不能低于 5ng/(kg·min)]。

2. **维持动脉导管开放**　对于导管开放依赖性的先天性心脏病应尽早开始前列腺素 E_1(前列地尔、PGE_1)的治疗,这部分先天性心脏病患儿早期出现症状,并在短期内由于动脉导管的关闭而恶化,导致患儿不能存活。基层医院不能进行超声心动图检查又暂时不能转院治疗时,如临床症状、心电图和放射学检查怀疑有左心或右心室流出道梗阻或大动脉转位可能时,可即时开始使用 PGE_1 治疗,可延长生命,为手术矫治创造条件。

(1)适应证:①右心梗阻:如肺动脉瓣闭锁,肺动脉瓣极度狭窄等;②左心梗阻:如左心发育不良综合征,导管前型主动脉缩窄等;③其他:完全性大动脉转位(并室间隔完整)、房间交通很小或肺静脉回流梗阻并发肺动脉高压的全肺静脉异位引流等。

(2)剂量:0.05~0.1μg/(kg·min)持续 60 分钟,有效后减量至 0.01~0.02μg/(kg·min)。

(3)不良反应:发热、呼吸暂停、心动过速、低血压、皮肤泛红、抽搐等。减量或停药症状可减轻或消失。

3. **介入性导管治疗**

(1)球囊房间隔造口术人为造成心房水平右向左分流以改善发绀和心力衰竭;适用于完全性大动脉转位,肺动脉瓣闭锁伴完整室间隔等先天性心脏病。

(2)经皮球囊瓣膜或血管成形术扩张瓣膜或血管缓解心力衰竭及发绀等;适用于主动脉瓣狭窄、主动脉缩窄、重度肺动脉瓣狭窄等。

4. **心力衰竭的治疗**　见本章第五节。需要注意的是某些流出道梗阻型先天性心脏病在使用洋地黄类药物时,需特别谨慎。

5. 外科手术 治疗新生儿危重症先天性心脏病手术治疗包括姑息手术和根治手术,姑息手术主要包括两大类,一是体肺分流手术,适用于肺血减少和发绀的患儿;一是肺动脉环缩术,适用于肺血过多和充血性心力衰竭的患儿。以下情况应尽快转诊到已开展新生儿先天性心脏病外科手术的医院进行及时的救治。

(1)左心发育不良综合征如严重主动脉缩窄、主动脉弓离断等。

(2)动脉导管依赖的青紫型先天性心脏病:肺动脉闭锁、严重的肺动脉瓣狭窄、大动脉转位等。

(3)严重的心律失常:先天性的心脏传导阻滞其心率低于50 次 /min。

6. 常见先天性心脏病的外科治疗

(1)房间隔缺损(atrial septal defect, ASD):1 岁以内发现的 ASD 有 39% 的自然闭合可能,虽然右心容量负荷增加,但很少出现肺动脉高压,但若出现顽固性心力衰竭、肺动脉高压或反复肺炎,亦应尽早考虑手术治疗,一般手术年龄以 4~5 岁为佳。若早期未及时处理,出现持续发绀或右心衰竭时应注意可能为手术禁忌证。

(2)室间隔缺损(ventricular septal defect, VSD):自然闭合率为21%~63%,膜部或肌部缺损有自然闭合可能,干下型室间隔缺损无自然闭合可能。对于较大室间隔缺损,药物难以控制心力衰竭及顽固性反复性肺炎的小婴儿室间隔缺损,应积极考虑早期手术;对部分经呼吸机辅助通气后仍难以控制肺部感染的小婴儿,可考虑急诊手术治疗。

(3)动脉导管未闭(patent ductus arteriosus, PDA):粗大的 PDA 由于大量左向右的分流,可在新生儿期或任何年龄出现心力衰竭、肺动脉高压或反复肺炎时,应尽早结扎手术治疗。但它也可能是其他复杂性先天性心脏病赖以生存的条件,故新生儿期药或手术关闭 PDA 时应慎重。

(4)法洛四联症(tetralogy of Fallot, TOF):占复杂性先天性心脏病的 10% 左右,新生儿期就出现症状者往往提示极重型法洛四联症。最佳手术年龄目前尚有争论,对于缺氧发绀严重的患儿,早期矫正手术对患儿的整体发育有利,应早期手术而不考虑手术年龄。

(5)完全性大动脉转位(complete transposition of the great arteries, cTGA):是新生儿期最常见的发绀型先天性心脏病,发病率在先天性心脏病中占 7%~9%,本病若不及时治疗,90% 于 1 岁以内死亡。目前可以在新生儿期施行大动脉调转术,且疗效逐年提高。因此,一旦诊断明确,应当争取早期实施根治术。手术最佳时间为生后 1~2 周,最迟不超过 1 个月,如合并 VSD 的手术时期最迟不超过 3 个月,总手术死亡率约为 15%。影响手术效果的主要因素是冠状动脉畸形,特别是壁内和单支冠状动脉移植术是术后早期死亡和影响晚期效果的主要因素。

先天性矫正型大动脉转位主肺动脉位于右后方而升主动脉位于左前方,尽管大血管位置有倒转,但肺动脉仍与静脉心室相连,而主动脉与动脉心室相连,血液方向得到生理上的纠正,故称为纠正性大动脉转位。发病率在先天性心脏病中占 1%,有 VSD 且合并肺动脉高压的新生儿或小婴儿,应尽早做双调转术。

(6)全肺静脉异位引流(total anomalous pulmonary venous connection,TAPVC):占先天性心脏病的<3%,分心上(45%)、心内(25%)、心下(25%)和混合型(5%),一旦诊断,应立即手术。

(7)Ⅰ型永存动脉干(persistent truncus arteriosus,PTA):占先天性心脏病的 0.7%。应在生后几小时内做出诊断,在监护室内稳定 24~48 小时,1 周内是手术的最佳时机。

(8)右心室双出口(double outlet right ventricle,DORV):占先天性心脏病的 1%,可在新生儿期手术,也有认为可在婴幼儿期手术。

(9)完全性房室隔缺损(TECD):占先天性心脏病的 4%~5%,手术时机为 2~3 个月。

(10)单心室组(SV):包括一组功能单心室病例,即心室双出口,二、三尖瓣闭锁或狭窄,室间隔完整的肺动脉闭锁等,可在新生儿或婴儿期做姑息手术。

(杨传忠)

第三节　病毒性心肌炎

新生儿心肌炎是由多种病因引起的心肌损害,其中以病毒感染为多见。临床表现不典型,易漏诊且死亡率高。柯萨奇 B 病毒、埃可病毒感染常可致此病在新生儿病房内流行;巨细胞病毒、风疹、水痘病毒多见于母妊娠期引起胎儿宫内感染,往往在新生儿早期即可发病;细菌、螺旋体、立克次氏体、真菌、原虫等也可为该病的病原;近年来报道肠道病毒(EV86 和 EV97)会引起致命的新生儿心肌炎。引起心肌炎的病原菌感染可发生在宫内、产时或产后,造成本病在婴儿室、母婴同室及产科发生暴发流行,病情严重,且病死率高。

【诊断要点】

1. **起病时间** 宫内感染者常于出生后 3 天内发病,产时感染者多由于吸入阴道内含病毒的分泌物于出生 1 周内发病,生后感染出现症状较晚,多由新生儿接触病毒携带者或患者而感染。

2. **一般症状** 临床表现轻重不一,起病形式多样,可呈暴发性经过。症状表现非特异性如:精神反应差或烦躁不安、发热、拒奶、呕吐、腹泻、皮疹、皮肤苍白或黄疸等,重者可有呼吸窘迫、发绀或全身苍白等。有的患儿可伴有神经系统损害,表现惊厥、昏迷等,脑脊液有无菌性脑膜炎的改变。

3. **循环系统改变**

(1)心搏出量不足:患儿面色苍白、体温不升、肢冷、脉弱、多汗、低血压等,甚至出现心源性休克。

(2)与体温不成比例的心动过速,奔马律、心音低钝,部分病例心前区有收缩期杂音。

(3)各种心律失常,如期前收缩、阵发性室上性心动过速、室性心动过速、各种传导阻滞等。

(4)充血性心力衰竭:表现为喂哺困难、呼吸急促、心率快、脉弱、心音低钝、心脏增大、两肺吸气末可闻及细湿啰音、肝大、水肿、少尿、无尿等。

4. **辅助检查**

(1)酶学检查:心肌受损时心肌酶谱可明显增高,心肌型的肌酸激酶同工酶(CK-MB)及肌钙蛋白(troponin,TnT)增高较有意义。

(2)心电图:心肌受损表现如 S-T 段降低和 T 波倒置;各种期前收缩如室性期前收缩、房性期前收缩、交界性期前收缩等;各种传导阻滞如窦房传导阻滞、房室传导阻滞、束支传导阻滞等。

(3)病毒学检查：患儿血液、咽拭子、粪便标本等分离病毒、特异性抗体 IgM 及病毒核酸检测等。

(4)其他：胸部 X 线片或心脏超声心动图可发现心脏扩大、心脏搏动减弱，并除外先天性心脏病。

5. **诊断标准**　目前仍根据 1999 年中华医学会儿科学分会心血管学组修订的病毒性心肌炎诊断标准，确诊依据包括：①临床观察到有心功能不全、心源性休克或心脑综合征；② X 线或超声心动图检查显示心脏扩大；③心电图异常改变。三者中具备 2 项可临床诊断为心肌炎，考虑到新生儿特点，特别注意要结合流行病学史，如：在婴儿室内有病毒感染的暴发流行或母亲在围产期有病毒感染史，发病同时或发病前 1~3 周有病毒感染的证据支持诊断。

由于临床表现不典型，临床表现轻重不一且变化多端，应注意与新生儿肺炎、败血症、缺氧缺血性心肌损害、心内膜下弹力纤维增生症、糖尿病母亲所生婴儿的肥厚型心肌病、心型糖原贮积病及先天性心脏病等鉴别。

【治疗要点】

尚无特效治疗，主要以对症、支持等综合治疗措施为主。

1. **一般治疗**

(1)避免对患儿的过度体检和操作，以尽可能地减少对新生儿的刺激，适当使用镇静剂或镇痛剂，保证新生儿安静，得到充分休息。

(2)积极控制和预防感染，必要时使用有效的抗生素。

(3)治疗各种原发的疾病，以免导致心肌的不断损伤。

2. **保护心肌和改善心肌代谢**

(1)急性期可使用大剂量的维生素 C 治疗，对自由基清除、促进心肌细胞的恢复和保护心肌细胞，纠正心源性休克有较好的效果。剂量为每次 100~200mg/kg，每天 1~2 次，缓慢静脉滴注或静脉注射，重症者可每 4~6 小时 1 次，2~4 周为 1 个疗程。

(2)果糖二磷酸钠，每次 100~250mg/kg，静脉滴注，以改善心肌代谢。

(3)其他：可应用肌酸磷酸、三磷酸腺苷(ATP)、辅酶 A、肌苷、细胞色素 C 等。

3. **对症处理** 积极治疗心源性休克、纠正心力衰竭、控制心律失常等。由于心肌受损是主要的病理损害,故在治疗时只要血压能维持正常范围,重要脏器血供能够维持,应尽可能避免或减少使用正性肌力药物,以减少心肌的负荷。需使用洋地黄类药物时,应注意由于心肌应激性增高,易发生洋地黄中毒而产生心律失常,需慎用。应用时应减少剂量,通常用饱和量的 1/2~2/3。

4. **静脉注射免疫球蛋白(IVIg)** 有报道应用 IVIg 治疗心肌炎有较好的疗效。剂量为每次 1.0~2.0g/kg,静脉滴注。

5. **肾上腺皮质激素治疗** 对于难治性或重症心源性休克或完全性房室传导阻滞患儿,可考虑应用肾上腺皮质激素治疗,常用地塞米松或氢化可的松。地塞米松每次 0.25~0.5mg/kg,静脉推注,每天 1 次;氢化可的松每次 2~5mg/kg,静脉推注,每天 1~2 次;一般应用 3~5 天。

肾上腺皮质激素治疗目前尚有争议。病毒感染早期,激素可能抑制干扰素合成,使得病毒扩散;但激素也可以抑制抗原抗体反应而减少炎症反应,利于局部炎症和水肿的消除,故应用肾上腺皮质激素时应注意其副作用,谨慎使用。

6. **免疫抑制剂** 对重症病毒性心肌炎可考虑应用免疫抑制剂治疗。卡托普利治疗柯萨奇病毒 B3 引起的心肌炎有较好的疗效,剂量 0.1~1mg/(kg·d),每 8 小时口服 1 次,疗程 4 周。

7. **预防** 新生儿病毒性心肌炎病死率较高,且容易引起在新生儿病房内的暴发流行,必须注意预防。应加强管理,新生儿病室工作的医务人员上岗前应注意相关疫苗的接种,严格遵守消毒隔离制度。发生流行时,患儿应隔离 2 周,对易感新生儿可给予注射相关的人血清免疫球蛋白。

(杨传忠)

第四节　心律失常

新生儿心律失常在临床上并不少见,其发生率可高达 8.5%。新生儿期任何心律失常均可发生,但室上性较室性心律失常多见,且多为功能性或暂时性,一般预后较好。少数严重心律失常,如阵发性室上性心动过速,发作时心率可达 230~300 次 /min,可引起急性心力衰竭,如不及时救治,可致死亡。

一、阵发性室上性心动过速

多见于无器质性心脏病的新生儿,是由于心脏传导系统发育未成熟所致,待发育成熟,心动过速即不再发作。由于临床上很难区别房性或结性心律失常,故统称为阵发性室上性心动过速。此类患者常合并预激综合征,发生于器质性心脏病者多见于三尖瓣下移畸形、完全性大动脉转位、心肌炎、心肌病、甲状腺功能亢进(甲亢)等。室上性心动过速可在宫内或分娩过程中发生,在宫内发生时常被误认为胎儿窘迫。

【诊断要点】

1. 临床表现 典型表现为脸色苍白、烦躁不安、手足乱动、拒乳、呼吸急促、呕吐等,如发作超过 12~24 小时易出现心力衰竭。听诊可发现心率增快、心音低钝、脉搏微弱。

2. X 线检查 发作早期心影增大不明显;随着时间延长,心脏逐渐扩大、肺静脉淤血。

3. 心电图 是主要确诊工具,房性或房室结性期前收缩连续出现 3 次以上称为阵发性房性或结性心动过速。窦性心率极少超过 210 次/min,而本症时心率显示可达 230~320 次/min,P 波常与前一周期的 T 波融合而消失,QRS 波一般形态正常,ST 段压低,T 波倒置。ST-T 的改变可持续至心动过速终止后数天。需与心力衰竭引起的窦性心动过速和心房扑动伴房室传导阻滞或室性心动过速相鉴别。

【治疗要点】

属急诊,应从速处理。

1. 消除病因及诱因。

2. 兴奋迷走神经 用浸冰水的毛巾或冰水袋放在患儿的鼻上或面部 10~15 秒,一次无效可间隔 3~5 分钟再试用一次,通过兴奋副交感神经制止心动过速,是最安全的方法,而且效果不错。在新生儿一般禁用颈动脉窦按摩或眼眶按压方法。

3. 药物治疗

(1)洋地黄类药物:适用于用过 β- 受体阻滞剂,发作时间不长,或有心力衰竭的患者。首选地高辛,用快速饱和法,足月儿饱和剂量 0.03mg/kg,早产儿 0.02mg/kg,静脉给药,首次剂量为饱和量的 1/2,余量分 2 次,每隔 6~8 小时重复 1 次,约 85% 有效。但应注意的是,地高辛对部分房室折返性心动过速的患者,由于其可能缩短副房室束的有效不应期,使用地高辛后可引起室性心动过速,甚至室颤而危及生命。

(2)腺苷:可阻断房室结的传导,有效地终止折返环路。经静脉 1~2 秒快速注射腺苷(100μg/kg),如果无效,可以再继以 200μg/kg,然后 400μg/kg 静脉快速注射。通常 7~8 秒起效,对 80%~95% 的房室折返性室上性心动过速有效。静脉注射速度过缓或剂量不合适,可能导致腺苷不起作用,使用过程中需持续 ECG 监测。

三磷酸腺苷(ATP)原液是强烈的迷走神经兴奋剂,一般静脉快速注射后常在一分钟内复律,但不适用于有病窦综合征的患儿,剂量每次 1~3mg。

(3)普罗帕酮(心律平):为广谱抗心律失常药,剂量每次 1~1.5mg/kg 加入 5%~10% 葡萄糖液 10~20ml 中缓慢注射,如无效 20 分钟后可再重复一次。适用于各类型的室上性心动过速。

(4)普萘洛尔(心得安):为 β- 受体阻滞剂,常用于合并预激综合征的患者,用量每次 0.1mg/kg 加入 10% 葡萄糖 20ml 中缓慢静脉注射。

(5)依酚氯铵(腾喜龙):为迷走神经兴奋药;剂量为 0.2mg/kg,静脉缓注;起初先用 0.04mg/kg 作为试验剂量。

(6)胺碘酮(乙胺碘呋酮):对威胁生命或耐药顽固病例伴预激综合征者有较好的疗效。静脉负荷量 5mg/kg 静脉输液 30~60 分钟,维持剂量 5~15μg/(kg·min),根据疗效调整剂量。由于副作用较为严重,一般作为二线用药。

4. 电复律 适用于病情危重,药物治疗无效或不能等待的患儿,剂量每次 0.5~1 瓦秒 /kg,剂量过大,可引起心肌坏死。转为窦性心律后,给地高辛口服维持。

5. 超速抑制 适用于药物治疗无效者,可进行食管心房调搏,或将心导管放置于右房作心房起搏,终止折返性心动过速。

6. 射频消融术 可终止折返性室上性心动过速,但在新生儿,因导管相对较大,而使其应用受限。

7. 手术治疗 用于难治性、威胁生命的心律失常,对旁路折返患儿成功率达 80%~100%,手术并发症约 5%~10%。

8. **阵发性室上性心动过速的治疗**　一般首先选用地高辛,无效时加普萘洛尔或普罗帕酮,顽固病例选用胺碘酮。除进行消融术或外科治疗外,一般室上性心动过速复律后为防复发,可用地高辛维持治疗 0.5~1 年。

二、阵发性室性心动过速

阵发性室性心动过速在新生儿少见,但是一种危险性高而需要紧急处理的心律失常。阵发性室性心动过速,多见于严重的器质性心脏病,如心脏肿瘤(新生儿表现为顽固性室性心动过速)、心肌炎、心肌病、先天性心脏病,药物中毒(如洋地黄、奎尼丁、拟交感胺等),严重的电解质或代谢紊乱(如低血糖、缺氧、高钾血症、低钾血症、高钙血症等)以及心导管检查或起搏时均可以引起室性心动过速。

【诊断要点】

1. **临床表现**　面色苍白、呼吸急促、血压下降,甚至出现心力衰竭或心源性休克等表现。听诊心率增快、节律规则,但心音低钝且强弱不等。

2. **心电图特征**　QRS 波宽大、畸形,心室率 150~250 次 /min,一般在 200 次 /min 以下,P 波与 QRS 波之间无固定关系,T 波与主波方向相反,心室率较心房率快,发作中出现心室夺获或室性融合波。

【治疗要点】

1. 病因治疗。

2. 药物治疗

(1)利多卡因:每次 1mg/kg 加入 10% 葡萄糖 10~20ml 中缓慢注射,必要时 5~10 分钟可再重复一次。由于利多卡因停用后药效在 20 分钟左右消失,故复律后应用 0.02~0.05mg/(kg·min)维持,总量不超过 5mg/kg。

(2)如果是洋地黄中毒引起,应首选苯妥英钠每次 2~3mg/kg,加葡萄糖缓慢静脉注射,此外尚可应用普罗帕酮、普萘洛尔等进行治疗。

(3)对尖端扭转型室性心动过速,应停用一切抗心律失常的药物;首选异丙肾上腺素,异丙肾上腺素使部分除极的细胞复极完全,用药后可逐渐停止发作,但最根本的治疗为心室起搏。

3. 电学治疗 危重者或药物治疗无效者,用同步直流电转复,每次 1~2 W·s/kg,术前注射利多卡因。复律后继续用药物维持治疗,预防复发。

三、Ⅲ度房室传导阻滞

又称完全性房室传导阻滞,此型心房与心室各自独立活动,彼此无关,心室率比心房率慢。阻滞可发生在房室结与房室束,阻滞位置越低,则心室率越慢,QRS 波越宽。完全性房室传导阻滞在新生儿中较少见,常见的病因可以是先天性的,如房室结缺如或纤维化,心脏传导系统因宫内感染或其他原因受损伤等,常见于母亲患有结缔组织疾病,如系统性红斑狼疮、类风温关节炎、皮肌炎等,由于母体产生的抗体使胎儿时期的传导系统受到损害;也可以是后天性的,如心肌炎、缺氧、药物中毒(如洋地黄)、电解质紊乱、心脏手术等。

【诊断要点】

1. 临床表现 临床表现不一,心室率缓慢而规则,常低于 80 次 /min,第一心音强弱不等,有时可闻及第三心音或第四心音,大多数患儿心底部可闻及 Ⅰ~Ⅱ级喷射性杂音。

2. 心电图特征 P-P 间期与 R-R 间期各有固定的规律,P-R 间期无固定关系;心室率较心房率慢,心室率 40~60 次 /min,心房率 70~200 次 /min;如心室异位起搏点在房室束分支以上,QRS 波形与正常窦性相同;如起搏点在分支点以下,则 QRS 波宽大畸形。

【治疗要点】

是否需要治疗取决于心室率及原发病病因,对于无症状的先天性Ⅲ度房室传导阻滞的新生儿无需治疗。

1. 病因治疗 如手术后或心肌炎所致的Ⅲ度房室传导阻滞,可加用激素以减轻传导系统的水肿改善传导。出现心力衰竭时则应加用洋地黄及利尿药治疗。

2. 药物治疗 如无症状,则不需治疗。如有症状可试用阿托品或异丙肾上腺素增加心率。阿托品静脉注射每次 0.01~0.03mg/kg;

异丙肾上腺素每次 0.05~0.5μg/(kg·min),根据心室率调整剂量。

3. 如出现下列情况,应植入起搏器治疗,即使早产儿安放起搏导管也是安全的:

(1)充血性心力衰竭伴 QRS 时限延长。

(2)新生儿心率<50 次/min,尤其是出现心源性脑缺氧综合征者。

(3)频发或多源性室性期前收缩,限制型心肌病。

(杨传忠)

第五节　新生儿心力衰竭

新生儿心力衰竭(简称心衰)是指在某些病因作用下,心脏排出血量不能满足血液循环及组织代谢的需要,而出现的一系列病理症状。它是新生儿常见的危重急症之一,病情发展迅速,临床表现不典型,需注意早期诊断和积极治疗。

【诊断要点】

新生儿期心力衰竭的诊断尚无明确统一的标准,应结合病因、临床表现和相关辅助检查综合判断。

1. 病因

(1)心脏血管疾病:某些先天性心脏病、心肌疾病、严重的心律不齐、早产儿动脉导管未闭、心内膜弹力纤维增生症等。

(2)非心脏血管疾病:

1)低氧血症:各种呼吸系统疾病引起的低氧血症、窒息引起的心肌损害等。

2)感染性疾病:严重感染或感染性休克时引起心肌缺氧、缺血、中毒引起心肌结构破坏。

3)严重贫血如 Rh 溶血病、经胎盘失血或双胎间输血等。

4)其他:如低血钙、低血镁、低血糖、酸中毒等致心肌代谢障碍;或输血、输液过多、过快致心脏负荷过重。

2. 临床表现

(1)心功能减退表现:

1)心脏扩大:是心脏泵血功能的代偿机制,心脏可表现扩大或肥厚,主要靠胸部 X 线、超声心动图诊断。

2)心率改变:也是一种代偿机制,安静时心率持续>160 次 /min,心率过快使心室舒张充盈减少,故代偿作用有限。晚期心衰可表现为心动过缓,心率<100 次 /min。

3)奔马律:心功能受损,易出现舒张期奔马律。心衰控制后,奔马律即消失。

4)喂养困难及多汗:心衰患儿易疲劳,多有吸吮无力、拒奶及喂哺困难。由于心功能受损时儿茶酚胺分泌增多,患儿出汗较多,尤其吃奶后睡眠时明显。

(2)肺循环淤血表现:

1)呼吸急促、费力,安静时呼吸频率>60 次 /min,病情重时可有呻吟、鼻翼扇动、三凹征及发绀,平卧可使呼吸困难加重,直抱或卧肩可减轻。

2)肺部啰音:肺部可听到湿性或干性啰音,说明有肺泡腔渗出和肺间质水肿。

(3)体循环淤血表现:

1)肝大:为静脉淤血最早、最常见体征,右肋下 ≥3cm 或短期内进行性增大,以腋前线最明显。可在短期内进行性增大,心衰控制后缩小。

2)颈静脉怒张:新生儿颈短、胖,不易望诊,可将小儿抱起,在不哭时观察颈部浅静脉是否扩张,也可见竖抱时头皮静脉扩张。

3)水肿或体重增加:可不明显,但可表现为短期内体重骤增,有时可见眼睑及胫骨、骶骨轻度水肿。

4)尿量减少:肾滤过率下降引起尿少和轻度蛋白尿。

重症或晚期心衰可出现周围循环衰竭、血压下降、脉弱、心率慢、肢端发绀、呻吟等,呼吸和心率可以不增快,应引起注意。当合并心源性休克时肝大和心脏增大是心衰的唯一线索。

(4)新生儿日龄与心力衰竭的关系:

1)生后立即或数小时内:常常并非由解剖结构异常,主要原因是心肌功能抑制,如新生儿严重窒息缺氧缺血导致心内膜下心肌、乳头肌坏死及急性二尖瓣及三尖瓣关闭不全,引起心力衰竭甚至死亡;贫血导致的心力衰竭也多发生在生后数小时内如失血、溶血等。

2)出生后 1 周内:先天性心血管畸形中 HLHS、TGA、TAPVD

(梗阻型)、极重度肺动脉瓣或主动脉瓣狭窄;肺部疾病如上气道阻塞、PPHN;低通气、肾衰竭、甲亢等。

3)出生后1周~1个月内:除上述心血管畸形外,主动脉缩窄合并 VSD 或 PDA、左心室流出道梗阻、永存动脉干(PTA)、单心室、房室通道、左冠状动脉起源于肺动脉、大量分流的 VSD、非梗阻型 TAPVD 等常在此期发生心衰。

4)早产儿:存在大的左向右分流病变如 VSD、PDA 时,如肺血管阻力降低过快,可在新生儿期出现心衰。

3. 辅助检查

(1)胸部 X 线:心影增大,心脏搏动减弱,肺纹理增加,肺门阴影增宽,肺透过度减低,有时可见叶间积液。

(2)心电图:多有窦性心动过速,心室、心房肥厚,ST-T 改变或心律失常等。

(3)超声心动图:可进行病因判断及对心功能评估,心室内径增大,腔静脉增宽,室间隔和室壁运动幅度减弱,心脏每搏量、心排血量、射血分数及心排血指数减低。

(4)血流动力学监测:如中心静脉压增高,动脉血压在晚期心衰时下降等。

【治疗要点】

1. 病因治疗　是控制或解除心衰的重要措施。复杂心脏畸形应尽早手术。早产儿 PDA 需要药物或手术治疗。低血钙、低血糖及贫血应及时纠正。心律失常应尽快用抗心律失常药物控制。严重感染引起的心衰应选择适当抗生素控制感染。

2. 一般治疗和护理

(1)适当保暖:置暖箱或红外线抢救台。

(2)严密监护:心电、呼吸、经皮血氧饱和度监护、有创或无创血压监护、定时监测血气、电解质、血糖等。

(3)保持适当体位,一般将床头抬高 15°~30°,呈头高倾斜位。

(4)心衰时均需供氧,保持良好的氧合状态,必要时需尽早进行辅助通气,以减少氧气消耗和肺水肿。但对动脉导管依赖型的先天性心脏病患儿供氧应慎重。

(5)适当控制液体入量:一般较正常需要量减少 1/4~1/3,量出为入,保持水、电解质及酸碱平衡。

（6）镇静　烦躁不安者可考虑给予镇静剂。

3. 洋地黄制剂　洋地黄是治疗心衰的常用药物。

（1）制剂的选择：推荐应用地高辛，作用可靠，使用较安全。地高辛口服吸收好，但重症时宜用静脉。急性心衰时也可选用去乙酰毛花苷丙（西地兰）。

（2）用法、用量：新生儿采用较小剂量（表 13-5-1）。

表 13-5-1　地高辛用量

| | 地高辛饱和剂量（mg/kg, 24 小时） | | 维持量 |
	口服	静脉注射	
早产儿	0.02~0.025	3/4 口服量	1/5~1/4 饱和量，分 2 次
足月儿	0.03~0.04	3/4 口服量	1/5~1/4 饱和量，分 2 次

1）饱和量法：适用于重症心衰，首次剂量为饱和量的 1/2，静脉注射，余量分 2 次，每隔 4~6 小时重复 1 次；亦可以 1/3 饱和量分 3 次，间隔 6~8 小时给予。末次给药 12 小时后给予维持量，用量为饱和量的 1/5~1/4，分 2 次，1 次 /12h。一般可在心衰纠正、病情稳定 24~48 小时停药。

急性心力衰竭时也可用静脉注射去乙酰毛花苷（西地兰），负荷量为 0.02mg/kg，首次用负荷量的 1/3~1/2，余量分 2~3 次，每次间隔 6~8 小时。去乙酰毛花苷只能静脉注射，排泄过快，药效不易稳定。

2）维持量法：适用于轻症或较慢的心衰患儿，每天用饱和量的 1/4，经 5~7 天达到稳定血药浓度。

3）洋地黄中毒：新生儿洋地黄中毒症状不典型。主要表现为嗜睡、拒奶、心律异常，用药过程中如出现心率<100 次 /min，或出现期前收缩为常见中毒表现。洋地黄中毒时应立即停药，并停用利尿剂和激素，监测心电图。肾功能正常者，可用 0.15%~0.30% 氯化钾缓慢静滴，总量不超过 2mmol/kg。同时积极治疗各种心律失常。早产、低氧血症、低钾血症、高钙血症、心肌炎及严重肝肾疾病均易引起洋地黄中毒。

4. 非洋地黄类正性肌力药物

（1）正性肌力药物：

1) 多巴胺:适用于低心排伴低血压患儿,与多巴酚丁胺联用时可减少两者的剂量。小剂量 3~5μg/(kg·min)时主要通过多巴胺受体扩张肾血管,增加尿量,对心脏 β_1- 受体和外周血管 α_1- 受体也有轻度作用,且对血流动力学的影响可能因人而异,对血压影响不大;中等剂量 5~10μg/(kg·min)时主要作用于心脏 β_1- 受体,对外周血管 α_1- 受体轻度作用,可增加心排血量和外周血管阻力,提高平均动脉压;大剂量 10~20μg/(kg·min)主要作用于外周血管 α_1- 受体,增加外周血管阻力,同时也作用于心脏 β_1- 受体增加心排出量。

2) 多巴酚丁胺:为低心排但血压稳定患儿的首选。对心脏 β_1- 受体作用较强,增加心排血量,对外周血管 α_1- 受体作用较弱,且有中等强度的 β_2- 受体作用,故整体表现为反射性扩张血管,对血压的作用不明显。新生儿剂量一般为 2~20μg/(kg·min)。

(2)磷酸二酯酶抑制剂:用于儿茶酚胺或洋地黄治疗效果不好者,既可增加心肌收缩力,亦可扩张周围血管,它对心脏作用不依赖 β- 肾上腺素受体,可以改善心肌收缩功能,却不增加心肌氧耗和后负荷,可减轻心脏前、后负荷。常用的药物为:米力农(二联吡啶酮),每次 25~75μg/kg 静脉注射 60 分钟以上,再以 0.5~0.75μg/(kg·min) 维持;对于<30 周的早产儿,负荷量用 0.75μg/(kg·min),输注 3 小时,随后以 0.2μg/(kg·min) 维持。

5. **扩血管药物** 使用血管扩张剂能扩张血管,减轻心脏前、后负荷,增加心排血量,对顽固性心衰,特别是对心脏储备能力较差的新生儿心衰治疗有较好的效果。血管扩张剂按其作用周围血管的部位可分为 3 类:第 1 类药物以扩张静脉血管为主,有硝酸甘油、硝酸异山梨醇等,适用于以肺淤血为主者,主要为减轻心脏前负荷。第 2 类主要扩张小动脉,有酚妥拉明、酚苄明、硝苯地平等,适用于心排血量低、外周阻力高的患儿,主要减轻后负荷。第 3 类药物可使动、静脉皆扩张,同时减轻前后负荷,有硝普钠、哌唑嗪等。扩血管药物对左心室前负荷不足时用药可能引起心排血量减少,故需严格掌握适应证,谨慎使用。并从小剂量开始应用,逐渐加量;血容量不足或血压偏低者应慎用,扩血管药物的用量见表 13-5-2。

表 13-5-2　扩血管药物的用量

药物	用药途径	剂量
硝酸甘油	静滴	开始量 $0.5\mu g/(kg\cdot min)$，渐增至不超过 $3\mu g/(kg\cdot min)$
硝酸异山梨醇	口服	$0.5mg/(kg\cdot d)$
酚妥拉明	静滴	$0.5\sim5\mu g/(kg\cdot min)$
酚苄明	静滴	$1\sim2mg/(kg\cdot min)$
硝苯地平	口服	$0.3mg/(kg\cdot d)$
硝普钠	静滴	$1\sim5\mu g/(kg\cdot min)$
哌唑嗪	口服	$20\sim50mg/(kg\cdot d)$

6. **血管紧张素转换酶抑制剂**　除有扩血管作用外，尚有抑制醛固酮分泌从而减少水、钠潴留的作用。

(1) 巯甲丙脯酸(captopril，开搏通)：对严重心衰疗效明显，不良反应有血钾升高、粒细胞减少和蛋白尿等。早产儿起始剂量 $0.01mg/(kg\cdot 次)$，每 8~12 小时 1 次；足月儿≤7 天起始剂量 $0.01mg/(kg\cdot 次)$，每 8~12 小时 1 次，>7 天起始剂量 $0.05\sim0.1mg/(kg\cdot 次)$，每 8~24 小时 1 次，最大剂量 $0.5\ mg/(kg\cdot 次)$，每 6~24 小时 1 次。

(2) 乙丙脯氨酸(enalapril，依那普利)：无巯甲丙脯酸的不良反应，用药后起效慢，但持续时间长，用药后血压下降较明显。开始剂量 $0.04\sim0.1mg/(kg\cdot d)$，每天 1 次，逐渐加量，最大量不超过 $0.5mg/(kg\cdot d)$，分 2 次口服。

7. **利尿剂**　合理应用利尿剂是治疗心衰的一项重要措施，可减轻心脏前负荷，减轻脏器淤血，有利于心功能恢复。常用药有呋塞米、氢氯噻嗪、螺内酯(安体舒通)等。

（杨传忠）

第六节　新生儿休克

新生儿休克是由多种原因引起的急性微循环功能障碍所致的一种复杂的临床综合征，由于有效循环血量降低及心搏出量减少,导致重要生命器官和组织血流灌注不足,组织中氧和营养物质供应不足,代谢产物不能得到有效的清除,细胞的结构和功能损害,最终导致细胞死亡和脏器功能不全。休克时经常(但并非总是)伴有低血压,低血压时也并非一定有休克。休克是新生儿期常见的急症,是导致新生儿死亡的重要原因之一。其临床表现不典型,病情进展快,容易延误诊治,应予重视。

【诊断要点】

1. 高危因素

(1)血容量不足:胎盘早剥、胎母输血、双胎输血、严重脱水、颅内出血、硬膜下出血、肾上腺出血、大量肺出血等。可见皮肤苍白、中心静脉压(central venous pressure,CVP)下降。失血引起者有贫血,血细胞比容下降。

(2)缺氧:产前或产时窒息、呼吸衰竭、氧输送障碍(如重度贫血或血红蛋白病致组织缺氧)。表现为心率快、呼吸急促、心脏扩大,心电图多有心肌缺血的 T 波及 ST 段改变,CVP 升高。

(3)心源性原因:心肌病、心律失常、先天性畸形(如左心发育不良、主动脉弓断离等)、低钙血症、严重低血糖等。常有心脏扩大、肝增大、呼吸困难、心率快、奔马律等。心电图、心脏超声、X 线等检查常有异常发现。

(4)静脉回流受阻:张力性气胸、呼吸机压力参数设置不当、心脏压塞等。

(5)感染性休克:特别是早期 GBS 感染,有明确的严重感染原发病,感染中毒症状明显,或高热,或体温不升,酸中毒明显,血乳酸明显升高,CVP 升高。

(6)药物:如低血容量未完全纠正时不当使用了如前列环素、异丙肾上腺素或硫酸镁等血管扩张剂,其他如肌松剂、麻醉剂或万古霉素的不当使用等。

(7)严重的低碳酸血症等。

2. 临床表现　休克的临床表现在休克的不同阶段有所不同,无特异性的临床表现。也不能以血压是否降低来判断休克的有无。患儿早期常表现有精神萎靡、皮肤苍白或花斑、肢体发凉、心率增快、皮肤毛细血管充盈时间延长(足跟部>5 秒、胸前或前臂>3 秒),患儿早期可能表现为体循环血压正常或略升但脉压可能缩小。除此之外,脉搏细弱、呼吸暂停、呼吸急促、代谢性酸中毒、体温不升也是常见的表现;后期可表现为低血压及尿量减少,此时治疗较为困难。

新生儿休克诊断分度评分方法见表 13-6-1。

表 13-6-1　新生儿休克评分表

评分	皮肤颜色	皮肤循环	四肢温度	股动脉搏动	血压(收缩压)
0	正常	正常	正常	正常	>8kPa
1	苍白	较慢	凉至膝、肘以下	减弱	6~8kPa
2	花纹	甚慢	凉至膝、肘以上	触不到	<6kPa

注:轻度休克为 5 分,中度为 6~8 分,重度为 9~10 分。皮肤循环:指压前臂内侧皮肤毛细血管再充盈时间,正常<3s,较慢为 3~4s,甚慢为>4s。引自:吴玉斌,韩玉昆.新生儿休克诊断标准探讨.中国实用儿科杂志,1997,12:86-87

3. 辅助检查

(1)血压:应用有创或无创血压测量方法,所测得的血压值可能存在差异。无创血压测量时,所使用袖带的大小可明显影响其测量的准确性。疑似新生儿休克时最好采用经脐动脉或外周动脉插管进行有创血压监测;一般足月儿收缩压<50mmHg,早产儿生后第一天的平均动脉压(MAP)低于其孕周,或出生第三天后,其MAP 低于 30mmHg,应考虑存在低血压。新生儿休克时交感神经兴奋性较强,能维持较长时间的血管收缩,故休克早期血压可以正常,血压下降已属中晚期表现,因此不能以血压下降作为新生儿休克的早期诊断指标。

(2)CVP:测量 CVP 有助于鉴别心功能不全或血容量不足引起的休克,新生儿可通过脐静脉或 PICC(其管端应放置在右房入口处)进行中心静脉压的测量判断。一般认为对稳定的新生儿,CVP 正常应维持在 5~8cmH$_2$O。如<5cmH$_2$O 考虑低血容量性休克或液体量不足,可继续扩容;如果>8cmH$_2$O 考虑心源性休克或血容量已经足够,继续扩容可增加心脏负担,使休克恶化;但影响CVP 的因素较多,如血管收缩剂或扩张剂的应用等,测量时须加以注意。由于早产儿常有动脉导管和卵圆孔开放,左室心搏出量测量的应用价值受到限制。

(3) 血气分析:主要表现为代谢性酸中毒,难以纠正的代谢性酸中毒是休克时微循环障碍的重要证据,pH<7.0 提示严重休克,pH<6.8 提示预后不良。如出现 $PaCO_2$ 升高或突然升高,应考虑合并肺水肿;如 $PaCO_2$ 升高,而 PaO_2 下降,应警惕休克肺的可能,及时处理。

(4) 尿量:间隔 3~6 小时统计一次尿量,新生儿正常尿量一般约 $2ml/(kg \cdot h)$。尿量可反映微循环灌注的情况,如尿量<0.5~$1ml/(kg \cdot h)$ 应考虑肾灌注不足,休克时因肾灌注下降,尿量减少。但在生后最初数小时,由于少尿期的存在,尿量不是确定休克的可靠指标。

(5) 其他:胸部 X 线片、心电图、超声检查、血培养、血电解质、血生化、DIC 检查以及体液因子或细胞因子的检查等有助于对病因或病情的判断。

【治疗要点】

1. **病因** 治疗针对病因,及时治疗原发病。对低血容量休克应尽快恢复有效血容量,改善心血管功能,纠正酸中毒防止细胞死亡。心源性休克时,可适当增强心肌收缩力,减少心脏前后负荷严重;如休克由心律失常引起者应控制心律失常;先天性心脏病引起者,必要时需手术。感染性休克者应给有效抗生素控制感染。静脉回流障碍引起者注意解除气胸或降低呼吸参数的设置。

2. **支持治疗** 要做好严密监护,及时发现病情变化。注意保温、供氧,保持呼吸道通畅,及早给氧,注意不要让患儿处于继续缺氧状态。对于窒息缺氧引起的休克,给氧和呼吸机辅助通气治疗是首选;新生儿休克常伴有肺损伤,可短期内发生呼吸衰竭和肺出血而死亡,故需及时进行呼吸支持治疗。

3. **扩容治疗** 一旦诊断休克,应予及时的扩容治疗,常用的扩容液体为生理盐水,每次 10ml/kg,根据患儿病因及效果可考虑给予第二次,在开始 30 分钟内,输液量约 20ml/kg。最好监测 CVP,维持 CVP 在 5~8cmH₂O 之间。对急性失血性休克患儿,在生理盐水扩容后,如血细胞比容<0.3,可予输血;输血量为:所需全血毫升数 =Hb 缺失(g/dl)×6× 体重(kg);如输浓缩红细胞悬

液,则为所需全血量的 1/2。而对窒息缺氧引起的休克或心源性休克,扩容速度不宜过快,过早或过量给予扩容常常使缺氧性心肌功能衰竭加重,应以改善心功能为主。对感染性休克容易合并毛细血管渗漏,在扩容阶段或维持输液阶段要注意体重、出入量,避免液体负荷过多,维持液一般使用晶体液,必要时可与胶体液交替应用。

4. 纠正酸中毒 酸中毒可用 5% 碳酸氢钠纠正,可根据血气结果计算所需碳酸氢钠量:5% 碳酸氢钠毫升数 =−BE× 体重(kg)× 0.5,先给予半量,1~2 小时后根据血气分析结果再给予第二次量,pH>7.25 则不必再补碱。休克时通常是高阴离子间隙型代谢性酸中毒,单用碱性药物纠正酸中毒效果有限;应避免应用过量的碳酸氢钠,否则容易造成纠正酸中毒过度,成为更为复杂的三重酸碱紊乱。一般如能补充血容量和液量,即可改善酸中毒。而对于窒息缺氧休克合并有呼吸性酸中毒患儿,给予碳酸氢钠纠正酸中毒,则可能加重二氧化碳潴留,而加重患儿的病情。

5. 血管活性药物的应用 血管活性药物必须在扩充血容量、纠正酸中毒的基础上应用才有效。常用药物如下:

(1)多巴胺(dopamine):对心率影响较小,是治疗各类型新生儿休克的首选药物。多巴胺有剂量依赖作用,低剂量时可以增加肾小球的滤过率,对脑血流影响不大。在 5~20μg/(kg·min)的剂量范围内,随着剂量的增加最初可以增加心肌收缩力,但最终可以引起外周血管的收缩;特别是增加肺血管阻力而引起肺动脉压力增加。新生儿常用剂量为 5~10μg/(kg·min)持续静脉滴注。

(2)多巴酚丁胺(dopatumine):它对全身循环灌注的改善较为明显,而对升高血压方面却不明显。在心源性休克或低心排血量的休克应用多巴胺效果不明显时可用多巴酚丁胺,常用剂量为 5~15μg/(kg·min),持续静脉滴注。

(3)肾上腺素(epiniphrine):多巴胺 15μg/(kg·min) 仍不能维持正常血压,可合并使用肾上腺素,新生儿初始剂量从 0.05~0.2μg/(kg·min) 起,根据平均动脉压反应可上调,常用剂量为 0.05~1μg/(kg·min),持续静脉滴注。

(4)异丙肾上腺素(isoproterenol):对心率缓慢或伴有传导阻滞、对其他血管药物治疗效果无效时可考虑应用。常用剂量

0.05~2μg/(kg·min)持续滴注,维持心率在 120~160 次 /min。

(5) 山莨菪碱(anisodamine,654-2):有解除血管平滑肌痉挛和降低外周阻力的作用。对感染性休克可考虑应用,每次 0.2~0.5mg/kg,缓慢静脉注射,15~30 分钟重复给药,血压回升后延长给药间隔,逐渐停用。

6. 其他

(1)纳洛酮:纳洛酮是吗啡受体拮抗药,可有效地拮抗 β- 内啡肽介导的休克,使血压升高,特别是平均动脉压。纠正酸中毒扩容无效时,与血管活性药物同用。剂量 0.05~0.1mg/kg,静脉推注,必要时 10~30 分钟重复,可连用 2~3 次。

(2)肝素:对休克患儿多主张可早期使用肝素,不必等待出现高凝状态或 DIC 实验指标阳性时才用。可应用超小剂量肝素治疗,即肝素 1U/(kg·h)静脉滴注,或每次 20~40U/kg,12 小时 1 次,皮下注射。也可使用低分子量肝素,主要拮抗因子Ⅹa,安全系数大,作用稳定,使用方便,可对抗凝血酶而不明显延长 APTT,用法为法安明 100~200U/kg 或依诺肝素(enoxaparin)1~2U/kg,皮下注射,每天 1 次或 2 次,直至 DIC 诱因去除。

(3)糖皮质激素:一般休克不宜应用,限于有肾上腺皮质功能不全的患儿。常用氢化可的松每次 1~2mg/kg,每 6~8 小时 1 次,或用地塞米松每次 0.1~0.2mg/kg,每天 1~2 次。

(4)果糖二磷酸钠(FDP):用于保护心功能。剂量为每次 250mg/kg 静脉滴注,每天 1~2 次,连用 3~7 天。

(杨传忠)

第十四章

神经系统疾病

第一节 新生儿缺氧缺血性脑病

新生儿缺氧缺血性脑病(hypoxic-ischemic encephalopathy, HIE)是指围产期缺氧缺血所致的脑损伤,临床上出现一系列中枢神经系统异常的表现,是导致儿童期神经伤残的重要原因之一。发生率约为活产儿的 0.6%,存活者中 25%~30% 可能留有不同类型的远期神经发育后遗症。近年来,尽管对围产期胎儿监测有了明显的进步,神经影像学检查及脑监护技术飞速发展,但临床医生对缺氧缺血性脑病的早期识别、脑损伤的发生时间及管理策略等方面仍面临严重挑战。

【诊断要点】

1. **临床表现** 是诊断 HIE 的主要依据,同时具备以下 1~4 者可确诊,第 4 条暂时不能确定者可作为拟诊病例。

(1)有明确的可导致胎儿窘迫的异常产科病史,以及严重的胎儿窘迫表现(胎心<100 次/min,持续 5 分钟以上;和/或羊水Ⅲ度污染),或者在分娩过程中有明显窒息史。

(2)出生时有重度窒息,指 Apgar 评分 1 分钟 ≤3 分,并延续至 5 分钟时仍 ≤5 分,和/或出生时脐动脉血气 pH ≤7.0。

(3)出生后不久出现神经系统症状,并持续至 24 小时以上,如意识改变(过度兴奋、嗜睡、昏迷),肌张力改变(增高或减弱),原始反射异常(吸吮、拥抱反射减弱或消失),病重时可有惊厥、脑干症状(呼吸节律改变、瞳孔改变、对光反射迟钝或消失)和前囟张力增高。

（4）排除电解质紊乱、颅内出血和产伤等原因引起的抽搐，以及宫内感染、遗传代谢性疾病和其他先天性疾病所引起的脑损伤。

（5）HIE 临床分度：见表 14-1-1。

2. 辅助检查 可协助临床了解 HIE 发生时脑功能和脑结构的变化，明确 HIE 的神经病理类型，有助于对病情的判断，作为估计预后的参考。

（1）血液及体液的生化分析：窒息新生儿血清中 CPK、LDH、CPK-MB 及乳酸显著增高，一般与脑损伤程度平行；脑脊液中 CPK-BB、NSE（神经特异性烯醇化酶）明显增高对预后判定有一定价值。

（2）头部超声：可在 HIE 病程早期（72 小时内）开始检查。有助于了解脑水肿、脑室内出血、基底核、丘脑损伤和脑动脉梗死等 HIE 的病变类型。脑水肿时可见脑实质不同程度的回声增强，结构模糊，脑室变窄或消失，严重时脑动脉搏动减弱；基底核和丘脑损伤时显示为双侧对称性强回声；脑梗死早期表现为相应动脉供血区呈强回声，数周后梗死部位可出现脑萎缩及低回声囊腔。多普勒超声可以分析颅内动脉的血流速度，测定的平均血流速度与脑血流量高度正相关。

（3）CT：对于脑缺血性改变及脑室周围白质软化，在早期敏感度及特异性较低，对颅内出血敏感性及特异性高。丘脑和基底节的损伤，可以表现为"信号反转"现象，早期表现为明显的低信号，10~14 天可见明显的密度增高。脑水肿时，可见脑实质呈弥漫性低密度影伴脑室变窄。脑梗死表现为相应供血区呈低密度影。有病变者 3~4 周后宜复查，要排除与新生儿脑发育过程有关的正常低密度现象。

（4）MRI：对 HIE 病变性质与程度评价方面优于 CT，常规的 MRI 检查时间可选择在生后的 2~7 天，DWI 最好在病后 24~72 小时，其不但可以判定损伤的严重程度，也可以鉴别是否存在脑发育畸形、先天性遗传代谢病所致脑损伤，以及判断髓鞘及皮层的发育。HIE 在 MRI 主要表现有：

1）轻度、中度 HIE：表现为皮层及皮层下、脑室周围白质、半卵圆中心（白质）在 T_1WI 上限局性高密度影，而 T_2WI 表现为低信号或等信号影，DWI 表现为高信号，提示有局部的细胞毒性水肿

表 14-1-1 HIE 临床分度

| 分度 | 意识 | 肌张力 | 原始反射 | | 惊厥 | 中枢性呼吸衰竭 | 瞳孔改变 | EEG | 病程及预后 |
			拥抱反射	吸吮反射					
轻度	兴奋、抑制交替	正常或稍增高	活跃	正常	可有肌阵挛	无	正常或扩大	正常	症状在 72h 内消失,预后好
中度	嗜睡	减低	减弱	减弱	常有	有	常缩小	低电压,可有痫样放电	症状在 14d 内消失,可能有后遗症
重度	昏迷	松软,或间歇性肌张力增高	消失	消失	有,可呈持续状态	明显	不对称或扩大,对光反射迟钝	暴发抑制,等电线	症状可持续数周,病死率高,存活者多有后遗症

表现。在 2 周左右的 MRI 检查发现，T_1WI/T_2WI 异常信号转为正常，说明病理改变不一定为出血性损伤，也可能为胶质细胞增生的一种表现。

2）中重度 HIE：常表现为皮层脑沟处、顶枕部 T_1WI 可见纡曲线条状或点状高信号影，严重者整个皮层呈一致性"雪花"状高信号影，晚期可能发生囊性脑软化。

3）深部核团受累：主要是基底核、丘脑、丘脑腹外侧核在 T_1WI 上表现为点片状高信号影，内囊后肢呈一致性低信号，多见于重度 HIE。

4）脑梗死：急性缺血期的数小时内 DWI 即可作出诊断，表现为缺血区的一致性高信号，而常规 MRI 上 T_1WI/T_2WI 常在 24 小时后改变明显，1 周后常规 MRI 改变明显，而 DWI 可能有假性正常现象，2 周左右表现为一致性低信号，提示液化坏死。

（5）磁共振频谱：可以在体反映脑代谢情况，主要通过对脑组织中的天门冬氨酸盐（NAA）、胆碱（choline）、乳酸盐（lactate）、肌酐（Cr）、ATP、磷酸肌酐（PCr）及无机磷（Pi）分析获得。HIE 患儿生后 2~4 天，PCr/Pi、ATP 降至最低点，其降低程度与窒息严重程度、脑损伤的严重程度、预后密切相关。NAA/choline、lactate/Cr、lactate/NAA 都能反映脑损伤的严重程度及预后，主要表现为乳酸峰值明显增高，甚至可以持续几个月，生后 18 小时内 lactate/Cr 即显著增高，可以用于判定神经发育的预后，而 lactate/NAA 是反映亚急性期、慢性期非常好的指标，重度 HIE 患者明显高于轻度者和正常新生儿。

（6）连续脑功能监测技术：出生后早期连续监测视频脑电图及振幅整合脑电图对 HIE 患儿的识别及预后评估有着重要意义。HIE 患儿生后 1 周内的脑电图异常程度基本与临床分度一致，主要表现为背景活动异常，如低电压、等电位和暴发抑制等，后两者往往是预后不佳的预兆。HIE 的治疗窗很短，仅 6 小时左右，因此早期识别中重度 HIE 意义重大，振幅整合脑电图在 HIE 的早期诊断中十分重要，为早期干预如亚低温治疗提供客观依据。

【治疗要点】

目前为止，HIE 的治疗仍以稳定内环境为目的的支持疗法为主,治疗性低温是目前唯一被认可的可用于≥36周的HIE新生儿的临床安全有效的特异性神经保护性措施,除此之外,并不主张过多的"特殊神经保护"治疗。因此目前HIE治疗的基本原则包括支持对症治疗和特殊神经保护措施两个方面。

1. 支持对症治疗

(1)维持适当的通气和氧合。低氧和高氧均可造成HIE患儿神经学不良结局,因此围产期窒息后应避免低氧和高氧,维持PaO_2在60~90mmHg。低碳酸血症可引起脑血管收缩和脑血流降低,严重的高碳酸血症可加重组织酸中毒、损伤脑血流自主调节功能、扩张脑血管引起颅内出血,因此,应仔细监测二氧化碳分压维持在正常范围。

(2)维持适当脑血流灌注,避免血压剧烈波动。HIE的患儿可出现低血压,与缺氧缺血事件后的左心功能障碍、内皮细胞损伤和/或分娩过程中的血容量丢失相关。治疗应针对低血压的潜在原因,如有心肌收缩力降低,可用多巴酚丁胺治疗,如有血容量减少,应扩容或输血。

(3)维持适当的血糖水平。在HIE中,应密切监测血糖水平,维持在75~100mg/dl。

(4)推荐适量限制入液量和预防脑水肿,不建议常规使用甘露醇预防脑水肿,不建议使用激素减轻脑水肿。

(5)控制惊厥,首选苯巴比妥,负荷量20mg/kg,可用至30mg/kg,12小时后可予维持量5mg/kg。不建议苯巴比妥作为HIE惊厥发生的预防用药。

2. 特殊神经保护治疗

(1)推荐亚低温治疗。足月儿中重度HIE,并尽早开始低温治疗。亚低温治疗的入选标准:胎龄≥36周,体重≥2 500g;日龄≤6小时;脐动脉或生后1小时内动脉血气pH<7.0,或剩余碱≤−16mmol/L,或生后1分钟Apgar评分≤3分并持续到5分钟≤5分;生后6小时内出现脑病的临床表现(如惊厥、昏迷、肌张力异常、反射异常和呼吸不规则等)或振幅整合脑电图明显异常。

(2)不建议高压氧治疗足月儿HIE。

(3)不建议促红细胞生成素治疗足月儿HIE。

（4）不建议纳洛酮治疗足月儿 HIE。

（5）不建议胞二磷胆碱、脑活素、1,6- 二磷酸果糖、神经节苷脂和神经生长因子等治疗足月儿 HIE。

（6）不建议人神经干细胞移植治疗足月儿 HIE。

3. 预后 多数报道集中于 18~24 个月时的神经发育结局，主要关注脑瘫或严重认知缺陷的发生，仅有少数研究提供长期结局的评估，建议对 HIE 患儿，即使脑瘫和明显的智力低下，也需要长期随访。

（毛健 陈丹）

第二节 新生儿颅内出血

中枢神经系统的出血性病变发生在胎儿期、围产期和生后，新生儿颅内出血（intracranial hemorrage，ICH）是围产期新生儿尤其是早产儿常见的脑损伤，可以导致神经系统后遗症甚至死亡。生发基质 - 脑室内出血（germinal matrix-intraventricular hemorrhage，GM-IVH）仍然是早产儿常见的严重疾病。尤其是大量 GMH-IVH，常伴有出血后脑室扩张或伴有单侧脑实质出血，可使神经系统后遗症风险增加。由于产科技术的进步及新生儿科的发展，因损伤引起的新生儿颅内出血发生率明显减少。但随着早产儿尤其是极低出生体重儿和超低出生体重儿存活率明显提高，早产儿颅内出血的发生率明显升高。新生儿颅内出血主要分为硬膜下出血、蛛网膜下腔出血、小脑出血、脑室内出血及脑实质出血等几种类型。

【诊断要点】

1. 病因

（1）早产：生发层基质 - 脑室内出血在胎龄 <30 周以下的早产儿发生率为 10%~20%，主要与脑血管发育、脑血流调节的不成熟有关。各种导致脑血流波动的因素都可能诱发出血的发生如快速输注高张液体、气胸、严重的贫血等。蛛网膜下腔出血、小脑出血也可见于早产儿。

（2）窒息：出生前、出生时、出生后等各种因素所致窒息，引发低氧血症和高碳酸血症，从而引起压力被动性脑血流而致血管损伤出血。

(3)损伤:主要为产伤所致,各种产科因素引起头盆不称、胎头过分受压,或使用产钳、胎头吸引器、急产等机械损伤。硬膜下出血、小脑出血及蛛网膜下腔出血均可见于损伤。

(4)母儿因素:

1)孕母因素:母亲患有出血性疾病、不恰当的用药影响凝血因子的合成,孕产期的其他高危因素如绒毛膜羊膜炎、妊娠期高血压疾病、胎盘老化、胎盘早剥、产前出血、滞产等。

2)新生儿因素:低体重、酸中毒、低血糖、呼吸暂停、肺部疾病(如肺透明膜病)、早产儿凝血功能减低特别是维生素 K 依赖的凝血酶原活性降低、脑血管发育异常、早发型败血症等。

3)其他因素:新生儿肝功能不成熟,凝血因子不足,心血管和呼吸异常、血栓性疾病或患其他出血性疾病等。

2. **临床表现** 根据不同类型及程度,颅内出血的表现不同。

(1)硬膜下出血:

1)大脑镰撕裂、枕骨分离、颅后窝硬膜下血肿综合征:幕下大量出血的大脑镰撕裂出生时即有神经系统功能紊乱,为迅速进展的严重致命性综合征。颅后窝内大量积血是颅内压迅速升高,更严重的是可使脑干受压表现出明显的中枢性呼吸衰竭特征,患儿可短时间内死亡。

小量颅后窝硬膜下血肿:生后短期可无任何临床表现,少数患者出生后 3~4 天因血肿逐渐增大可出现临床症状体征,表现为前囟饱满、易激惹、嗜睡、反应迟钝、惊厥、肌张力减低,若出血得不到控制亦可出现脑神经受累,脑干抑制。

2)小脑幕撕裂:出血延及幕下之前可无临床症状,但如发生幕下出血临床表现同大脑镰撕裂和颅后窝出血。

3)大脑凸面的硬膜下出血:轻度出血可无临床表现;部分患儿生后 2~3 天可出现局部脑功能障碍的表现,常出现惊厥;新生儿期无症状性硬膜下出血可在随后数月发生硬膜下积液。

(2)蛛网膜下腔出血:出血量少可无临床症状表现;惊厥常发生于生后第 2 天,发作间期无临床表现;大量出血可能出现病情急剧恶化,可出现昏迷、呼吸功能不全、惊厥、反射消失及四肢松软等。

(3)小脑出血:常见于早产儿,发病时间可从生后 1 天到生后 2~3 周,足月儿最常见生后 24 小时。表现有脑干受压表现,特别是呼吸暂停或节律不齐,有时心动过缓;脑脊液梗阻时颅缝增宽,前囟膨隆,可有脑室扩张,仔细检查常有脑神经受累,肌强直,角弓反张、四肢松软均可见。严重患儿病情发展迅速,常在发病后 36 小时内死亡。

(4)脑室内出血:是新生儿颅内出血的重要类型,常见于早产儿,出血部位为脑室内生发层基质,足月儿少见,出血部位为脉络膜。

1)急剧恶化型:发生于大量出血时,临床少见,进展迅速。可以表现为昏迷、呼吸不规则、呼吸暂停、惊厥、四肢松软或强直、瞳孔对光反射消失等,多于 72 小时内死亡。

2)持续进展型:常见,临床较隐匿,数小时到数日内病情跳跃式进展,临床表现为意识状态改变、活动减少、呼吸方式改变、惊厥、肌肉张力低下等改变。

3)临床稳定型:临床症状不明显,实验室检查提示不明原因的血细胞比容下降或输血后不上升,确诊依靠影像学检查。

(5)早产儿颅内出血:症状多不典型,可表现为吸吮困难,肢体自发活动少或过多,呼吸暂停,皮肤晦暗或苍白,血压、体温不稳定,心率异常增快或持续减慢等。

3. 辅助检查

(1)脑脊液检查:

1)血性脑脊液,连续三管为均匀血性,红细胞呈皱缩状。

2)脑脊液中糖降低,蛋白质升高。

3)脑脊液黄变,可持续 1 个月以上,可查到含铁血黄素细胞。

(2)影像学检查:

1)超声:为早产儿脑室内出血的首选检查方法,根据出血严重程度进行分级:

Ⅰ级:生发层基质出血,或极少量脑室内出血。

Ⅱ级:脑室内出血,但无脑室扩大。

Ⅲ级:Ⅱ级加脑室扩大。

Ⅳ级:脑室内出血伴有脑室周出血性梗死。

有些情况下不能完全鉴别少量的出血是局限在生发基质还

是冲破室管膜进入脑室内。

2）MRI：可准确诊断，对脑室内出血合并脑室周围白质损伤时，可早期发现，同时可与判定脑发育，进行预后判定。

【治疗要点】

1. 支持对症治疗同 HIE。对早产儿防止脑血流剧烈波动是防治颅内出血的关键。

2. 纠正脑异常灌注状态，积极纠正循环衰竭，维持血压稳定。

3. 止血，纠正凝血功能障碍。

4. 硬膜下穿刺，颅高压危象时，要考虑手术治疗。

5. 脑积水防治　出血后脑室扩张和脑积水是脑室内出血的最主要的并发症。通常可在超声下监测脑室扩张情况。生后 2~4 周内迅速扩大，连续腰穿引流减压，量应在 10~15ml/kg，根据脑室扩张情况决定间隔时间，通常需要进行 2~3 周。内科腰穿放脑脊液治疗 5~10 天无好转，脑室扩大进行性加重的患儿需要外科干预治疗。

（毛　健　陈　丹）

第三节　新生儿细菌性脑膜炎

细菌性脑膜炎是新生儿期最常见的神经系统感染，因起病常隐匿，临床症状常不典型，早期诊断较困难，是危害新生儿生命的严重疾病。国内资料中各地病原菌存在差异，仍以大肠埃希氏菌为主，B 族链球菌和葡萄球菌也是常见致病菌。革兰氏阴性杆菌引起的新生儿脑膜炎死亡率仍较高，并可导致神经系统后遗症。新生儿期细菌性脑膜炎并非单纯脑膜受累，也可累及脑实质，因此应为细菌性脑膜脑炎。细菌性脑膜炎的早期诊断和高效治疗是提高预后的关键。

【诊断要点】

1. 病史

（1）有无产前、产时与感染相关的病史，如母孕晚期发热、腹泻，胎膜早破，羊水混浊，不洁接生史等。

（2）出生后有无"挑马牙""挤乳头"等皮肤、黏膜损伤病史，生后尤其是早产儿长期动静脉置管，长期气管插管等病史。

(3)有无皮肤脐部和黏膜感染、呼吸道感染、肠道感染等病史。

2. **临床表现**　新生儿细菌性脑膜炎通常按照起病时间分为早发型和晚发型感染。B族溶血性链球菌、大肠埃希氏菌、李斯特菌是早发型感染的常见病原菌，凝固酶阴性葡萄球菌、金黄色葡萄球菌、铜绿假单胞菌及其他革兰氏阴性菌是晚发型感染的常见病原菌。

(1)早发型:起病急,进展快,死亡率高。临床主要表现为败血症和呼吸系统异常,如体温过高、呼吸暂停、血压降低、黄疸、喂养困难、呼吸窘迫等,少数病例可出现低体温、皮肤损害及局部感染病灶。神经系统常缺乏特异性表现,可仅有反应迟钝、嗜睡、易激惹,惊厥少见。

(2)晚发型:可表现为发热、喂养困难,意识改变,50%患儿发生惊厥,多位轻微型和局灶性,也可以出现偏瘫、眼球震颤、伸肌强直,严重者发生角弓反张。

(3)神经系统并发症:急性期可发生脑室炎、脑积水、脑脓肿和脑梗死,少数患儿发生抗利尿激素异常分泌综合征。

3. **实验室检查**

(1)脑脊液检查:对怀疑败血症的患儿均应常规做脑脊液检查,以白细胞计数(多核白细胞为主)、蛋白、糖、细菌培养及涂片作为诊断的主要依据。新生儿脑脊液正常范围目前仍不确定。

(2)外周血的白细胞计数、血小板计数、C反应蛋白及血液细菌培养。

(3)影像学检查:确定有无脑室管膜炎、硬膜下积液、脑脓肿、脑积水等改变。

(4)颅骨透照试验:可作为硬膜下积液及积脓的检查方法。

4. **诊断指标**

(1)临床具有明确感染临床表现。

(2)白细胞杆状核 ≥0.2,白细胞总数<5×10^9/L,或出生3天后>20×10^9/L。

(3)CSF改变:①白细胞数增加(目前尚无统一标准);②蛋白升高(目前尚无统一标准);③乳酸脱氢酶活性>100U/L;④对流免疫电泳、免疫荧光法、乳胶凝集试验检测抗原阳性。

(4)黏膜、皮肤、脐部或深部组织有化脓性感染。

5. **诊断标准** 具备(1)、(3)项中有第①项或②、③、④两项以上改变者,可以确诊为细菌性脑膜炎;仅具备(1)、(2)项,脑脊液(或脑室、硬膜下穿刺液)培养或找出致病菌者。

【治疗要点】

1. **抗生素**

(1)抗生素选择:发达国家早发型感染通常选择氨苄西林联合氨基糖苷类,近年来推荐氨苄西林和头孢噻肟,国内不推荐氨基糖苷类。革兰氏阴性菌是发展中国家晚发型感染常见病原菌,近年来出现产超广谱 β- 内酰胺酶的细菌和多重耐药菌,对第三代头孢菌素及多种抗生素均耐药,因此对这类细菌引起的脑膜炎需使用碳青霉烯类抗生素或第四代头孢菌素。

(2)疗程:目前存在争议。病程第 1 周抗生素治疗后 2~3 天复查脑脊液,直到脑脊液培养转为阴性,由革兰氏阳性菌如 B 族溶血性链球菌、李斯特菌引起的脑膜炎,用有效抗生素治疗 24~48 小时脑脊液培养可转阴,但大肠埃希氏菌等阴性杆菌感染需 2~5 天转阴性。革兰氏阴性菌感染抗生素治疗至少需脑脊液培养隐性后 3 周,以后依据有无并发症而定,革兰氏阳性菌可在脑脊液转阴后 2 周停药,但对 B 族溶血性链球菌、李斯特菌和金黄色葡萄球菌感染需脑脊液培养阴性后 3 周停药。停抗生素 48 小时后复查脑脊液。

2. **对症支持** 治疗辅助通气用于呼吸困难患儿;发生休克时给予扩容及血管活性药物;积极控制惊厥;限制入液量;如出现脑水肿考虑使用甘露醇;目前激素治疗不主张常规使用;脑积水考虑脑室引流术。

3. **并发症的治疗**

(1)硬膜下积液:积液量多,出现颅压高表现,怀疑惊厥为积液所致,有神经系统局灶性体征时,可穿刺放液,根据液量多少每日或隔日穿刺,长期积脓不愈,抽吸不净,可行外科治疗。

(2)脑室膜炎静脉使用抗生素无效可注入抗生素治疗。

(毛 健 陈 丹)

第四节 新生儿低血糖脑损伤

葡萄糖是脑的重要"燃料",如长期或反复的低血糖发作可能导致永久性的神经学损伤。目前国际上关于新生儿低血糖的定义、对脑的损害、干预阈值及远期的预后等相关问题依然存在较多争议。低血糖脑损伤可以累及皮质、海马、基底核及白质等区域，但以大脑顶枕叶受累为主要表现。

【诊断要点】

1. **病史**　有造成新生儿发生低血糖的高危因素，如早产儿、胎儿生长受限儿和患病的新生儿、糖尿病母亲婴儿、先天性高胰岛素血症、遗传代谢性疾病等。

2. **临床表现**　目前我们不清楚症状性低血糖和低血糖脑损伤的血糖阈值，低血糖持续的时间对脑损伤也有重要影响。

(1) 低血糖性脑损伤在新生儿有明显的神经系统损伤的临床表现，特别是血糖正常后仍有惊厥的发生，这可能是持续性脑功能损害的一种表现。凡是症状性低血糖都应注意有无神经功能持续性异常表现。

(2) 单纯的顶枕区皮层受累者临床上表现为惊厥、嗜睡、肌肉张力降低、呼吸暂停、喂养困难，也可表现为烦躁、震颤，部分患儿无明显症状。

(3) 严重持续低血糖时常表现呼吸抑制，甚至呼吸衰竭、心搏骤停，可有昏迷、顽固性惊厥等表现。

3. **化验检查**

(1) 低血糖：新生儿低血糖的定义一直存在争议，目前广泛采用的临床诊断标准是：不论胎龄和日龄，有无临床症状，新生儿全血血糖<2.2mmol/L 时应诊断为低血糖。

(2) 影像学检查：传统的 B 超、CT 逐渐被 MRI 所取代。严重新生儿低血糖常易导致枕顶叶的损伤，重度的损伤常表现为弥漫性皮层受累，可合并广泛的白质或基底节丘脑受损。

(3) 动态脑电图、脑干听觉诱发电位、视觉诱发电位均可有不同程度的改变，其中低血糖时视觉诱发电位分化异常，随着低血糖的纠正可逐渐恢复正常。

4. **诊断标准**

(1) 有明显的与低血糖相伴随发生的临床表现或严重的低血糖病史。

(2) 低血糖时和血糖纠正后一段时间有神经系统功能障碍。

(3) 磁共振成像或脑电图显示有明显脑损伤改变。

(4) 除外缺氧缺血性脑病、严重的颅内出血、颅内感染、脑发育异常、败血症、先天性代谢性疾病及内分泌疾病所致的脑病。

【治疗要点】

1. 监测　新生儿低血糖常缺乏特定的临床表现。无症状者为有症状者的 10~20 倍，故极易被忽视。而持续性低血糖易造成神经系统的严重损害，必须加强对新生儿低血糖的监测。对具有低血糖危险因素的新生儿，应于出生后进行微量血糖测定，以早期发现低血糖。Cornblath 等提出"干预阈值"的概念，即血糖<2.6mmol/L 是临床医生应当考虑进行干预的血糖水平，但不代表在此血糖浓度时一定会发生低血糖脑损伤。

2. 纠正低血糖

(1) 无症状轻度低血糖的足月儿，可先开始尝试肠内喂养；静脉补充葡萄糖的指征为症状性低血糖、肠内喂养不能耐受、严重低血糖或预期低血糖可能持续几小时以上者。可先静脉推注 10% 的葡萄糖 2ml/kg，然后以 5~8mg/(kg·min) 的速度维持，血糖浓度应在推注后 30 分钟内复查，然后 1~2 小时复查一次直至血糖稳定和达到正常范围，期间根据血糖水平调整糖浓度及速度。外周静脉糖浓度一般不超过 12.5%，血糖恢复正常并稳定 12~24 小时候患儿可以逐渐撤离静脉治疗。

(2) 当葡萄糖需要量>12~15 mg/(kg·min) 时，考虑患儿存在顽固性低血糖，可应用皮质类固醇如氢化可的松 5~15mg/(kg·d)，分 2~3 次静脉滴注。对于先天性高胰岛素血症治疗，可以考虑使用二氮嗪、胰高血糖素、生长抑素等药物治疗，二氮嗪每天剂量为 5~20mg/kg，分 3 次口服，生长抑素每天 5~25μg/kg，每 6~8 小时 1 次，静脉或皮下注射。

(3) 祛除病因：如感染、喂养不当、内分泌等原因。

(4) 在纠正低血糖时，一定要严密监测血糖的变化，过度纠正低血糖造成血糖大范围的波动，甚至形成高血糖，同样可以造成脑损伤。

3. 目前尚缺乏针对损伤神经细胞的治疗。

（毛健　陈丹）

第五节　新生儿惊厥

新生儿惊厥（neonatal seisures）是新生儿期神经系统疾病最常见的临床表现，因为新生儿期大脑处于高度兴奋状态，且神经递质活动不稳定。惊厥在极低出生体重儿的发生率为 5%~13%，在足月新生儿为 1/1 000~2/1 000，早产儿惊厥的发生率高于足月儿。常见原因是缺氧缺血和出血性损伤引起的缺氧缺血性脑病，脑卒中和颅内出血。因此，多数新生儿惊厥源于围产期损伤，大多数发生在生后 3 天内。怀疑惊厥的婴儿应立即进行评估。应早期开始 EEG 和 aEEG/EEG 监测，因为研究显示临床上发现的惊厥是不可信的。预后通常取决于内在因素；整体死亡率为 10%~30%，存活者中 30%~40% 存在神经发育后遗症，不到 20% 的患儿发展为癫痫。由于惊厥不仅表明可能存在疾病的严重性，而且频繁的惊厥发作伴随着通气不足、呼吸暂停，进而发生循环功能不全，缺氧缺血性脑损伤，因此对新生儿惊厥的发生应迅速给予积极有效的诊治。但新生儿惊厥的处理目前并不明确，有证据表明传统的抗惊厥药物不能制止惊厥发作，实际上这些药物本身即使在治疗剂量范围内也可能存在神经毒性。因此新生儿惊厥的治疗需要进进一步研究。

【诊断要点】

1. 详细询问病史及全面查体，特别注意母孕期接触史、生活习惯、疾病史、分娩史、家族遗传史及用药史。是否存在胎儿窘迫、产程延长、羊水胎粪污染、产伤等。

2. 临床惊厥发作表现方式多样，数小时内同一患儿发作形式也可以发生改变，惊厥主要形式及常见原因有：

（1）阵挛发作：是足月新生儿最常见的类型。阵挛发作常见于年长儿童，表现为有规律的有节奏的四肢或颜面部肌肉节律性运动，每秒 1~3 次，通常是不连续的，可以表现为局灶性或多灶性。局灶性阵挛发作常见于足月儿，因局灶性脑病引起（如大脑中动脉梗塞），也可见于各种代谢紊乱及缺氧缺血性脑病等。多灶性阵挛发作可以非常迅速地影响到身体不同的部位，尽管限局性进展在新生儿很少见。阵挛动作更多见于单侧肢体，随之逐渐消失，取而代之为另一侧肢体或颜面部类似的异常活动。此类现象可以在同一患者反复发作。阵挛发作是与脑电图记录到的电发作一致性最好的临床类型。

(2)强直发作：是指一处或一组肌肉僵硬数秒后缓慢放松。四肢、颜面、颈部及躯干均可发生，累及到后背肌肉可以引起角弓反张，强直发作常同时伴有眼球偏离。发作形式可以是局灶性或广泛性的，经常伴有脑电图背景异常或同步异常的脑电活动。强直发作需要与惊跳症相鉴别，后者可有相似的活动但通常由刺激引起。强直发作多见于缺氧缺血性脑病及严重的颅内出血等。

(3)肌阵挛发作：是指短暂持续的一组肌肉收缩，主要发作于四肢，类似于抽动。正常新生儿睡眠期并不少见，如果清醒期没有发作通常代表是良性惊厥发作。肌阵挛发作一般比较频繁，但与脑电图上异常放电多不同步。肌阵挛发作常见于缺氧缺血性脑病、代谢性脑病及注射咪达唑仑等药物后。

(4)微小发作：基本上任何重复的一成不变的活动均可被认为是微小发作的临床表现，包括眼睛变化(眼周的特征例如眨眼、睁大、眼睛偏斜、眼球震颤)，口舌异常(动嘴唇/咀嚼、吐舌、哭/鬼脸、噪音/发声、干呕)，自主功能障碍(颜色变化、呼吸模式变化、氧饱和度降低、呼吸暂停、血压变化、心率变化)，运动功能低下(行为活动明显减少或停止，凝视)等。微小发作在早产儿更为常见，与同步的脑电异常活动通常无关，因此诊断较为困难。足月儿微小发作中，无论是与异常活动同步发生，或是背景异常，异常脑电活动均更为常见。微小发作常见于缺氧缺血性脑病。

3. 结合病史及临床表现提出合理的客观检查作出病因诊断

(1)血糖、血气、电解质、血氨及乳酸的检查对急性代谢紊乱给予评价，对于持续代谢异常或高度怀疑 IEM 应进一步行血、尿氨基酸或有机酸分析。

(2)有感染病史及其表现(无论是先天还是后天)应做脑脊液的常规生化及病原学分析，注意脑脊液中葡萄糖含量，有的 IEM 患儿需做氨基酸分析如非酮症高甘氨酸血症。

(3)有遗传家族史者应留血、尿做特殊代谢物筛查，染色体及基因学分析。

（4）为除外脑结构发育异常及准确诊断获得性脑损伤应做影像学检查，如 MRI、CT 和颅脑超声。

（5）EEG、视频脑电图（VEEG）及动态脑电图（AEEG）有助于癫痫样惊厥诊断，对于严重脑损伤的预后评价很有帮助。

（6）MRS 对某些 IEM 脑内代谢物的分析可迅速做出诊断。

【治疗要点】

关于新生儿最佳治疗的研究缺乏证据，只有少数随机研究在评估 EEG 电发作的时候比较了抗癫痫药物，但没有一项研究包括大脑结构化和长期结局的随访。

1. 病因治疗 依原发病而异。

2. 控制惊厥

（1）惊厥处理原则：①及时控制惊厥发作；②及时诊断处理导致惊厥的原发病；③脑损伤的保护与对症治疗。

（2）惊厥发作的紧急处理：①保持呼吸道通畅，立即监护生命体征；②病因不清时应先立即止惊，新生儿期最常用的抗惊厥药物为苯巴比妥和苯妥英钠。一般首选苯巴比妥 20mg/kg 静脉注射，对于惊厥控制不佳的患儿可追加苯巴比妥 10mg/kg 静脉注射，同时检测血糖、血气及电解质。

（3）药物治疗策略：苯巴比妥是许多中心和国家的首选药物，苯二氮䓬类药物（地西泮、咪达唑仑、氯硝西泮）也是常用药物。利多卡因在北欧经常使用，而苯妥英钠或磷苯妥英钠更常用于南欧、英国和美国。作为一线药物，苯巴比妥和苯妥英钠似乎一样有效，在接受这些药物治疗的足月儿中，约 45% 的患儿惊厥发作停止，同时使用两种药物可以使 60% 的婴儿受益。目前只有关于苯二氮䓬类药物（如地西泮、利多卡因、氯硝西泮）疗效的观察研究。早产儿使用苯二氮䓬时应小心，因为可能导致动脉血压降低。GABA 受体在生后早期是兴奋性的，使用咪唑安定后观察到惊厥样事件，此外，最近的数据显示咪唑安定与早产儿海马生长和神经发育异常相关。

利多卡因以前被认为是继苯巴比妥（利多卡因不应与苯妥英钠或磷苯妥英钠联合使用）之后的又一种有效的二线药物，但大量评估证实苯巴比妥和苯二氮䓬类药物使用后，利多卡因作为第三类药物是有效的。左乙拉西坦在许多国家越来越多地使用，但目前为止还没有相关的随机试验。托吡酯是另一种寄予希望的药物,但迄今为止还没有进行新生儿对照研究。当新生儿惊厥发作难以控制时,通常建议咨询神经科医生,以评估惊厥发作的潜在病因并进行更有效的治疗。应始终考虑吡哆醇依赖性惊厥发作的可能。当婴儿在 NICU 进行 EEG 或 aEEG/EEG 监测时,可以使用吡哆醇,因为吡哆醇依赖的婴儿在服用吡哆醇后出现 EEG 抑制和呼吸暂停的反应。常用的抗惊厥药物应用方法见表 14-5-1。

表 14-5-1 新生儿常用抗惊厥药物

药物	负荷剂量	二次剂量	维持剂量
苯巴比妥	20~40mg/kg,20 分钟内静脉注射	10mg/kg	5mg/(kg·d)(目标水平:40~60μg/ml)
咪达唑仑	0.05mg/kg,10 分钟内静脉注射		0.15mg/(kg·h)[最大剂量:0.5mg/(kg·h)]
劳拉西泮	0.05~1mg/kg缓慢注射	—	—
苯妥英钠/磷苯妥英钠	20mg/kg,30 分钟内静脉注射	—	5mg/(kg·d)(目标水平:10~20μg/ml)
利多卡因 [a]	2mg/kg,10 分钟内静脉注射	2mg/kg,10 分钟内静脉注射	体重 2.5~4.5kg:7mg/(kg·h),持续 4 小时(低体温期间 3.5h),3.5mg/(kg·h),持续 12 小时,1.75mg/(kg·h),持续 12 小时
吡哆醇	100mg,静脉注射	—	—

注:[a] 利多卡因不应与苯妥英钠/磷苯妥英钠联合使用。注意利多卡因代谢受低温治疗的影响,初始剂量减少的速度快于无低温治疗婴儿

(毛健 陈丹)

第六节　新生儿脑积水

新生儿脑积水（hydrocephalus）是指继发于脑脊液（CSF）动力学紊乱的脑室系统扩张。根据脑脊液动力学变化可分为非交通性脑积水和交通性脑积水。根据病因的不同可分为先天性脑积水和继发性脑积水。脑积水征象包括呼吸暂停、心动过缓、易激惹、嗜睡、呕吐、前囟紧张、颅缝增宽、大脑血管杂音、头皮静脉扩张、头颅快速增大及上部巩膜外露（"落日征"）。新生儿视神经乳头水肿较少见。

【诊断要点】

1. 产前诊断　孕15~18周时即可进行羊膜腔穿刺术以评估有无与脑积水相关的染色体异常（13号和18号染色体），并可鉴别胎儿性别（X连锁遗传导水管狭窄），检测甲胎蛋白水平。疑有宫内感染时，可做母亲血清学检查。

2. 体格检查　头围每周增加>2cm常提示脑室快速进行性扩张。

（1）头大畸形儿的父母亲也可能头围较大［正常 ±2*SD*：女性（54±3）cm，男性（55±3）cm］。如新生儿无颅内压增高的征象，则不需要进一步检查。

（2）有拇指屈曲畸形患儿提示可能存在X连锁遗传导水管狭窄。

（3）Dandy-Walker畸形患儿有枕骨隆突。

（4）脉络膜视网膜炎可能是宫内感染后的证据。

3. 头颅超声检查

（1）指征：①极低出生体重儿；②巨大的病理性早产儿；③头围快速增大；④有颅内压增高征象。

（2）98%的出血后脑积水病例和早期脑室周围白质软化可在生后2周筛查时发现。

（3）必须每隔1~2周对脑室扩张程度进行连续超声扫描，直至脑室大小稳定或扩大的脑室回缩。

（4）超声检查可在常见临床征象出现前数天至数周就诊断出脑室扩张（即头颅快速增大、前囟饱满和颅缝分离）。

(5)超声影像学表现：侧脑室前后角增宽、圆钝、球形、有张力感，并进行性增大。脑室增大的影像学界值：①冠状面侧脑室中央部 - 后角层面测量，侧脑室比值>0.33(即中线至侧脑室外侧缘长度与同一水平中线至同侧颅骨内板长度)；②旁矢状面侧脑室中央部 - 后角层面测量，后角比值>0.5(即后角内缘至最远端连线长度与其延长线上后角内缘至枕骨内板长度的比值)；③第三脑室宽度>3mm。

4. 头颅 CT 扫描或 MRI 检查

(1)由脑室 / 双顶径值估计脑室扩张程度。

(2)测定大脑皮质厚度。

(3)中枢神经系统异常的相关诊断。

(4)脑实质损伤的诊断(如钙化或囊肿)。

(5)脑脊液动力学紊乱可能位点的检查。

(6)质子磁共振波谱能帮助鉴别真性脑积水和皮质萎缩所致的假性脑积水。

【治疗要点】

1. 胎儿显著脑积水

(1)肺发育成熟时，适时行剖宫产术。

(2)伴有肺发育不成熟时，有以下几种选择：①即刻分娩，但可有早产并发症的危险；②待肺发育成熟时再延迟分娩，可能有颅内压持续升高的危险；③产前应用皮质激素诱导肺发育成熟，并尽可能在肺发育成熟时立即分娩；④宫内脑室引流，如脑室 - 羊膜腔分流或经腹腔外引流。

2. 与先天性导水管狭窄或神经管缺陷有关的脑积水　立即在脑室内放置引流管，将脑脊液引流至颅内或颅外腔室减压。

3. 脑室出血并发出血后脑积水(PHH)

(1)轻度脑积水：脑室进行性扩张常在 4 周内终止或在生后最初几个月内恢复正常。

(2)姑息治疗：

1)腰椎穿刺：如有交通性脑积水则可以行连续腰椎穿刺(lumbar puncture，LPs)。常需放出脑脊液 10~15ml/kg。约 1/3 患儿仍需要行脑室 - 腹腔分流术。

2)药物治疗：乙酰唑胺单用或联用氢氯噻嗪。并发症包括代谢性酸中毒、高钙尿症和肾脏钙沉着症。

　　3）脑室引流：适合于腰穿未见良好反应或不适合放置脑室 - 腹腔引流管的患儿。可通过直接或管道脑室外引流的方法，或者脑室导管经皮下引流至某个容器、帽状腱膜下或锁骨上腔隙。

　　（3）永久性措施：行脑室 - 腹腔分流术。早期引流效果好。引流的远期并发症包括头皮溃疡、感染（常为葡萄球菌）、蛛网膜炎、引流管阻塞、腹股沟疝和鞘膜积液进展或恶化、器官穿孔（继发于腹膜内导管与穿孔脏器接触）、脑室裂缝综合征（存在脑室裂缝时颅内压增高）、失明、心内膜炎、肾脏及心力衰竭。

（毛　健　陈　丹）

第十五章

消化系统疾病

第一节　新生儿呕吐

新生儿由于消化道生理解剖特点容易发生呕吐,正常新生儿一天中偶尔呕吐 1~2 次不属于病理现象,但若呕吐表现为持续性或呕吐物带有胆汁、血液或粪便,则应进一步寻找呕吐的原因,并积极进行治疗。

【诊断要点】

1. 鉴别内科性呕吐和外科性呕吐

(1)外科疾病引起呕吐的特点:①可有羊水过多史;②呕吐出现早,呕吐较重且顽固,常伴脱水及电解质紊乱;③呕吐物含有胆汁、血液及粪汁;④无胎便或量极少;⑤有明显肠梗阻表现;⑥ X 线平片或钡剂造影可见各种消化道病变的特征。与外科性呕吐相关的疾病有:食管闭锁;先天性肥厚性幽门狭窄;肠闭锁,十二指肠或空肠狭窄、肠旋转不良、环状胰腺及肠重复畸形所致的不完全高位梗阻;先天性巨结肠或粪栓性肠梗阻所致的低位性肠梗阻。以下几点有助于识别处于外科急诊的高危新生儿:①母亲羊水过多提示有先天性消化道畸形可能;②出生后即多涎、青紫、喂奶时窒息应警惕食管闭锁;③胆汁性呕吐尽管也可由非外科性疾病引起,但在未明确诊断之前应考虑外科性呕吐;④胎粪异常或不排胎粪往往是提示外科疾病的重要线索,但完全性肠梗阻的远段肠管或十二指肠膜状闭锁偶尔也可排出少量胎粪;⑤腹胀是完全性或不完全性肠梗阻的表现,根据腹胀的程度、呕吐与腹胀的先后顺序有助于临床判断梗阻部位的高低;⑥腹部正立侧卧位平片显示双泡征、三泡征或多个液平提示有高位或低位肠梗阻可能,为进一步明确诊断可行胃肠道造影检查。

(2)除外外科性因素后应系统考虑内科性因素所致的呕吐,内科疾病引起呕吐的特点:①有围产期窒息史、难产史、产前感染史、喂养不当史或服药史;②呕吐症状不突出,呕吐物一般不含胆汁、血液或粪汁;③常有明显的消化系统以外的症状和体征;④大便性质正常或量稍少;⑤无肠梗阻表现;⑥X线腹部摄片无异常特征。

常见病因如下:

1)胃黏膜受刺激所致呕吐:新生儿咽下综合征,多为开奶前呕吐,开奶后加重,呕吐物为泡沫样黏液或血液;胃内血液储存或出血;红霉素、氯霉素及氯化钙等药物副作用所致呕吐。

2)喂养不当:喂养时吞入大量空气、喂养次数过频或喂乳过多过快、喂养姿势不正确或喂养后搬动所致。

3)感染:肠道内感染或肠道外感染均可导致呕吐;发热伴有摇头或用手摸头等动作提示患儿可能是中耳炎或脑膜炎。

4)颅内压增高:神经系统症状往往比呕吐更为突出。

5)先天性遗传代谢性疾病:如高氨血症、先天性肾皮质增生症、半乳糖血症、甲状腺功能减退等。

6)胃肠道动力性疾病:①胃食管反流:轻者仅表现为溢乳,重者可表现为喷射性呕吐,呕吐物常为不带胆汁的奶液或奶凝块,新生儿胃食管反流多为生理性反流;②幽门痉挛:多在生后1~4周内开始,呕吐为间歇性,呈喷射性,呕吐物不含胆汁,试用1:1 000阿托品缓解者可以和先天性肥厚性幽门狭窄相鉴别;③贲门失弛缓:表现为喂奶后立即发生的反流或呕吐,呕吐物为无奶块的奶汁;④胃扭转:多数患者于生后1~3天发病,呕吐多在进食后即发生,呕吐物为奶汁,频繁时可有胆汁或血液,钡餐检查可协助诊断;⑤胎粪栓塞综合征。

7)食物过敏如牛奶蛋白过敏等因素所致的呕吐,可以进行过敏原检测,需注意的是小婴儿因自身免疫能力较差,或者是混合因素介导的过敏,可能存在检测过敏原假阴性情况,此时建议行回避激发实验进行诊断。

8)乳糖不耐受,对于纯母乳喂养的孩子,可能存在奶后腹胀、打嗝、排气多、肠激惹、呕吐等表现,此时应注意患儿可能存在乳糖不耐受,更换奶粉喂养或添加乳糖酶可好转。

2. 病变部位的定位诊断

(1)食管或胃:呕吐出现早,常在开奶前或开奶时发生;呕吐多发生在喂奶后不久或即刻;呕吐物为乳汁或奶块,无胆汁。

(2)十二指肠或空肠近段:呕吐发生于生后48小时内;常在喂奶后1~2小时才出现;呕吐物含胆汁;伴/不伴有上腹胀,有时可见胃蠕动波。

(3)空肠下段、回肠及结肠:呕吐发生于出生数日以后,呕吐物含粪汁,腹胀明显,可见肠型。

3. 辅助检查　　根据疑诊的疾病选择相应的辅助检查。

(1)X线检查:腹部正立侧卧位平片双泡征、三泡征或多个液平提示高位或低位肠梗阻。

(2)上消化道造影或钡灌肠:对确诊食管闭锁、胃食管反流、先天性肥厚性幽门狭窄、肠闭锁、巨结肠、肠旋转不良有重要价值。

(3)腹部B超:有助于先天性肥厚性幽门狭窄的诊断。

(4)食管pH监测对胃食管反流有诊断价值。

(5)呕吐物为血性者,血红蛋白抗碱变试验(Apt试验)有助于区分母血和新生儿血。

(6)血常规嗜酸细胞、总IgE、特异食物过敏IgE检测等对于诊断牛奶蛋白过敏有一定的意义,怀疑过敏,而化验检查阴性时应进行开放性回避-激发试验进行确诊。

(7)部分顽固性呕吐伴/不伴有其他神经系统表现时建议完善动态脑电图及头MRI检查。

【治疗要点】

1. 病因治疗　　喂养不当者予喂养指导;羊水吞入引起的呕吐可用生理盐水或1% NaHCO₃洗胃;幽门痉挛可在喂奶前20分钟口服1:1 000阿托品1~5滴;胃食管反流可采取体位疗法(上身抬高30°),若严重反流导致食管炎可适当应用PPI类药物,药物剂量0.8mg/(kg·d),分1~2次给药。食物过敏患儿应饮食回避,牛奶蛋白过敏患儿建议用深度水解蛋白或游离氨基酸配方奶粉治疗。多数轻度胃食管反流的患儿只需更换为部分水解奶粉喂养即可痊愈。乳糖不耐受患儿可加用乳糖酶,严重时改为去乳糖或低乳糖配方奶粉喂养可改善症状。

2. 内科性疾病引起呕吐者宜采取右侧卧位,以防呕吐物吸入。

3. 外科性疾病 在明确诊断前应禁食,腹胀明显者应胃肠减压。巨结肠患儿则应结肠灌洗,一般不必禁食。同时尽快明确诊断,进行外科治疗。如先天性幽门肥厚手术治疗预后非常好,能及时改善患儿营养状态。

4. 纠正水、电解质紊乱,供给适当能量。

5. 口服益生菌 补充早产儿肠道内生理菌群,目前较常用的为双歧杆菌。

(郭 静 吴 捷)

第二节 新生儿消化道出血

消化道出血是新生儿常见急症,表现为呕血、便血或两者并存,可因消化道疾病所致,也可以是许多危急重症的并发症或全身疾病的一个症状,病情急且重,如不及时治疗可使出血加重,导致贫血、休克甚至死亡。新生儿消化道出血与年长儿病因不同,因此诊治方案也有所差别。

【诊断要点】

1. 确定出血来自于母亲还是新生儿自身。

生后第 1 天内呕吐鲜血或鼻饲管内有鲜血常继发于在生产过程中咽下母血。可作 Apt 试验区别。取婴儿呕吐物或粪便中血性物,加 5 倍水搅匀,以 2 000 转 /min 速率离心 2 分钟,取粉红色上清液(5 份)于试管内,加 1% 氢氧化钠(1 份),2 分钟后观察结果,变成棕褐色表示血液来自母亲,如仍为粉红色则血液来自新生儿。

2. 除外全身性疾病和凝血障碍所致的出血,确定出血来自于上消化道还是下消化道。

急性消化道出血多数是由消化道疾病所致,少数病例可能是全身性疾病(如危重症患儿的 DIC 和先天性凝血因子缺乏等)的局部表现。全身性疾病所致除消化道出血外,往往伴有其他部位出血现象。详细的病史、查体及血液学化验检查可协助鉴别诊断。

急性上消化道出血的主要临床表现是呕血与黑便,以及由大量失血而引起的一系列全身性症状。下消化道出血多为较鲜红或鲜红色血便。但幽门以下部位出血量多,血液反流入胃也可以引起呕血;上消化道出血一般为柏油样便,若出血量大,肠蠕动过快也可出现暗红色甚至鲜红色血便。应熟知新生儿消化道出血常见病因并进行相应的查体,常见病因如下:

(1)应激性溃疡:占消化道出血原因的 69.8%~79.6%,新生儿由于各种诱因(如缺氧、寒冷、感染、休克、创伤、低体温、颅脑损伤及呼吸衰竭等)处于应激状态时,可使消化道黏膜缺血坏死,发生溃疡和出血。

(2)坏死性小肠结肠炎:目前多认为是由早产、感染及其炎症反应、缺氧缺血、喂养不当等多种因素综合作用所致,是新生儿消化道出血中的急重症,导致新生儿早期死亡的主要原因之一,详见本章第三节。

(3)新生儿出血性疾病:由维生素 K 缺乏所致,多见于母乳喂养的新生儿。早产儿及足月儿母亲孕期大剂量或长期用过抗惊厥药或抗结核药更易出现因维生素 K_1 缺乏导致的消化道出血。新生儿长时间应用抗生素或合并胆汁淤积性肝炎时也可以出现维生素 K_1 缺乏。

(4)早产及酸中毒:早产儿胃肠道、肝脏功能不成熟,容易出现维生素 K 依赖凝血因子缺乏,凝血机制不健全,容易出血;其次,早产儿肾脏发育不完善,容易出现酸中毒,酸中毒时细胞内溶酶体释放增多而破坏溶酶体,导致胃黏膜上皮细胞的破坏;故临床早产儿消化道出血较足月儿多。

(5)胃食管反流导致的反流性食管炎:引发呕吐新鲜血或咖啡样物,并有顽固性呕吐、营养不良和生长发育迟缓。食管裂孔疝立位时不吐,卧位时呕吐明显,可呈喷射性呕吐,呕吐物为乳汁,可混有棕色或咖啡色血液。食管旁疝可发生胃溃疡,偶尔可以出现胃坏死。

(6)肛裂:粪便表面鲜血附着,或在尿布上呈小点状渗血,出血量少,患儿一般状态良好,多有便秘病史。仔细检查肛门或肛门镜检查可证实。

(7)先天性肠旋转不良:临床表现以肠梗阻、胆汁性呕吐及便血为主要表现,消化道造影检查可确诊,确诊后应积极手术治疗。

(8)牛奶蛋白过敏:牛奶蛋白过敏时消化道表现可有频繁反流、呕吐、腹泻、便秘、血便,长时间可导致缺铁性贫血,少数患者可有出血性结直肠炎表现,典型临床表现为血丝便,可同时伴有黏液,大便镜检可有白细胞。

(9)肠套叠、肠重复畸形、梅克尔憩室及肠道多发性血管瘤等在新生儿也常出现。先天性肥厚性幽门狭窄患儿在呕吐严重致胃黏膜损伤出血时,表现为呕吐咖啡样物。肠套叠以阵发性腹痛、果酱样血便、腹部肿块、呕吐为主要表现,超声检查发现同心圆征和套筒征,X线灌肠发现杯口影可以诊断,新生儿少见。

3. 辅助检查

(1)洗胃:用生理盐水或 1% 碳酸氢钠溶液洗胃,如果洗胃后仍有鲜血出现,则可考虑为胃以上的消化道出血。

(2)诊断性治疗:肌内注射或静脉注射维生素 K_1 对怀疑新生儿出血症者可以起到诊断性治疗的作用,但前期应完善凝血功能检查。

(3)内镜检查:纤维胃镜对新生儿上消化道出血是一种安全、准确、及时的确诊手段,有助于明确出血的部位、病变的范围及性质,且还可以直视下进行活检和止血。

(4)X线检查:腹部正立侧位平片可以协助诊断新生儿小肠扭转及 NEC。上消化道造影为内镜检查的备用检查项目,不作为首选。疑似肠旋转不良、肠套叠时可进行钡灌肠检查。

(5)放射性核素扫描:^{99m}Tc- 高磷酸盐核素显像可检出异位胃黏膜,协助诊断梅克尔憩室,但敏感度低,有时可能需要重复检查。有经验的超声医生通过腹部超声检查可能发现梅克尔憩室或肠重复畸形病变肠管。

【治疗要点】

1. 禁食、保持安静及呼吸道通畅。

2. 建立静脉通道,并保持通畅。

3. 急诊完善血常规 + 血型,凝血五项,肝功能,Apt 试验。

4. 留置胃管 判断有无活动性出血,用生理盐水或 1% 碳酸氢钠溶液洗胃,或者注入局部止血剂,如凝血酶 500~2 000U/ 次,每 1~6 小时重复 1 次;或注射用蛇毒血凝酶 0.2~0.25U/ 次,每

6~12 小时重复 1 次；或云南白药 0.25g/ 次，每天 3 次。

5. 输血 根据血红蛋白、血细胞比容（不能反映几小时内的出血量）及全身状态迅速评估出血量。出血量超过循环血容量的 20%~30% 为输血指征，有休克症状即表示出血量已达血容量的 20% 以上，重症休克状态提示出血量在 30% 以上。出血不明显，但血红蛋白<90g/L 时也应考虑输血。输血量为新鲜红细胞悬液 10~15ml/kg。

6. 制酸剂 H_2 受体拮抗剂：西咪替丁 5mg/kg 每次，每 6 小时 1 次或每 12 小时 1 次给药。质子泵抑制剂：奥美拉唑 0.4mg/（kg·次），每 12 小时 1 次或每天 1 次给药。

7. 外科手术 消化道出血若是由外科疾病所致，如肠旋转不良伴中肠扭转、伴穿孔或坏死的 NEC、肠重复畸形等，一旦确诊，应急诊外科手术治疗。

8. 诊断 牛奶蛋白过敏患儿，若母乳喂养，母亲要严格的饮食回避，若配方奶粉喂养应采用深度水解蛋白或游离氨基酸配方奶粉喂养。文献报道口服益生菌，如鼠李糖乳酸杆菌 LGG 和乳酸杆菌 BB-12 等，可以预防牛奶过敏。

（郭 静 吴 捷）

第三节 新生儿坏死性小肠结肠炎

坏死性小肠结肠炎（necrotizing enterocolitis，NEC）是新生儿最常见、最严重的消化道急症，病理机制复杂，病因不清，是由多种因素引起的肠黏膜损害，使之缺血、缺氧导致小肠、结肠发生弥漫性或局部坏死的一种疾病，临床上以腹胀、呕吐、腹泻、便血、严重者发生休克及多器官功能衰竭为主要表现，腹部 X 线检查以肠壁囊样积气为特征，严重威胁新生儿生命健康。随着围产医学和儿科学的全面发展，越来越多的早产儿、极低出生体重儿得以存活，但 NEC 的发生率和死亡率依旧很高，早产、肠道菌群失调和配方奶粉喂养是公认的导致 NEC 发生三个重要的高危因素。常见病因如下：①早产：早产儿因肠道黏膜发育不成熟，上皮细胞对损伤易感性增加，机体免疫功能低下，抗氧化及缺氧缺血损伤能力降低等因素易发生 NEC，且发生率与胎龄呈负相关。②感染及其炎症反应；感染和肠壁炎症是 NEC 最主要病因，常见肠道致病菌有克雷伯菌、大肠埃希氏菌、铜绿假单胞菌、艰难梭菌和表皮葡萄球菌等。NEC 需要和细菌/病毒感染或过敏性肠炎相鉴别。③窒息及急性心肺疾病：新生儿窒息、呼吸窘迫综合征、发绀型先天性心脏病、动脉导管未闭等疾病导致血流重新分布，肠黏膜血流量减少而肠缺血损伤。④肠道喂养：不合理的肠道喂养，如高浓度、高渗透食物喂养，鼻空肠喂养，喂养过多过快，非母乳喂养易发生 NEC。⑤红细胞/血小板增多及高黏滞综合征：可能与胃肠道局部分界区域灌注减少，肠缺血相关。⑥脐部插管交换输血：可能因为静脉或动脉灌注压变化较大而导致肠缺血。⑦其他：如肠道内病原菌群失调、慢性腹泻、休克、低体温、长时间不合理抗生素应用、输血相关 NEC 等，母亲孕期患绒毛膜羊膜炎、胎儿生长受限、孕期吸烟、红细胞增多症等也会增加 NEC 发生的概率。

【诊断要点】

NEC 的早期诊断直接决定其预后，因此依据临床表现及放射学检查，结合高危因素及实验室检查作出具体的诊断及疾病分期是非常重要的。

1. **临床诊断** 下列 4 项特征具备 2 项可考虑临床诊断：①腹胀；②便血；③嗜睡、呼吸暂停，肌张力低下；④肠壁积气。若无 NEC 放射影像学及组织学证据，则视为可疑。

2. **放射学诊断** 腹部 X 线检查对 NEC 的诊断及临床分度尤为重要，出现异常肠气影、液气平面、固定肠袢改变均支持 NEC 诊断，肠壁内积气和肝内门静脉积气即可确诊。必要时应每 6~8 小时动态拍摄腹部平片检查以监测病情进展情况。对于经验丰富的彩超医生而言，腹部彩超是监测肠壁内积气和肝内门静脉积气的较灵敏的方法。多普勒检查可以通过检测肠道血流缺失进一步确诊肠坏死。

3. **实验室检查** 应完善血常规、血细菌培养、大便潜血、动脉血气离子分析，必要时动态监测。血小板减少症、持续性代谢性酸中毒、严重的难治的低钠血症，动态检测 CRP 变化情况进一步帮助我们确诊。常规大便检测潜血阳性对于诊断 NEC 没有价值，60% 的住院患儿没有 NEC 亦可以出现大便潜血阳性。

4. **确定临床分期** 极低出生体重儿，NEC 多发生在生后第

3~4周,而足月儿多于生后第1周发生。多以腹胀、呕吐、便血为首发症状,同时还可出现肠梗阻、呼吸暂停、心率异常、腹肌紧张、胃潴留、败血症等表现,严重时可有休克、腹水、昏睡、腹泻、腹壁蜂窝织炎、右下腹肿物等症状。根据临床症状及X线表现,具体分期情况如下:

(1)Ⅰ期(疑诊 NEC):全身症状非特异性,包括呼吸暂停、心动过缓、嗜睡及体温不稳定。肠道表现为喂养不耐受,反复胃潴留及便隐血试验阳性。X线表现可正常或非特异性改变。

(2)ⅡA 期(轻度 NEC):全身症状同Ⅰ期。肠道表现包括显著腹胀,伴或不伴压痛,肠鸣音消失及肉眼血便。X线表现为肠梗阻征象,肠管扩张呈环状伴局部积气征。

(3)ⅡB 期(中度 NEC):全身症状除Ⅰ期体征外,还出现轻度酸中毒及血小板减少。肠道表现为腹胀加重,腹壁水肿,腹肌紧张,可触及包块。X线表现为广泛的肠壁积气,少量腹水,可有肝内门静脉积气。

(4)ⅢA 期(重度 NEC):全身症状包括呼吸性和代谢性酸中毒,呼吸衰竭,血压下降,尿量减少,中性粒细胞减少及凝血功能障碍。肠道表现包括腹壁弥漫性水肿、红斑、变色及硬结。X线表现为大量腹水,肠气少,可有持续存在的扩大肠袢。

(5)ⅢB 期(重度 NEC):全身症状表现为广泛水肿、生命体征和实验室指标迅速恶化、顽固性低血压、休克、DIC 和电解质紊乱。腹壁表现为腹壁紧张、变色及腹水。X线表现为肠气消失,腹腔内游离气体。

【治疗要点】

已确诊 NEC 的主要处理原则是按照急腹症或即将发生的脓毒性腹膜炎来治疗,目的是阻止疾病进展、肠穿孔及休克。

1. 基本治疗

(1)密切监测生命体征,维持正常心肺功能及肾功、代谢功能等,检测血气、离子、血糖等。

(2)禁食:使肠道充分休息,给予外周或中心静脉置管,全肠外营养以维持基本营养需求,维持 90~110cal/(kg·d)。轻型 NEC 禁食 5~14 天,合并外科问题时要禁食 10~14 天。

(3)胃肠减压,监测腹围。

(4)拔出脐部插管。

(5)抗生素：完善血、便培养后，针对病原菌可先选用青霉素类、氨基糖苷类或三代头孢类抗生素；怀疑肠穿孔者可选用甲硝唑或克林霉素治疗厌氧菌感染；对耐药的葡萄球菌可选用万古霉素。确诊 NEC 后，抗生素疗程 10~14 天。

(6)监测胃肠出血情况，监测出入液体量，监测血气离子分析、血常规、血细菌培养等实验室指标。

(7)急性期每 6~8 小时拍一次腹部平片。

2. 分期处理

(1)Ⅰ期：处理同 NEC 基本治疗方案，若所有培养结果均为阴性，且患儿临床症状好转，则 3 天后可停用抗生素。若临床症状继续好转，3 天后可开始肠道喂养。

(2)Ⅱ期：处理基本方案同前，但抗生素使用多为 10 天左右。禁食 2 周，待放射线检查积气征消失 7~10 天后开始肠道喂养。同时加强全肠道外营养。如出现呼吸衰竭，严重血气离子紊乱，必要时可予吸氧，机械通气，调节液体量及离子浓度以维持胃肠内环境稳定。小剂量多巴胺 2~4μg/(kg·min)静脉注射可以增加肠道血供，维持肾低血流量灌注。

(3)Ⅲ期：多可见顽固性低血压，治疗上应补充继续损失量，扩容，应用血管活性药物如多巴胺以维持血压及尿量[1~3ml/(kg·min)]正常。当出现进行性白细胞、粒细胞及血小板计数减少时可输血和输注血小板，必要时可输注粒细胞或粒细胞集落刺激因子。

3. 手术治疗 肠穿孔和肠坏死是手术的绝对指征，但早产儿中诊断较困难，一般指征包括：①气腹；②液腹：腹腔穿刺后可留取穿刺液进行细菌培养及药敏试验；③腹壁水肿、发硬或蜂窝织炎；④腹部肿块提示腹腔内脓肿或局部肠管粘连坏死；⑤内科积极治疗病情仍继续恶化、休克、酸中毒不能纠正或出现 DIC。

手术方法包括：坏死肠段切除＋肠造瘘术；坏死肠切除Ⅰ期吻合术；单纯肠造瘘减压术和局麻下腹腔引流术。

4. 预防 产前激素应用促进胃肠道发育成熟，减少抗生素的应用，合理喂养，对极低出生体重儿首选母乳喂养，早期微量喂养，不应增加奶量过快。对于普通早产儿奶粉喂养不耐受的患儿尽早改为水解配方奶粉喂养。近年来有研究提出,肠道应用表皮生长因子、乳铁蛋白、谷氨酰胺、精氨酸及人类粒细胞集落刺激因子可预防 NEC 的发生,其有效性需进一步证实。越来越多的研究证实益生菌可以预防并降低新生儿 NEC 的发生率及死亡率,前景广阔,目前主要应用的为乳酸杆菌和双歧杆菌。

（郭 静 吴 捷）

第四节 重症腹泻

腹泻病是一组由多病原、多因素引起的以大便次数增多和/或大便性状改变为特点的消化道综合征。新生儿消化系统发育不完善,水代谢旺盛,生长发育快,胃肠道负担重,正常肠道菌群建立不完善或改变饮食、滥用抗生素等均容易导致肠道正常菌群失调,这些因素导致新生儿易发生腹泻,并且腹泻容易导致一些急性或慢性并发症的发生,即重症腹泻。故新生儿腹泻要引起我们的重视,积极予以治疗。

腹泻病根据病因可分为感染性腹泻和非感染性腹泻。感染性腹泻又可分为肠道内感染和肠道外感染,重症腹泻一般由肠道内感染所致。新生儿腹泻常见的致病菌为致病性大肠埃希氏菌和轮状病毒,其他如非伤寒沙门氏菌、空肠弯曲菌、耶尔森菌、痢疾杆菌、腺病毒、柯萨奇病毒、埃可病毒及一些条件致病菌等也可导致新生儿腹泻。难辨梭状芽胞杆菌常在新生儿便培养中发现,但其临床意义尚不清楚,多数培养阳性的患儿无临床症状。

非感染性腹泻最常见原因为喂养不当。迁延性或慢性难治性腹泻则可由于碳水化合物、蛋白质或脂肪吸收不良所致,如乳糖不耐受症、牛奶蛋白过敏、先天性失氯性腹泻、先天性失钠性腹泻、先天性葡萄糖-半乳糖吸收不良、先天性微绒毛包涵体病及原发性肠淋巴管扩张症等,以前两者最为常见。

【诊断要点】

1. 根据临床症状及体征判断轻型或重型腹泻重型腹泻合并脱水、酸中毒和离子紊乱。患儿有眼窝凹陷、囟门凹陷、尿少泪少、皮肤黏膜干燥/弹性下降、血容量不足引起的末梢循环改变等提示有脱水症状。患儿有精神萎靡、口唇樱红、呼吸增快(新生儿呼吸深大表现不明显)、呼出气凉等表现,血气分析中 pH 下降,HCO₃⁻降低,BE 负值增大提示有酸中毒。

2. 实验室检查区分腹泻的性质细菌性腹泻早期大便培养阳性率较高,疑有败血症或其他部位感染者应做相应的检查、细菌培养及药敏试验。病毒性腹泻多在病程 5 天内完善大便病毒学检查。腹泻患儿必须检测血气离子分析。合并严重呕吐需同时完善心肌相关指标及腹部彩超检查,注意和暴发性心肌炎或肠套叠相鉴别。

【治疗要点】

1. **调整饮食** 腹泻急性期伴有剧烈呕吐可先禁食 4~6 小时,时间不宜太长,以免影响能量供给。母乳喂养可继续母乳喂养,若呕吐腹泻加重可改为配方奶粉喂养,部分拒绝配方奶粉喂养的宝贝和家属,可于母乳前添加乳糖酶喂养,促进对母乳中乳糖的消化吸收,轮状病毒感染患儿或乳糖不耐受患儿应去乳糖喂养。牛奶蛋白过敏患儿改为深度水解蛋白或游离氨基酸配方奶粉喂养。

2. **纠正水和电解质紊乱** 液体补充包括累积损失量、生理需要量和继续损失量。

累积损失量按脱水程度而定。轻度脱水为体重的 <5%,中度脱水 5%~10%,重度脱水 >10%。等渗性脱水、低渗性脱水和高渗性脱水分别用 1/2 张(1:1 液,即 0.9% NaCl:5% 或 10% GS)、2/3 张(4:3:2 液,即 0.9% NaCl:5% 或 10% GS:1.4% NaHCO₃)和 1/3 张(2:3:1 液,即 0.9% NaCl:5% 或 10% GS:1.4% NaHCO₃)溶液。新生儿生理需要量为 100~120ml/(kg·d)。电解质 Na⁺ 足月儿 2~3mmol/(kg·d),早产儿 3~4mmol/(kg·d)。生后 1~2 天不需补钾,以后 1~2mmol/(kg·d)。

(1)第一天补液

1)补液总量:见图 15-4-1。

新生儿在输注含葡萄糖的溶液时,速度以每分钟 8~12ml/kg 为宜。早产儿需更慢,宜监测血糖以调整溶液葡萄糖浓度。

2)纠正酸中毒:轻度酸中毒不需补碱,中重度酸中毒可酌情以 1.4% NaHCO₃ 液替代 2:1 等渗液 20ml/kg 进行扩容,兼有扩容和加快纠正酸中毒的作用。或采用公式:所需补充 5%NaHCO₃ 量(mmol)=BE 绝对值 ×0.5× 体重(kg),一般先给计算量的 1/2,根据血气结果决定是否继续补充。每千克体重给予 5% NaHCO$_3$ 1ml 或 1.4% NaHCO$_3$ 3ml 可提高 HCO$_3^-$ 约 1mmol/L。

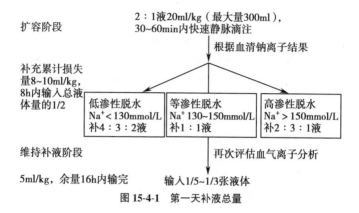

图 15-4-1　第一天补液总量

3)钾的补充:血气离子分析提示血钾正常也需要补钾,因为随着脱水和酸中毒的纠正,低钾血症可逐渐表现出来。有尿后或膀胱内有尿可补钾,按 0.15%~0.3% KCl 溶液补钾,静滴时间不少于 6~8 小时,停止输液后改为口服补钾 3~4mmol/(kg·d),连续 4~5 天。

4)补钙:酸中毒纠正后离子钙降低,易出现抽搐,可予 10% 葡糖糖酸钙 1ml/kg 加等量 5% 或 10%GS 缓慢静脉推注(速度 1ml/min),每天 1 次,连续 2 天。

(2)第二天以后的补液:脱水已基本纠正,只需补充继续损失量和生理需要量,1/4~1/3 张含钠盐,100~120mmol/(kg·d)(包含口服入量),KCl 仍为 0.15%~0.2%。

(3)监护:监测体重、红细胞容积比、血气离子分析、大便量、尿量、尿渗透压等指标,随时调整液体的成分、量和滴速等,以适应患儿的实际需要取得良好的治疗效果。

3. **控制感染**　病毒性腹泻不用抗生素,亦不用抗病毒药物,对症治疗即可。轮状病毒肠炎时化验便常规可有轻度白细胞的升高,一定要结合其他化验及全身症状等综合判断,切勿盲目加用抗生素。细菌性腹泻应针对病原菌及感染范围或药敏试验选用适当的抗菌药物,切忌滥用。真菌性腹泻要停用一切常用抗生素,给予菌群调整及抗真菌药物。

4. 肠黏膜保护剂和肠道益生菌 肠黏膜保护剂可以吸附病原体和毒素,保护胃肠黏膜。常用蒙脱石散 1g/ 次,每天 3 次,服用前后至少禁食禁水 30 分钟。肠道益生菌有助于腹泻恢复。肠黏膜保护剂和益生菌需至少间隔 30 分钟服用。

(郭 静 吴 捷)

第五节 先天性食管闭锁与
食管气管瘘

先天性食管闭锁(esophageal atresia,EA)是胚胎期食管发育过程中空泡期原肠发育异常所致畸形,可以单独形式存在,更多的是与食管气管瘘(esophagotracheal fistula,TEF)联合存在,是新生儿一种严重的先天性畸形之一,且易合并胸肺部畸形和其他各种畸形。早产儿多见,死亡率较高。

【诊断要点】

1. 产前诊断

(1)由于食管闭锁胎儿不能吞咽羊水,母亲在胎龄 30 周后常有羊水过多。

(2)母孕期羊水过多和胃泡小或不显影两项特征提示食管闭锁或食管气管瘘的存在。

2. 临床表现 患儿出生后即表现有唾液过多的现象,带泡沫的唾液从口、鼻溢出,有时发生恶心、气急、暂时性青紫、呼吸困难。第一次开奶时即出现呛咳、青紫、呼吸困难。经过清理呼吸道后情况可好转,再次喂奶,又会出现同样的症状。就诊时可伴有肺炎,累及双侧。

3. 体征 可有发绀、呼吸困难,无食管 - 气管瘘者腹部呈瘪陷状,有食管 - 气管瘘者腹部可伴有腹胀,但无急腹症体征。

4. 辅助检查

(1)经鼻孔或口腔插入一细小胃管,若此管在插入 10cm 左右时明显受阻,或屡次从口腔翻出则高度提示 EA。

(2)行食管上端造影可明确食管闭锁的水平位置,从而指导手术。方法有充气造影及泛影葡胺造影。气体造影较为安全。泛影葡胺造影剂应用时不宜过多,造影结束后立即吸出,以防误吸。X线摄片时要行正立及侧立位像,在吸气末摄片,可显示闭锁食管盲端的最低位置。摄片时应包括腹部,以确认是否合并其他消化道梗阻,如十二指肠闭锁、小肠闭锁等。

【治疗要点】

手术治疗是此病唯一的治疗选择。早期诊断是治疗成功的关键。争取在肺炎、脱水、酸中毒发生前进行手术。

1. **术前准备** 保温、吸氧、禁食、补液、应用抗生素,咽部及食管上段盲端持续或间断负压吸引以防窒息等。一般经过24~48小时的准备即可进行手术。

2. **手术治疗** 根据患儿一般状况,制订个性化手术方案。分即刻修复、延期手术和分期修复不同的手术方案。手术可经胸腔或胸膜外两种途径。国内外报道通过胸腔镜手术修复很安全,并发症少,但操作难度大。

3. **术后处理** 保持呼吸道的通畅及湿润,加强术后监护、护理及营养支持,防治肺炎。术后肺炎较重或呼吸功能极差,不能达到正常血氧浓度者需呼吸机支持治疗。

(黄 英)

第六节 先天性巨结肠

先天性巨结肠(congenital megacolon)又称为赫什朋病(Hirschsprung's disease, HD),是肠肌间神经丛神经节细胞的缺如导致肠段丧失功能,近端结肠由于肠内容无法排出而被动继发性扩大,故又称先天性无神经节细胞症,是小儿外科中较常见的先天性消化道畸形,发病率仅次于直肠肛门畸形,居先天性消化道畸形第二位。

【诊断要点】

1. **临床症状**

(1)大多数患者在出生1周内发生完全或不完全、急性或亚急性低位肠梗阻,表现为:①不排胎便或胎便排出延迟:生后24~48小时没有胎粪排出,或只有少量,必须灌肠或用其他方法处理才有较多胎粪排出。②呕吐:多见于长段型及全结肠型巨结肠,由于肠梗阻较重,早期可出现呕吐,呕吐物多为奶汁、胆汁。③腹胀:有不同程度的腹胀,腹胀严重程度与病变程度及是否进行有效处理有关。腹胀严重者可压迫膈肌出现呼吸困难。

(2)经人工通便等治疗后,患儿可有一段缓解期,以后出现顽固性便秘、腹胀。

2. 体征

(1)腹胀:为较突出的体征,腹壁皮下脂肪薄。可显现腹壁静脉曲张。

(2)肛门指检:指检时可感受到直肠有裹手感,直肠扩张性极差,直肠壶腹内呈空虚状态,指检后由于直肠受到刺激可引发排便、排气。

3. 并发症 病情重者可出现肠梗阻、小肠结肠炎、肠穿孔、败血症等并发症。

4. 辅助检查

影像学检查:

(1)腹部立位片:表现为不同程度的管状积气、肠气淤积,少数可见大小不等液平面,如果伴有穿孔可见腹腔膈下游离气体。

(2)钡剂灌肠造影:是诊断 HD 的首选检查,出现腹胀时,大多数患儿经大肠造影可见到巨结肠病变征象(除外超短段型的巨结肠),表现为自远端向近端的狭窄段;漏斗形的移行段;近端肠管明显变宽的扩张段。新生儿期由于肠管较薄,用钡剂造影时,钡剂蓄积在扩张段处变硬成块有致肠穿孔的危险,因此多用泛影葡胺造影剂造影。

(3)肛管直肠测压:可测定不同状态下的肛门括约肌收缩情况。HD 由于神经节细胞缺如,肛门内括约肌不能正常松弛,直肠肛管抑制反射消失,新生儿生后 12 天内直肠内括约肌尚未完全建立,故直肠内测压检查只适用于日龄 12 天以后的足月新生儿。

(4)直肠黏膜吸引活检和直肠全层活检检查:是诊断新生儿 HD 的金标准,可在麻醉直视下取直肠全层,一般在牙齿状态线上 2cm 以上获取。

【治疗要点】

1. 保守治疗 适用于轻症、诊断未完全肯定、并发感染或全身情况较差者。

2. 手术治疗

(1)经腹部会阴联合手术巨结肠根治术:经腹手术腹部切口一般为 10~15cm,进入腹腔后手术操作剥离面广、创面大、出血多等诸多因素增加患儿损伤及痛苦,术后遗留手术瘢痕,并发症发生率高。

(2)腹腔镜辅助巨结肠根治术:适合于常见型及长段型和全结肠型的 HD 的治疗,因其创伤小、操作清晰、容易判断病变肠段、剥离、切除病变肠管完整、出血较少、损伤小、并发症少等优点,同时手术操作在直肠鞘内,不易伤及肛门括约肌、输精管、输尿管及盆底神经等周围器官组织,故新生儿期手术更容易操作。

(3)经肛门拖出巨结肠根治术:是外科手术治疗先天性巨结肠的重大突破,其优点是创伤小、出血少,腹腔、盆腔干扰少、术后不留瘢痕,恢复快,是治疗先天性 HD 有较好的效果。

(4)神经干细胞移植:未来神经干细胞移植治疗 HD 将是发展趋势。

3. 术后治疗

(1)术后常规应用抗菌药。

(2)禁食期间行全量补液或 TPN 治疗,直至肠道功能恢复后达正常进食。

(3)术后 15 天后进行扩肛,时间期应根据肛内吻合情况而定。

(黄 英)

第七节 肥厚性幽门狭窄

肥厚性幽门狭窄(hypertrophic pyloric stenosis,CHPS)是由于新生儿幽门环形肌增生、肥厚,导致幽门管腔狭窄而引起的上消化道不全梗阻,占新生儿消化道畸形的第 3 位,仅次于肛门直肠畸形和先天性巨结肠。

【诊断要点】

1. 临床表现

(1)呕吐:为本病的首发症状,生后早期吃奶及大便正常,多于生后 3~6 周出现呕吐,进行性加重,后期每次奶后必吐,呕吐多发生在奶后数分钟,呈喷射性,严重者可喷至数尺之外,常由口腔及鼻孔喷出。呕吐物为乳汁及胃液,或乳凝块,不含胆汁。

(2)排便次数减少及便秘:呕吐严重者往往数日排便 1 次,大便干燥。

(3)脱水及营养不良:随着患儿日龄增加,呕吐进行性加重,入液量不足导致患儿出现不同程度的脱水。早期患儿体重不长,之后迅速下降,呈营养不良貌。

2. **症状** 腹部检查可见上腹部膨隆,下腹部平坦柔软,约95% 患儿上腹部可见胃蠕动波。80%~90% 患儿在右上腹部肋缘下与右侧腹直肌外可触及 2cm×1cm×1cm 大小的橄榄样肿块,表面光滑,稍可移动,此为肥厚的幽门。检查需在呕吐后、空腹、熟睡时进行。

3. **辅助检查**

(1)X 线检查:患儿检查前 3~4 小时禁食,腹部常规透视后让患儿保持右侧卧位喂 60%~80% 稀钡或 30% 泛影葡胺,然后结合仰卧位观察患儿的胃、幽门、十二指肠球部的相关情况。诊断标准:患儿胃扩张,胃蠕动增强,胃排空延迟,幽门管细长如"鸟嘴状",或可见"乳头征""线样征""肩样征"等典型征象。

(2)超声检查:超声检查诊断肥厚性幽门狭窄的标准为幽门管 ≥16mm、幽门肌厚度 ≥4mm、幽门管直径 ≥14mm、幽门管内径 ≤2mm,胃窦及胃腔扩大,蠕动增强,胃排空延迟。

【治疗要点】

1. **内科治疗**

(1)抗痉治疗:用 1:1 000 或 1:2 000 新配制的阿托品溶液,在喂奶前 30 分钟口服,剂量自 1 滴逐渐增加至皮肤发红为止。因口服耐受差,近年来,有学者采用静脉注射阿托品序贯疗法治疗CHPS,疗效肯定,不良反应少。序贯疗法方案:阿托品初始剂量0.01mg/kg,每 4 小时静脉注射 1 次,每日增加 0.01mg/kg,呕吐缓解(呕吐次数 ≤2 次 /d)后恢复经口喂养,喂养量达 150ml/(kg·d)后改口服阿托品,剂量为最后静脉量的 2 倍,维持 3~4 周。

(2)采用少量多次喂养,使用黏稠乳液。每次喂养后竖抱 30分钟并拍背,入睡时体位取 30° 半卧位。

2. **外科治疗** 采用幽门环肌切开术是最好的治疗方法。术前应有 24~48 小时准备,纠正脱水引起的电解质紊乱,补钾,营养不良者给静脉营养,改善全身情况。

(赵 辉 赵诗萌)

第八节 膈 疝

膈疝是由于分隔胸腔及腹腔的膈肌发育异常,膈肌出现闭合不全,部分腹腔脏器可通过缺损处进入胸腔。产后活婴中该病发生率介于 1/3 700~1/2 600,85%~90% 发生于左侧,10%~15% 发生于右侧,仅 2% 双侧发生,约 15% 膈疝患儿有染色体异常。常见胸腹裂孔疝、胸骨后疝、食管裂孔疝。最常见的是在膈的两侧后外侧的胸腹裂孔疝,好发于左侧,左侧疝最常见的腹腔脏器是胃、小肠、结肠、脾和肝左叶,胰、肾、肾上腺等少见。

【诊断要点】

1. 临床表现

(1)呼吸系统症状:①生后出现阵发性呼吸困难及发绀,吸吮、哭闹时加重;②出现与体位改变有关的呼吸困难和发绀。

(2)消化系统症状:①在伴有肠旋转不良或进入胸腔内的肠管发生嵌顿时可反复出现呕吐咖啡色液体、黑便,合并贫血;②有肺部感染征象同时伴有进食后呕吐。

(3)重症者生后很快出现严重缺氧及循环衰竭,表现为严重的呼吸窘迫及发绀,甚至呼吸停止,病死率极高。

2. 体征

(1)患侧胸部饱满,呼吸运动明显减弱,心脏搏动移向对侧。

(2)胸壁叩诊可呈鼓音或浊音。

(3)患侧胸部听诊呼吸音减弱或消失,能听到肠鸣音。

(4)当较多腹腔脏器进入胸腔时,腹部可出现舟状腹。

3. 辅助检查

(1)X 线平片显示心脏纵隔向对侧移位,患侧胸腔内有肠管充气影、结肠带或胃泡,腹部肠管影较正常者明显减少。

(2)在行胃肠减压后如果无呼吸危象者可行上消化道造影,肠管疝入胸腔可明确诊断。

(3)胸腹 CT 可见腹腔脏器疝入胸腔。

(4)B 超胸腔内可见软组织块影。

4. **产前诊断**　产前超声有羊水过多、纵隔偏移、腹腔缺少胃泡征象时,应注意腹腔脏器疝入胸腔。羊膜腔穿刺造影见造影剂于胎儿胸腔内可确诊。产前诊断时间越早,预后越差。诊断时间>25 周者预后良好。

【治疗要点】

新生儿期发病的膈疝应尽早手术。

1. **术前处理**　禁食、胃肠减压、吸氧、纠酸、维持热量及体液平衡,监测血氧饱和度、呼吸、心率等,必要时用呼吸机辅助呼吸。

2. **手术治疗**　手术目的是迅速还纳疝内容物、修补疝孔及促使患侧肺膨胀。

（赵　辉　赵诗萌）

第十六章
血液系统疾病

第一节　贫　血

新生儿贫血主要由出血、溶血、红细胞产生障碍引起。出生时或 48 小时内贫血主要由严重的同族免疫性溶血或出血所致，也可因胎母输血或胎胎输血引起；48 小时后出现的贫血常由内出血、医源性或非免疫性溶血所致。红细胞产生障碍所致的贫血常在 2~3 周后发病。临床表现取决于贫血时间、程度或失血速度。诊断标准：生后第 1 周贫血诊断标准为血红蛋白<140g/L。新生儿期红细胞变化范围大，应按照胎龄及生后日龄诊断。

【诊断要点】

1. **病史**

(1)家族史：家族成员中有无出血史，贫血，不能解释的肝脾大或黄疸及父母种族。

(2)母亲接触药物史。

(3)产科病史：有无感染、阴道流血，胎盘或脐带异常，多胎妊娠。

(4)贫血出现时间。

2. **临床表现**　取决于病因、失血量及贫血速度。

(1)急性大量失血的新生儿表现为急性窘迫，苍白，反应低下，呼吸急促，心率增快，严重者可出现低血容量休克表现。

(2)由溶血导致的贫血，黄疸程度重，可伴有肝脾大或水肿。严重者可导致胎儿水肿，甚至死胎。

(3)由感染引起的非免疫性溶血性贫血于新生儿早期发病，可持续数周，通常有肝脾大。

(4)慢性失血或中度出血的新生儿贫血常无症状。

3. 实验室检查

(1)红细胞计数,血红蛋白,血细胞比容。网织红细胞计数增高时考虑出血或溶血;网织红细胞减少时考虑红细胞产生障碍。

(2)抗人球蛋白试验(Coombs 试验)免疫性溶血(尤其 Rh 溶血病)者常为阳性。

(3)结合病史,进行相关红细胞形态及酶学测定。

(4)必要时进行骨髓穿刺。

【治疗要点】

1. 输血

(1)输血指征:① 24 小时内静脉血 Hb<130g/L;②急性失血 ≥10% 总血量;③静脉采血所致失血 ≥5%~10% 血量;④肺疾病或先天性心脏病有大量左向右分流时应维持 Hb>130g/L,Hct>40%;⑤出现与贫血有关的临床症状。

(2)输浓缩红细胞:3ml 浓缩红细胞或 6ml 全血可提高 Hb 10g/L,单次输血不要超过 15~20ml/kg。无血容量减少时,可输入浓缩红细胞避免血容量过多,为所需全血量的 1/2。伴心力衰竭时减慢输血速度和 / 或应用利尿剂(如呋塞米)。

(3)输血不良反应:溶血反应以及感染血液传播性疾病。早产儿(尤其出生体重<1 250g)可通过输血感染 CMV,严重时甚至死亡。因 CMV 主要存在于白细胞,输注去除白细胞的血制品可减少其感染机会。

2. 病因治疗。

3. 失血性休克的治疗目的是尽快恢复组织血液灌注,减少毛细血管渗出及肺疾病的发生。可反复少量输全血(5ml/kg),血容量增加过快,可导致颅内血管扩张,诱发颅内出血、肺水肿。

4. 供氧　苍白乏力者,清理气道供氧。

(陈之光　李　娟)

第二节　新生儿出血症

新生儿出血症又称新生儿维生素 K 缺乏性出血症,是新生儿以及小婴儿期独特的问题。随着新生儿生后常规注射维生素 K_1

的普遍开展,本病的发生率已显著下降,但纯母乳喂养以及长期应用抗生素仍可导致本病的发生。

【诊断要点】

1. **病因** 根本原因是维生素 K 缺乏。与下列因素有关:①胎儿肝脏合成维生素 K 功能差,且母体通过胎盘转运的维生素 K 量少,导致新生儿肝内维生素 K 储存量低,特别是早产儿以及小于胎龄儿体内维生素 K 水平更低;②新生儿出生时肠道无细菌,维生素 K 合成少;③慢性腹泻或曾口服抗生素均会干扰肠道正常菌群,以及存在肝胆疾病时,均影响维生素 K 合成和吸收;④母乳中维生素 K 含量少,故母乳喂养者多见;⑤母亲在产前使用抗惊厥、抗凝及抗结核等抑制维生素 K 代谢的药物。

新生儿早期出血应详细询问母亲病史及药物治疗史、分娩史、胎盘情况、新生儿出生时情况及窒息复苏情况。

2. **临床表现** 本病可分为三型,即早发型、经典型及晚发型。早发型在生后 24 小时内发病;经典型在生后 2~3 天发病,早产儿可迟至 2 周;晚发型出生 2 周~3 个月发病。

常见的出血部位为脐部残端或皮肤黏膜出血点、瘀斑,或注射、穿刺部位渗血不止;消化道出血;颅内出血(早产儿、晚发型患者多见,多数有神经系统后遗症);肺出血、尿血等少见。

3. **实验室检查**

(1)PT、APTT、INR 延长,但 TT、Fg 及 PLT 在正常范围内。

(2)维生素 K 缺乏诱导蛋白(PIVKA-Ⅱ)增多。

(3)血清维生素 K 测定,但采血量大,临床不易进行。

【治疗要点】

1. 婴儿有出血现象时,立即缓慢静脉注射维生素 K_1 1~2mg,可迅速改善出血状态。也可肌内注射,或皮下注射替代。

2. 严重出血者,可输新鲜全血或新鲜冷冻血浆 10~20ml/kg,并静脉注射凝血酶原复合物。

【预防】

新生儿出生时肌内注射维生素 K_1 1mg 或口服维生素 K_1 2mg。母乳喂养者,预防性应用维生素 K_1,可采取母亲口服维生素 K_1 5mg/d。

(李 娟 陈之光)

第三节 血小板减少症

血小板减少症(thrombocytopenia)是新生儿出血的主要原因之一,主要为血小板产生减少及消耗增加所致,其发生率随胎龄降低而增加。新生儿血小板正常范围是(150~350) × 10^9/L;血小板计数在(100~150) × 10^9/L 之间为可疑异常,应动态监测;低于100 × 10^9/L 为血小板减少。

【诊断要点】

1. 病因

(1)免疫性因素:

1)同族免疫性血小板减少:可占总病例数的 1/4,见于母婴血小板抗原不合,母亲血小板正常,第一胎即可发病。

2)自身免疫性血小板减少:见于母亲患有 ITP、SLE、HELLP综合征、抗磷脂综合征及甲亢等疾病。

3)药物所致血小板减少:母亲服用某些药物后致敏,较为少见;新生儿应用某些药物,如地高辛、吲哚美辛等。

4)新生儿溶血病合并血小板减少:见于严重的溶血,如 Rh 血型不合。

(2)感染性因素:

1)宫内感染:多见于巨细胞病毒、梅毒螺旋体、风疹病毒感染,也可见于弓形虫、单纯疱疹病毒感染等。

2)生后感染:以细菌感染为主,病原体多为革兰氏阴性杆菌及金黄色葡萄球菌,在感染早期即可发生血小板减少。也可见于真菌感染,主要病原体为白假丝酵母菌。

(3)其他因素:围产期窒息、DIC、巨大血管瘤、染色体病(21、13、18- 三体)、遗传代谢病、先天性白血病、先天性巨核细胞增生不良、肾静脉血栓、母亲患有妊娠期高血压疾病等。

2. 临床表现 出血是最主要的临床表现。紫癜多见于皱褶、采血部位、头颅及臀部。此外还可出现呕血、血便、血尿、肺出血、脐带残端出血、针刺部位渗血、头颅血肿,严重者有颅内出血,可伴有较严重的黄疸。但并非所有血小板减少者均有出血表现,且部分重度血小板减少患儿无出血表现。严重细菌性感染所致的重度血小板减少更易发生大出血。

3. 实验室检查

(1)血常规及凝血功能:血小板低于 $100 \times 10^9/L$,有出血症状者常在 $30 \times 10^9/L$ 以下。凝血时间正常。

(2)抗血小板抗体检测:怀疑同族免疫性血小板减少时,可检测母婴体内是否存在 HPA-IgG。

(3)骨髓检查用于病因不明的持续性血小板减少症。

【治疗要点】

治疗原则为尽可能寻找病因、去除致病因素,防治感染、出血及相关并发症。

输入血小板:

(1)指征:血小板减少伴出血,也可预防性用于无出血者。有学者提出如下标准:①血小板 $<50 \times 10^9/L$,任何胎龄,临床不稳定或有过颅内出血的同胞者;生后 1 周内、出生体重 $<1\,500g$ 者;凝血异常者;侵袭性操作前后。②血小板 $<100 \times 10^9/L$,伴活动性出血或用影响血小板功能的药物者。输入的血小板应为不含白细胞及 CMV 阴性,10~20ml/kg。③临床稳定,血小板 $<30 \times 10^9/L$ 者。④在等待血小板时,可静脉输入大剂量丙种球蛋白,$1g/(kg \cdot d)$,1~3 天。

(2)每次输浓缩血小板 0.1~0.2U/kg,30~60 分钟输完。血小板半衰期仅 1~2 天。

(3)由于导致新生儿血小板减少的病因不同,输入的血小板也有特殊要求,如新生儿同种免疫性血小板减少症(NAIT)患儿,应维持血小板 $>50 \times 10^9/L$,输入血小板抗原阴性的母亲或供体血小板;继发于母亲 ITP 的新生儿血小板减少症,血小板轻度降低,除输血小板外,还可用大剂量 IgG 并结合糖皮质激素。因感染所致的血小板减少需积极抗感染治疗。

(陈之光　李　娟)

第四节　新生儿红细胞增多症

大部分学者认为静脉血的血细胞比容(hematocritvalue,Hct)值 ≥ 0.65 可诊断红细胞增多症。高黏滞血症的定义为血黏度>18cps 或高于正常值 2SD 者。两者常相伴发生,轻者可无临床症状,重者可由于血液黏滞度增高而发生多脏器功能损伤表现。

【诊断要点】

1. 病因

(1)宫内红细胞生成素增加:多发生在胎盘功能不全、过期产或母亲患心脏病、妊娠期高血压疾病及糖尿病的新生儿。

(2)继发性红细胞输入:如产前或产时的胎盘输血、母亲 - 胎儿输血或双胎输血综合征新生儿。

(3)其他高危状态:如早产儿、缺氧或冷伤的新生儿等。

2. 临床表现

(1)多数病例可仅表现为多血貌,皮肤红,甲床、黏膜可有发绀。

(2)部分重症病例可因血液黏滞而引起多脏器功能损害。

1)中枢神经系统:如烦躁、呕吐、肌张力减低、嗜睡甚至抽搐。

2)呼吸系统:可有呼吸暂停、呼吸困难、发绀等。

3)循环系统:如心率增快、心脏扩大,甚而心力衰竭,微循环血液瘀滞形成微血栓导致脑、肾、肠血管栓塞、出血等。

4)消化系统:呕吐、腹胀、便血等,重症可合并坏死性小肠结肠炎。

5)泌尿系统:重者可有少尿、血尿、蛋白尿等肾损伤症状。

6)其他:包括高胆红素血症、血小板减少症、低血糖、酸碱及电解质平衡紊乱等。

3. 实验室检查

(1)血液检查:血红蛋白、Hct、血黏度、有核红细胞、网织红细胞、血小板、血糖、血钙、胆红素。

(2)X 线片:肺淤血、充气过度,肺泡浸润、胸膜腔渗液和不同程度的心脏增大。

(3)EKG:右房或左房增大,右室增大,S-T 段降低。

【治疗要点】

1. 一般治疗　保暖,供充足热量及液量,发绀者吸氧,疑坏死性小肠结肠炎者禁食,高胆红素血症患者光疗等。

2. 对有症状者应及时采用生理盐水或 5% 白蛋白进行部分换血,不推荐使用血浆或新鲜冷冻血浆。

(1)换血量：

$$换血量(ml) = \frac{患儿血\ Hct - 预期\ Hct}{患儿血\ Hct} \times 体重 \times 80\ [ml/kg(血容量)]$$

(2)换血途径：脐静脉或周围血管。

(3)注意事项：参照黄疸换血疗法。

(陈之光 李娟)

第五节 弥散性血管内凝血

弥散性血管内凝血(disseminated intravascular coagulation, DIC)是指由于凝血系统广泛激活产生可溶性或不溶性纤维蛋白，导致继发性凝血因子及血小板消耗引起的弥散性血管内血栓形成，继发广泛出血，伴有组织破坏及功能异常。可为局部、急性或慢性 DIC。本病应与新生儿时期几种出血性疾病鉴别。

【诊断要点】

1. 病因

(1)各类感染及脓毒症：首位病因，细菌性特别是革兰氏阴性菌感染发生率最高。

(2)缺氧及酸中毒。

(3)严重溶血。

(4)产科因素：胎盘早剥、前置胎盘、羊水栓塞、子痫及子痫前期。

(5)其他：休克、血液系统肿瘤、代谢性疾病等。

2. 临床表现 出血是最明显的表现，常为胃肠道自发性出血、血尿、肺出血、针刺部位反复出血，皮肤瘀点、瘀斑、脐带残端渗血，个别可见颅内出血。此外还有血栓形成、微循环障碍、休克、溶血。

3. 实验室检查

(1)血小板进行性减少，严重时低于 $50 \times 10^9/L$。网织红细胞增高。外周血涂片见红细胞变形及碎片。

(2)PT 及 APTT 延长，纤维蛋白原极度减少，FDP 及 D-二聚体增高。

【治疗要点】

1. 去除病因 纠正缺氧、酸中毒、低体温，抗感染，抗休克。

2. **支持疗法** 保温、供氧,供给营养和热量,纠正水及电解质紊乱,改善微循环。

3. **输血制品** DIC 出血时适当应用血制品对症治疗。APTT 及 PT 超过正常范围 1.5 倍,输注新鲜冷冻血浆(10~20ml/kg)以提供凝血因子;纤维蛋白原低于 1.5g/L,输注冷沉淀(10ml/kg);血小板低于 50×10^9/L,输注血小板。

4. **肝素** 用于以高凝为主要表现时,如动静脉血栓、严重暴发紫癜并肢端瘀斑、皮肤血管栓塞等。速度为 10~15U/(kg·h)。使用肝素过程中建议监测肝素水平和凝血时间。

(陈之光 李 娟)

第十七章

高胆红素血症

第一节　新生儿溶血症

新生儿溶血病(hemolytic disease of newborn,HDN)系指由于母婴血型不合引起的胎儿或新生儿同族免疫性溶血性疾病,以胎儿水肿、黄疸和贫血为主要表现,严重者可致死或遗留严重后遗症。在已发现的人类26个血型系统中,超过60种红细胞血型抗原能够引发抗体反应导致溶血,以ABO血型不合最常见,其次是Rh血型不合。

【诊断要点】

1. **Rh溶血病**　母婴Rh血型不合溶血病主要发生在Rh阴性血母亲和Rh阳性血的胎儿。Rh血型不合溶血病大多发生在第二胎或以后,如孕母先前已被致敏也可发生在第一胎。Rh溶血病的临床症状轻重与溶血程度相一致。Rh溶血病比ABO溶血病黄疸出现早、进展快、程度重。诊断依据包括:①母亲Rh血型阴性,新生儿Rh血型阳性;②生后24小时内出现黄疸并迅速加重;③临床表现可见胎儿水肿、皮肤瘀斑、胸腹水、贫血、心力衰竭、呼吸窘迫、肝脾大、低血糖、核黄疸等;④检测母亲和新生儿Rh血型、新生儿溶血证据(红细胞及血红蛋白值下降、网织红细胞百分比增加、血清总胆红素及间接胆红素增加)、特异性血型抗体检查;⑤确诊需要抗人球蛋白试验或抗体释放试验阳性。

2. **ABO溶血**　约20%的新生儿存在ABO血型不合,但ABO血型不合引起的溶血病临床表现明显轻于Rh溶血病。诊断依据包括:①母亲O型血,新生儿A型血或B型血。②黄疸出现的时间较 Rh 溶血稍晚,程度较轻。黄疸一般出现在生后 24 小时内,极少发生胆红素脑病。③检测母亲和新生儿血型、特异性血型抗体及新生儿溶血证据,血清总胆红素和间接胆红素增加,血细胞比容下降,网织红细胞上升。④确诊需要 Coombs 试验阳性和 / 或抗体释放试验阳性。

3. 并发症　胆红素脑病为新生儿溶血病最严重的并发症,尤见于早产儿。多见于生后 1 周内,最早可于出生后 1~2 天内出现神经系统症状,溶血性黄疸致胆红素脑病多发生于生后 3~5 天,临床可分为警告期、痉挛期、恢复期和后遗症期。早期预防和干预治疗溶血病是防止胆红素脑病的重要措施。

4. 实验室检查

(1)母子血型检查:检查母子 ABO 血型和 Rh 血型,以证实有无血型不合。

(2)确定有无溶血:血常规可提示红细胞和血红蛋白降低,早期新生儿血红蛋白<145g/L 可诊断贫血;网织红细胞增高(>6%);血涂片有核红细胞增多(>10/100 个白细胞);血清胆红素和未结合胆红素明显增高。

(3)致敏红细胞和血型抗体测定:①改良抗人球蛋白试验即改良 Coombs 试验阳性,表明红细胞致敏,该试验为确诊试验。②抗体释放试验是检测致敏红细胞的敏感试验,也为确诊试验。Rh 溶血病和 ABO 溶血病一般均为阳性。③游离抗体试验则有助于估计是否继续溶血或换血后效果,不是确诊试验。

【治疗要点】

1. 产前治疗

(1)提前分娩:既往有输血、死胎、流产和分娩史的 Rh 阴性血孕妇,本次妊娠 Rh 抗体效价逐渐升至 1:32 或 1:64 以上,用分光光度计测定羊水胆红素增高,且羊水 L/S>2 者,提示胎肺已成熟,可考虑提前分娩。

(2)血浆置换:对血 Rh 抗体效价明显增高,但又不宜提前分娩的孕妇,可行血浆置换,换出抗体,减少胎儿溶血,但不能终止抗体继续产生。

(3)宫内输血:宫内输血是治疗 Rh 溶血病的主要方法,可以防止胎儿严重溶血病出生后远期脑瘫、神经精神发育迟缓等不良预后发生。对出现胎儿水肿或证实胎儿血红蛋白<80g/L，而肺部尚未成熟者，可直接将与孕妇血清不凝集的浓缩红细胞在超声下注入脐血管或胎儿腹腔内，以纠正贫血。

(4)苯巴比妥：孕妇于预产期前1~2周口服苯巴比妥，可诱导胎儿 UDPGT 产生增加，以减轻新生儿黄疸。

2. **新生儿治疗**　详见本章第二节。

（宋诗蓉　吴　捷）

第二节　新生儿重症高未结合胆红素血症

新生儿高未结合胆红素血症多发生于新生儿早期，以血清未结合胆红素升高为特征，由于未结合胆红素对脑细胞有毒性作用，当血清未结合胆红素超过一定浓度后，可通过血脑屏障，与脑细胞联结，引起细胞损伤，因此，对于重症高未结合胆红素应积极予以治疗。

1. **光疗**　为光照疗法(phototherapy)的简称，是一种通过转变胆红素产生异构体来降低血清未结合胆红素的简单易行的方法。几乎对所有的新生儿，无论是否为成熟儿、是否存在溶血以及何种肤色等因素，光疗均能降低胆红素浓度或胆红素的升高程度。迄今为止，尚无光疗远期严重副作用的报道，可以认为光疗是一种安全、有效的治疗方法。胆红素对于波长 425~475nm 的蓝光吸收最强，其他的宽谱的白光、蓝光、特定波谱的蓝光也对降低胆红素有一定的疗效。

(1)光疗方法　对于光疗设备并无统一的标准，可采用光疗箱、荧光灯、LED 灯和光疗毯，光疗方法有单面光疗和双面光疗。光源可采用蓝光(波长 425~475nm)、绿光(波长 510~530nm)或白光(波长 550~600nm)，距离患儿 15~20cm。光疗的效果与暴露的面积、光照的强度及持续时间有关。根据照射时间可分为连续光疗和间断光疗。对于 Rh 溶血病或黄疸较重的 ABO 溶血病，要求光疗的时间较长，一般要 48~72 小时，甚至更长。对于一般高胆红素血症，大多数只需 24~48 小时即可获得满意效果。

(2)影响光疗效果的因素：

1)光源的波谱：根据体外胆红素的吸收波谱，可以推测特殊蓝光最有效，绿光基本无效。但临床试验证实绿光和蓝光同样具有良好的效果，这可能是体内胆红素吸收波谱"红移"的缘故。

2)光疗时的光照强度：光照强度在 $8\sim10\mu W/(cm^2\cdot nm)$ 范围内，光疗具有显著临床效果，且光疗效果随光照强度的增加而增加。

3)婴儿皮肤暴露的面积：婴儿皮肤暴露的面积越大，光疗效果越好。除必需的尿布外，应尽可能暴露身体。在新生儿的周围增加光疗仪可增加照射面积，或采用双面光疗、毯式光纤治疗仪均可增加照射面积。

(3)光疗的副作用及处理：

1)体温异常：发热最为常见，这是由于荧光灯的热量所致。环境温度高时更容易产生此种现象。反之，在环境温度较低或对于早产儿和低出生体重儿，由于保暖不够，可引起体温偏低。光疗时环境温度应保持在30℃。

2)腹泻：较常见，大便次数增加，呈绿色稀薄便，最早于光疗3~4小时即可出现，光疗结束后不久即停止，其主要原因是光疗分解产物经肠道排出时刺激肠道所致。

3)皮疹：较少见。表现为斑丘疹，有时为瘀点，常分布于面部、下肢、躯干，原因不明，消退后不留痕迹。

4)青铜症：表现为光疗数小时后皮肤、血浆和尿液呈青铜色。几乎所有患有此症的新生儿均发现有高结合胆红素血症以及胆汁淤积。青铜症原因可能是由于胆汁淤积，胆红素化学反应产物经胆管的排泄障碍所致。铜卟啉浓度显著升高，铜卟啉经光照后容易形成棕褐色物质。当光疗停止后，一般持续几个月，青铜症可逐渐消退，没有明显的后遗症。因此对于高结合胆红素血症和胆汁淤积症的患儿不宜进行光疗。

5)其他：光疗时光线照射可能造成眼结膜充血、角膜溃疡，使用黑纸或黑布眼罩可避免。光疗时新生儿不显性失水和经肠道丢失水分增加，液体需要量较估计所需液体量应增加25%。保持液体平衡，对于未成熟儿尤其重要。

2. 换血疗法　换血疗法是用来自1名或多名供血者的红细

胞和血浆,替换受血者大部分甚至全部的红细胞和血浆,主要用于重症母婴血型不合的溶血病,是迅速降低血清胆红素浓度最有效的方法。

(1)换血的目的及指征:各种原因所致的高胆红素血症达到换血标准时均应进行换血。新生儿溶血病时,换血的目的包括:换出抗体致敏的红细胞;换出血浆中来自母体的游离抗体;降低血清胆红素的浓度,防止胆红素的神经毒性;补充白蛋白。结合游离胆红素,以及同时可纠正贫血。新生儿存在下列情况时,应给予换血。

1)出生时脐血 Hb<110g/L,脐血胆红素>76μmol/L(4.5mg/dl),伴水肿、肝脾大、心力衰竭者。

2)毛细血管 Hb<120g/L,并在生后 24 小时进行性下降,生后 48 小时内血清胆红素>342μmol/L(20mg/dl)。

3)凡有早期急性胆红素脑病症状者,不论血清胆红素浓度是否达到换血标准,都应换血。

4)存在早产儿、缺氧、酸中毒、低蛋白血症等胆红素脑病的高危因素时,应适当放宽换血指征,给予积极干预治疗。

(2)血液的选择:

1)Rh 血型不合溶血病:选择 Rh 血型同母亲、ABO 血型与新生儿同型血,紧急情况下可选择 O 型血。在无 Rh 阴性血时也可应用 Rh 阳性血,至少可以换出相当量的胆红素及抗体。

2)ABO 血型不合溶血病:用 O 型红细胞和 AB 型血浆混合后换血,也可选用与患儿同型血。

如能够及时找到合适的血源,最好采用 24 小时内的新鲜血,可避免高钾、低钙、酸碱失衡和血小板减少等并发症。如采用库存血,储存时间不要超过 3 天,若保存时间较久,血液中的一些有害成分(血钾、血氨)将逐渐增加,对新生儿会有一定程度的危害。Rh 血型不合溶血病换血时,由于 Rh 血型稀有,也可采用冷冻红细胞和新鲜冷冻血浆混合后进行换血,由于红细胞悬液中保养液含量较多,红细胞与血浆混合后再次稀释而降低血细胞比容,多主张红细胞与血浆之比为(2~3):1。由于库存血和混合血中均缺乏血小板,换血后,如存在血小板减少(≤50×10⁹/L)及出血倾向者,应输注血小板。

(3) 血液的抗凝剂: 不同的抗凝剂对换血有不同的影响, 常用的抗凝剂有肝素、枸橼酸右旋葡萄糖保存液 (ACD) 和枸橼酸磷酸葡萄糖腺嘌呤保存液 (CPDA)。全血常用 ACD 保存液, 红细胞悬液常用 CPDA 保存液。

1) 肝素: 抗凝作用较强, 其抗凝效果取决于与抗凝血酶Ⅲ的相互作用, 不涉及钙离子, 故血液中钙离子正常。但其抗凝时间受限, 一般为 24 小时。肝素过量可引起血小板及凝血因子减少。换血后, 用与换血时所用肝素半量相等的鱼精蛋白中和, 防止出血。由于肝素血的血糖水平较低, 换血时可发生低血糖, 应适量补充葡萄糖。

2) ACD: ACD 抗凝血使用方便, 但保养液占血量一定的比例 (1/7~1/5), 血液被稀释。枸橼酸及枸橼酸盐可影响电解质及酸碱平衡, 引起酸中毒。由于保养液的葡萄糖浓度较高, 换血时可造成高胰岛素血症, 换血后可出现反应性低血糖。由于血液中的离子钙可以和枸橼酸螯合, 因此, 用含有枸橼酸抗凝剂的血液进行换血后, 可造成血浆中离子钙的浓度下降。一般可每换血 100ml 补给 10% 葡萄糖酸钙 1~2mg/kg。

(4) 换血量以及血细胞比容: 换血量等倍于新生儿血容量时, 可换出 70%~75% 的新生儿红细胞。换血量等于 2 倍新生儿血容量时, 可换出 90% 的新生儿红细胞。但所能换出的胆红素和游离抗体则显著低于红细胞, 这是由于胆红素和游离抗体可进入血管外组织。当换血量等于 2 倍新生儿血容量时, 可换出 50% 以上的胆红素。换血后, 由于组织中的胆红素和游离抗体可进入血液, 使血清中胆红素浓度再次升高。适当减慢换血速度, 使组织中的胆红素和游离抗体充分进入血液, 可增加换出胆红素和抗体的量。采用 2 倍以上的换血量时, 效果增加非常有限, 故适宜的换血量为新生儿估计血容量的 2 倍。足月儿估计血容量为 85ml/kg, 早产儿的估计血容量为 90~100ml/kg。如果用全血进行换血时, 全血量 (ml) = 体重 (kg) × 2 × 估计血容量。如果用红细胞与血浆的混合血, 按配制成 HCT 为 0.5 计算:

$$所需绝对红细胞量 (ml) = 换血量 /2$$
$$所需实际红细胞制品量 = 所需绝对红细胞量 / 红细胞制品的 HCT$$
$$所需实际的血浆量 = 换血总量 - 所需实际红细胞制品量$$

对于严重贫血的新生儿可以先用 HCT ≥ 0.7 的浓缩血迅速纠正贫血,随后逐渐降低 HCT。

(5)换血前的准备:

1)患儿的准备:对产前确诊为 Rh 溶血病者,娩出后应立即钳住脐带,避免脐带血过多进入新生儿体内。需换血的新生儿接生时需保留脐带 5~10cm,用 1∶5 000 呋喃西林纱布包裹,避免脐带干燥。同时收集脐血做如下检查:全血常规、血型、网织红细胞、血清总胆红素、直接胆红素、Coombs 试验以及抗体测定。换血前停止喂养一次,或于换血前抽出胃内容物,以防术中呕吐和误吸。必要时可给予苯巴比妥 10mg/kg 静脉注射,以保持安静。

2)清蛋白:换血前静脉输注 25% 清蛋白(1g/kg)可以增加循环血液中的胆红素量,进而增加胆红素换出量,但它可使血容量暂时增加,充血性心力衰竭或严重贫血的患儿不宜应用。

3)换血前应将注射器、导管等放入肝素生理盐水内(200ml 生理盐水加肝素 6~8mg)湿润冲洗。

4)换血人员需 4~5 名。手术者负责插管、换血、测静脉压、应急处理整个换血过程的操作和指导。助手协助手术者消毒皮肤、准备器械、插管、固定导管、抽血注血以及结扎脐带等操作。观察记录者,除记录手术中情况和出入血量外,并观察患儿状态,如有重要变化时,应向术者报道并作急救措施。手术护士负责准备器械和供应敷料、药物、冲洗器械和照料血瓶等。巡回护士负责更换血瓶,供应其他药物、器械、接送标本等工作。

(6)换血技术:对于新生儿通常采用脐静脉或外周静脉进行换血。换血方法大致分为双管同步法和单管交替法。术中要记录每次出入血量、时间以及静脉压,用药、换血故障等情况,每 15 分钟测心跳、呼吸、血压以及新生儿一般情况一次。换血开始及结束时各采集血标本一次,做血清胆红素、红细胞计数及血红蛋白、血细胞比容、血糖、血细菌培养等化验。在整个换血过程中,新生儿应置于中性温度环境中,换入血液也应预先加温,保持在 27~37℃之间,输入未复温库存血可突然引起心律失常;也应避免超过 37℃,以免溶血。

(7)换血后处置:换血后可继续光疗,动态观察患儿血清胆红素变化以及患儿有无嗜睡、拒食、烦躁、抽搐等变化,必要时可再次换血。预防性使用抗生素防止感染,止血药物防止出血。防止术后低血糖、离子紊乱、心律失常等并发症。术后情况良好者,可试喂糖水,如无呕吐等异常情况,6~8 小时后可正常喂养。注意脐部以及切口的感染与出血。

3. 药物治疗

(1)静脉注射用免疫球蛋白:可阻断免疫性溶血过程,减少胆红素的生成,适用于血型不合引起的同族免疫性溶血病。早期应用可减少换血,临床应用已取得较好效果。抗 -D 免疫球蛋白的应用,使 RhD 阴性母亲分娩 RhD 阳性的新生儿其血型不合溶血病的发生率由 16% 下降至 2% 左右。一般剂量为 1g/(kg·次),12 小时可以重复使用。

(2)白蛋白:当血清胆红素水平接近换血值,且白蛋白水平<25g/L 时,可补充白蛋白 1g/kg,以增加胆红素与白蛋白的联结。

(3)中药:祖国传统中药茵栀黄能够增加葡糖醛酸转移酶的活性,可加速肝内胆红素的结合与清除。目前新生儿临床常用制剂为茵栀黄口服液,其主要成分有茵陈、栀子、黄芩苷及金银花等。其作用有清热解毒、利胆退黄;参与转氨酶的组成,调节肝葡糖醛酸转移酶的活性;降低血清胆红素含量,减少肝损害;促进胆汁分泌及排泄;抗病原微生物,具有较好的抑菌、杀菌、抗病毒作用;促进肠蠕动,有利于胆汁的排泄并减少胆红素的肠肝循环。

(宋诗蓉 吴 捷)

第三节 胆红素脑病

新生儿胆红素脑病是指在新生儿期未结合(间接)胆红素在基底节和脑干神经元沉积所导致的神经系统损伤的一组综合征。胆红素水平升高可造成早期神经功能障碍,如果未能及时治疗,可能造成永久性神经损伤。

【诊断要点】

1. **病史** 有高胆红素血症的病史,不同时龄、胎龄及出生体重的患儿血清胆红素值不同。具体见图 17-3-1 和表 17-3-1。

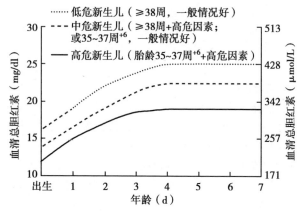

图 17-3-1 不同出生时龄患儿可能发生胆红素脑病的血清胆红素值

表 17-3-1 不同出生体重的早产儿可能发生胆红素脑病的
血清间接胆红素的数值

出生体重 /g	无危险因素 / （mg·dl⁻¹）	有危险因素 / （mg·dl⁻¹）
<1 000	12~13	10~12
1 000~1 250	12~14	10~12
1 251~1 499	14~16	12~14
1 500~1 999	16~20	15~17
2 000~2 500	20~22	18~20

注：危险因素如窒息、酸中毒、低氧血症、低体温、低清蛋白血症、脑膜炎、颅内出血、溶血病、低血糖或已经出现胆红素脑病的临床表现

2. **临床表现** 胆红素脑病的典型症状,以往将胆红素脑病分为 4 期:警告期、痉挛期、恢复期、后遗症期,现多将前三期称为急性胆红素脑病,第四期称为慢性胆红素脑病。

(1)急性胆红素脑病:典型急性胆红素脑病经历 3 个阶段:

第一阶段:在生后前几天反应略低下,嗜睡、轻度肌张力减低、活动减少,吸吮弱,轻微高调哭声,此阶段胆红素水平若能迅速降低,上述表现是可逆的。

第二阶段：表现为易激惹，哭声高调，拒乳，呼吸暂停、呼吸不规则、呼吸困难，嗜睡，肌张力增高。此阶段出现肌张力增高者可发展为慢性胆红素脑病，如紧急换血可能逆转中枢神经系统改变。

第三阶段：通常在 1 周后，肌张力增高消失，转为肌张力减低，随即吸吮力和对外界反应渐渐恢复，继而呼吸好转，1~2 周后急性期症状可全部消失。

(2)慢性胆红素脑病：典型表现通常在 1 岁前，婴儿喂养困难，进而高调哭声和肌张力减低，但深腱反射增强，持续颈强直，运动发育迟缓。直到学龄期，转为肌张力增高。

(3)典型核黄疸后遗症由四联症组成：①锥体外系运动障碍，主要表现为手足徐动；②听力异常；③眼球运动障碍，表现为眼球转动困难，特别是向上凝视受限；④牙釉质发育异常，有绿色牙或棕褐色牙，门齿有弯月形缺陷。

3. 辅助检查　头 MRI 成像表现：

(1)急性胆红素脑病表现：双侧苍白球 T_1WI 高信号，T_2WI 等信号或稍高信号，DWI 信号无明显改变。

(2)慢性胆红素脑病表现：双侧苍白球 T_2WI 高信号。

【治疗要点】

1. 已发生胆红素脑病者，根据各期表现给予对症治疗。

2. 后遗症期可指导早期干预智力和运动发育。

（俞志凌）

第十八章

泌尿系统疾病

第一节　新生儿急性肾衰竭

新生儿急性肾衰竭(acute renal failure,ARF)是指新生儿在血容量低下、窒息、休克、缺氧、溶血、低体温、药物中毒等病理情况下,导致肾脏生理功能在短时间内受到损害,引起肾小球滤过率(glomerular filtration rate,GFR)下降,致使临床上出现少尿或无尿、电解质及体液代谢紊乱、酸碱失衡以及血浆中需经肾排出的代谢产物(尿素、肌酐等)蓄积而浓度升高等表现。新生儿急性肾衰竭对肾脏的远期影响要到儿童晚期才表现出现,因此对出现 ARF 的新生儿除了早期积极治疗外,还要进行远期的追踪随访及监测。

【诊断要点】

1. 病因

(1)肾前性:肾血流灌注不足,即各种原因导致的肾脏血液循环障碍,以致肾血流量减少,肾小球有效滤过压降低,肾小球滤过率减少,从而导致急性肾衰竭。

1)低血容量:如脱水 / 喂养不足、腹泻、剧烈呕吐、围产期出血(胎盘早剥、胎间输血综合征、母胎间输血综合征等)、休克、手术并发症等。

2)低血压:如败血症、感染性休克、凝血缺陷、出血(出生前胎儿母亲短暂出血、脐带脱垂 / 断裂、心室内出血等)、体温过低、大剂量血管扩张剂的应用等。

3)低氧血症:如新生儿窒息、呼吸窘迫综合征、重症肺炎、胎粪吸入综合征等。

4)心力衰竭:如动脉导管未闭、大血管收缩、心脏缺损修补术后、复杂型先天性心脏病等。

5)高黏度血症。

(2)肾性:肾实质损伤,即各种原因所致的肾实质破坏和/或坏死。

1)先天性:肾畸形、肾发育不全、肾病综合征、肾炎、先天性梅毒/弓形虫病。

2)获得性:肾静脉或肾动脉血栓形成、急性肾小管坏死(缺氧-缺血、中毒)、创伤、药物(氨基糖苷类、造影剂、血管紧张素转换酶抑制剂)、DIC、未经治疗的或治疗效果不佳的肾前性原因、母亲吸毒。

(3)肾后性:由于远端梗阻导致尿液积存于肾脏或者集合系统。

1)泌尿系统疾病:输尿管梗阻、尿道梗阻、膀胱梗阻、肾盂肿物、结石、肾脏感染(如肾脏念珠菌病)等。

2)泌尿系统外疾病:肾外肿瘤压迫尿道。

2. 临床表现

(1)非特异性症状:拒食、呕吐、苍白、脉搏细弱等。

(2)主要症状:少尿或无尿。补液过多过快时(水肿、体重增加)可导致高血压、心力衰竭、肺水肿、脑水肿和惊厥的发生。

(3)特征性改变:应检查肾脏、腹水、胸腔积液、水肿等。

3. 实验室检查

(1)尿液检查:主要监测指标为尿钠、尿肌酐、尿常规、比重、渗透压。急性肾衰竭时尿量少而比重低,尿中可有较多蛋白质和管型。

(2)血液检查:由于离子及有害代谢物质不能经尿液排出体外,故血清钾、磷、镁、肌酐、尿素氮增高,血清钠、钙、氯及 CO_2 降低。

(3)ECG 检查:可有高钾血症表现,如 P 波低平,QRS 增宽,ST 段下移、T 波高尖。

(4)必要时可做肾脏超声、肾脏 CT、肾核素扫描等检查以明确肾畸形等器质性改变及肾功能情况。

4. 确诊指标

(1)少尿或无尿:①出生后 48 小时无排尿;②出生后少尿(每

小时<1ml/kg);③无尿(每小时<1ml/kg)。

(2)氮质血症:Scr ≥ 88~142μmol/L,BUN ≥ 7.5~11mmol/L,或 Scr 每日增加 ≥ 44μmol/L,BUN 增加 ≥ 3.57mmol/L。

(3)常伴有酸中毒、水及电解质紊乱、心力衰竭、惊厥、拒乳、吐奶等临床表现。

肾前性、肾性肾衰竭的实验室鉴别参数见表 18-1-1。

表 18-1-1　新生儿肾前性和肾性肾衰竭的实验室鉴别

项目	肾前性	肾性
尿常规	正常	异常
尿渗透压(mmol/L)	>350	<300
尿/血渗透压	≥1.2	1.0 左右
尿素氮/血肌酐(mg/mg)	>10	同步升高
尿/血肌酐(mg/mg)	>20	<10
尿/血尿素氮(mg/mg)	>20	<10
尿钠(mmol/L)	<20	>25
FENa(%)	<2.5	>3.0

注:$FENa\% = \dfrac{尿钠}{尿肌酐} \times \dfrac{血肌酐}{血钠}$

【治疗要点】

1. 早期防治

(1)纠正低血容量和/或低血压和/或低血氧等肾前因素。

(2)如血压正常,在纠正低血容量的基础上可静脉注射呋塞米 1mg/kg 用于利尿治疗,或同时加多巴胺 5~10μg/(kg·min)静脉泵入改善肾脏循环。

(3)准确记录出入液量,每日测量体重 1~2 次,严重时期每日监测体重 4 次,特别是快速补液期间监测体重尤为重要。

(4)通过上述治疗,一般尿量均会得到明显改善。如果仍然无尿或少尿,并且已经排除由于梗阻性泌尿系统疾病所致的肾后性肾衰竭,应立即开始第二阶段的治疗。

2. 少尿或无尿期的治疗

(1) 严格限制液体入量:24 小时入量 = 前 1 天尿量 + 不显性失水量 + 异常损失量 - 内生水量。足月儿不显性失水量为 20~30ml/(kg·d),早产儿或极低出生体重儿不显性失水量更多,可高达 50~70ml/(kg·d)。内生水量约 10~20ml/(kg·d),主要为 5% 葡萄糖溶液,不含钾、钠离子。治疗期间应保持体重不增或每日下降 10~20g 为宜,血钠应维持在 130mmol/L 左右,体重增加或血钠下降均是水过多的标志。液体控制不佳可引发肺水肿、心力衰竭、肺出血等并发症。

(2) 保持电解质平衡:

1) 限制钠离子的摄入量:完全无尿时无需补钾;如出现稀释性低钠血症,可用高渗盐水(3%NaCl 溶液,1.2ml/kg 可提高血钠 1mmol/L)或碳酸氢钠补充,及时纠正低钠。严重低钠血症时应注意纠钠速度,避免渗透性神经脱髓鞘综合征的发生。

2) 处理高钾血症:应同时禁止一切外源性钾摄入(比如库存血的输注应当禁止)。当血钾>6.5mmol/L,ECG 提示有高钾表现时,应立即纠正。纠正方法见第六章第二节。

3) 纠正酸中毒,以血气 -BE 值计算或 5% 碳酸氢钠 1~2ml/kg 静脉泵入,根据病情输注,避免医源性碱中毒。

(3) 供应热量及营养:

1) 热量不应少于 167.4kJ(40kcal)/(kg·d)。

2) 主要用葡萄糖溶液,浓度为 15%~25%。

3) 可予促蛋白合成药物,如苯丙酸诺龙 12.5mg,肌内注射,每周 1~2 次。

(4) 治疗高血压:主要是水潴留所致,应限制水和钠的摄入并给利尿剂和降压药。

(5) 维持钙磷平衡:血钙<1.87mmol/L 给 10% 葡萄糖酸钙 1~2ml/kg,稀释后缓慢静脉滴注。血磷>2.24mmol 时应限制磷的摄入。

(6) 控制感染:应该选择对细菌敏感而对肾脏无毒副作用的药物。

(7) 对症处理:抗惊厥,抗心力衰竭,治疗 DIC 等。在选择药物方面尽量选择肾毒性小的药物。

(8)腹膜透析:适用于急性肾衰竭者。腹膜透析指征为:①持续性高钾血症,经上述治疗无效者;②严重的代谢性酸中毒,使用碳酸氢钠治疗后仍不能控制者;③重度水钠潴留、少尿或无尿,伴心力衰竭或肺水肿者;④持续氮质血症及少尿>2 天,BUN>22.42mmol/L(60mg%),或每天上升>11.21mmol/L(>30mg%)。

(9)持续性血液滤过:应用于严重的急性肾衰竭。血液滤过的指征:①心肺功能不稳定者;②严重的凝血性疾病者;③由于外科手术或外伤而不能行腹膜透析者。

目前应用的方法有:①持续性动脉-静脉血液滤过(continuousarterio-venous hemofiltration,CAVH);②持续性静脉-静脉血液滤过(continuous veno-venous hemofiltration,CVVH);③血液透析滤过(hemodiafiltration,HDF)。

3. 利尿期的治疗 治疗原则是掌握好水和电解质的补充(主要是钾、钠、钙),注意出入液量平衡情况,一般以不脱水为原则,可按尿量的 2/3 进行补液治疗,避免低钾、低钠的发生。避免感染,注意热量供给。

4. 恢复期的治疗 补充各种维生素。若出现贫血可少量输血治疗。

(周 楠 魏 兵)

第二节 新生儿肾静脉血栓与肾动脉栓塞

一、新生儿肾静脉血栓

新生儿肾静脉血栓(neonatal renal venous thrombosis,NRVT)是指新生儿时期由于多种原因导致的肾脏静脉内血栓形成,致使肾静脉部分或全部阻塞,导致临床上出现血尿、腹部包块等临床表现。随着急诊医学和医学影像学技术的进步和发展,新生儿肾静脉血栓的报道日渐增多,国外更为多见。血液黏滞度增高、局部高凝状态、感染、休克、肾静脉循环障碍、妊娠期高血压疾病或孕母糖尿病时肾血流量减少是新生儿肾静脉血栓的常见原因。

【诊断要点】

1. 高危因素

(1)血液高凝：红细胞增多症、妊娠期高血压疾病或孕母糖尿病等。

(2)肾血管受损：缺氧缺血、感染、休克、循环障碍、低体温、酸中毒、肾静脉插管等均可造成肾血管损伤。

(3)血液黏滞度增高：喂养不足/脱水、剧烈呕吐、腹泻、不显性失水增加、药物原因（使用利尿剂或造影剂）、产伤、围产期窒息、缺氧、缺血、高危儿入量控制过严、环境相对湿度过低等。

(4)先天性肾脏疾病。

2. 分型

(1)根据肾静脉血栓形成的起始部位可分为：

1)肾内型：即肾内小静脉血栓形成，为NRVT中最常见的类型。

2)肾外型：即血栓起始于肾（主）静脉，又分为完全性和不完全性两种类型。

(2)根据血栓形成的快慢可分为：

1)急性型：发病急剧，容易死亡。

2)渐进型：发病缓慢，可以出现自发性侧支循环形成进而致使临床症状缓解。

(3)临床上可分为：

1)原发性：病因隐匿，不易发现，可以有血尿、肾肿大和血小板减少。糖尿病母亲所生新生儿的细胞外液可降低25%，故更容易出现先天性NRVT。

2)继发性：常常由泌尿系统以外的疾病所致，如先天性蛋白S和/或蛋白C缺乏，临床上常有暴发性紫癜的发生，需要进行基因检测。

3)肾源性：新生儿期少见。

3. 临床表现

(1)起病急，拒乳、恶心、呕吐、腹胀等。有的患儿可表现为发热、呼吸困难、休克、代谢性酸中毒、全身水肿、周身黄疸、精索静脉或胃食管静脉曲张、肺及肢体栓塞等。

(2) 血压变化：血压突然下降后急剧上升,高血压可持续几天、几个月或更长时间。

(3) 肾脏肿大：50%~60% 的患儿可触及肿大的肾脏,右侧较多。在双侧肾肿大中,两侧肾肿大的程度和硬度可有差异,右侧相对较重。

4. 辅助检查

(1) 超声检查：是首选的检查方法和监测手段。早期提示肾脏肿大,皮质和髓质界限不清,肾叶结构破坏,回声减弱；中期可见到扩张的肾内静脉和肾周静脉的回声影像或肾上腺出血后回声影像,皮、髓质分界渐清晰；晚期可见肾钙化,或纤维化后的小肾脏影。多普勒超声检查可在早期发现肾小静脉在舒张期即无血流通过。

(2) X 线：腹部平片(后前位及侧位)可以估计肾脏大小及肾区有否钙化影。

(3) 血液检查：氮质血症多见。代谢性酸中毒、高钾血症较为常见。90% 患儿有消耗性血小板减少,DIC。

(4) 尿液改变：肉眼或镜下血尿。60% 的患儿有 24 小时内的肉眼血尿,而后为持久性镜下血尿。约 30% 患儿有少尿或无尿。蛋白尿及酸中毒亦常见。

【治疗要点】

1. 内科疗法和预防

(1) 纠正脱水和电解质紊乱：改善低体温和氧合,阻止血黏滞度增高、血液黏稠等血栓形成的主要环节。

(2) 基础疾病的治疗：高血压可用甲巯丙脯氨酸等血管紧张素转移酶抑制剂,但应警惕血管紧张素转移酶抑制剂可导致肾前性肾衰竭。肾功能不恢复者可用血液透析治疗。

(3) 抗凝药物的治疗：目前公认的为肝素治疗,使用时应监测出凝血时间。

(4) 溶栓治疗：有应用尿激酶/链激酶溶栓的报道。

(5) 需同时给予新鲜血浆以补充凝血因子。

2. 外科治疗
对肾(主)静脉及下腔静脉血栓形成,可采取血栓摘除术,以获得该静脉的再疏通。晚期肾萎缩或持续高血压时可进行肾摘除术。

二、新生儿肾动脉栓塞

新生儿肾动脉栓塞(neonatal renal artery embolism,NRAE)大多数有脐动脉插管所致,表现为恶性高血压、呼吸困难、充血性心力衰竭、镜下血尿、蛋白尿和血肌酐尿素氮升高。该病临床发病率较低,超声检查为明确诊断的首选方法。

【诊断要点】

1. **高危因素** 脐动脉插管、动脉导管未闭、主动脉瘤、先天性心脏病、感染、心律不齐、心房颤动造成栓子脱落、机体高凝状态。腹部闭合性动脉损伤亦可导致血栓形成和栓子脱落导致该病的发生。

2. **临床表现** 临床并无特异性表现。可在原发病的基础上出现恶性高血压、充血性心力衰竭、呼吸困难、发绀、气短、颅内出血、意识障碍等症状。有的患儿只有呼吸困难表现,但血压正常,可有类似败血症症状。肉眼血尿比较少见。双侧栓塞可有无尿或少尿。

3. **辅助检查**

(1)超声学检查:是目前诊断 NRAE 的首选手段。该方法可显示栓子大小、形态及位置。多普勒超声仪则还能查出肾动脉搏动,以确定肾血管内血流情况。且超声为无创性检查手段,简便易行,家属接受程度高。但对新鲜血栓、微小血栓及合并腹水或大量肠积气时效果不佳,必要时需要进行反复检查才能诊断。

(2)动脉造影:对该病有决定性诊断意义。

(3)放射性核素检查:可以显示肾缺血范围及程度,从而反映肾梗死情况(主干、分支;完全、不完全),并能反映主动脉及其各分支的血流状态。

(4)静脉肾盂造影(IVP):能显示肾脏功能及肾脏某些病变,一般作为除外尿路梗阻性疾病的手段,对 NRAE 诊断意义不大。

(5)尿常规:正常或有蛋白尿、镜下血尿,但肉眼血尿比较少见。

(6)血液检查:可发现氮质血症、酸中毒和电解质紊乱。碱性磷酸酶可有轻度升高。血清氨基转移酶升高,3~4 天后恢复正常,随后乳酸脱氢酶(LDH)升高,可持续约 2 周。

【治疗要点】

1. 积极治疗原发病。

2. 控制血压 可应用普萘洛尔进行治疗。高血压危象时应用：①硝普钠：0.25~0.5μg/(kg·min)，用输液泵持续静脉输注。输液速度可每20分钟调整1次，直到获得良好的治疗反应。通常维持量是<2μg/(kg·min)。高血压危象时治疗剂量最大可达8μg/(kg·min)，但不能超过10分钟。②呋塞米利尿处理。无尿患儿必要时行透析。

3. 溶栓及抗凝疗法 有采用尿激酶溶栓治疗的报道，但可能出现颅内出血。对于肝素的应用认为小栓子给予肝素抗栓疗法效果好，而大的栓子治疗效果不佳。有应用重组组织型纤溶酶原激活剂(r-TPA)治愈肾动脉栓塞的报道。

4. 应用各种动脉插管时应采用小剂量肝素抗凝。

（周 楠 魏 兵）

第三节 新生儿血尿

新生儿血尿不常见。血尿(hematuria)分为肉眼血尿和镜下血尿。肉眼血尿是指可见到尿液呈红色或洗肉色。镜下血尿指新鲜离心尿，每高倍视野超过5个红细胞。红色的尿及尿潜血阳性最常见于血尿，但是也可能是其中含胆红素、血卟啉或者尿酸盐。

新生儿血尿病因很多，包括：窒息缺氧导致的肾损伤，急性肾小管坏死和肾皮质坏死；血管病变(肾静脉血栓、肾动脉血栓)；出、凝血性疾病(如新生儿出血症、先天性血小板减少性紫癜、DIC等)；泌尿系统畸形；肾小球疾病；肾肿瘤(如肾母细胞瘤、神经母细胞瘤)；肾钙质沉着症；创伤(耻骨上膀胱穿刺、尿管置入)等。

【诊断要点】

1. **鉴别真假血尿假性血尿** 包括：

(1)阴道或下消化道出血混入，女性新生儿应注意是否有假月经，其他，如尿布皮炎的皮肤破损、直肠出血等。

(2)红色尿：新生儿常见，尿酸结晶时亦可使尿布红染。机体某些代谢产物及药物可使尿液呈现红色，如卟啉尿。

2. **病史**　根据出生史以及 Apgar 评分提示围产期窒息的可能，窒息、缺氧可导致肾实质损伤进而出现血尿表现。母亲患有糖尿病增加了肾静脉血栓的可能性。全身感染致败血症时，可有血尿表现；有脐部置管或膀胱导管者注意局部损伤导致血尿的可能。

3. **查体**　部分患儿可触及腹部包块（如梗阻、肿瘤或者肾静脉血栓）。

4. **实验室检查**

（1）镜下检查：可鉴别血尿或者其他原因引起的"红色尿"。红细胞管型高度提示肾小球肾炎，需要完善红细胞畸形率进行鉴别。尿中查见细菌或白细胞见于泌尿系统感染。

（2）尿细菌培养：大多数患儿应做尿培养。收集尿液方法最好采用耻骨上膀胱穿刺和导尿管导尿，避免污染。

（3）血尿素氮和肌酐水平：可提示肾灌注不足及肾脏损伤。

（4）凝集试验：凝血酶时间、凝血酶原时间、部分凝血酶时间，可诊断新生儿出血性疾病或者早期发现 DIC，血小板减少者提示可能深静脉血栓，需要完善超声以明确诊断。

5. **影像学检查**

（1）超声检查：可发现肿瘤、肾静脉血栓或者泌尿系统畸形。

（2）其他检查：包括动脉造影、静脉肾盂造影、肾素扫描等。

【治疗要点】

1. 积极查找血尿的病因，针对病因进行治疗。

2. 如疑为药物原因所致，立即停用相应药物。

3. 常规监测尿常规、尿细菌培养及肾功能，出现肾衰竭时选取适当的肾替代治疗。

（李　冬）

第四节　新生儿泌尿系统感染

新生儿泌尿系统感染（urinary tract infection，UTI）是指某种细菌侵入尿路引起的炎症。由于新生儿尿路感染病变难以局限在某一个部位，故统称为 UTI。最常见的病原菌为革兰氏阴性杆菌，以大肠埃希氏菌最多见，其次为克雷伯菌。感染途径以血行播散最常见。

【诊断要点】

1. 感染途径

(1) 血行感染：是最常见的感染途径。常见于败血症、化脓性脑膜炎等，与新生儿免疫功能较低有关。

(2) 上行感染：新生女婴因尿道较短、外口暴露且接近于肛门，男婴如有包茎，均增加了逆行感染的可能性。

(3) 淋巴感染：新生儿肠道感染时，可通过肠道与肾脏及泌尿道之间淋巴通路，导致泌尿系统感染。

(4) 直接感染：较少见。

2. 临床表现

缺乏特异性，症状不一致，新生儿期以全身症状为主：如不规则发热或体温不升、吃奶差甚至拒乳、面色苍白、反应低下或烦躁、易激惹、呕吐、腹泻、腹胀、体重不增等。可有黄疸和惊厥。局部尿路刺激症状多不明显，可为排尿时哭闹、尿中断、滴尿等，亦可出现肉眼脓尿或血尿。严重者出现呼吸暂停、呼吸窘迫、心动过缓、循环不良、低血糖等。

3. 辅助检查

(1) 尿常规：尿沉渣镜检，离心尿白细胞 >10 个 /HP，或不离心尿白细胞 >5 个 /HP，即应考虑泌尿系统感染。尿中可有少量蛋白。部分患儿尿中偶见红细胞。如尿液中出现管型，尤其是颗粒管型，提示可能出现肾实质损伤。白细胞酯酶检测对诊断泌尿系统感染特异度高而敏感性稍低，可根据临床需要进行判读。

(2) 尿细菌培养：确诊的重要依据。可选取晨清洁中段尿培养。最可靠的尿液标本来源于耻骨上膀胱穿刺和导尿管导尿获得。菌落计数 >10^5/ml 即感染，可确诊；菌落在 10^4~10^5/ml 为可疑感染；菌落 <10^4/ml 多考虑为污染所致，需要进行标本的重新采集。应在使用抗生素之前采集尿培养。

(3) 尿液直接涂片查找细菌：显微镜下查见细菌即表示有泌尿系统感染。每视野 1 个以上的细菌，提示尿液中细菌数在 10^5/ml 以上，对诊断有一定意义。

(4) 血细菌培养：危重患儿可行血培养，应在应用抗生素前采集。

(5) 血常规：白细胞升高，C 反应蛋白、降钙素原(>0.5ng/ml)

可作为一个可靠的血清学指标。

(6)其他:血胆红素可以升高。

(7)影像学检查:泌尿系统超声、静脉肾盂造影、排泄性输尿管膀胱造影等可发现泌尿系统结构异常及反流等。

【治疗要点】

1. **一般治疗** 根据患儿临床症状进行适当的补液治疗,保证足够的入量,增加尿量。注意外阴清洁,避免大便污染尿路造成上行感染。

2. **抗生素治疗** 应选择在肾脏、血液、尿液中药物浓度较高,对肾功能损害较小,抗菌能力强,抗菌谱广,强效杀菌的药物。可根据尿培养及药敏,同时结合临床症状选择用药。多选用对革兰氏阴性杆菌有效的药物,如哌拉西林钠、阿莫西林和三代头孢菌素(避免应用头孢曲松),用药疗程一般为2~4周。

3. **外科治疗** 泌尿系统解剖学异常的患儿应给予外科评估及治疗。

(李 冬)

第十九章

内分泌疾病

第一节　先天性甲状腺功能减退症

先天性甲状腺功能减退症（congenital hypothyroidism，CH）是因甲状腺激素产生不足或其受体缺陷所致的先天性疾病，是引起儿童智力发育及体格发育落后的常见小儿内分泌疾病之一，也是可预防、可治疗的疾病。全世界先天性甲减的发病率为1/5 000~1/1 000，我国新生儿甲状腺功能减退症筛查资料统计其发病率为 1/2 050。通常是在胚胎时期和出生前后，甲状腺轴的发生、发育和功能出现障碍，引起甲状腺功能减退（简称甲减）。甲状腺先天性发育异常、甲状腺激素合成途径缺陷、下丘脑-垂体疾病引起的促甲状腺素（TSH）缺乏、碘缺乏、甲状腺或靶器官反应性降低都是 CH 的病因。

按病变部位，CH 可分为原发性 CH 和继发性 CH。原发性CH 即甲状腺本身的疾病所致，表现为 TSH 升高和 FT_4 降低；继发性 CH 病变部位在下丘脑和垂体，又称中枢性 CH，特点为 FT_4降低，TSH 正常或者下降。按疾病转归，CH 又分为永久性甲减和暂时性甲减。永久性甲减是指由于甲状腺激素持续缺乏，患儿需终生替代治疗；暂时性甲减是指由于母亲或新生儿等各种原因，致使出生时甲状腺激素分泌暂时性缺乏，甲状腺功能可恢复正常的患儿。这些原因包括母亲孕期服用抗甲状腺药物或母源性TSH 受体阻断抗体（TRBAb）透过胎盘、母亲或新生儿的碘缺乏或碘过量等。

【诊断要点】

1. 临床表现

(1)新生儿甲减:母孕期胎动少,过期产,出生体重较大,生理性黄疸延迟;喂养困难,少哭少动,腹胀、便秘,体温不升,皮肤发花,心音低钝,心率慢;囟门增大,后囟多>0.5cm以上。新生儿甲减症状和体征缺乏特异性,大多数较轻微,甚至缺如,值得注意。

(2)典型甲减:

1)特殊面容和体态:头大,颈短,皮肤苍黄、干燥粗糙,毛发稀少,面部黏液水肿,眼距宽、眼裂小,鼻根平,口唇厚,舌大而宽厚、常伸出口外。囟门晚闭,出牙延迟,腹部膨隆,常有脐疝。患儿身材矮小,体态不匀称,四肢短,躯干长,上部量/下部量>1.5。

2)神经系统功能障碍:智力低下,学习成绩极差,同时动作的发育,如抬头、坐、走等,均明显落后于正常小儿。

3)生理功能低下:怕冷少汗,体温低,安静少哭,对周围事物反应差,动作缓慢。食欲差,腹胀、便秘,心音低钝,心率缓慢,肌张力低下。

2. 辅助检查

(1)新生儿筛查:足月新生儿出生72小时后,7天之内,充分哺乳,足跟采血,滴于专用滤纸片上,测定干血滤纸片TSH值。如筛查TSH>切点值,患儿需进一步测定血清甲状腺功能(包括TSH、FT_4等)。值得注意的是,该方法只能检出原发性CH和高TSH血症,无法检出中枢性CH、TSH延迟升高及低甲状腺素血症的患儿等。疾病、早产、低出生体重、多胎等可能造成筛查假阴性,采血时间过早(出生24~48小时内)、反复滴血、实验室操作误差等又可能造成筛查假阳性。对筛查阴性病例,如有可疑症状,临床应再次检测甲状腺功能。

(2)血清FT_3、FT_4、TSH测定:如TSH明显增高,FT_4降低可确诊。FT_3可能降低或正常。

(3)骨龄测定:摄左腕部正位片或膝关节正位片(6个月以下),并与标准图谱对照。甲减患儿骨龄明显落后。

(4)甲状腺B超:评估甲状腺发育情况,可见发育不良或缺如,少数可有甲状腺肿大(合成激素酶缺乏时),但对异位甲状腺判断不如放射性核素显像。

(5)其他检查:基础代谢率降低,病程长者可有轻度贫血,血胆固醇、甘油三酯值升高。心电图示窦性心动过缓、低电压、T波低平。心脏彩超可见少量心包积液。基因检测仅在有家族史或其他检查提示为某种缺陷的甲减时进行。

【治疗要点】

1. 主要是激素补充疗法,需长期甚至终生服用甲状腺制剂以补充甲状腺激素的不足。

(1)一旦确定诊断立即治疗,越早越好。新生儿筛查初次结果显示干血滤纸片 TSH 值超过 40mU/L,同时 B 超显示甲状腺缺如或发育不良者,或伴有先天性甲减临床症状与体征者,可不必等静脉血检查结果立即开始左旋甲状腺素钠(sodium-L-thyroxine,L-T$_4$)。不满足上述条件的筛查阳性新生儿应等静脉血检查结果后再决定是否给予治疗。

(2)L-T$_4$,新生儿期甲减初始治疗剂量 10~15μg/(kg·d),每日 1 次口服,尽早使 FT$_4$、TSH 恢复正常,FT$_4$ 最好在治疗 2 周内,TSH 在治疗后 4 周内达到正常。对于伴有严重先天性心脏病患者,初始治疗剂量应减少,治疗后 2 周抽血复查,根据血 FT$_4$、TSH 浓度调整治疗剂量。甲状腺激素维持剂量须个体化。血 FT$_4$ 应维持在平均值至正常上限范围之内,TSH 应维持在正常范围内。

(3)L-T$_4$ 治疗剂量应随静脉血 FT$_4$、TSH 值调整,药物过量患儿可有颅缝早闭和甲状腺功能亢进临床表现,如烦躁、多汗等,需及时减量,4 周后再次复查。避免与豆奶、铁剂、钙剂、考来烯胺、纤维素和硫糖铝等可能减少甲状腺素吸收的食物或药物同时服用(表 19-1-1)。

表 19-1-1　L- 甲状腺素(L-T$_4$)补充治疗剂量表

年龄	每日 /μg	每日 /(μg·kg^{-1})
0~6 个月	20~50	8.5~10
6~12 个月	50~75	5~8
1~5 岁	75~100	5~6
6~12 岁	100~150	4~5
12 岁到成人	100~200	2~3

（4）对于 TSH 持续>10mU/L，而 FT$_4$ 正常的高 TSH 血症，复查后仍然增高者应予治疗，L-T$_4$ 起始治疗剂量可采用维持剂量，4 周后根据 TSH 水平调整。对于 TSH 始终维持在 6~10mU/L 的婴儿的处理方案目前仍存在争议，在出生几个月内 TSH 可有生理性升高，对这种情况的婴儿，需密切随访甲状腺功能。对于 FT$_4$ 和 TSH 测定结果正常，而总 T$_4$ 降低者，一般不需治疗。多见于 TBG 缺乏、早产儿或者新生儿有感染。对于幼儿及年长儿下丘脑 - 垂体性甲减 L-T$_4$ 治疗需从小剂量开始。如伴有垂体激素缺乏，进行相应激素补充治疗。

2. 随访

（1）服药后观察脉搏、体温、大便次数、皮肤是否潮湿，定期复查 TSH 及 FT$_4$ 作为调整剂量的指标，开始每 2 周复查 1 次，剂量稳定后每 3 个月复查 1 次，1 岁以上 6 个月复查 1 次，同时进行体格发育评估，在 1 岁、3 岁、6 岁时进行智力发育评估。

（2）先天性甲退伴甲状腺发育异常者需要终生治疗。其他患儿可在正规治疗 2~3 年后尝试停药 1 个月，复查甲状腺功能、甲状腺 B 超或者甲状腺放射性核素显像。如停药后甲状腺功能正常者为暂时性甲状腺功能减退症，继续停药并随诊 1 年以上，注意部分患者 TSH 会重新升高。治疗剂量较大的患者如要停药检查，可先减半量，1 个月后复查，如 TSH 增高或伴有 T$_4$ 降低者，应给予甲状腺激素终生治疗。

（辛 颖）

第二节 新生儿糖尿病

新生儿糖尿病（neonatal diabetes mellitus，NDM）是指出生后 6 个月之内发生的糖尿病，在欧美发生率为 1/500 000~1/400 000。NDM 最早由 Kitsell 报道于 1852 年，多数 NDM 患儿可能存在遗传缺陷，研究表明，父源 6 号染色体的不适当表达与 TNDM 发生密切相关，PNDM 可能与胰岛发育不全有关。目前已知超过 30 种新生儿期发病单基因相关糖尿病的遗传亚型。此病多见于小于胎龄儿。按病程，可分为持续性新生儿糖尿病（PNDM）和暂时性新生儿糖尿病（TNDM），后者的糖尿病症状会在几周或几个月内缓解,但在儿童期或之后可能复发。早期的基因检测将有助于分型和判定预后。

【诊断要点】

1. **临床表现** NDM 患儿没有典型的"三多一少"症状,约有40% 的患儿在就诊时处于酮症酸中毒状态。

(1)TNDM 的临床表现:早至生后数日,最晚生后 6 周发病,通常在 3 周以内发病,临床经过呈一过性。患儿高血糖症(全血血糖>6.9mmol/L)可持续 2 周以上,需胰岛素治疗。多数患儿伴有胎儿生长受限、皮下脂肪非常薄,常突然发病,无明显呕吐、腹泻病史但脱水明显,多尿,喜饮水,体重不增。可有泌尿系统感染、败血症症状,伴酮症酸中毒者少见。少数病例可有巨舌、巨颌、先天性心脏病及脐疝、腹股沟疝。1/2 以上的患儿是在检测低出生体重儿是否有低血糖时发现了高血糖。尽管 TNDM 是暂时性的,但有60% 病例将在青春期复发,可发展为持久性 1 型糖尿病或 2 型糖尿病。

(2)PNDM 的临床表现:PNDM 亦称为新生儿真性糖尿病,同1 型和 2 型糖尿病一样为终生性疾病。其临床表现基本与 TNDM相同,但症状较严重,常处于酮症酸中毒状态,严重高血糖,脱水发生率较高,高甘油三酯血症为常见表现,易早期出现血管并发症。由于在神经和肌肉组织中同样表达 ATP 敏感性钾通道(KATP)通道,除糖尿病表现外,所有 KATP 通道基因突变患者均存在轻度神经系统发育异常,如发育性共济障碍、注意力缺陷多动障碍、焦虑症或孤独症等。约 20% 的 *KCNJ11* 突变患者可出现严重神经系统发育异常,表现为发育迟缓、早发癫痫,其余大部分表现为新生儿糖尿病、轻度发育迟缓。

2. **辅助检查**

(1)新生儿全血血糖>6.9mmol/L 视为高血糖,但 NDM 患儿血糖水平常高于 13.9mmol/L,尿糖阳性可持续数周至数月。

(2)血胰岛素、C 肽水平低下。

(3)糖化血红蛋白升高。

(4)葡萄糖耐量试验异常,血浆胰岛素和 C 肽释放试验曲线低平。

(5)血浆生长激素、糖皮质激素和甲状腺功能正常,胰高血糖素正常或升高。

(6) TNDM 患儿无特异性胰岛细胞抗体(ICA)、谷氨酸脱羧酶抗体(GADA);PNDM 患儿胰岛自身抗体可阳性。

(7) 所有 6 月龄前发病的糖尿病患者都应进行单基因相关 NDM 的基因检测。

【治疗要点】

所有 NDM 都可通过胰岛素补充治疗,但新生婴儿对胰岛素非常敏感,必须严密观察和监测血糖、血 pH、电解质和血渗透压等。

1. TNDM 的治疗　平均胰岛素初始治疗剂量为(0.6 ± 0.25) U/(kg·d),每 4~6 小时 1 次,如 2 小时血糖不下降,可重复原剂量,皮下注射。有条件者建议使用持续胰岛素皮下输注(戴胰岛素泵)。如血糖仍高或伴酮症酸中毒,可静脉内给胰岛素。TNDM 的平均胰岛素治疗时间为 6.5 个月,绝大部分在 18 个月前痊愈,个别达 36 个月。复发病例的胰岛素需要量小于 PNDM 和 1 型糖尿病患者。

2. PNDM 的治疗　平均胰岛素初始治疗剂量较 TNDM 高,为(1.4 ± 1.2) U/(kg·d),胰岛素给药形式与 TNDM 相同。如血糖高或伴酮症酸中毒,在扩容治疗 1 小时后开始静脉滴注短效胰岛素(RI),0.1U/(kg·h) 或 0.05U/(kg·h),当血糖下降至 11.1mmol/L 时,改为皮下注射胰岛素,或胰岛素剂量减半加入 5% 葡萄糖液静脉滴注。此时血糖下降速度较快,应每小时测定 1 次血糖。

对 KATPKir6.2(*KCNJ11*) 相关的 PNDM 可用口服磺脲类降糖药治疗,一般选用格列本脲,每次 0.05mg/kg,每天 2~3 次,餐前口服,根据血糖变化调整剂量,平均治疗剂量 0.5mg/(kg·d)。此类糖尿病口服磺脲类药物治疗对糖化血红蛋白的改善可超过胰岛素。临床上应密切关注高剂量磺脲类药物引起的严重低血糖反应、胃肠道反应、过敏反应及肝肾功能损害,及时减量或者停药。用药前需取得监护人的知情同意。与 GCK、IPF-1 相关的 PNDM 则需胰岛素治疗。对 NDM 患儿进行基因检测,可以鉴定不同的基因型以选择最合适的治疗方案和评估其预后。

(辛　颖)

第三节 先天性肾上腺皮质增生症

先天性肾上腺皮质增生症又称肾上腺生殖器综合征,是常染色体隐性遗传病,由于肾上腺皮质激素生物合成过程中所必需的酶先天缺陷所致。由于皮质醇合成不足,通过负反馈作用刺激垂体分泌 ACTH 增高,导致肾上腺皮质增生并分泌过多的雄性激素。临床上出现女孩男性化、男孩性早熟、血电解质紊乱、低血钠或高血钾等一系列表现。由于不同酶缺陷,临床表现不完全相同,大致可分六型。较多见的为 21- 羟化酶缺陷(约占患者总数的 90% 以上),其次为 11- 羟化酶缺陷、17α- 羟化酶、18- 羟化酶、3β- 脱氢酶、20,22- 碳链酶缺陷。本文主要讨论 21- 羟化酶缺陷。

【诊断要点】

1. **单纯男性化型** 系 21- 羟化酶不完全缺乏所致,临床表现雄激素增多症状。

(1)男孩表现为外生殖器过早发育,阴茎早年达到成人大小,但睾丸小如婴儿。

(2)女孩于出生时即可发现有男性化,阴蒂增大似阴茎状,大阴唇发育似阴囊,出现两性畸形、尿道口开口异常,似男婴尿道下裂,易误诊。

(3)无论男、女婴儿肌肉均发达,较早出现阴毛及腋毛、痤疮。

(4)单纯男性化型早期不出现吐泻及水电解质紊乱表现。

2. **失盐型** 是 21- 羟化酶完全缺乏所致。患儿除具有上述男性化表现外,生后不久即可有厌食、呕吐、腹泻、体重不增或下降,不及时治疗可出现脱水、离子紊乱、低血钠、高血钾及循环衰竭和休克。

3. **辅助检查**

(1)新生儿筛查:出生 72 小时采足跟血,测定干血滤纸片 17- 羟孕酮(17-OHP)值。如果是足月新生儿 17-OHP>30nmol/L 时,建议复查。孕周、出生体重与 17-OHP 浓度存在一定的负相关。出生应激反应、24 小时内采血、早产儿、低出生体重儿、黄疸、脱水、合并心肺疾病、感染等可出现假阳性结果。孕期或新生儿出生后使用糖皮质激素可出现假阴性结果,需出生后 2 周复查。此方法适用于 21- 羟化酶缺乏症。

(2)失盐型可出现血钾增高、血钠降低、血氯低。

(3)血 ACTH 水平不同程度升高，皮质醇可降低或正常。血浆肾素、醛固酮常升高。

(4)血 17α- 羟孕酮增高。

(5)尿孕三醇增高；24 小时尿 17- 酮类固醇(17-KS)增高。

(6)染色体检查：有助于与真两性畸形相鉴别。

(7)X 线片：骨龄超过正常同龄儿。

(8)基因突变检测。

【治疗要点】

一经诊断应立即给予治疗，越早治疗越好，终生治疗。目的是维持正常的生长，避免医源性库欣综合征。

1. **长期治疗**　氢化可的松补充肾上腺皮质激素合成不足，同时反馈性抑制垂体促肾上腺皮质激素的释放，使肾上腺皮质雄激素分泌减少。维持量为 $10\sim15mg/(m^2 \cdot d)$，分 3 次，间隔 8 小时口服。小婴儿可适当减量。经典型患者开始氢化可的松剂量宜偏大 $[25\sim50mg/(m^2 \cdot d)]$，以尽快控制代谢紊乱，之后快速减量至维持量。

盐皮质激素：9α- 氟氢可的松 0.05~0.2mg/d；婴儿期每日补充 1~2g 氯化钠，定期监测血电解质、ACTH、17- 羟孕酮、睾酮。随访内容包括生长速率、骨龄、发育状态。

氢化可的松补充治疗需要终生服药，应向家人交代不可停用，用药可根据病情轻重适当调整，在应激情况下，维持量应增加 2~3 倍。如遇严重应激情况或发生急性肾上腺皮质功能减退危象时，激素剂量需增加 5~10 倍，并可采用水溶性氢化可的松静脉滴注并补充氯化钠。

2. **肾上腺皮质危象处理**

(1)迅速补充肾上腺皮质激素：外源性糖皮质激素不仅补给体内必需，而且具有协同去甲肾上腺素的作用，有助于维持血压正常。首日宜选用水溶性的氢化可的松静脉滴入，婴幼儿每次剂量为 25~40mg，较大儿童每次可用 50~75mg，根据病情可 6~8 小时重复 1 次，第一天总量可按 10mg/kg 计算。第二个 24 小时氢化可的松减量，按 $5mg/(kg \cdot d)$ 分次静脉滴注，连续 2~3 天，直至症状缓解改为口服,5~10mg/次,每 8 小时 1 次,再逐步减至该年龄的维持量,一般以 15mg/(m²·d)计算。

在补充糖皮质激素的同时患儿仍有低钠血症或为肾上腺皮质增生症失盐型患儿,可补充盐皮质激素,选用醋酸去氧皮质酮(DOCA)每次 1~2mg 肌内注射,每天 1 次;或选用氟氢可的松 0.05~0.2mg/d 口服。使用过程中需仔细观察水、钠潴留情况,及时调整剂量。

(2)纠正脱水及电解质紊乱:输液的成分及数量应根据年龄、脱水程度、低钠血症及心功能情况而定。静脉补液可用生理盐水,有代谢性酸中毒则用 0.45% 氯化钠和碳酸氢钠溶液。忌用含钾溶液。按 100~200ml/kg(体重 ≤20kg 者)或 75ml/kg(体重 >20kg 者)计算第一个 24 小时的输液总量;若脱水征及低钠血症明显,立即静脉输入 5% 的葡萄糖生理盐水 20ml/kg,余量可用 5%~10% 葡萄糖液加入氯化钠适量(1g/10kg 体重)均匀输入。血浆重碳酸盐<10mmol/L 者,宜适量补充碳酸氢钠。此后应依据病情变化和实验室检查结果制订每日输液方案。

(3)抗感染:肾上腺危象多数是由于感染所引发,因此在上述治疗的同时应选用强力有效的广谱抗生素静脉滴注。

3. **手术治疗** 女孩阴蒂增大,可将阴蒂切除,手术最适宜年龄为 6 个月 ~1 岁。青春发育期可行阴道成形术。

(辛 颖)

第二十章

糖代谢疾病

第一节　新生儿低血糖症

　　新生儿低血糖症是最常见的新生儿糖代谢紊乱性疾病,但目前对于新生儿低血糖症诊断仍尚存争议,目前国内临床上多采用以下标准:不论胎龄和日龄、有无临床症状,新生儿全血葡萄糖<2.2mmol/L,即可诊断为新生儿低血糖症,全血血糖<2.6mmol/L是临床干预与治疗界限值。美国多采用新生儿出生24小时内,全血血糖水平应持续>2.5mmol/L,出生>24小时,全血血糖水平应持续>2.8mmol/L,低于上述水平,则为低血糖。昆士兰2019年临床指南将新生儿低血糖症定义为血糖<2.6mmol/L,当血糖<1.5mmol/L时需要立即静脉注射葡萄糖液。

　　【诊断要点】

　　1. 病因

　　(1)糖原和脂肪储备不足:多见于早产儿、小于胎龄儿及多胎儿。

　　(2)消耗过多:患严重疾病,如窒息、围产期应激、呼吸窘迫综合征、败血症、体温过低、硬肿症、休克、妊娠期间接受降糖治疗。

　　(3)高胰岛素血症:

　　1)新生儿暂时性高胰岛素血症常见于患糖尿病母亲婴儿。

　　2)新生儿溶血症。

　　3)持续性高胰岛素血症,包括胰岛细胞腺瘤、胰岛细胞增殖症和贝 - 维综合征(Beckwith-Wiedemann syndrome)(特征是体重

321

大、舌体增大、脐疝和某些畸形伴高胰岛素血症等)。

4)亮氨酸敏感。

5)孕母分娩前及分娩过程中输注葡萄糖。

(4)内分泌疾病:如脑垂体、甲状腺或肾上腺先天性功能低下、生长激素缺乏、胰高糖素缺乏等。

(5)遗传代谢缺陷病:

1)糖代谢障碍:半乳糖血症、糖原累积症、果糖不耐受、α-抗胰蛋白酶缺乏症等。

2)氨基酸代谢障碍:枫糖尿病、甲基丙二酸血症等。

(6)其他:医源性(骤停静脉输注葡萄糖液、输血及换血后)、慢性腹泻、胰岛素抵抗、中枢神经系统异常等。

2. 临床症状

(1)无症状低血糖:大多数低血糖新生儿缺乏典型的临床表现。

(2)有症状性低血糖:症状多出现在生后数小时至1周内,主要表现为反应差、肌张力减退、嗜睡、拒乳、震颤、呼吸暂停、阵发性发绀、眼球不正常转动等,有的出现多汗、苍白及体温低下等,也有表现为激惹、兴奋及哭声减弱或者高尖等,严重者可出现昏迷、抽搐等神经系统症状,甚至造成永久性脑损伤,进而导致不同程度的神经系统后遗症。主要与其出现症状和低血糖严重程度、持续时间以及发作次数有关。

3. 实验室检查

(1)空腹血糖,每3~6小时监测空腹血糖。

(2)胰岛素、C肽、皮质醇、生长激素、促肾上腺皮质激素、甲状腺功能。

(3)血酸碱度、乳酸、血尿酮体、血气分析。

(4)考虑遗传代谢病者:血串联质谱、尿气相色谱检查,血浆氨基酸、血氨、丙酮酸。

(5)糖耐量试验及胰高血糖素耐量试验。

【治疗要点】

1. 高危新生儿筛查　有低血糖风险的新生儿生后1小时内进行血糖筛查;对高危新生儿需观察24小时,血糖监测72小时,监测时间分别为生后2、6、12、24、48、72小时。

2. 血糖<2.6mmol/L、无临床症状者先哺乳,哺乳 30 分钟后监测血糖,低血糖不能纠正者可静脉输注葡萄糖液,按 6~8mg/(kg·min)速率输注,1 小时后监测血糖,如血糖正常,可 3~6 小时监测,并根据血糖测定结果调节输糖速率,稳定 24 小时后逐渐停用;血糖监测至 48 小时。

3. 血糖<2.6mmol/L、有临床症状者或血糖<2.2mmol/L者 10% 葡萄糖注射液 2ml/kg,1ml/min 静脉推注;后以 6~8mg/(kg·min)静脉输液维持,并于 30 分钟后监测血糖,其后每 1 小时复测 1 次直至稳定,稳定后可每 3~6 小时监测;对于静脉输糖后仍<2.6mmol/L 者,可在 24 小时内逐步提高输注葡萄糖速度,每次提高 2mg/(kg·min),直至 10~12mg/(kg·min),静脉输注葡萄糖 24 小时后,若症状消失,同时连续 2 次血糖监测正常,逐步降低输糖速度,每 4~6 小时降低 2~4mg/(kg·min);外周静脉输注葡萄糖浓度不超过 12.5%,如超过此浓度,应放置中心静脉导管;新生儿静脉治疗输注葡萄糖速度和浓度计算见表 20-1-1。

表 20-1-1 葡萄糖静脉滴注速度计算

葡萄糖速度			不同浓度葡萄糖速度 / [ml·(kg·d)⁻¹]				
mg/(kg·min)	g/(kg·h)	g/(kg·d)	5%	10%	15%	20%	25%
4	0.24	5.76	115	58	38	29	23
6	0.36	8.64	173	86	58	43	35
8	0.48	11.5	230	115	77	58	46
10	0.60	14.4	–	144	96	72	58
12	0.72	17.3	–	173	115	86	69
14	0.84	20.2	–	202	134	101	81

4. 持续性低血糖症(上述方法不能维持血糖)

(1)激素疗法:可加用氢化可的松 5~10mg/(kg·d),静脉注射或口服,每 12 小时 1 次,或口服泼尼松(强的松)1~2mg/(kg·d),或者地塞米松 1~2mg/d,至症状消失,血糖恢复后 24~48 小时停止,可持续数日至 1 周。

（2）胰高血糖素：0.1~0.3mg/kg 肌内注射，必要时 6 小时后重复应用；或者 0.01~0.02mg/(kg·d) 静脉滴注。

（3）二氮嗪：仅用于治疗慢性难处理的低血糖症，起始剂量为 5mg/(kg·d)，分 3 次口服，每 48 小时增加 5mg/(kg·d)，新生儿最大耐受剂量为 15mg/(kg·d)。

（4）奥曲肽：在二氮嗪无效时，可考虑单独应用或联合应用奥曲肽，2~10μg/(kg·d)，分 2~3 剂皮下注射，最大剂量 15~50μg/(kg·d)，常见不良反应为血小板减少症。

5. 对症治疗

（1）半乳糖血症患儿应完全停止乳类食品，以不含乳糖食品代替。

（2）亮氨酸过敏婴儿，应限制蛋白质。

（3）糖原累积症应少量多次喂奶。

（夏艳秋　魏　兵）

第二节　新生儿高血糖症

新生儿高血糖症是指新生儿出生后血糖功能调节不成熟，对糖耐受力降低，或者在应激状态下，导致血糖升高的疾病。主要分为暂时性新生儿高血糖症和真性糖尿病，一般多为暂时性新生儿高血糖症。国内多以全血血糖>7mmol/L（125mg/dl）作为新生儿高血糖诊断标准。由于新生儿肾糖阈值低，当血糖>6.7mmol/L（120mg/dl）常出现糖尿。

【诊断要点】

1. 病因

（1）血糖调节功能不成熟：主要见于对糖耐受力低下的新生儿，尤其是早产儿和小于胎龄儿，胎龄、体重及生后日龄越小，血糖调节功能越不成熟。

（2）疾病应激影响：在应激状态下，激素分泌异常，影响糖代谢，如处于窒息、感染、寒冷、烧伤或者手术的新生儿易发生高血糖。

（3）医源性高血糖：输注葡萄糖浓度较高、输注葡萄糖速度过快、孕母分娩前短时间内应用及分娩后应用糖皮质激素药物所致，均可引起血糖增高。

(4)新生儿暂时性糖尿病:病因和发病机制尚不十分清楚,认为与胰岛β细胞暂时性功能低下有关,一般治愈后不复发。

(5)真性糖尿病:新生儿少见。

2. 临床表现

(1)大部分均无明显临床症状,尤其是血糖轻度增高者。

(2)血糖增高显著或持续时间长的患儿可出现渗透性利尿、细胞内脱水、烦渴等,甚至出现体重下降;血浆渗透压增高,颅内血管扩张,严重时可发生脑水肿及颅内出血,甚至出现生命危险。

(3)血糖增高时,常出现糖尿,暂时性糖尿病糖尿可持续数周或者数月。医源性高血糖或暂时性糖尿病尿酮体常为阴性或弱阳性。

【治疗要点】

积极治疗原发病,严格控制外源性葡萄糖输入,补液纠正高渗血症,必要时应用外源性胰岛素。

1. **病因治疗**　去除病因,治疗原发病,如停用激素、纠正缺氧、恢复体温、控制感染、抗休克等。

2. **医源性高血糖症**应根据病情暂时停用或减少葡萄糖入量,严格控制输液速度,并监测血糖、尿糖。肠道外营养摄入葡萄糖应从葡萄糖的基础量开始,逐步增加,监测血糖,根据血糖值调整静脉葡萄糖入量。

3. **对症治疗**

(1)脱水:及时补液,纠正脱水,同时注意监测离子,补充电解质,避免电解质紊乱,降低血糖浓度和减少糖尿。

(2)酸中毒:高血糖持续,尿酮体阳性,应做血气监测及时纠正酮症酸中毒。

4. **胰岛素治疗**　当输注葡萄糖浓度低于5%,输注速度低于4mg/(kg·min)时,空腹血糖浓度>14mmol/L(250mg/dl)或高血糖持续不见好转者可试用胰岛素治疗,具体方法如下:①间歇胰岛素输注,0.05~0.1U/kg,每4~6小时1次,输注时间为15分钟。②持续胰岛素滴注:0.005~0.1U/(kg·h),新生儿对胰岛素较为敏感,注意每30分钟监测血糖,稳定后可每4~6小时监测血糖。③皮下注射胰岛素,主要见于新生儿真性糖尿病;密切监测血糖和尿糖改变,以防止低血糖症的发生。

(夏艳秋 魏 兵)

第三节 糖尿病母亲婴儿

糖尿病母亲婴儿(infant of the diabetic mothers,IDMS)主要为妊娠期糖尿病及糖尿病合并妊娠母亲所生的婴儿,由于母亲在妊娠期血糖控制不良,使胎儿出现发育和代谢的异常。此类婴儿出生后易发生多种并发症,如巨大儿、低血糖症、低钙血症、呼吸窘迫综合征、红细胞增多症、高胆红素血症、死胎、心肌病和先天异常等,此类婴儿在宫内所处的代谢紊乱环境,对其影响可能持续至儿童期,甚至成年期。这些婴儿于出生后早期应给予监护,早发现早处理。

【诊断要点】

1. 病因和发病机制

(1)糖尿病孕妇的血糖增高未得到有效控制,可直接导致胎儿血糖增高,进而促使胎儿胰岛细胞代偿性增生,胰岛素分泌增加,发生胎儿高胰岛素血症及分娩后容易出现继发的婴儿低血糖症;胰岛素分泌增加,同时引起糖原、脂肪和蛋白质合成作用加强,导致巨大儿或者大于胎龄儿发生率增加;由于胰岛素主要刺激胎儿脂肪组织,而大脑发育正常,所以头肩比例失调,分娩过程中发生肩难产的比例增加。

(2)胎儿的高胰岛素血症可抑制肾上腺皮质激素对肺表面活性物质的形成作用,因此,IDMS发生呼吸窘迫综合征明显增加;糖尿病母亲血液中的糖化血红蛋白增高,这种红细胞携带氧及释放氧的能力均不及正常红细胞,由此胎儿可出现慢性缺氧,其次糖尿病可导致广泛的血管病变,使胎盘的小血管内皮细胞增厚及管腔狭窄,也可引起胎儿的慢性缺氧,慢性缺氧可诱发胎儿红细胞生成增多,出生后表现为红细胞增多症,同时缺氧可导致胎儿窘迫、出生时窒息、吸入性肺炎、缺氧缺血性脑病等并发症。

2. 临床表现

(1)巨大儿或大于胎龄儿:有20%~40%发生低血糖,多在生后2小时之内,尤其生后1~12小时发生,即使血糖控制平稳,妊娠期糖尿病和糖尿病合并妊娠产妇分娩巨大儿或者大于胎龄儿的概率仍较正常高；巨大儿围产期发病率高，包括产程延长、肩娩出困难、围产窒息、内脏出血、锁骨骨折与神经损伤等。

（2）低血糖症：母体供给的葡萄糖自脐带结扎终止，新生儿无法立即降低胰岛素水平，从而导致低血糖，可持续生后24~72小时。

（3）呼吸窘迫综合征：发生RDS的风险较健康新生儿高4~6倍；胎儿高胰岛素状态会降低体内可的松分泌，并拮抗可的松在妊娠晚期促进肺表面活性物质合成及诱导其分泌作用，使肺泡表面活性物质缺乏，推迟胎儿肺泡成熟。

（4）低钙血症和低镁血症：低钙血症后可能无症状，或伴有轻微抖动，很少引起惊厥；糖尿病母亲肾小管镁吸收差，易发生低镁血症。

（5）高胆红素血症：在糖尿病母亲婴儿中较为常见，部分因红细胞增多所致，部分为巨大儿在分娩中发生皮下淤血的再吸收所致。

（6）心肌病：心肌病变的风险增高，包括室间隔和/或左右心室壁增厚，可能与胎儿期胰岛素分泌刺激心肌增长有关。

（7）远期发育的影响：有可能影响新生儿以后智力以及心理发育，以及增加发生肥胖、糖耐量低减、胰岛素抵抗、高血压的风险。

（8）其他畸形：发生先天异常是其他健康新生儿的2~4倍，常见有脊髓尾部发育不全综合征、神经管畸形、消化道及尿道畸形等。

【治疗要点】

1. 产前检查及干预　加强妊娠期孕母血糖监测及控制，监测胎儿孕期宫内发育情况。

2. 娩出过程中处理　严格控制分娩过程孕母血糖，糖尿病母亲婴儿出生时注意肩难产的发生，出生后有窒息缺氧表现应及时给予清理呼吸道、给氧等正确复苏措施。

3. 出生后处理　糖尿病母亲婴儿即使生后状态良好，也应按高危儿处理。出生后应监护72小时，监测婴儿生命体征、血气、血糖及血清钙、镁等电解质变化，以尽早发现呼吸窘迫综合征、低血糖症、低钙血症、低镁血症及红细胞增多症等并发症，并及时处理。

4. 出生后护理　因糖尿病母亲婴儿最常见并发症为低血糖症，因此应比正常婴儿更早喂养，生后如状态较好可立即吸吮母乳，尽早开始母乳喂养。加强保温，维持中性环境温度。

（杨　明　魏　兵）

第二十一章
先天性代谢异常

第一节　糖代谢病

　　此类疾病主要临床表现是低血糖症状,新生儿低血糖的诊断标准为血糖<2.2mmol/L(<40mg/dl),新生儿期低血糖的症状为非特异性,如震颤、不安、低体温、青紫、呼吸暂停、心跳加快、苍白,甚至惊厥、昏迷、猝死等,低血糖可致永久性脑损伤,应紧急处理。

一、糖原累积症

　　糖原累积症(glycogen storage disease,GSD)是一组由于先天性酶缺陷导致的糖原代谢异常,造成糖原分解、糖酵解、葡萄糖释放和糖原合成障碍的遗传代谢病,发病率大约为1/20 000。在糖原的合成、分解和调节过程中有许多酶蛋白参与,其中任何一种酶蛋白功能异常都会引起某种类型的糖原累积症,分类为0型、Ⅰ型、Ⅱ型、Ⅲ型、Ⅳ型、Ⅴ型、Ⅵ型、Ⅶ型、Ⅸ型和Ⅺ型(Fanconi-Bickel综合征)。不同类型在临床上表现不同,但是缺乏特异性,临床诊断困难,需要依赖酶学和基因诊断进行鉴别。

　　糖原储存在肝脏和肌肉中,糖原累积症患者的肝和肌肉中糖原累积,严重影响这些组织器官的功能。根据累及脏器和临床表现的不同,糖原累积症可分为肝糖原累积症和肌糖原累积症。肝糖原累积症患者常表现为肝大和低血糖,包括糖原累积症0型、Ⅰ型、Ⅳ型、Ⅵ型、Ⅸ型和Ⅺ型(Fanconi-Bickel综合征)。肌糖原累积症包括Ⅴ型和Ⅶ型。Ⅱ型、Ⅲ型可同时有肝脏和肌肉受累。肌肉中糖原是生成三磷酸腺苷(ATP)的底物,而ATP是引起肌肉收缩

328

的能源物质,故肌糖原累积症患者会出现痉挛性肌肉疼痛,运动不耐受,易于疲劳和进行性肌无力。

除糖原累积症Ⅸ型为 X 连锁遗传外,其余都是常染色体隐性遗传疾病。

表 21-1-1 为较常见的几种类型糖原贮积症。以下以糖原累积症Ⅰ型和Ⅱ型为例,简述糖原累积症的病因、临床表现、诊断与治疗方法。

表 21-1-1 常见的各型糖原贮积症

型号和病名	酶缺陷	主要临床表现
0 型	糖原合成酶	类似酮症性低血糖症状,智力低下
Ⅰ型 vonGierke 病	葡萄糖 -6- 磷酸酶	矮身材,肝大,低血糖,乳酸酸中毒
Ⅱ型 Pompe 病	α-1,4- 葡萄糖苷酶	肌张力低,心脏扩大
Ⅲ型 Cori 病	脱枝酶	低血糖,惊厥,肝大、转氨酶升高
Ⅳ型 Andersen 病	分枝酶	肝大,进行性肝硬化
Ⅴ型 McArdle 病	肌磷酸化酶	疼痛性肌痉挛,运动不耐受,血红蛋白尿,继发性肾衰竭,肌酶高
Ⅵ型 Hers 病	肝磷酸化酶	轻度低血糖,生长迟缓,肝大
Ⅶ型 Tarui 病	肌磷酸果糖激酶	肌痉挛,肌红蛋白尿
Ⅸ型	肝磷酸化酶激酶	肝大,发育迟缓

(一) 糖原累积症Ⅰ型(vonGierke 病)(GSDI)

糖原累积症Ⅰ型是由于肝脏、肾脏和肠道黏膜等组织中葡萄糖 -6- 磷酸酶缺乏所致,目前被分为 4 个亚型,即Ⅰa 型(葡萄糖 -6- 磷酸酶(G6PC)缺陷)、Ⅰb 型(葡萄糖 -6- 磷酸酶转运体(G6PT)缺陷)、Ⅰc 型和Ⅰd 型。常染色体隐性遗传。

正常状态下糖原分解和糖异生产生 6- 磷酸葡萄糖,6- 磷酸葡萄糖必须通过葡萄糖 -6- 磷酸酶系统分解为葡萄糖,葡萄糖 -6- 磷酸酶缺乏时,患者仅能获得由糖原脱枝酶分解糖链分枝处所产生的少量葡萄糖,因此常导致新生儿或婴儿早期严重的空腹低血糖。异常的糖异生和糖酵解代谢使丙酮酸和乳酸堆积,造成乳酸酸中毒。低血糖使胰岛素降低,促进外周脂肪分解,同时乙酰 CoA 堆积,导致高血脂和脂肪肝。

【诊断要点】

1. **临床症状与体征** 糖原累积症Ⅰ型的特征性表现是低血糖、乳酸酸中毒、肝大、高尿酸血症和高脂血症。新生儿期易出现低血糖和乳酸酸中毒;3~4个月时出现肝进行性大和/或低血糖抽搐;患者特殊外观是"娃娃脸"、四肢细小、身材矮小和腹部明显膨隆,向心性肥胖,运动不耐受,乏力,肾脏对称性肿大。可发生不明原因的腹泻。因血小板功能障碍可出现出血。

Ⅰ型可导致以肝损害为主的多系统损害。虽然大脑可以通过乳酸代谢获得能量,大部分患者智力正常,如果低血糖和酸中毒频繁发作,可导致脑损伤和智力障碍。

2. **实验室检查**

(1)血生化检查:可见低血糖、乳酸血症、低磷血症、高脂血症和高尿酸血症等。肝功能多正常或轻度异常。

(2)尿检查:随着疾病进展,可检出蛋白尿、糖尿、血尿。

(3)X线检查:可见骨质疏松。

(4)腹部B超:可见肝脏和肾脏肿大,肝脏有单个或多个腺瘤。

(5)糖耐量试验:呈典型糖尿病特征。空腹和餐后给予胰高血糖素或肾上腺素血糖无变化,乳酸水平明显升高。

(6)肝脏酶学及病理分析:葡萄糖-6-磷酸酶活性降低,肝细胞肿胀,细胞内充满糖原和脂肪,出现大而明显的脂肪空泡,但一般无肝纤维化。

(7)产前诊断:可在胎龄18~22周进行胎儿肝活检,测定葡萄糖-6-磷酸酶活性。

(8)基因诊断:葡萄糖-6-磷酸酶(G6PC)基因定位于17q21,包含5个外显子,致病突变多为错义突变,突变有明显人种和地区差异,目前已发现约80余种基因致病突变,导致Ⅰa型发病。葡萄糖-6-磷酸酶转运体(G6PT)基因定位于染色体11q23,包含9个外显子,约40%为错义突变,已报道的致病突变有80种,是Ⅰb型发病的遗传因素。

【治疗要点】

治疗目标是维持血糖正常,减少因低血糖导致的代谢紊乱和并发症,包括饮食治疗、辅助治疗等。

1. **饮食治疗**　主要通过增加进餐次数维持血糖正常,婴儿期可每 2~3 小时母乳或麦芽糊精按需喂养,也可胃管持续鼻饲葡萄糖。9~12 个月后可逐渐采用生玉米淀粉饮食疗法,每 4~6 小时口服生玉米淀粉混悬液(1.6~2.5g/kg),随年龄增加每次量逐渐增加,以维持血糖水平在 3.9~6.1mmol/L。饮食治疗维持血糖正常,可以有效地改善患者的临床症状。

2. Ⅰb 型患者在以上治疗的基础上,还需要应用粒细胞集落刺激因子纠正粒细胞减少,防治细菌感染。

3. 早期诊断和早期治疗能改善Ⅰ型患者预后,但不能完全避免长期并发症的发生。一些患者虽然得到了早期治疗,成年后仍然会患肝腺瘤和肾病,对于饮食治疗和药物治疗不敏感者,可行肝移植,可改善代谢紊乱,肝肾联合移植疗效更显著。

4. 对于严重高尿酸血症患者,应给予别嘌醇和枸橼酸钾,降低血清尿酸水平,减轻肾损伤。

(二)糖原累积症Ⅱ型

糖原累积症Ⅱ型(GSDⅡ)又叫酸性麦芽糖酶缺陷病或酸性 α-葡糖苷酶缺乏症,属于溶酶体类疾病中的一种。1932 年由 Pompe 首先描述本病,故又称为庞贝(Pompe 病),患者体内缺乏溶酶体水解酶即 α-1,4-葡萄糖苷酶(酸性麦芽糖酶,acid alpha-glucosidase,GAA),使糖原和麦芽糖不能转化为葡萄糖,导致全身各组织尤其骨骼肌、心肌和平滑肌中的溶酶体内有大量的糖原累积沉着,导致溶酶体肿胀、细胞破坏及脏器功能损害,并引起一系列临床表现。为常染色体隐性遗传。

【诊断要点】

1. **临床症状与体征**　婴儿型糖原累积症Ⅱ型患者因酶活性严重缺乏于 1 岁内起病,典型者可于新生儿期到 3 个月发病,主要累及骨骼肌和心肌,表现为四肢松软、运动发育迟缓,喂养及吞咽困难、心脏明显扩大、高血压、肝大、舌体增大和骨骼肌张力减低,常出现呛咳、肺炎和呼吸困难,大多数婴儿型患儿在 2 岁以内死于心力衰竭和呼吸衰竭。

迟发型患儿于 1 岁后起病,主要累及躯干肌、四肢近端肌及呼吸肌,表现为慢性进行性肌无力、肢体无力、疲劳,躯干肌受累导致腰背痛、脊柱弯曲和脊柱强直,出现呼吸肌受累时,出现咳嗽无力、呼吸困难,常死于呼吸衰竭,一般无心脏受累。

2. 实验室检查

(1)血清肌酶升高,是 GSD Ⅱ 的敏感指标,且伴有 AST、ALT 和 LDH 升高。

(2)外周血白细胞、皮肤成纤维细胞或肌肉组织中酸性麦芽糖酶活性测定,酸性麦芽糖酶缺乏的程度与疾病严重程度相关。用干血滤纸片标本进行酸性麦芽糖酶活性测定具有方便、快速等优点。

(3)基因分析:酸性麦芽糖酶(GAA)基因定位于 17q25.2-q25.3,包括 20 个外显子。1991 年 Zhong 和 Hermans 首先报道了 *GAA* 基因突变分析,迄今已发现 200 余种基因突变。

【治疗要点】

1. 多学科综合治疗 心血管系统对症治疗,高蛋白饮食,必要时鼻饲,通过气管造口进行机械通气和理疗,改善肌力、营养状态和呼吸肌功能。

2. 酶替代治疗 长期静脉补充重组酸性麦芽糖酶(rhGAA)［剂量 20~40mg/(kg·周)］可以防治肺动脉瓣关闭不全,促进骨骼肌功能恢复。一旦确诊应尽早开始酶替代治疗,早期治疗疗效好。早期诊断,尤其症状前诊断,早期酶替代治疗可显著改善预后。

【预防】

本病为常染色体隐性遗传,先证者父母为致病基因携带者,再生育时再发风险为 25%,患者及家庭遗传咨询,先证者父母再生育产前诊断。部分欧美国家已经开展本病的新生儿筛查,作为扩大新生儿筛查的一部分。

二、半乳糖血症

半乳糖血症(galactosemia)是由于先天性酶缺陷而引起的半乳糖代谢异常。半乳糖主要来自饮食中的乳糖,正常情况下,乳糖在肠内经乳糖酶的作用被分解成葡萄糖和半乳糖,半乳糖在肝脏进一步转化为葡萄糖而被机体利用。其中某个酶的缺陷则将造成半乳糖转化障碍,半乳糖及其代谢产物如半乳糖醇异常蓄积。

半乳糖血症为常染色体隐性遗传性疾病,其发病率各国报道不一致,为 1/100 000~1/15 000。现已知三种酶缺乏类型:Ⅰ型,半乳糖 -1- 磷酸尿苷转移酶(galactose-1-phosphate uridyltransferase,GALT)缺乏,又称经典性半乳糖血症;Ⅱ型,半乳糖激酶(galactokinase,GALK)缺乏;Ⅲ型,尿苷二磷酸半乳糖 -4- 异构酶(uridine diphosphate galactose-4-epimerase,GALE)缺乏。其中Ⅰ型最多,占 90% 以上,后两种少见。

三种酶的缺陷均可造成机体对半乳糖的转化与利用障碍,引起一系列损害。由于蓄积物的不同,临床表现差异很大。其中半乳糖 -1- 磷酸尿苷转移酶缺乏导致半乳糖 -1- 磷酸异常蓄积,经旁路代谢进一步为半乳糖醇,两者均可损害脑、肝、肾及晶状体,导致肝大、肝硬化、肾功能损害,死亡率极高,存活者多遗留严重智力损害。半乳糖激酶缺乏只有半乳糖蓄积,患儿往往只表现为白内障。尿苷二磷酸半乳糖 -4- 异构酶缺乏的大部分患者只有红细胞酶缺陷,常常无特殊表现,只有在其他细胞同时存在酶缺陷时才出现临床表现。

【诊断要点】

1. 临床症状与体征 多数患儿出生时正常,少数为低出生体重儿。

(1)半乳糖 -1- 磷酸尿苷转移酶缺乏:

1)初期症状:患儿常于开始哺乳后数日出现食欲下降、呕吐、腹泻、精神萎靡、体重增加不良。

2)肝损害:常在起病 1 周左右出现黄疸和肝大,肝大呈进行性增大变硬,进而出现腹水和脾大。肝脏的基本病理改变为肝细胞脂肪变性和肝硬化。若不及时治疗,则患儿多因肝功衰竭而死亡。

3)代谢紊乱:进食半乳糖或乳糖后常见有低血糖和高半乳糖血症,严重时导致酸中毒、氨基酸尿。

4)中枢神经系统症状:除肌张力低下外,严重患儿可出现低血糖性惊厥。由于半乳糖醇在脑内蓄积引起的脑水肿,部分患儿显示颅内压增高。智力运动损害常于生后数月后逐渐出现。

5)白内障:发生较早,常于出生数日至数月出现。

6)免疫力降低:易合并败血症、脑膜炎等感染。

(2)半乳糖激酶缺乏:患儿新生儿期多无明显异常,常于婴幼儿期逐渐出现白内障。除少数患儿合并黄疸、肝大、肝损害、惊厥、智力低下外，白内障多为本型患儿唯一的临床表现，容易漏诊。

(3)UDP 半乳糖 -4- 差向异构酶缺乏：除曾有类似全身性酶缺乏所致急性发作的个例报告外，本型患者酶缺乏多仅限于红细胞，临床无症状，常需通过新生儿筛查发现。

2. 实验室检查

(1)血液半乳糖、半乳糖 -1- 磷酸浓度测定。

(2)生化测定：转氨酶增高、胆红素增高、凝血功能异常、低血糖等。

(3)半乳糖 -1- 磷酸尿苷转移酶活性测定：采用免疫荧光分析原理测定干血滤纸片中红细胞酶活性。

(4)基因诊断：*GALT* 基因定位于 9p13，有 11 个外显子，已发现的致病突变超过 200 种，主要以错义突变为主。

【治疗要点】

1. **饮食治疗** 限制乳类食品，限制乳糖、半乳糖摄入，改用不含乳糖的奶粉，减少体内半乳糖及其旁路代谢产物的蓄积。保证其他营养供给，尤其应注意补充钙质和鱼肝油。

(1)新生儿至婴儿早期：停止母乳及所有天然乳类、普通配方奶，给予免乳糖奶粉或豆奶粉。

(2)离乳期：继续免乳糖奶粉喂养的同时，逐渐增加辅食，选择未加工的原材料，如大米、小麦粉、土豆、芋头、鱼、肉、蛋等天然食品。

2. **控制并发症** 出现低血糖者输注葡萄糖维持血糖浓度，葡萄糖控制在 6~9mg/(kg·min)，光疗等退黄疸治疗，有出血倾向可输注新鲜血浆。随访生长发育及智力发育。合并脓毒症时采用抗生素治疗和支持治疗。

3. 白内障等合并症的治疗与随访。

第二节　氨基酸代谢病

氨基酸代谢过程中酶缺陷常可造成相关氨基酸及其代谢物质的异常堆积和脏器损伤，以脑、肝、肾最常受累。典型的氨基酸血症可通过血浆或尿液氨基酸分析进行诊断，而有机酸尿症需依靠尿有机酸分析及血液酯酰肉碱谱分析,两者不能从根本上区分。一种酶缺陷的临床表现取决于蓄积物的特殊毒性,同时存在的物质缺乏、酶缺乏的程度,蛋白质摄入量、蛋白分解过程中内源性氨基酸的产生。一些氨基酸和有机酸代谢病表现为慢性神经系统损害,无急性失代偿发作。

一、遗传性高苯丙氨酸血症

血液苯丙氨酸浓度高于 2mg/dl(120μmol/L)称为高苯丙氨酸血症。低出生体重儿、慢性肝损害患儿可有一过性高苯丙氨酸血症,酪氨酸血症患儿血苯丙氨酸浓度可轻度增高。遗传性高苯丙氨酸血症则为血液苯丙氨酸持续性高浓度,包括两类遗传缺陷。其一为苯丙氨酸羟化酶(phenylalanine hydroxylase,PAH)缺陷所致经典型苯丙酮尿症(phenylketonuria,PKU)和高苯丙氨酸血症(hyperphenylalaninemia),占 95% 以上;另一类为苯丙氨酸羟化酶的辅酶四氢生物蝶呤(tetrahydrobiopterin,BH$_4$)的代谢缺陷所致BH$_4$ 缺乏症。两类缺陷均导致苯丙氨酸代谢障碍,体内苯丙氨酸异常蓄积,引起一系列神经系统损害。均为常染色体隐性遗传,但两类疾病诊断与治疗方法不同,应及早鉴别。

高苯丙氨酸血症是遗传代谢性疾病和新生儿筛查领域最成功、最经典的病种。天然蛋白质中含有 4%~6% 的苯丙氨酸,经食物摄取后,部分为机体合成蛋白所利用,其余部分经肝脏苯丙氨酸羟化酶的作用转变为酪氨酸,进一步转化为多巴、肾上腺素、黑色素等重要的生理活性物质。

(一)苯丙氨酸羟化酶缺乏症

高苯丙氨酸血症病因中 85%~90% 为 PAH 缺乏,PAH 基因突变导致 PAH 活性降低或缺乏,因此,苯丙氨酸不能转化为酪氨酸,酪氨酸及正常代谢产物合成减少,而在体内苯丙氨酸异常蓄积,苯丙氨酸增高影响中枢神经系统发育,导致智力发育落后,出现小头畸形、抽搐等神经系统症状。高浓度的苯丙氨酸及其异常代谢产物抑制酪氨酸酶,可使黑色素合成减少,临床出现皮肤毛发色浅,高浓度的苯丙氨酸刺激转氨酶合成,旁路代谢生成苯丙酮酸、苯乙酸和苯乳酸,并从尿中大量排出,苯乳酸使患儿尿液具有特殊的鼠尿臭味。遗传性高苯丙氨酸血症的分类、鉴别与治疗见表 21-2-1。

表 21-2-1 遗传性高苯丙氨酸血症的分类、鉴别与治疗

病名	酶缺陷	尿蝶呤谱			临床表现	治疗
		生物蝶呤	新蝶呤	生物蝶呤/新蝶呤		
PAH 缺乏症	PAH	↑	↑	→	智力损害	低苯丙氨酸饮食
					惊厥	BH₄(BH₄反应型)
					黑色素缺乏	
BH₄ 缺乏	PTPS	↓↓	↑↑	↓↓	肌张力异常	BH₄ 1~5mg/(kg·d)
	DHPR	↑→	↑→	↑→		
	GTPCH	↓↓	↓↓	↑	智力损害	5-羟色氨酸 2~10mg/(kg·d)
	PCD	↓→	↑	↓	惊厥	L-多巴 5~15mg/(kg·d)
	SR	—	—	—		

注：↑增高；↓减少；→正常

【诊断要点】

1. **临床症状与体征**　PAH 缺乏症的主要危害为神经系统损害。未经治疗的患儿在新生儿期多无明显症状,生后数月出现不同程度的智力发育落后,近半数患儿合并癫痫,其中婴儿痉挛症占1/3。大多数患儿有烦躁、易激惹、抑郁、多动、孤独症倾向等精神行为异常,最终将造成中度甚至极重度智力低下。由于黑色素缺乏,患儿生后毛发逐渐变黄,皮肤较白,虹膜颜色浅。血中蓄积的苯丙氨酸经旁路代谢后转化为苯丙酮酸、苯乙酸,自尿液、汗液中大量排出,因此,患儿常有鼠尿样体臭。此外,患儿易合并湿疹、呕吐、腹泻等。

值得重视的是患儿在新生儿期和婴儿早期多无明显异常,部分患儿可有呕吐、喂养困难、烦躁等非特异性症状,并且临床表现个体差异较大,很易漏诊或误诊,新生儿筛查是早期诊断本病的有效方法。

2. **实验室检查**

(1)血苯丙氨酸浓度测定,必要时需进行氨基酸分析:苯丙氨酸浓度 > 120μmol/L(2mg/dl),苯丙氨酸 / 酪氨酸 > 2.0 诊断为高苯丙氨酸血症。根据治疗前最高的苯丙氨酸浓度分类:血苯丙氨酸(Phe) ≥ 1 200μmol/L(20mg/dl)为经典型苯丙酮尿症,血 Phe 360~1 200μmol/L(6~20mg/dl)为轻度 PKU,血 Phe 120~360μmol/L(2~6mg/dl)为轻度 HPA。

(2)基因诊断:苯丙氨酸羟化酶相关基因位于第 12q23.2,由13 个外显子组成,全长约 90kb。1986 年以来,世界范围已报告了600 余种基因突变,并发现突变类型与人种、民族、临床特点均有一定的关系。

(3)四氢生物蝶呤负荷试验:为四氢生物蝶呤缺乏症的辅助诊断方法及四氢生物蝶呤反应型 PKU/HPA 的鉴别方法。国内外经验证明,约 30% 的苯丙酮尿症患者对四氢生物蝶呤有不同程度的反应。

(4)尿蝶呤谱分析:有助于与四氢生物蝶呤缺乏症鉴别(详见下面"四氢生物蝶呤缺乏症")。

【治疗要点】

1. **低苯丙氨酸饮食是治疗**　PAH 的主要方法,限制天然蛋白质摄入,以防止苯丙氨酸及其代谢产物的异常蓄积,补充低苯丙氨酸营养粉或氨基酸粉,满足机体蛋白质、热量等营养需要,保证患儿的正常发育。苯丙氨酸为必需氨基酸,为生长和体内代谢所必需。治疗中血中苯丙氨酸浓度应控制在相应年龄的理想范围,以满足生长发育需要。

2. 四氢生物蝶呤 近 10%~30% 的苯丙氨酸羟化酶缺乏症(phenylalanine hydroxylase deficiency,PAHD)患者为四氢生物蝶呤反应型,经四氢生物蝶呤[5~20mg/(kg·d)]补充治疗后血液苯丙氨酸浓度显著降低。部分患者只需四氢生物蝶呤即可获得良好的控制,提高患者对苯丙氨酸的耐受性,部分患者在补充四氢生物蝶呤的基础上,可以减少低苯丙氨酸饮食的需求。

(二) 四氢生物蝶呤缺乏症

四氢生物蝶呤缺乏症(tetrahydrobiopterin deficiency,BH₄D)曾称异型 PKU,约占遗传性高苯丙氨酸血症的 5%~10%,我国南方多于北方。是由于苯丙氨酸等芳香族氨基酸羟化酶辅助因子——四氢生物蝶呤(tetrahydrobiopterin,BH₄)合成或代谢途径中某些酶的缺陷导致的代谢障碍,其中以 6- 丙酮酰四氢蝶呤合成酶(6-pyruvoyl tetrahydropterin synthase,PTPS)最为常见,二氢蝶啶还原酶(dihydropteridine reductase,DHPR)缺陷次之,其余鸟苷三磷酸水解酶缺乏症(GTPCH)蝶呤 -4α- 二甲醇胺脱水酶缺乏症(PCD)及墨蝶呤还原酶(SR)缺乏症等较为少见。

四氢生物蝶呤是苯丙氨酸羟化酶、酪氨酸羟化酶和色氨酸羟化酶的辅酶,不仅参与苯丙氨酸的代谢,也参与多巴、肾上腺素、5-羟色氨酸的合成,具有多种生物作用。四氢生物蝶呤缺乏不仅导致苯丙氨酸蓄积,同时引起多巴、肾上腺素、5- 羟色氨酸等生理活性物质缺乏,神经细胞髓鞘蛋白合成下降,机体免疫功能下降。患儿多自婴儿期出现惊厥、发育落后、吞咽困难、肌张力低下或亢进,即使早期进行低苯丙氨酸饮食治疗,血苯丙氨酸浓度降至正常,神经系统损害仍进行性加重。

【诊断要点】

1. 临床症状与体征 BH₄ 缺乏症患儿早期无特异性症状与体征,临床诊断困难。

2. 血苯丙氨酸测定 患儿血苯丙氨酸浓度可波动在 2~20mg/dl

($120\sim1\,200\mu mol/L$)以上,经治疗后下降。

3. **尿蝶呤谱分析** 各型酶缺乏患儿尿蝶呤谱有所不同,如:PTPS 缺乏症患儿尿新蝶呤浓度明显增高,生物蝶呤浓度降低,新蝶呤/生物蝶呤比例显著增高;DHPR 患儿尿新蝶呤、生物蝶呤均增高,新蝶呤/生物蝶呤比例正常;而 GTPCH 缺乏症患儿尿新蝶呤、生物蝶呤浓度均低,两者比例正常,有助于鉴别。

4. **四氢生物蝶呤负荷试验** BH_4 负荷剂量为 20mg/kg,BH_4 服前、服后 2 小时、4 小时、6 小时、8 小时、24 小时取血测定血苯丙氨酸浓度,服 BH_4 前、服 BH_4 后 4~8 小时留尿进行蝶呤谱分析。BH_4 缺乏症内 PTPS 缺乏型患儿常于服 BH_4 后 4~8 小时血苯丙氨酸浓度降至正常(<2mg/dl),DHPR 缺乏症型血苯丙氨酸下降缓慢,而 PAH 缺陷所致经典型 PKU 和高苯丙氨酸血症患儿血苯丙氨酸浓度无明显下降。

5. **基因诊断** 根据患者的疾病种类进行相应的基因诊断,如 PTPS 基因 *PTS* 定位于 11q22.3,6 个外显子;DHPR 基因 *QDPR* 定位于 4p15.3,含 7 个外显子;GTPCH 基因 *GCH1*,定位于 14q22.1-22.2,含 6 个外显子;PCD 基因 *PCBD* 定位于 10q22;SR 基因 *SPR* 定位于 2p14-p12,含 3 个外显子。

【治疗要点】

1. **四氢生物蝶呤** PTPS 缺乏症、GTPCH 缺乏症、PCD 缺乏症患者在普食下给予 BH_4 以降低苯丙氨酸浓度达正常水平。PTPS 缺乏症患儿 BH_4 剂量为 1~5mg/(kg·d),根据体重、血苯丙氨酸浓度及尿蝶呤分析等调节剂量。

2. **神经递质前质补充治疗** 如左旋多巴、5- 羟色氨酸。

3. **低苯丙氨酸饮食** 对于 DHPR 缺乏症患者,不建议服用四氢生物蝶呤,建议采用低苯丙氨酸饮食治疗,同时补充神经递质前质,并补充亚叶酸,以防治脑叶酸缺乏症。

【预防】

1. **新生儿筛查** 新生儿出生后采集足跟血制成滤纸干血斑,进行苯丙氨酸浓度测定以筛查高苯丙氨酸血症,对所有高苯丙氨酸血症进行尿蝶呤谱分析及血 DHPR 活性测定进行四氢生物蝶呤缺乏症鉴别,目的是早期诊断,早期治疗,避免神经系统损害和智力障碍发生。

2. 产前诊断 对先证者通过基因突变分析明确诊断,先证者父母再生育时可进行羊水或绒毛基因分析进行产前诊断。

二、酪氨酸血症

酪氨酸部分经饮食摄入,部分经苯丙氨酸代谢产生,除供蛋白质合成外,还是多巴胺、去甲肾上腺素、肾上腺素、甲状腺素和黑色素等物质的前身物质;多余的酪氨酸降解为二氧化碳和水。其代谢途径中各步骤酶的缺陷可导致多种不同表型的疾病,即酪氨酸血症(tyrosinemia)(表 21-2-2),临床表现轻重不同,重症患儿自新生儿期出现严重肝、肾、神经损害,轻症表现为晚发型肝病或不发病。

表 21-2-2 各型酪氨酸血症的病因与主要临床表现

疾病	酶缺陷	临床表现
1. 新生儿暂时性酪氨酸血症	4-羟基苯丙酮酸双加氧酶(暂时)	无症状
2. 酪氨酸血症(Ⅲ型)	4-羟基苯丙酮酸双加氧酶	无症状/精神发育迟缓
3. 酪氨酸血症Ⅰ型(肝肾型酪氨酸血症)	延胡索酰乙酰乙酸水解酶	肝硬化、肝肿瘤、肾小管功能障碍
4. 酪氨酸血症Ⅱ型(Richner-Hanhart syndrome)	酪氨酸氨基转移酶	智力低下、眼和皮肤损害
5. 其他严重肝病	希特林蛋白、酪氨酸氨基转移酶、4-羟基苯丙酮酸双加氧酶、尿黑酸氧化酶等	胆汁淤积症

一些早产儿和足月新生儿由于肝脏 4-羟基苯丙酮酸双加氧酶发育不成熟,可发生暂时性高酪氨酸血症,通常在限制饮食中蛋白质含量至每日 1.5g/kg、添加维生素 C 后数周即可消失。重症肝病导致酪氨酸氨基转移酶、4-羟基苯丙酮酸双加氧酶、尿黑酸氧化酶等活性下降,常合并酪氨酸代谢障碍。

(一)酪氨酸血症Ⅰ型

酪氨酸血症Ⅰ型(tyrosinemia type 1)又名肝肾型酪氨酸血症,属常染色体隐性遗传性疾病。由于肝、肾组织延胡索酰乙酰乙酸水解酶(fumarylacetoacetate hydrolase,FAH)缺乏导致马来酰乙酰乙酸、延胡索酰乙酰乙酸以及其旁路代谢产物琥珀酰乙酰和琥珀酰丙酮蓄积,造成肝、肾功能损伤;患儿体内异常累积的琥珀酰丙酮对 δ- 氨基 -γ 酮戊酸脱水酶(delta aminolevuline acid dehydrase,δ-ALA dehydrase)活性具有强力抑制作用,影响卟啉的合成代谢,患儿尿中大量排出 δ- 氨基 -γ 酮戊酸(δ-ALA),并出现间隙性卟啉病的临床症状,甚至可导致神经轴突变性,甚至脱髓鞘改变。这类患儿的肝细胞和红细胞中 δ- 氨基 -γ 酮戊酸脱水酶的活性明显减低;累积的琥珀酰丙酮对细胞生长、免疫功能和肾小管转运功能有一定影响。

【诊断要点】

1. 临床症状与体征　患者发病年龄自出生后数周至成人期不等,病情急缓、轻重不同。急性患儿病情发展迅速,发病越早者病情越重。新生儿期发病者多病情急骤,早期症状类似新生儿肝炎,如呕吐、腹泻、腹胀、嗜睡、生长迟缓、肝脾大、水肿、黄疸、贫血、血小板减少和出血症状等,常在 3~9 个月内死于肝衰竭。慢性型患儿通常在 1 岁以后发病,以生长发育迟缓、进行性肝硬化和肾小管功能损害及神经系统功能损害,常合并低磷血症性佝偻病、糖尿、蛋白尿以及氨基酸尿(范科尼综合征)、易激惹或嗜睡等,一些患儿并发肝肿瘤。一般在 10 岁以内死亡。

2. 实验室检查

(1)一般化验:常见贫血、血小板减少、白细胞减少、肝功能损害,血清转氨酶正常或轻度异常,血清胆红素升高,血浆清蛋白降低,凝血因子 II、VII、IX、XI 和 XII 水平降低。常见血清 α- 甲胎蛋白增高。

(2)特殊生化分析:

1)血液氨基酸分析可见酪氨酸、琥珀酰丙酮浓度增高,常伴有高甲硫氨酸血症。部分患儿血液苯丙氨酸、脯氨酸、苏氨酸、鸟氨酸、精氨酸、赖氨酸和丙氨酸等亦可增高。

2)尿液氨基酸排出量增高,以酪氨酸、苯丙氨酸、甘氨酸和组氨酸等为主,系因肾小管再吸收率降低所致。

3)尿液有机酸分析显示琥珀酰丙酮、4- 羟基苯丙酮酸、4- 羟基苯乳酸和 4- 羟基苯乙酸的排出量增加。少数患儿的 δ- 氨基 -γ

酮戊酸排出量明显增高并伴有腹痛发作和神经系统症状,酷似急性间隙性卟啉病。

(3)影像学检查:B超可见肝大、肝内密度不均或局灶样损害,脾大、肾明显肿大或回声增强。头颅CT或MRI有助于发现神经脱髓鞘病变。

(4)酶学分析:红细胞或淋巴细胞、皮肤成纤维细胞、肝、肾组织中延胡索酰乙酰乙酸水解酶活性降低。

(5)基因诊断:延胡索酰乙酰乙酸水解酶的编码基因位于15q2.1,含有14个外显子,长约35kb,国内外已报道50种基因突变。

【治疗要点】

1. 低酪氨酸、低苯丙氨酸饮食 两种氨基酸的每日摄入量均应控制在25mg/kg以下,以降低血浆酪氨酸及其代谢产物的浓度,改善肾小管功能由此纠正低磷血症、糖尿、氨基酸尿和蛋白尿,但对肝功能的改善不甚有效。

2. 药物治疗 尼替西农(NTBC)是一种5-HPPD的抑制剂,通过阻止4-羟基苯丙酮酸向尿黑酸转化,减少异常中间代谢产物如琥珀酰丙酮的产生而发挥治疗作用。推荐初始剂量每天口服1mg/kg,分2~3次服用。

3. 肝移植 对于慢性患儿并发肝肿瘤者、饮食控制及NTBC治疗失败者可考虑进行同种肝移植术。

(二)酪氨酸血症Ⅱ型

由于酪氨酸氨基转移酶(tyrosine amino-transferase,TAT)缺乏所致的罕见类型,为常染色体隐性遗传性疾病,主要表现为眼、皮肤和神经系统症状,故又称为眼、皮肤型酪氨酸血症(oculocutaneous tyrosinemia);本症由Richner及Hanhart在1938年和1947年分别报道,故又称Richner-Hanhart综合征。

【诊断要点】

1. 临床表现 患者常在出生后1年内出现眼症状,双眼充血疼痛、畏光流泪、视力下降、症状时轻时重;检查可见结合膜炎症改变,角膜中央有树突状糜烂,病程久者可见角膜混浊、屈光异常、斜视、青光眼,甚至发生白内障、眼球震颤等。皮肤症状常在1岁以后出现,但亦有在新生儿期即出现者,以疼痛性皮肤角化斑为主,多见于掌跖部位,亦可发生在肘、膝、踝和足跟等处,可伴有多汗但无色素沉着。偶见疼痛,可影响日常活动。半数患儿伴有智力运动落后,少数伴有行为问题、癫痫和小头畸形等异常。

2. 血液氨基酸分析　患者血液酪氨酸水平显著增高,可达370~3 300μmol/L(正常儿童参考值为 19~119μmol/L)。

3. 尿液氨基酸、有机酸分析　酪氨酸增高,其代谢产物 4- 羟基苯丙酮酸、4- 羟基苯乳酸、4- 羟基苯乙酸等显著增加。

4. 酶学分析　肝细胞中 TAT 的活性降低,该酶仅在肝细胞质中表达。

5. 基因诊断　TAT 编码基因位于 16q22.1-q22.3,迄今已发现多种突变。

【治疗要点】

1. 低苯丙氨酸、低酪氨酸饮食疗法,限制天然蛋白质,补充特殊配方奶粉,使血浆酪氨酸浓度维持在 600μmol/L 以下。

2. 阿维 A 脂(etretinate)可使皮肤病变改善。

3. 大剂量维生素 B_6(50~500mg/d)一些患者早期应用有效。

【预防】

1. 新生儿筛查　新生儿出生后采集足底血制成滤纸干血斑,进行血琥珀酰丙酮和酪氨酸测定,新生儿期血酪氨酸可不增高。

2. 产前诊断　羊水中琥珀酰丙酮测定,绒毛细胞酶活性测定进行产前诊断。对先证者通过基因突变分析明确诊断,先证者父母再生育时可进行羊水或绒毛基因分析进行产前诊断。

(三)枫糖尿症

枫糖尿症(maple syrup urine disease,MSUD)是一种常染色体隐性遗传病,是支链氨基酸(亮氨酸、异亮氨酸和缬氨酸)代谢障碍中的主要疾病,重症患儿尿液中排出大量 α- 支链酮酸,带有枫糖浆的香甜气味。国外资料报告,枫糖尿症发病率约为 1/18.5 万,在东南亚及某些近亲通婚率较高的地区发病率较高。

【病因与发病机制】

亮氨酸、异亮氨酸和缬氨酸在氨基转移后形成 α- 支链酮酸:α- 酮异己酸(KIC)、α- 酮 -β- 甲基戊酸(KMV)和 α- 酮异戊酸,α- 支链酮酸由线粒体中的支链 α- 酮酸脱氢酶复合体(branched-chain alpha-keta acid dehydrogenasecomplex,BCKAD)进一步催化脱羧,该复合体由脱羧酶(E1 decarboxylase,E_1,包括 $E_{1\alpha}$、$E_{1\beta}$ 两个亚单位)、二氢硫辛酰胺酰基转移酶(dihydrolipoyl transacylase,E_2)和二氢硫辛酰胺酰基脱氢酶(dihydrolipoyl dehydrogenase,E_3)4 部分组成,E_3 是人体内丙酮酸脱氢酶和 α- 酮戊二酸脱氢酶的组成部分。编码 $E_{1\alpha}$ 的 *BCKDHA* 基因定位于 19q13.2,含 9 个外显子;编码 $E_{1\beta}$ 的 *BCKDHB* 基因定位于 6q14.1,含 11 个外显子;编码 E_2 的 *DBT* 基因定位于 1p21.2,含 11 个外显子。BCKAD 酶系统还需两个特异调节蛋白(激酶及磷酸酶)作为辅酶参与作用。任何一种蛋白异常均会导致 BCKAD 酶复合体的缺陷,造成各种不同类型的枫糖尿症。

BCKAD 酶复合物缺陷造成支链氨基酸代谢障碍,使患儿脑内支链氨基酸增高,干扰神经递质的合成、神经元生长以及髓鞘磷脂合成,干扰其他中性氨基酸通过血脑屏障,影响脑的生长。谷氨酸、谷氨酰胺和 γ- 氨基丁酸等下降,鞘脂类如脑苷脂、蛋白脂质和硫酸脑苷脂等不足。患儿脑白质发生海绵状变性和髓鞘形成障碍,以大脑半球、胼胝体、齿状核周围和锥体束等处最为显著;由于急性代谢紊乱死亡的患儿大多伴有脑水肿。

【诊断要点】

1. **临床表现**　患者轻重不同,可表现为以下类型:

(1)经典型枫糖尿症:是枫糖尿症中最常见、最严重的一型,酶活性仅为正常人的 0~2%。患儿出生时多正常,于生后第 4~7 天逐渐呈现嗜睡、烦躁、哺乳困难、体重下降等症状;随即交替出现肌张力减低和增高、角弓反张、痉挛性瘫痪、惊厥和昏迷等异常,病情进展迅速。常伴随枫糖浆样体味或尿味;部分患儿可伴有低血糖、酮症、酸中毒、高血氨等。预后很差,多数患儿于生后数月内死于反复发作的代谢紊乱或脑损害,少数存活者亦都遗留智力落后、痉挛性瘫痪、皮质盲等神经系统残疾。

(2)轻(或中间)型:患儿酶活性为正常人的 3%~30%,血中支链氨基酸和支链酮酸仅轻度增高;尿液有大量支链酮酸排出。多数患儿新生儿时期正常,婴儿期起智力运动落后、惊厥,应激状态下可表现为酮症酸中毒等急性代谢紊乱。

(3)间歇型:酶活性为正常人的 5%~20%,呈间歇发作,多数患儿出生时无异常表现,常因感染、手术、疲劳、摄入高蛋白饮食等因素诱发急性发作,出现嗜睡、共济失调、行为改变、步态不稳,酮症酸中毒,重症可有惊厥、昏迷甚至死亡,尿液呈现枫糖浆味。患儿在发作间隙期血、尿生化检查常为正常。

(4)硫胺有效型:临床表现与间歇型类似,酶活性为正常的2%~40%。硫胺素(维生素 B_1 10~200mg/d)补充治疗效果显著。

(5)二氢硫辛酰胺酰基脱氢酶(E_3)缺乏型:极为罕见,患儿除支链 α-酮酸脱氢酶活力低下外,丙酮酸脱氢酶和 α-酮戊二酸脱氢酶功能亦降低,故伴有严重乳酸酸中毒。患儿在生后数月内常无症状,随着病程进展,逐渐出现进行性神经系统异常,如肌张力减低、运动障碍、发育迟滞等。尿液中排出大量乳酸、丙酮酸、α-酮戊二酸、α-羟基异戊酸和 α-羟基酮戊二酸等有机酸。由于丙酮酸的大量累积,血中丙氨酸浓度增高。低蛋白饮食、大剂量硫胺素等治疗对本型患儿无效。

2. 实验室检查

(1)一般检测:对于临床可疑的患儿应进行血糖、氨、电解质测定和血气分析,应立即进行血液氨基酸和尿液有机酸分析。

(2)特殊生化分析:血液氨基酸和尿液有机酸分析结果可作为确诊依据。①血中 L-亮氨酸、异亮氨酸、缬氨酸和支链有机酸水平增高;②在急性期,尿中 2-酮异己酸、2-酮-3-甲基戊酸、2-酮异戊酸排除增多;③血中 L-别异亮氨酸(L-alloisoleucine)增高。

(3)酶学检测:皮肤成纤维细胞、淋巴母细胞、外周白细胞、肝组织、羊水细胞、绒毛膜细胞等测定支链酮酸脱氢酶复合物的酶活性降低。

(4)基因分析:纯合突变或复合杂合突变有确诊价值。

【治疗要点】

1. 饮食治疗 是枫糖尿症患者的主要治疗方法,限制食物中 L-亮氨酸、异亮氨酸、缬氨酸的摄入,采用低支链氨基酸特殊配方营养粉喂养,控制血中支链氨基酸浓度。为保证疗效,应监测血氨基酸浓度,补充必需氨基酸。

对所有患儿都应进行硫胺素(维生素 B_1)负荷试验进行有效性判断,给予维生素 B_1 200~300mg,同时低蛋白饮食治疗至少 3 周,血亮氨酸及缬氨酸水平下降>30%,临床症状改善,判断为维生素 B_1 有效型。维生素 B_1 有效者,每天 100~300mg,口服,长期治疗。

2. **急性代谢危象时的治疗** 急性期严重代谢紊乱严重损害神经系统功能,危及生命,应积极治疗,促进体内毒性代谢产物的排泄,提供足够的营养物质,促进机体的合成代谢,抑制分解代谢。

(1)腹膜透析或血液透析法。

(2)全静脉营养,可用去除支链氨基酸的标准全静脉营养液。

(3)静脉滴注胰岛素 0.3~0.4U/(kg·d)和含 10%~15% 葡萄糖的电解质溶液,使血支链氨基酸及其酮酸保持在低水平。

(4)鼻饲:高热量的无支链氨基酸流质饮食,以保证营养。

(5)药物:可用维生素 B_1 100~300mg/d,口服。急性代谢危象期可使用基因重组生长激素(r-hGH)皮下注射,以减少组织蛋白分解,促进蛋白质合成。已发生脑水肿者应及时治疗。

(6)肝移植:对于经典型枫糖尿症患儿,确诊后即可考虑肝移植。

【预防】

新生儿筛查可早期诊断本病,早期治疗,预防严重代谢危象发生,降低死亡率,产前基因分析可进行产前诊断。

(四)同型半胱氨酸血症

甲硫氨酸(蛋氨酸)是人体必需的氨基酸之一,通过转硫基作用转变成半胱氨酸,然后再进一步分解。同型半胱氨酸血症是甲硫氨酸代谢过程中酶缺乏导致血浆同型半胱氨酸浓度增高,该病属于常染色体隐性遗传。同型半胱氨酸通过甲基化生成甲硫氨酸,通过转硫过程生成胱硫醚代谢。因甲钴胺素(维生素 B_{12})代谢缺陷导致甲硫氨酸合成酶(MS)缺乏,及亚甲基四氢叶酸还原酶(MTHFR)缺乏导致同型半胱氨酸甲基化障碍,因胱硫醚 β 合成酶(cystathioninesynthase,CBS)缺乏导致同型半胱氨酸转硫过程障碍,造成同型半胱氨酸在体内蓄积,同型半胱氨酸是多功能损伤因子,可破坏细胞的完整性,导致细胞结构和功能的损伤,诱导血管局部炎症细胞释放多种炎症因子,使血管局部功能损伤等。

【诊断要点】

1. **临床症状与体征** 患儿出生时正常,在婴儿期以非特异性症状为主,如体重不增、发育迟滞等;多数在 3 岁以后因呈现眼症状而获得诊断。

(1)眼:晶体脱位常在生后数年出现,导致重度近视,在眼球或头部活动时可见到特殊的虹膜颤动。随着病程发展,逐渐出现散光、青光眼、白内障、视网膜脱离、视神经萎缩等表现。

(2)骨骼:患儿身材细长,酷似马凡综合征,接近青春期时可见骨骺和干骺端增大,尤以膝关节最显著。因全身骨质疏松,常见脊柱侧弯、椎体压缩、病理性骨折等骨骼损害;其他骨骼畸形尚有膝外翻、鸡胸或漏斗胸等。

(3)中枢神经系统:智力运动发育迟滞、癫痫、步态不稳等,严重导致脑卒中、帕金森病、精神分裂症、抑郁症等。

(4)心、血管系统:同型胱氨酸水平增高会增强血小板的粘连,造成动、静脉血管壁损伤,因此患儿极易发生血栓栓塞,导致肾血管梗死、脑梗死、肺心病、肢体静脉血栓等。应用超声检查可早期发现血管病变。

2. 实验室检查

(1)血、尿液氨基酸检测:血浆中总同型半胱氨酸和甲硫氨酸浓度增高,胱硫醚和胱氨酸水平下降;尿液中排出大量同型(半)胱氨酸。

(2)尿硝普盐试验:尿液中有含硫氨基酸时会出现红色或紫红色阳性结果。

(3)酶学检测:皮肤成纤维细胞、肝、脑、胰等组织胱硫醚合成酶活性降低。

(4)基因诊断:胱硫醚 β 合成酶(CBS)基因位于 21q22.3,含 23 个外显子,已知有 150 余种突变类型。甲硫氨酸合成酶(MS)甲基 MTR 定位于 1q34,含有 33 个外显子。亚甲基四氢叶酸还原酶(MTHFR)基因定位于 1p36.2。

【治疗要点】

1. CBS 缺陷 一经诊断立即治疗,约半数患者对维生素 B_6 有效,大剂量维生素 B_6(100~12 000mg/d),同时应加用叶酸或亚叶酸 5~10mg/d;当每天口服 500~1 000mg 数周而血生化指标无好转时,则可视为维生素 B_6 无反应型。

2. 低甲硫氨酸 - 高胱氨酸饮食 患儿应多进食含甲硫氨酸少的蛋白质,如扁豆、黄豆等豆类食物;为保证营养,可补充特殊治疗用配方奶粉。

3. 甜菜碱 用于非维生素 B_6 敏感型患儿的治疗,每天 6~9g,分次服用。

4. 维生素 B_{12} 代谢障碍及 MTHFR 缺陷 补充维生素 B_{12},其他可给予叶酸等,对伴有甲基丙二酸血症者,通常给予维生素 B_{12} 有效。

治疗过程中应定期监测生长速率、神经精神及骨骼情况,血和尿的氨基酸测定,维持血浆甲硫氨酸浓度<40μmol/L;血和尿中的同型(半)胱氨酸总量应维持在正常范围。

【预防】

新生儿早期诊治者,血同型半胱氨酸控制较好,可预防智力障碍。新生儿遗传代谢病筛查可使患者得到早期诊断,早期治疗,预防疾病导致的残疾等不良预后。

(五)非酮症性高甘氨酸血症

非酮症性高甘氨酸血症(nonketotic hyperglycemia,NKH)是常染色体隐性遗传病,常在新生儿期发病,发病率不明,芬兰筛查资料为 1/5.5 万。

甘氨酸是分子结构最简单的生糖氨基酸,在人体合成代谢过程中具有重要作用,参与嘌呤类、谷胱甘肽、肌酸和 δ- 氨基 -γ- 酮戊酸等物质合成,也是人体内含量极多的胶原、弹性蛋白和胶蛋白等结构蛋白的主要组成氨基酸。甘氨酸是主要的抑制性神经递质,甘氨酸的降解对维持正常的生长发育和大脑、脊髓的神经细胞功能具有重要作用。甘氨酸的分解主要通过甘氨酸裂解系统(glycine cleavage system,GCS)进行,这一系统是由 4 个多肽(P、H、T、L 蛋白)组成的复合物,首先在 P 和 H 蛋白作用下进行脱羧生成 CO_2,然后由 T 蛋白分解其氨基成 NH_3,并将其 α 碳原子转移至四氢叶酸生成 5,10- 甲叉四氢叶酸,最后由 L 蛋白将 H 蛋白还原成二硫化物状态。

甘氨酸裂解系统遗传缺陷造成非酮症性甘氨酸血症,其中以 P 蛋白缺陷最为多见。当患有非酮症性高甘氨血症时,增强的这种抑制作用即导致临床上出现肌张力减低、呼吸受抑制、眼肌麻痹和呃逆异常反射。当血中甘氨酸发生累积时可造成神经系统发育障碍、脑功能受损。

【诊断要点】

1. 临床表现 根据非酮症性高甘氨酸血症患者发病早晚及轻重,可分为 3 种类型。

(1)新生儿型:最为多见,约 2/3 的患儿在生后 48 小时内发病,嗜睡,肌张力减低,拒食,常见眼球不自主游动和间隙性眼肌麻痹,逐渐出现昏迷、肌阵挛性抽动、呃逆、呼吸暂停等症状。绝大多数患儿需用呼吸机维持。约 30% 的患儿在新生儿期死亡,幸存者多数遗留脑发育障碍。

(2)非典型性:患者于婴儿至成年期发病,重者酷似新生儿型,但临床症状较轻;后者以进行性痉挛性瘫痪和视神经萎缩为主,部分患者伴随轻度智力低下、癫痫、舞蹈、手足徐动症等。

(3)暂时型:临床表现与新生儿型无差异,但症状在发病 2~8 周后消失,血浆甘氨酸水平恢复正常,可能是由于少数新生儿肝与脑组织甘氨酸裂解酶的不成熟有关。

2. **实验室检查**

(1)同时检测脑脊液和血浆中的甘氨酸含量,计算脑脊液和血浆中的甘氨酸比值。患儿血中甘氨酸升高,可达正常高值的 4 倍以上,在脑脊液中甘氨酸浓度常高出正常水平的 15~30 倍,远超过血浆中浓度的增高幅度,脑脊液和血浆甘氨酸比值>0.08 时,即可诊断。

(2)其他常规生化检查:包括血气分析、电解质测定、尿液有机酸检测等均属正常。

(3)肝脏活检或淋巴细胞中 GCS 活性测定:患者 GCS 活性降低可确诊。

(4)基因诊断:甘氨酸裂解酶 P 蛋白的编码基因 *GLDC* 位于9p24.1,迄今已发现多种基因突变,80% 患者为 P 蛋白的编码基因突变。编码 T 蛋白的 *AMT* 基因定位于 3p21.31,基因缺陷改变了 AMT 的结构和功能,编码 T 蛋白基因突变发生率占本病的 10%~15%。

【治疗要点】

1. **低(或无)甘氨酸饮食** 虽然可降低血和尿液中的甘氨酸含量,但不能改善神经系统发育状况和减少癫痫发作。

2. **吗啡类镇静药** 右美沙芬、苯甲酸钠可降低血甘氨酸浓度。

(六)尿素循环障碍

与碳水化合物和脂肪的不同,蛋白质含有氨基酸氮。在儿童时期,为了满足生长发育的需要,氮元素以蛋白质的形式储备于体内。在饥饿、发热等应激状态下,部分蛋白质将分解以供给机体能量需要。随着机体蛋白质的合成与分解,各种氨基酸在转氨基、脱氨基、再氨基化等反应中,分解产生氨。此外,肠道微生物的脱氨基酶和尿素酶将部分氨基酸和尿素分解为氨,并经肠道吸收。正常情况下,大部分的氨经过尿素循环在肝脏形成尿素,自尿中排出,部分为机体再利用,不会产生蓄积。而在尿素循环障碍、严重肝功能异常、部分氨基酸代谢异常、有机酸血症、脂肪酸代谢异常、线粒体病时则将出现血氨蓄积,导致高氨血症(表 21-2-3)。

氨对机体尤其是神经系统有很强的毒性。患者的临床表现与血氨浓度密切相关,血氨低于 100μmol/L 时,患者表现多正常,血氨在 100~200μmol/L 时,可能表现为兴奋、行为异常、呕吐、喂养困难、厌食蛋白倾向,血氨在 200μmol/L 前后则将出现意识障碍、惊厥,400μmol/L 以上将出现昏迷、呼吸困难。高氨血症昏迷时可导致脑水肿,病理可见脑内广泛星形细胞肿胀,肝脏线粒体呈多形性。慢性期可见脑皮质萎缩、髓鞘生成不良、海绵样变性。

胎儿期在母体内的代谢由母体完成,所以生长发育并不受影响,出生时正常。患者临床症状出现的早晚和严重程度取决于酶缺陷的种类和程度。酶完全缺陷者病情最重,常于新生儿早期发病,哺乳后随之出现暴发性高氨血症,死亡率极高。部分酶缺乏时则因程度的不同有较大的差异,各个年龄阶段均可发病,其中以婴幼儿期为多见。病程可为渐进性,如慢性进行性智力损害、癫痫、行为异常,也可为间歇性发病,常因感染、高蛋白饮食、饥饿、疲劳等诱发急性发作。

表 21-2-3　高氨血症的病因与治疗

疾病		治疗
先天性疾病		
1.	尿素循环障碍	
(1)	N-乙酰谷氨酰胺合成酶缺乏症	限制天然蛋白质,补充苯甲酸钠
(2)	氨甲酰磷酸合成酶 I 缺乏症	限制天然蛋白质,补充苯甲酸钠、精氨酸或瓜氨酸
(3)	鸟氨酸氨甲酰基转移酶缺乏症	限制天然蛋白质,补充苯甲酸钠、精氨酸或瓜氨酸

疾病	治疗
(4) 瓜氨酸血症	限制天然蛋白质,补充苯甲酸钠或精氨酸
(5) 精氨酰琥珀酸尿症	限制天然蛋白质,补充苯甲酸钠、精氨酸或瓜氨酸
(6) 精氨酸血症	限制天然蛋白质,补充苯甲酸钠或瓜氨酸
2. 其他先天代谢性疾病继发高氨血症	
(1) 鸟氨酸-δ-转氨酶缺乏症(高鸟氨酸血症)	限制天然蛋白质,补充精氨酸或瓜氨酸
(2) 高鸟氨酸-高氨血症-高同型瓜氨酸血症	限制天然蛋白质,补充精氨酸、维生素 B_6
(3) 赖氨酸尿性蛋白不耐症	限制天然蛋白质
(4) 有机酸血症	限制天然蛋白质,补充左旋肉碱
(5) 脂肪酸代谢异常	低脂肪、高碳水化合物饮食,预防饥饿
(6) 酮症性甘氨酸血症	限制天然蛋白质
(7) 家族性蛋白不耐症	限制天然蛋白质
(8) 线粒体病	维生素 B、C、E 及辅酶 Q_{10} 治疗
3. 先天代谢性疾病继发性肝硬化	根据病因治疗
如:肝豆状核变性、半乳糖血症、果糖不耐症、酪氨酸血症	
后天性疾病	
1. 肝脏疾病	保肝治疗,补充左旋肉碱、精氨酸或瓜氨酸
2. 新生儿一过性高氨血症	根据病因治疗
3. 药物	
如:丙戊酸治疗	调整药物,补充左旋肉碱
4. 营养障碍	
精氨酸缺乏症	营养支持,补充精氨酸
肉碱缺乏症	营养支持,补充左旋肉碱

尿素循环又称鸟氨酸循环,由氨、二氧化碳、鸟氨酸、瓜氨酸、精氨酸组成。尿素循环是一个耗能过程,每循环一周,则由 2 个分子的氨和 1 个分子二氧化碳转变为 1 个分子尿素,消耗 4 个分子 ATP,并重新生成鸟氨酸。

先天性尿素循环障碍是引起高氨血症的一组主要疾病,包括 6 种酶的缺陷:氨甲酰磷酸合成酶、鸟氨酸氨甲酰转移酶、精氨酸琥珀酸合成酶、精氨酸琥珀酸裂解酶、精氨酸酶及鸟氨酸 -δ- 转氨酶(表 21-2-4)。不同的疾病临床表现有所不同,急性期死亡率、致残率很高,应积极治疗(表 21-2-5),尽快控制血氨。

表 21-2-4　尿素循环障碍的分类及其特点

酶缺陷及病名	遗传形式	生化改变	临床表现
氨甲酰磷酸合成酶(高氨血症 I 型)	常染色体隐性	血甘氨酸、谷氨酸增高,瓜氨酸、精氨酸降低	多于新生儿期起病,呕吐、惊厥、呼吸困难,死亡率高,智力损害严重
鸟氨酸氨甲酰转移酶(高氨血症 II 型)	X 连锁	血瓜氨酸下降尿乳清酸增高血精氨酸下降	新生儿型起病急骤,脑病、肝病表现,如惊厥、意识障碍、呕吐、拒食、肝损害等,死亡率高迟发型个体差异较大,预后不良
精氨酸琥珀酸合成酶(瓜氨酸血症)	常染色体隐性	血、尿瓜氨酸增高、精氨酸降低	可见新生儿至成人起病,个体差异明显
精氨酸琥珀酸裂解酶(精氨酸琥珀酸尿症)	常染色体隐性	血、尿精氨酸琥珀酸增高	可新生儿或婴幼儿起病,头发呈结节状、脆且易断
精氨酸酶(精氨酸血症)	常染色体隐性	血、尿精氨酸增高	呕吐、惊厥、智力低下等,步态异常、痉挛性瘫痪、小脑性共济失调
鸟氨酸 -δ- 转氨酶(高鸟氨酸血症)	常染色体隐性	血、尿鸟氨酸增高	呕吐、惊厥、智力低下等,进行性视力下降、夜盲、失明

表 21-2-5　尿素循环障碍的治疗

治疗原理	方法
促进氨的排泄	腹膜透析、交换输血、血浆置换、血液透析
高热量输液	10%~12.5% 葡萄糖静脉滴注(含电解质)
	中心静脉营养(24 小时后给予必需氨基酸)
	苯甲酸钠　0.25~0.5g/(kg·d)
	苯丁酸钠　0.25~0.5g/(kg·d)
	苯乙酸钠　0.25~0.5g/(kg·d)
	精氨酸　100~200mg/(kg·d)(精氨酸血症除外)
	瓜氨酸　100~200mg/(kg·d)(瓜氨酸血症除外)
饮食控制	天然蛋白质　0.5~1.5g/(kg·d)
	特殊氨基酸粉　0.5~1.5g/(kg·d)
	热量　70~110kcal/(kg·d)
其他	抑制肠内细菌(抗生素)
	左旋肉碱　30~200mg/(kg·d)

1. 高氨血症 I 型　又称氨甲酰磷酸合成酶 I (carbamyl phosphate synthase, CPS I)缺乏症,为常染色体隐性遗传。CPS I 只存在于肝脏线粒体内。

【诊断要点】

(1)临床表现:可分为两类形式。

1)新生儿型:常于生后数日出现反应差、喂养困难、呕吐惊厥、意识障碍、脱水、代谢性酸中毒、呼吸性碱中毒、酮症等异常,死亡率高。

2)迟发型:常于婴儿早期起病,临床表现轻重不等,发作可为间歇性,常因高蛋白饮食、饥饿、发热等诱发急性发作,神经系统损害可为进行性。

(2)实验室检查:

1)血氨增高,甘氨酸、谷氨酸增高,瓜氨酸和精氨酸减低,严重时合并肝损害。

2)肝细胞活检酶学测定:CPS I 活性丧失或低下。

3)基因诊断:CPS I 基因位于 2q35,38 个外显子,已报道的有 200 多种突变。检出基因突变可确诊。

【治疗要点】

(1)饮食治疗:限制天然蛋白质,低蛋白饮食,保证热量,减少氨的产生。

(2)苯甲酸钠、苯丁酸钠、精氨酸、瓜氨酸口服。降低血氨。

(3)血液透析或腹膜透析。

(4)肝移植。

【预防】

开展新生儿筛查,及早诊断,及早治疗,防止智力及运动发育迟缓。

2. **高氨血症Ⅱ型**　又称鸟氨酸氨甲酰转移酶(ornithine transcarbamylase,OTC)缺乏症,是先天性尿素循环障碍中最常见的类型,约占半数。其遗传方式为 X-连锁不完全显性遗传,男女发病率大致相同。

【诊断要点】

(1)临床表现:新生儿期起病的患者约占 OTC 缺乏症的 1/3,由于起病急骤,诊断困难,死亡率极高。迟发型患者个体差异较大,多于婴幼儿期起病,氨在体内异常蓄积,引起惊厥、智力损害、呕吐、意识障碍等一系列神经系统症状。大多迟发型患者初次发病之前无特异性症状,智力发育正常,也有少数患者成年后发病,甚至有的 OTC 变异基因携带者终生不发病。发热、饥饿、感染、手术等应激状态时,由于肌肉蛋白分解增加,可能导致高氨血症的急性发作。

(2)实验室检查:血氨增高、瓜氨酸减低、精氨酸减低、谷氨酸增高、尿乳清酸排泄增加,常伴有程度不同的肝损害。

(3)酶学分析:患者肝脏 OTC 活性降低。新生儿期发病的患儿肝脏 OTC 活性极低,多在测定灵敏度以下。

(4)基因诊断:OTC 基因位于 Xp2.1,含 10 个外显子,迄今已发现了 400 种以上 OTC 基因突变,并发现其类型与临床表现有一定关系。

【治疗要点】

(1)饮食治疗:限制天然蛋白质,保证热量。

(2)精氨酸、苯甲酸钠或苯丁酸钠。

(3)血液透析或腹膜透析。

(4)肝移植。

3. **瓜氨酸血症**　又称精氨酸琥珀酸合成酶(arginosuccinate synthetase,ASS)缺乏症,为常染色体隐性遗传性疾病。

【诊断要点】

(1)临床表现:根据病因可分为两类。

1)经典型:多于新生儿期起病,成人偶见,血、尿瓜氨酸浓度常显著增高,精氨酸水平低下,临床表现哺乳困难、呕吐、惊厥、四肢强直、意识障碍、智力低下,急性期死亡率高,存活者多见脑萎缩、智力损害。

2)迟发型:发病较晚,可于青春期至成人期发病,血、尿瓜氨酸浓度常为中度增高,精氨酸水平增高。临床表现可为慢性高氨血症或急性高氨血症发作症状,周期性呕吐、嗜睡、惊厥,可见精神行为异常,半数患者有嗜豆倾向,急性发作时可出现意识障碍、昏迷、猝死。

(2)血串联质谱及血浆氨基酸分析:瓜氨酸显著增高,同时伴赖氨酸、丙氨酸及谷氨酰胺增高,精氨酸、鸟氨酸降低。

(3)酶学分析:经典型患者全身各组织精氨酸琥珀酸合成酶活性降低,成人型患者肝脏精氨酸琥珀酸合成酶缺乏。

(4)基因诊断:精氨酸琥珀酸合成酶基因(ASS1)位于9q34.11,包括16个外显子,已知致病突变80种以上,绝大多数为错义突变。

【治疗要点】

(1)饮食治疗:限制天然蛋白质,保证热量。

(2)降血氨治疗:精氨酸、苯甲酸钠等药物降血氨,严重高血氨或药物降血氨不理想可考虑血液透析治疗。

(3)肝移植。

4. 精氨酸琥珀酸尿症　又称精氨酸琥珀酸裂解酶(argininosuccinate lyase, ASL)缺乏症,为常染色体隐性遗传性疾病。

【诊断要点】

(1)临床表现:根据发病时期可分为新生儿型和迟发型。新生儿型往往病情严重,出生后很快发生高血氨,常表现反应差、喂养困难、抽搐、昏迷、呼吸衰竭等,死亡率高,预后差;迟发型患者的预后取决于诊断与治疗的早晚。可表现为感染诱发的高氨血症或认知障碍、行为异常、学习能力低下、生长迟缓等,约半数患儿有结节性脆发症,发干上有小结节,脆且易断,毛发较短。

(2)实验室检查:血氨增高,血液及尿液精氨酸琥珀酸显著增高。血液瓜氨酸、谷氨酸及丙氨酸等增高。

(3)酶学分析:患者肝组织、皮肤成纤维细胞或红细胞精氨酸琥珀酸裂解酶活性检测。

(4)基因诊断:精氨酸琥珀酸裂解酶基因定位于7q11.21,有17个外显子,国外已报道60余种突变。

【治疗要点】

(1)饮食治疗:限制天然蛋白质,保证热量。

(2)降血氨治疗:苯甲酸钠、苯丁酸钠、精氨酸、瓜氨酸。

(3)肝移植。

5. **精氨酸血症** 又称精氨酸酶(arginase)缺乏症,为常染色体隐性遗传。

【诊断要点】

(1)临床表现:主要表现为认知能力的退化,进行性痉挛性瘫痪,身材矮小。患者新生儿时期多无明显症状,或表现为非特异性症状,如易激惹、喂养困难、呕吐,严重时抽搐,随着年龄增长及病情加重,可有步态异常、痉挛性瘫痪、小脑性共济失调、身材矮小、小头畸形。

(2)实验室检查:血、尿液精氨酸浓度异常增高,血氨轻-中度增高,尿乳清酸增高,转氨酶增高。

(3)酶学分析:精氨酸酶主要存在于肝脏与红细胞,肝脏约占80%,患者酶活性常显著下降。

(4)基因诊断:精氨酸酶基因位于6q23.2,含8个外显子,主要在肝脏、红细胞中表达,国外已报道30余种突变,以错义突变为主。

【治疗要点】

(1)饮食治疗:限制天然蛋白质,低精氨酸饮食,保证热量。补充必需氨基酸。

(2)降血氨:苯甲酸钠、苯丁酸、瓜氨酸。

(3)肝移植。

6. **高鸟氨酸血症** 又称鸟氨酸-δ-转氨酶(ornithine-δ-aminotransferase,OAT)缺乏症,为常染色体隐性遗传性疾病。

【诊断要点】

(1)临床表现:除一般高氨血症症状外,进行性视力损害为本症的特点。初期可为视力下降,随病情发展可出现夜盲、视野缺损、白内障、失明。眼底检查可见小圆形萎缩,逐渐进行,最终导致黄斑萎缩。少数患者可伴随近端肌无力。

(2)实验室检查:血、尿液鸟氨酸浓度异常增高。

(3)基因诊断:*OAT*基因位于10q26.13,含11个外显子,国外已报道60余种突变。

【治疗要点】

(1)饮食治疗:限制鸟氨酸前体精氨酸摄入量,低精氨酸饮食,可减少鸟氨酸的产生。低天然蛋白质饮食,可保持鸟氨酸低水平。保证热量。

(2)大剂量维生素B_6:对部分病例有效,可增加残存酶活性。适当补充脯氨酸、肌酸也有一定的疗效。

(3)高氨血症:给予苯甲酸钠、苯丁酸、瓜氨酸。

(4)肝移植。

第三节　有机酸代谢障碍

一、概述

有机酸是氨基酸、脂肪、糖中间代谢过程中所产生的羧基酸,有机酸代谢障碍是由于某种酶的缺乏,导致相关羧基酸及其代谢产物的蓄积,又称"有机酸血症(organic acidemia)"或"有机酸尿症(organic aciduria)"。自1966年Tanaka运用GC/MS报告了首例异戊酸血症以来,迄今已陆续发现了50多种有机酸代谢障碍所导致的疾病。虽然每种疾病发病率较低,但因病种较多,整体发病率较高,据报告总体发病率至少在1/2 000以上,中国尚无统计学资料。新生儿、婴幼儿期发病率很高,常以呕吐、惊厥、代谢性酸中毒、低血糖、昏迷等形式急性起病,临床表现类似"缺血缺氧性脑病、败血症、感染中毒性休克"等普通疾病,部分患者则表现为进行性神经系统损害,如不能及时诊断、正确治疗,死亡率很高,存活者多遗留严重智力残疾。因此,本组疾病受到了围产医学和神经内科领域的广泛重视,被称为"脑性有机酸血症(cerebral organic acidemia)"。

根据代谢阻断的途径可分为以下几类(表 21-3-1):

1. 氨基酸代谢过程的障碍 氨基酸代谢障碍所致有机酸血症约占半数以上,多为氨基酸代谢第 2、3 步之后的中间代谢障碍。其中以支链氨基酸中间代谢障碍最多,也可见于芳香族氨基酸、赖氨酸、色氨酸的代谢障碍。生化特点以有机酸蓄积为主,一般不伴有氨基酸蓄积。

2. 氨基酸以外的代谢障碍 即糖、脂肪的中间代谢障碍,例如:乳酸、丙酮酸、三羧酸循环、酮体、谷胱甘肽循环、甘油酸等代谢障碍。

3. 多部位的代谢障碍 某种因子的缺乏可导致一组酶的功能障碍,例如:生物素代谢障碍所致多种羧化酶缺乏症、电子传导黄素蛋白缺乏导致戊二酸尿症 II 型(多种酯酰辅酶 A 脱氢酶缺乏症)。

4. 线粒体脂肪酸 β 氧化障碍(β 氧化异常) 导致脂肪酸及其相关有机酸类代谢产物的异常增加,一些患者以急性脑病、瑞氏综合征、婴幼儿猝死的形式起病,一些患者进行性或间歇性发病。

表 21-3-1 有机酸血症的分类

物质代谢障碍类型	疾病
支链氨基酸	甲基丙二酸血症、丙酸血症、β-酮硫解酶缺乏症、异戊酸血症、甲基巴豆酰辅酶 A 羧化酶缺乏症、羟甲基戊二酸尿症
芳香族氨基酸	黑酸尿症
赖氨酸-色氨酸	戊二酸血症 I 型、2-酮脂酸尿症、黄尿酸尿症
丙酮酸	丙酮酸脱氢酶缺乏、丙酮酸激酶缺乏、丙酮酸羧化酶缺乏、磷酸烯醇丙酮酸羧化激酶缺乏症
三羧酸循环	延胡索酸酶缺乏症
酮体	β-酮硫解酶缺乏症、细胞质型乙酰乙酰基辅酶 A 硫解酶缺乏症
多部分缺陷	多种羧化酶缺乏症、E₃-硫辛酰胺脱氢酶缺乏症
谷胱甘肽循环	氧合脯氨酸酶缺乏症、谷胱甘肽合成酶缺乏症、γ-谷氨酰半胱氨酸合成酶缺乏症、γ-谷氨酰转肽酶缺乏症

续表

物质代谢障碍类型	疾病
甘油酸	复合型甘油尿症、散发性甘油尿症、甘油不耐症
线粒体脂肪酸β氧化	肉碱转运蛋白缺乏症、极长链脂肪酸缺乏、肉碱棕榈酰基转移酶1缺乏症、肉碱棕榈酰基转移酶2缺乏症、肉碱移位酶缺乏症、极长链脂肪酸酯酰辅酶A脱氢酶缺乏症、三功能蛋白缺乏症、中链酯酰辅酶A脱氢酶缺乏症、短链酯酰辅酶A脱氢酶缺乏症、短链3-羟基酯酰辅酶A硫解酶缺乏症、中链3-羟基酯酰辅酶A硫解酶缺乏症、电子传导黄素蛋白缺乏症、电子传导黄素蛋白脱氢酶缺乏症、多种酰基辅酶A脱氢酶缺乏症
其他中间代谢障碍	海绵状白质脑病、D-2-羟基戊二酸尿症、L-2-羟基戊二酸尿症、4-羟丁酸尿症、高草酸尿症Ⅱ型(L-甘油酸尿症)

【诊断要点】

基于临床诊断→生化诊断→酶学诊断的原则,对于临床可疑的患儿,应及早进行有关检查。

1. 临床症状与体征　有机酸代谢障碍临床表现甚为复杂,均为非特异性,因此,临床诊断困难,需及早筛查。有机酸类物质的异常蓄积引起代谢性酸中毒以及脑、肝、肾、心脏、骨髓等脏器功能损害。同时,旁路代谢增加,其他相关有机酸的产生亦随之增多,体液分析伴随多种有机酸异常。以甲基丙二酸血症、丙酸血症为例,体内除甲基丙二酸、丙酸的蓄积外,可合并甘氨酸、丙酮酸、谷氨酸的蓄积,线粒体能量合成功能下降。并且,由于体内蓄积的有机酸需转化为乙酰肉碱向尿中排泄时,肉碱消耗异常增加,因此,有机酸血症常伴有严重的继发性肉碱缺乏症。

除某阶段酶的代谢障碍外,辅酶的代谢缺陷也可导致相关有机酸代谢异常。例如,维生素 B_{12} 代谢障碍所致维生素 B_{12} 依赖型甲基丙二酸尿症及甲基丙二酸尿症合并同型半胱氨酸血症、生物素代谢障碍所致多种羧化酶缺乏症。

(1)发病形式(表21-3-2):

1)新生儿、婴儿早期急性起病:约占有机酸代谢异常的半数以上。常于生后2、3日起出现哺乳困难、反应差、呼吸急促,并随呕吐、意识障碍的出现急速进展,新生儿期死亡率极高,临床表现类似"缺血缺氧性脑病、败血症"。

2)间歇性发作:稳定期正常,常因感染、饮食不当、腹泻、饥饿、预防接种等诱发急性发作,临床表现为呕吐、无力、嗜睡、意识障碍,常有一些患儿被误诊为再发性呕吐,一些疾病发作时可能出现肝大、心肌损害、低血糖、高血氨、代谢性酸中毒等生化异常。

3)猝死:如脂肪酸β氧化异常,稳定期可无明显异常,但在感染、腹泻、饥饿、疲劳、饮食不当等状态下,脂肪酸代谢亢进,诱发急性发作,严重时猝死。由于骨骼肌、心肌、肝脏等器官对于脂肪酸β氧化能源依赖性较高,因此,肌张力低下、心脏扩大、心肌损害、肝大、肝功能损害、高乳酸血症、高氨血症较为常见,部分患者表现类似瑞氏综合征。

4)进行性神经系统损害:新生儿期可无明显异常,常于婴幼儿期起病,部分患者可于学龄期或成年后起病,表现为智力、运动发育障碍、惊厥、肌张力低下、震颤、共济失调、喂养困难等异常,并逐渐加重。部分患者脑CT、MRI等影像学检查可能表现为脑萎缩或变性样表现。

5)其他:如生物素酶缺乏症、多种羧化酶缺乏症患儿婴幼儿期常表现为顽固性湿疹,有时被误诊为过敏性皮炎。高草酸血症、甘油酸尿症早期表现为尿路结石,而黑酸尿症早期仅为尿色异常,学龄期前后逐渐出现关节畸形、软骨损害等。

表21-3-2 有机酸代谢异常的发病形式

	发病形式	疾病
1	新生儿、婴儿早期急性起病	丙酸血症、甲基丙二酸血症、异戊酸血症、羟甲基戊二酸尿症、2-羟基戊二酸尿症、戊二酸尿症、D-甘油酸尿症、甘油尿症、多种羧化酶缺乏症
2	间歇性发作	β-酮硫解酶缺乏症、异戊酸血症、多种羧化酶缺乏症、甘油尿症、戊二酸尿症Ⅱ型(迟发型)、脂肪酸β氧化障碍

续表

	发病形式	疾病
3	猝死	羟甲基戊二酸尿症、甲基巴豆酰甘氨酸尿症
4	进行性神经系统损害	戊二酸尿症Ⅰ型、α-酮脂酸尿症、甲羟戊酸尿症、延胡索酸酶缺乏症、4-羟基戊二酰丁酸尿症、生物素酶缺乏症
5	其他(如湿疹、结石等)	多种羧化酶缺乏症、生物素酶缺乏症、高草酸尿症Ⅰ型、高草酸尿症Ⅱ型

(2)不同时期的临床表现:各类有机酸血症患者因病种和轻重不同个体有差异显著。据日本山口清次的调查,107例有机酸血症患者中新生儿期发病者占53%,1个月~1岁乳儿期起病者占32%,合计85%为1岁内发病。如脂肪酸β氧化异常和β-酮硫解酶缺乏症,新生儿期常无异常,而于婴幼儿期出现间歇发作,其初次发作多为2岁以内。因此,从早期发现的角度,新生儿期、婴幼儿期是最重要的时期。

因病种与年龄有所不同,新生儿期以哺乳困难、呕吐、肌张力低下最多,其次为呼吸急促、意识障碍、惊厥。婴幼儿期临床表现则以发育落后、肌张力低下、惊厥、哺乳困难、体重增加不良、顽固性呕吐为多见。生化异常以贫血、代谢性酸中毒、酮症、低血糖、高氨血症、高乳酸血症、肝肾功能异常、心肌酶谱异常等较常见。

相同病种亦因时期不同而有不同的表现。急性期临床表现常为呕吐、呼吸急促、意识障碍、肌张力低下、肝大,常伴随酮症、代谢性酸中毒、高氨血症、低血糖、肝功能损害、心肌酶谱增高等生化异常。如不能及时治疗,急性期死亡率极高,存活者多遗留严重神经系统残疾。重度有机酸蓄积可造成骨髓抑制,引起贫血、粒细胞减少症、血小板减少。氧合脯氨酸血症患儿急性发作时可伴随溶血性贫血。部分疾病缓解期常有喂养困难、呕吐、体格发育落后、智力损害、癫痫等异常,病情进行性加重。但亦有部分患儿平时无症状,只在发热、腹泻、外伤、手术、饥饿等应激状态下诱发发作。

2. **实验室检查**　有机酸尿症的诊断需依赖生化分析。由于有机酸血症死亡率很高,部分患儿可能在确诊前猝死。对高度可疑的患儿,应争取及早采取并保存必要的标本或组织,例如,尿、血清或血浆、干燥血液滤纸、抗凝血、冷冻组织(肝、肾、脑、皮肤),用于死亡后确诊和遗传咨询与优生优育指导。

(1)常规检查:尿酮体检测、血糖、血气、血氨、电解质、肝肾功能、心肌酶谱、乳酸、丙酮酸、尿氨基酸过筛试验可作为一般临床筛查方法。

(2)尿有机酸分析:是有机酸血症确诊的关键,目前多采用气相色谱质谱联用(gas chromatography/mass spectrometry,GC/MS)分析技术,急性期的尿液更有助于发现异常,必要时应反复检测。对于重症患儿可进行膀胱穿刺,一般留取 5~10ml 尿液即可进行有关分析。

(3)血液氨基酸酰基肉碱谱分析:目前多采用液相串联质谱分析技术,可用于多数有机酸血症的筛查、诊断与随访。如:甲基丙二酸尿症、丙酸尿症、多种羧化酶缺乏症患者血液丙酰肉碱增高,异戊酸尿症患者血液异戊酰肉碱增高,中链酯酰辅酶 A 脱氢酶患者血液中链酯酰肉碱增高。原发性肉碱缺乏症患者血液游离肉碱降低。

(4)酶学诊断:多采用培养的皮肤成纤维细胞或淋巴细胞进行相应酶活性分析。

(5)基因诊断:目前国内外已建立多种有机酸代谢病的基因诊断方法,可用于确诊、杂合子筛查与产前诊断。

【治疗要点】

1. **急性期** 应以葡萄糖静脉滴注、纠正酸中毒为主,必要时进行血液透析或腹腔透析(表 21-3-3)。对于合并高氨血症的患儿,应适当禁食或限制蛋白质摄入,同时,应保证充足的热量供给,防止机体蛋白分解。鉴于有机酸代谢异常急性发作时病情危重,死亡率极高,存活者易遗留严重神经系统损害,早期治疗是挽救患儿的关键,因此,对于高度怀疑有机酸血症的患儿,可在确诊前开始治疗。

2. **维持治疗** 病情稳定后根据病种进行相应的饮食控制。对于与氨基酸代谢有关的病种适当限制天然蛋白质,补充特殊氨基酸粉或奶粉。例如,维生素 B_{12} 无反应型甲基丙二酸血症、丙酸血症,天然蛋白质应控制在 0.8~1.5g/(kg·d),为保证蛋白质摄入量,则需以特殊氨基酸粉或奶粉的形式补充蛋白质 0.5~1.5g/(kg·d),

使蛋白质总摄入量达到 1.5~3.0g/(kg·d)。而对于脂肪酸代谢异常则应适当增加碳水化合物，限制脂肪，预防饥饿。各类疾病的饮食治疗中，热量供给均为关键因素。除特殊治疗用奶粉、氨基酸粉外，可添加糖类、藕粉、淀粉、土豆、水果等低蛋白高热量食品，使热量保证在 80~100kcal/(kg·d)。同时，为保证患儿营养发育需要，尚需注意各种矿物质、微量元素和维生素的补充。对于喂养困难的患儿，必要时应采用鼻饲，经胃管喂养。

根据不同的病种可给予适当的药物治疗，例如，维生素 B_{12} 对于维生素 B_{12} 反应型甲基丙二酸血症、生物素对于多种羧化酶缺乏症或生物素酶缺乏症、维生素 C 对于黑酸尿症常有显著疗效，维生素 B_1、维生素 B_6、辅酶 Q_{10}、二氯乙酸钠对于各类疾病所致高乳酸血症的控制均有一定疗效，γ- 氨基丁酸、激素等药物对部分疾病有显著疗效。左卡尼汀(左旋肉碱)有益于多数有机酸血症的控制，一般剂量为 30~100mg/(kg·d)，急性期可达到 100~200mg/(kg·d)。

为保证疗效，治疗中应定期复查，监测患儿体格、智力、营养和各种生化指标，及时调整治疗。

表 21-3-3　有机酸血症的治疗

治疗要点		具体
急性期治疗		
(1)	限制蛋白质摄入量	
(2)	葡萄糖静脉滴注	保证充足的水分和葡萄糖供给
		小剂量胰岛素(约每 4g 葡萄糖 1U 胰岛素)
(3)	碱性药物	纠正酸中毒
(4)	透析、换血	去除体内毒性物质
长期维持治疗		
(1)	饮食治疗	限制前驱物质，保证热量供给，保证维生素、矿物质和微量元素供给
(2)	药物治疗	左旋肉碱　多数疾病有效
		辅酶 Q_{10}　各种疾病所致高乳酸血症
		维生素 B_{12}　B_{12} 有效型甲基丙二酸血症

续表

治疗要点		具体
	甜菜碱	甲基丙二酸血症合并同型半胱氨酸血症
	生物素	多种羧化酶缺乏症,生物素酶缺乏症
	维生素 B_1	各种疾病所致高乳酸血症
	维生素 B_2	戊二酸血症 II 型
	维生素 B_6	各种疾病所致高乳酸血症
	维生素 E	氧合脯氨酸血症
	维生素 C	黑酸尿症
	脂黄素	部分脂肪酸代谢异常
	巴氯芬	戊二酸尿症 I 型
	二氯乙酸钠	各种疾病所致高乳酸血症
	甘氨酸	异戊酸血症
	激素、电解质	甘油尿症

【预后】

有机酸血症急性期病情危重、死亡率极高,早期诊断、合理治疗是决定预后的关键。近年来,随着 GC/MS 等化学诊断技术的普及,有机酸代谢异常的新生儿筛查、早期确诊率大幅度提高,有一些先进国家开始了有关筛查学研究。近年来,随着有机酸血症诊断技术的提高和治疗经验的不断积累,许多疾病的预后明显改善,国内外均有不少患儿健康成长。而高乳酸血症、二羧基酸尿症等治疗困难的病种则预后较差,治疗方法尚待探讨。

二、甲基丙二酸血症

甲基丙二酸血症(methylmalonic acidemia)又称甲基丙二酸尿症(methylmalonic aciduria),是先天性有机酸代谢异常中最常见的疾病,为常染色体隐性遗传病。其发病率据调查报告美国为 1/29 000,加拿大为 1/61 000;我国发病情况不详,在临床诊断、治疗、分子生物学研究、新生儿筛查方面逐步积累了经验。

甲基丙二酸血症根据酶缺陷的类型分为甲基丙二酰辅酶 A 变位酶(methylmalonyl-CoA mutase apoenzyme)缺陷及其辅酶维生素 B_{12} 代谢障碍两大类,迄今共发现 7 个亚型(表 21-3-4)。其中,甲基丙二酰辅酶 A 变位酶完全缺陷(complete mutase deficiency, mut^0)最重,多于新生儿期死亡,变位酶部分缺陷(partial mutase deficiency, mut^-)患者病情轻重不一;两种腺苷钴胺素(AdoCbl)合成缺陷,即线粒体钴胺素还原酶(mitochondrial Cbl reductase, cblA)缺乏和线粒体钴胺素腺苷转移酶(mitochodrial cobalamin adenosyltransferase, cblB)缺乏;以及 3 种由于胞质和溶酶体钴胺素代谢异常引起的腺苷钴胺素和甲基钴胺素(MeCbl)合成缺陷(cblC、cblD、cblF)。患者为遗传缺陷 mut^0、mut-、cblA 和 cblB 时仅有甲基丙二酸血症,临床表现相似。缺陷为 cblC、cblD、cblF 时临床表现为甲基丙二酸血症合并同型胱氨酸血症(methylmalonic acidemia combined with homocysteinemia)。

表 21-3-4　甲基丙二酸血症的病因、基因缺陷与生化表型

病因	基因定位	分型简称	生化表型
甲基丙二酰辅酶 A 变位酶完全缺陷	6p21.1	mut^0	甲基丙二酸血症
甲基丙二酰辅酶 A 变位酶部分缺陷	6p21.1	mut^-	甲基丙二酸血症
线粒体钴胺素还原酶缺陷	4q31.1-q31.2	cblA	甲基丙二酸血症
线粒体钴胺素腺苷转移酶缺陷	12q24	cblB	甲基丙二酸血症
腺苷钴胺素和甲基钴胺素代谢缺陷	1p34.1	cblC	甲基丙二酸血症合并同型胱氨酸尿症
	2q23.2	cblD	甲基丙二酸血症合并同型胱氨酸尿症
	6q13	cblF	甲基丙二酸血症合并同型胱氨酸尿症

【诊断要点】

1. 临床表现　个体差异较大,重症患儿可于新生儿期发病,mut^0 型半数于生后 1 周内发病,起病急骤,死亡率极高。婴幼儿

期起病的患儿初发症状多为喂养困难、发育落后、惊厥、肌张力低下,常因发热、饥饿、高蛋白饮食、感染等诱发代谢性酸中毒急性发作,出现呕吐、呼吸困难、意识障碍,若不能及时诊断、合理治疗,猝死率很高。存活者常遗留癫痫、智力低下等严重神经系统损害。但是,近年来,随着本症新生儿筛查的普及,尚发现了一些发育良好、无症状的"良性"甲基丙二酸血症。

由于甲基丙二酰辅酶 A、甲基丙二酸、3- 羟基丙酸、甲基枸橼酸等有机酸蓄积,造成一系列神经系统损害,严重时引起酮症酸中毒、低血糖、高血氨、高甘氨酸血症等生化异常。

2. 实验室检查

(1)常规实验室检查:贫血、全血细胞减少、酸中毒、血氨及乳酸增高。

(2)尿有机酸分析:尿中有大量的甲基丙二酸、甲基枸橼酸,可伴 3- 羟基丙酸增高,即可诊断。

(3)血液氨基酸、酯酰肉碱谱分析:正常人血液丙酰肉碱水平低于 $5\mu mol/L$,患者多显著增高,游离肉碱降低,丙酰肉碱 / 乙酰肉碱比值、丙酰肉碱 / 游离肉碱比值增高。甲基丙二酸尿症合并同型半胱氨酸血症患者血液甲硫氨酸水平常明显下降。

(4)血清及尿液总同型半胱氨酸测定:正常人血清总同型半胱氨酸浓度低于 $15\mu mol/L$,甲基丙二酸尿症合并同型半胱氨酸血症患者血液及尿液总同型半胱氨酸浓度常显著增高。

(5)维生素 B_{12} 负荷试验:根据维生素 B_{12} 治疗是否有效,临床分类为维生素 B_{12} 有效型和 B_{12} 无效型,为鉴别病型、指导治疗的重要手段。方法为每天肌内注射维生素 B_{12} 1mg,连续 3~5 天,如果临床症状好转、生化指标改善,血丙酰肉碱、丙酰肉碱 / 乙酰肉碱比值较治疗前下降 50% 为维生素 B_{12} 有效型。

(6)基因诊断:针对不同的亚型,选择对编码甲基丙二酰辅酶 A 变位酶、cblA、cblB、cblC、cblD、cblF 等蛋白的基因进行分析。

【治疗要点】

1. 急性期的治疗 应以补液、纠正酸中毒为主,必要时进行腹腔透析或血液透析。同时,应限制蛋白质摄入,保证高热量供给以减少机体蛋白分解。

2. 长期治疗 应根据病型给予饮食和药物治疗。

对于维生素 B_{12} 无效型单独甲基丙二酸尿症,需以饮食治疗为主,限制天然蛋白质,补充去除异亮氨酸、缬氨酸、甲硫氨酸、苏氨酸的特殊奶粉。天然蛋白质摄入量应控制在 0.8~1.2g/(kg·d),蛋白质总摄入量婴幼儿期应保证在 1.5~3.0g/(kg·d),年长儿保证在 1.5~2.0g/(kg·d)。维生素 B_{12} 有效型维生素 B_{12} 长期维持治疗,羟钴胺或者氰钴胺剂量为每周至每月肌内注射 1mg 或每天口服 10~20mg,天然蛋白质摄入量控制在 1.5~2.0g/(kg·d),使血、尿甲基丙二酸浓度维持在理想范围。鉴于重症患儿或代谢性酸中毒急性发作期死亡率极高,临床高度怀疑时,可在确诊前进行治疗,如限制蛋白质摄入、静脉补液保证高热量供给、肌内注射大剂量维生素 B_{12}。

对于甲基丙二酸尿症合并同型半胱氨酸血症的患者,则无需限制蛋白质,正常饮食,保证甲硫氨酸等营养支持。异亮氨酸、缬氨酸及甲硫氨酸为必需氨基酸,限制蛋白质摄入,需定期检测血异亮氨酸、缬氨酸及甲硫氨酸水平,以免缺乏。

3. 近年来,左卡尼汀(左旋肉碱)的应用大大提高了本症患儿的疗效,常用剂量为 30~200mg/(kg·d),口服或静脉滴注,急性期可增至 100~300mg/(kg·d),不仅有助于急性酸中毒发作的控制,也可有效地改善远期预后。对于合并同型半胱氨酸血症的患者,应给予甜菜碱 100~500mg/(kg·d) 补充治疗。

【预后】

甲基丙二酸血症患儿的预后取决于病型、发现早晚和长期治疗三方面。维生素 B_{12} 有效型预后较好,其中 cblA、cblD 型预后最好。据日本 1985 年报道,维生素 B_{12} 无效型患儿半数于生后 1 周内发病,mut^0 型预后最差,死亡率 60%,存活者均遗留重度神经系统损害。近年来,液相色谱质谱(LC-MS/MS)技术应用于干血斑新生儿筛查,气相色谱质谱(GC-MC)技术进行尿有机酸定量检测的应用,大大地提高了本症的早期诊断率,通过早期治疗,患儿预后明显改善,目前,国内外均有许多儿童健康成长。运用羊水有机酸测定、胎盘绒毛或羊水细胞的基因诊断技术,进行甲基丙二酸血症的产前诊断。

三、丙酸血症

丙酸血症(propionic acidemia)是由于丙酰辅酶 A 羧化酶(propionyl-CoA carboxylase,PCC)缺乏,导致体内丙酸及其代谢产

物前体异常蓄积,出现一系列生化异常、神经系统和其他脏器损害的一种常染色体隐性遗传病。为有机酸血症的常见病种,发病率略低于甲基丙二酸血症。

丙酰辅酶 A 羧化酶催化丙酰辅酶 A 转化为甲基丙二酸辅酶 A、最终转化为琥珀酰辅酶 A 进入三羧循环。丙酰辅酶 A 是缬氨酸、异亮氨酸、苏氨酸、甲硫氨酸、脂肪酸和胆固醇的代谢产物。丙酰辅酶 A 羧化酶缺陷则导致丙酰辅酶 A 蓄积,丙酸及其旁路代谢物质甲基枸橼酸、3- 羟基丙酸、丙酰甘氨酸、长链酮体等增多,造成一系列神经系统损害、代谢性酸中毒、低血糖等。线粒体内丙酰辅酶 A 等辅酶 A 衍生物的蓄积亦可导致氨甲酰磷酸转移酶、甘氨酸裂解酶、ATP 合成的障碍,引起高血氨、高甘氨酸血症等生化异常。

【诊断要点】

1. **临床表现**　与甲基丙二酸血症类似,丙酸血症患者临床表现缺乏特异性,并且个体差异较大。

重症患儿于新生儿期发病,初发症状多为喂养困难、呕吐、脱水、低体温、嗜睡、肌张力低下、惊厥和呼吸困难,如治疗不当,则进行性加重,出现酮症、代谢性酸中毒、高氨血症,死亡率极高。丙酸等有机酸蓄积常可造成骨髓抑制,引起贫血、粒细胞减少、血小板减少,有易感染和出血倾向。

婴幼儿期起病的患儿多表现为喂养困难、发育落后、惊厥、肌张力低下,常因发热、饥饿、高蛋白饮食、感染等诱发代谢性酸中毒急性发作。

2. **实验室检查**

(1)一般化验:血常规、血气分析、血氨、血糖、心肌酶谱、乳酸、丙酮酸测定等生化检查。

(2)尿有机酸分析:患者尿中 3- 羟基丙酸、丙酰甘氨酸及甲基枸橼酸显著增高。

(3)血液氨基酸谱及酰基肉碱谱分析:丙酰肉碱(C3)、丙酰肉碱 / 乙酰肉碱比值(C3/C2)常呈显著增高,部分患者甘氨酸增高。

(4)基因诊断:丙酰辅酶 A 羧化酶是由 α、β 两个亚单位组成的 $\alpha_6\beta_6$ 多聚体,编码两个亚单位基因,编码 α 亚单位 *PCCA* 基因,定位于 13q32,含 24 个外显子。编码 β 亚单位 *PCCB* 基因,定位于 3q13.3-q22,含 15 个外显子,两个基因迄今均已发现了 60 余种基因突变。基因检测有助于确定基因型及产前诊断。

【治疗要点】

1. **急性期治疗**　应以补液、纠正酸中毒为主,限制天然蛋白质摄入、使用不产生丙酸前体的肠外氨基酸。合并严重高氨血症或酸中毒时应进行腹腔透析或血液透析。为防止蛋白异化分解,补充高张糖,应保证高热量供给。

2. **长期治疗**　应以低蛋白、高热量饮食为主,限制天然蛋白质可有效地减少前驱物氨基酸的摄入。病情稳定后,可自 0.5g/(kg·d)起给予低蛋白饮食治疗,参考生化指标逐渐调整剂量,婴幼儿期天然蛋白质摄入量应控制在 0.5~1.2g/(kg·d)。为保证患儿营养发育需要,应补充去除异亮氨酸、缬氨酸、甲硫氨酸、苏氨酸的特殊配方奶粉或奶粉或氨基酸粉,使蛋白质总摄入量达到 1.5~3.0g/(kg·d),并保证足够的热量供给。药物治疗:①左旋肉碱可有效地促进丙酸及其衍生物的排泄,提高疗效,急性期剂量 100~300mg/(kg·d)。静脉滴注或口服,稳定期剂量 50~200mg/(kg·d),口服。②新霉素或甲硝唑可抑制肠道细菌的繁殖代谢,减少肠道细菌代谢产生的丙酸。可在急性期使用或间歇使用,以免导致肠道菌群紊乱。同时,应保证维生素、微量元素和矿物质的摄入。

四、异戊酸血症

异戊酸血症(isovaleric acidemia)是由于亮氨酸分解代谢中异戊酰辅酶 A 脱氢酶缺乏(isovaleryl-CoA dehydrogenase deficiency)导致异戊酸、3-羟基异戊酸、异戊酰甘氨酸和异戊酰肉碱体内蓄积,为常染色体隐性遗传性疾病。1966 年 Tanaka 等首次应用 GC-MS 技术诊断了异戊酸血症,因患者体内异戊酸浓度显著升高而得名。

【诊断要点】

1. **临床表现**

(1)急性新生儿型:患儿在出生时正常,出生数天后出现拒奶、呕吐,继而出现脱水、倦怠和嗜睡,伴有低体温、震颤、惊厥。因体内异戊酸增高,患儿尿液、汗液常有难闻的"汗脚"气味。一般化验可见代谢性酸中毒、酮症、阴离子间隙增高、高乳酸血症、高氨血症,低血糖、低钙血症均较常见。严重患者疾病进展迅速,很快出现青紫、循环障碍,继而昏迷、死亡。

(2)慢性间歇型:患者通常表现为非特异性生长发育落后,在1岁以内出现第一次临床发作,上呼吸道感染、高蛋白饮食、预防接种为常见诱因。患者反复出现呕吐、嗜睡、昏迷,发作时伴有酮症、酸中毒,以及特殊的"汗脚"样体臭。限制蛋白质摄入和输注葡萄糖可缓解急性期症状。一些患者伴随腹泻、血小板减少、中性粒细胞减少和全血细胞减少,部分病例伴有脱发、高血糖等。本型在婴儿期发作最为频繁,随年龄增长感染机会减低、蛋白质摄入减少而降低。多数慢性间歇型病例精神运动发育正常,但部分病例可有轻度甚或重度智力落后。许多患儿对高蛋白食物产生自然厌恶。

随着质谱技术在新生儿筛查中的应用,发现了无临床症状患者,仅有生化指标异常。

2. **实验室检查**

(1)一般化验:血液及尿液常规、血气分析、血糖、氨、肝肾功能等检查对病情评估很有帮助,患者常合并阴离子间隙增高的代谢性酸中毒、酮症、高氨血症、低钙血症、血小板减少、中性粒细胞较少和全血细胞减少。

(2)尿液有机酸分析:异戊酸、异戊酰甘氨酸及其代谢产物显著增高。

(3)血液酯酰肉碱谱分析:异戊酰肉碱浓度显著增高。

(4)酶学分析:患者皮肤成纤维细胞及外周血白细胞异戊酰辅酶 A 脱氢酶活性下降。

(5)基因诊断:异戊酰辅酶 A 脱氢酶的基因定位于人染色体15q14-q15,含 12 个外显子,迄今已发现多种基因突变。

【治疗要点】

1. **急性期** 异戊酸血症治疗目的是促进合成代谢,减少蛋白分解,静脉输注 10%~15% 的葡萄糖电解质溶液,小剂量胰岛素,摄入无亮氨酸的氨基酸粉,减少亮氨酸日常摄入量的 50%,必要时应用碳酸氢钠控制酸中毒。

2. **缓解期治疗** 主要包括限制天然蛋白质饮食,根据年龄调整亮氨酸需要量,选用不含亮氨酸的氨基酸粉,总蛋白及热量需满足生长发育所需,监测生长发育指标。虽然发作频度在个体间差异很大,且随年龄增长发作次数减少,但一般认为饮食控制疗法可有效减少急性发作次数。

3. 药物治疗　方法主要为补充甘氨酸 100~600mg/(kg·d) 和左卡尼汀 30~200mg/(kg·d),以帮助清除异戊酰辅酶 A,使其转变成易排泄的无毒性产物即异戊酰甘氨酸和异戊酰肉碱。

【预防】

1. 避免近亲结婚　对先证者进行基因分析及家族成员基因分析,检出致病基因携带者,进行遗传咨询。先证者父母致病基因携带者再生育时进行产前诊断。

2. 新生儿筛查　通过采集新生儿足底血,滴于专用滤纸上晾干,递送到新生儿筛查中心进行酰基肉碱谱测定,从而使患儿早期确诊、早期治疗,避免代谢紊乱急性发作及发育落后等不良预后。

五、生物素与生物素酶缺乏症

生物素(biotin)又称为维生素 B_8、维生素 H,是一种 B 族水溶性的含硫维生素,大部分从食物中摄取,少数在机体肠道中的细菌体内合成。生物素广泛存在于天然食物中,以动物肝脏、大豆、蛋黄、鲜奶和酵母中含量较高,粮食、蔬菜、水果、肉类中含量很少。但是,食物中的生物素为蛋白结合状态,需在肠道中经过生物素酶的作用生成游离的生物素才能发挥作用。

生物素是线粒体丙酰辅酶 A 羧化酶、丙酮酰羧化酶、乙酰辅酶 A 羧化酶和甲基巴豆酰辅酶 A 羧化酶的辅酶,作为羧化、脱羧和脱氢反应酶系的辅助因子参与碳水化合物、蛋白质和脂肪三大营养物质的代谢。生物素缺乏导致四种相关羧化酶活性下降,线粒体能量合成障碍,引起代谢性酸中毒、有机酸血症及一系列神经与皮肤系统损害,严重时致死。生物素在 DNA 合成中也是一个重要的活性物质,参与细胞的修复和再生。

(一)生物素缺乏症

【诊断要点】

1. 临床症状与体征　生物素缺乏症以皮肤、黏膜和神经系统损害为主。

在普通人群中,长期的生物素缺乏可能导致毛发、指甲、皮肤的损害,例如:湿疹、脱发、皮肤干燥、脱皮、口角炎、口腔溃疡、舌炎、结膜炎、角膜炎、会阴炎、银屑病,严重时引起食欲减退、四肢无力、瘫痪、共济失调、抽搐、抑郁、脱髓鞘病变、视神经萎缩、视力听力下降等神经精神损害。生物素缺乏亦可引起细胞免疫和体液免疫功能下降,患者常合并念珠菌、细菌感染。

在先天的原因中,生物素酶缺乏症(biotinidase deficiency)引起生物素吸收与利用障碍,患者体内生物素水平显著下降;多种羧化酶合成酶缺乏症(holocarboxylase synthetase deficiency)患者体内生物素水平正常,但是对生物素需求显著提高,导致相对缺乏。某些依赖特殊饮食治疗的遗传代谢病,如苯丙酮尿症、丙酸血症患者,如果配方中没有添加生物素,可能出现生物素缺乏。

在后天原因中,一些慢性胃肠疾病(如短肠综合征、肠道外营养)导致生物素吸收障碍。一些不当的饮食与生活习惯也是引起生物素缺乏的原因。例如:生蛋清中的抗生物素蛋白可与生物素结合而妨碍生物素吸收,长期食用生蛋清可使生物素利用率降低。雌激素、乙醇抑制生物素的吸收。过量使用抗生素、防腐剂导致肠道细菌合成生物素能力下降。长时间服用抗癫痫药物,如丙戊酸钠(镁)、苯妥英钠、普里米酮、镇静剂亦将降低血液中生物素的含量。生物素对热稳定,但易被酸、碱、氧化剂和紫外线破坏,不当的食品加工过程会造成生物素流失。母亲患有慢性胃肠疾病或长期营养障碍,可能导致胎儿生物素等储备不足。

2. **实验室检查**

(1)血清、尿液生物素检测:多数患者血清、尿液生物素水平降低。

(2)生物素酶活性测定:生物素酶缺乏症血清、白细胞或皮肤成纤维细胞生物素酶活性降低。

(3)血液酯酰肉碱谱分析:患者血液丙酰肉碱、羟基异戊酰肉碱浓度轻至中度增高。

(4)尿液有机酸分析:严重患者尿液乳酸、丙酮酸、3-羟基丙酸、丙酰甘氨酸、甲基枸橼酸、3-羟基异戊酸、甲基巴豆酰甘氨酸、巴豆酰甘氨酸排泄增加。但是,一些患者可无明显有机酸尿症。

(5)基因分析:明确致病突变位点,确定遗传疾病诊断。

【治疗要点】

1. 生物素 5~40mg/d,根据病因及病情选择剂量。

2. 继发生物素缺乏　控制原发病,对症治疗。

(二) 生物素酶缺乏症

生物素酶缺乏症(biotinidase deficiency)为常染色体隐性遗传病,导致遗传性生物素代谢异常的主要疾病,可于各个年龄阶段发病,临床表现复杂,死亡率、致残率极高。1983 年 Wolf 报告了首例生物素酶缺乏症,近 20 余年来,本症的病因、筛查、诊断与治疗受到了世界各国的重视。

生物素酶缺乏导致肠道摄取生物素的能力下降,体内与蛋白质结合的生物素裂解减少,机体生物素缺乏,四种相关羧化酶活性下降,乳酸、丙酮酸、3- 羟基丙酸、丙酰甘氨酸、甲基枸橼酸、3- 羟基异戊酸、甲基巴豆酰甘氨酸、巴豆酰甘氨酸等异常蓄积,能量合成障碍,肉碱消耗增加,引起一系列代谢紊乱与神经、皮肤损害。

【诊断要点】

1. **临床症状与体征**　与生物素缺乏症临床表现相似,生物素酶缺乏症患儿以皮肤、毛发与神经系统损害为主,患者个体差异性很大。早发型患者多为新生儿至婴儿早期发病,临床表现为喂养困难、呕吐、肌张力低下、惊厥、意识障碍、发育落后、皮疹、脱发,急性发作期可合并酮症、代谢性酸中毒、高氨血症、低血糖等代谢紊乱,死亡率高。迟发型患者可在幼儿至成人各个年龄发病,常因发热、疲劳、饮食不当等诱发急性发作,神经系统损害表现为惊厥、肌张力低下、痉挛性瘫痪、共济失调、发育迟缓、神经性耳聋和视神经萎缩,如不能及时治疗常导致不可逆性损害。部分性生物素酶缺乏症可于成年后起病,甚至终生不发病。

2. **实验室检查**

(1)血液酯酰肉碱谱分析:患者血液丙酰肉碱、羟基异戊酰肉碱浓度轻 - 中度增高。

(2)尿液有机酸分析:严重患者尿液乳酸、丙酮酸、3- 羟基丙酸、丙酰甘氨酸、甲基枸橼酸、3- 羟基异戊酸、甲基巴豆酰甘氨酸、巴豆酰甘氨酸排泄增加。但是,一些患者可无明显有机酸尿症。

(3)生物素酶活性测定:血清、血浆或干血斑标本生物素酶活性测定。完全酶缺乏者酶活性可低于正常人 10%,严重者酶活性低于正常人 1%,部分缺乏者酶活性为正常人的 10%~30%。

(4)头颅影像学检查:头颅 MRI 或 CT 显示为脑萎缩、皮质萎缩、脑白质减少、脑室扩大、基底节水肿、钙化、出血性梗死等。

(5)基因诊断:生物素酶基因位于 3p25,含 4 个外显子,已发现了 140 余种基因突变。基因型与临床表型无明确相关性,同一患病家庭多个患者,基因型相同的患者临床表型可有较大差异。

(6)鉴别诊断:全羧化酶合成酶缺乏症患者临床表现及尿液有机酸谱、血液酯酰肉碱谱与生物素酶缺乏症患者类似,需要通过生物素酶、全羧化酶合成酶活性测定或者基因分析进行鉴别诊断。全羧化酶合成酶基因位于 21q22.1,由 14 个外显子组成,突变约 30 余种。

【治疗要点】

1. **生物素**　5~40mg/d,预后良好,数日后尿异常代谢产物消失,全身状况明显改善。

2. **支持及对症治疗**　对于重症生物素酶缺乏症患儿,如合并代谢性酸中毒或高氨血症,尚需限制蛋白质,补充葡萄糖、左旋肉碱、纠正酸中毒。对于合并癫痫的患者,需要抗癫痫治疗。

六、赖氨酸氧化缺陷所致的有机酸尿症

赖氨酸氧化缺陷所致的有机酸尿症(organic acidemias due to defects in lysine oxidation)包括两类:α- 酮己二酸血症(2-ketoadipic academia)、戊二酸血症Ⅰ型(glutaric academia type Ⅰ)。α- 酮己二酸为羟基 -L- 赖氨酸和 L- 色氨酸氧化的中间产物,在两次酶促反应作用下转化成脂肪酸氧化的中间产物巴豆酰辅酶 A,α- 酮己二酸脱氢酶(2-ketoadipic dehydrogenase)和戊二酰辅酶 A 脱氢酶(glutaryl-CoA dehydrogenase)的遗传性缺陷分别引起 α- 酮己二酸血症和戊二酸血症Ⅰ型。

(一)α- 酮己二酸血症

α- 酮己二酸血症(α-ketoadipic academia)为赖氨酸、色氨酸和羟赖氨酸遗传性代谢缺陷,为常染色体隐性遗传疾病,由于 α- 酮己二酸脱氢酶的 E1 或 E2 部分缺乏,导致 α- 氨基己二酸、α- 酮己二酸和 α- 羟基己二酸蓄积。

【诊断要点】

1. **临床症状与体征**　患者可于新生儿至成年发病,主要表

现为肌张力低下、间歇性代谢性酸中毒、精神运动和智力发育落后等。

2. 实验室检查

（1）尿液有机酸分析：患者尿液 α- 氨基己二酸、α- 氨基己二酸血症、α- 酮己二酸和 α- 羟基己二酸排泄增高。部分病例尿中可检出 α- 羟戊二酸和小量戊二酸。

（2）基因诊断：α- 酮己二酸脱氢酶 E1 和 E2 缺陷的基因分别定位于 7p13-p11.2 和 14q24.3，已报道多种基因突变。

【治疗要点】

限制天然蛋白摄入 1.5g/（kg·d）可能改善症状。

（二）戊二酸血症Ⅰ型

戊二酸血症Ⅰ型（glutaric acidemia type Ⅰ）是由于组织中戊二酰辅酶 A 脱氢酶（glutaryl-CoA dehydrogenase）缺乏，导致赖氨酸、色氨酸等代谢产生的戊二酸辅酶 A 降解障碍，所致的常染色体隐性遗传性疾病。神经系统损伤为主要表现，尿中出现大量戊二酸和 3- 羟基戊二酸，也称戊二酸尿症。

【诊断要点】

1. 临床表现 患儿出生时常有大头畸形，头围的异常增大可为早期诊断提供线索。生后婴儿早期发育多为正常，临床表现为突发的肌张力低下、头部运动失控、惊厥、昏迷、角弓反张、表情怪异、伸舌、肌肉强直等脑病危象。慢性进展者，常在感染、高蛋白饮食、疲劳或预防接种等应激刺激后加重，出现酮症、呕吐、肝大和急性脑病表现（昏迷、惊厥），或可停留在静止状态，表现为锥体外系脑性瘫痪。部分病例在生后数年逐渐出现运动迟缓、肌张力异常和运动障碍。智力发育基本正常。患者常在 10 岁内死于伴发疾病或 Reye 样发作，随年龄增长发作减少。少数患者可无神经系统表现。

2. 实验室检查

（1）一般化验：患者急性发作期可有代谢性酸中毒、低血糖、酮血和酮尿、高氨血症等。

（2）有机酸分析：患者尿液、血清、脑脊液中戊二酸及其代谢产物 3- 羟基戊二酸等有机酸显著增高。

（3）血液肉碱、酯酰肉碱谱分析：肉碱水平通常降低，戊二酰肉碱增高。

(4) 影像学检查:脑 CT 扫描结果多为异常,在神经系统症状出现数天内可见侧脑室扩大和皮质沟增宽,额、顶叶脑白质密度降低,亦见于尾核和豆状核。MRI 可见皮质萎缩、侧脑室扩大,尾核和豆状核缩小、密度增高,提示纤维化。

(5) 基因诊断:戊二酰辅酶 A 脱氢酶基因定位于 19p13.2,含11 个外显子,已发现 200 多种基因突变,多为错义突变。

【治疗要点】

1. **急性脑病危象**　患儿需静脉补充高碳水化合物,给予胰岛素,纠正分解状态,补充碳酸氢盐,纠正酸中毒,保证热量,以防止或减轻脑纹状体损伤。

2. **饮食治疗**　限制天然蛋白质,减少赖氨酸、色氨酸的摄入,为保证营养,须补充去除赖氨酸、色氨酸的特殊配方奶粉。

3. **左卡尼汀**　50~200mg/(kg·d),急性期静脉滴注,稳定后口服维持。

4. **维生素 B$_2$**　10~200mg/d,部分患者有效。

5. **对症治疗**　神经系统受损导致运动功能障碍,包括锥体外系症状、肌张力失调、关节畸形,巴氯芬可用于肌张力失调患者。

第四节　危重先天性代谢异常的新生儿筛查

先天性代谢异常病种繁多,单病发病率低,但群体发病率较高。该类病在新生儿期可呈隐匿或急骤发病,新生儿期发病者可表现病情严重,出现重要脏器功能障碍甚至迅速加重至多器官衰竭。有些新生儿期可无临床症状,或临床表现无特异性,如果未及时确诊,错过治疗时机,将导致重要器官不可逆的损害,生长发育落后或智力低下,部分可致新生儿死亡。开展新生儿遗传代谢病筛查,其目的就是对先天性代谢异常早诊断、早治疗。

新生儿遗传代谢病筛查是指在新生儿群体中,用快速、简便和敏感的检测方法,对一些危害儿童生命、导致儿童体格和智力发育障碍的先天性、遗传性疾病进行筛查,作出早期诊断,在患儿临床症状出现之前,给予及时治疗,避免患儿机体器官受到不可逆转的损害的一项防治出生缺陷的有效方法。

能够开展多少种疾病的新生儿疾病的筛查依赖于生化与分子生物学方法等检验技术的进步和治疗方法的创新。新的检测技术及新的治疗方法使人类的疾病谱发生了改变,推动了先天性代谢异常疾病的筛查和临床诊治,新生儿筛查病种也因此有了较大的扩展。

(一) 先天性代谢异常可能出现的临床表现和实验室检查特点

1. **临床表现**　遗传代谢病临床表现多样,多数表现不典型,缺乏特异性,全身各器官均可受累,以神经系统和消化系统的表现较为突出。遗传代谢病患儿多出生正常,出生后逐渐出现喂养困难、持续呕吐、黄疸消退延迟、抽搐、嗜睡、昏迷、肌无力、肌张力降低或增高、低血糖、高氨血症、酸中毒、发育落后(智力、运动、语言、体格落后)、肝脾大、心肌肥厚、皮肤及毛发异常、身体特殊气味等。

2. **实验室检查**　难治性代谢性酸中毒、反复低血糖、肝功能异常、高氨血症、高乳酸血症、肌酸激酶显著增高,长期尿酮体阳性等。

(二) 先天性代谢异常筛查的实验室检测方法

1. **生化、酶学分析等分析方法**　细菌抑制法、定量酶法、荧光分析法、高效毛细血管电泳法、酶联免疫吸附法、放射免疫分析法、时间分辨荧光免疫分析法等。测定干血滤纸血片标本中特定的生化代谢物如电解质、激素、氨基酸或酶等成分。

2. **质谱技术**　液相色谱质谱(LC-MSMS,串联质谱)技术是先进的遗传代谢病筛查及诊断技术,具有极高的分析效率和广泛的病种检测范围,通过测定物质的质荷比(质量/电荷数)对物质进行定性和定量分析的技术,能在几分钟内筛查出数十种遗传代谢病,包括氨基酸代谢病、有机酸代谢紊乱和脂肪酸氧化代谢障碍疾病及尿素循环障碍类疾病,适合开展大规模的遗传代谢病筛查性检测和对疑似遗传代谢病患儿的诊断性检测。检测样品采用新生儿筛查采集的滤纸干血斑标本,标本易于采集和运输,检测需要微量血,一次性检测数十种代谢物,可同时分析数十余种遗传代谢病,这意味着极少见的遗传代谢病也可以纳入新生儿筛查计划内,扩大了新生儿疾病筛查的疾病谱。

3. **分子检测** 遗传物质改变是遗传病的分子基础,通过对DNA检测,对DNA进行序列分析或拷贝数变异分析,找出分子结构的异常,此即为分子诊断或基因诊断。分子诊断的标本一般来源于外周血白细胞或其他组织细胞的DNA,包括羊水细胞、绒毛膜绒毛细胞、口腔黏膜细胞、成纤维细胞或肝脏等组织细胞,通过DNA扩增技术,如聚合酶链反应(PCR)将少量的DNA扩增,然后进行DNA分析,找出基因变异部位。

测序技术可以快速完成个体DNA序列分析,具有高准确性、高通量、高灵敏度和低运行成本等突出优势,可以广泛用于单基因遗传病的基因诊断。新一代测序方法是将基因组DNA用限制性内切酶切割成一定长度范围的DNA片段(DNA文库),然后通过捕获技术,捕获全基因组DNA或外显子区域,富集后进行高通量测序的基因组分析。由于目前对非编码区变异的理解和认识不足,测序主要是对外显子的分析。

(三) 标本的采集

先天性代谢异常的群体筛查可采用做先天性甲状腺功能减退症、高苯丙氨酸血症(苯丙酮尿症,PKU)筛查的同一张干血滤纸片标本。有可疑症状的高危儿根据临床需要采集末梢血,制成干血滤纸片标本。

用75%乙醇消毒婴儿皮肤,在足跟外或内侧缘针刺深约0.2cm,待血液自行流出,用无菌棉球拭去第一滴血,从第二滴血开始滴到筛查专用滤纸上(新生儿筛查国际通用滤纸型号,每个血斑直径不小于8mm,血片水平放置自然干燥后,装入密实袋内冷藏保存待检。

(四) 开展新生儿筛查的遗传代谢病种类及分析方法

1. **高苯丙氨酸血症(HPA)的筛查** 以苯丙氨酸(Phe)血浓度为筛查指标,筛查方法主要有细菌抑制法、荧光测定法、定量酶法和串联质谱法。一般 Phe>120μmol/L(2mg/dl)或同时伴有 Phe/Tyr >2.0(串联质谱法),即诊断为高苯丙氨酸血症。

2. **先天性肾上腺皮质增生症**(congenital adrenal hyperplasia, CAH)**的筛查** 新生儿CAH筛查主要指新生儿21-羟化酶缺乏症的筛查诊断,21-羟化酶缺乏症是CAH最常见的类型,占CAH

的 90%~95%,由于 21- 羟化酶缺乏导致肾上腺皮质醇的合成完全或部分受阻,经负反馈作用促使垂体分泌的促肾上腺皮质激素(ACTH),导致肾上腺皮质增生。因酶缺乏阻断了 17- 羟孕酮(17-OHP)的代谢,血中 17-OHP 浓度增高,采用时间分辨荧光免疫分析法或酶联免疫吸附法,检测滤纸干血片中 17-α 羟孕酮(17-OHP)浓度进行早期诊断。17-OHP 浓度增高者,需进一步血液分析,做 21- 羟化酶缺乏症的确诊检查,如检测促肾上腺皮质激素(ACTH)、皮质醇、硫酸脱氢表雄酮(DHEA-S)、雄烯二酮(4-AD)、睾酮及电解质、血气分析、染色体核型分析等,此方法能发现 80% 的 21- 羟化酶缺乏症患者。

由于 17-OHP 水平与新生儿胎龄和出生体重等因素相关,早产或低出生体重儿其 17-OHP 水平高于足月正常新生儿,新生儿出生感染、应激、合并心肺急症等可导致 17-OHP 浓度增高,以及其他皮质类固醇导致的交叉反应、基质效应等,均可导致假阳性结果。对 17-OHP 筛查阳性的标本采用串联质谱方法筛查检测血中 17-OHP、雄烯二酮(4-AD)、皮质醇等激素水平,可提高 CAH 筛查的特异性和减少假阳性结果。

基因检测是诊断 CAH 的金标准,尤其对临床疑似而生化诊断困难者,或诊断不明已用糖皮质激素治疗者,通过基因分析有助确诊。先证者及父母基因型明确的基础上可为需要再生育的 CAH 家庭提供产前诊断。

3. 葡萄糖 -6- 磷酸酶缺乏症(G6PD 缺乏症)的筛查 用荧光分析法等对滤纸血片标本中葡萄糖 -6- 磷酸脱氢酶进行定量或半定量分析,异常者进行酶活性的定量测定确诊葡萄糖 -6- 磷酸脱氢酶缺乏症。因贫血、感染或溶血而刺激骨髓造血系统,导致幼稚红细胞比例增加,幼稚红细胞中的葡萄糖 -6- 磷酸脱氢酶含量较成熟或老年红细胞的多,因此,上述情况下及输健康人血细胞后可出现假阴性结果,应待 2~3 个月后复查葡萄糖 -6- 磷酸脱氢酶活性。血标本中的葡萄糖 -6- 磷酸脱氢酶酶活性易受环境温度、光线、保存时间及理化因素的影响,标本采集后保存和递送要按照要求严格进行,并尽快送至筛查实验室进行筛查检测,以免由于其他因素使得标本中酶活性减低,导致假阳性结果出现。

由于 G6PD 基因位于 X 染色体上,系 X 连锁不完全显性遗传性疾病,男性半合子和女性纯合子 G6PD 缺乏严重,筛查检测准确性高,女性杂合子的酶活性有较大变化,可呈现显著降低,也可以在正常范围,因此,检测结果在切值(cut-off 值)附近的女性,要注意杂合子的诊断。G6PD 基因检测可解决常规生化检测漏筛的杂合子携带者的检出,也可解决急性溶血期假阴性的漏诊。

4. 半乳糖血症的筛查 半乳糖血症是由于半乳糖代谢过程中酶缺乏导致半乳糖利用障碍,常染色体隐性遗传病,如出生后未及时诊断,哺乳后出现呕吐、黄疸、腹泻、体重下降等,且持续加重,出现智力低下、白内障、肝肾损害等,严重者在婴幼儿期合并感染死亡。早期诊断,无乳糖饮食喂养可获得良好的治疗效果。半乳糖血症群体筛查方法有测定半乳糖 -1- 磷酸尿苷酰转移酶(GALT)活性;或测定半乳糖和 1- 磷酸半乳糖血浓度,GALT 活性降低考虑为半乳糖血症,半乳糖增高则需排除其他原因引起的肝衰竭所致,基因突变分析可确诊。

5. 氨基酸代谢病的筛查 氨基酸代谢病是由于遗传因素使得参与氨基酸代谢的酶缺陷,导致有毒代谢产物蓄积,引起器官损害。毒性代谢产物的蓄积和同时存在的代谢产物缺乏是导致临床症状的原因。高苯丙氨酸血症是首先采用新生儿群体筛查的方法得以早期确诊并开展治疗的氨基酸代谢病。可采用荧光分析法、定量酶法、细菌抑制法、氨基酸分析等多种方法检测血中苯丙氨酸浓度以筛查本病。串联质谱技术将待测物质电离成带电粒子,根据不同的质荷比对待测物进行定性分析,加入被测物质对应的内标后可进行定量分析。采用串联质谱技术可以检测滤纸干血斑中多种氨基酸浓度,还可计算氨基酸之间的比值,一次检测分析多种疾病,进行氨基酸代谢病筛查。

高苯丙氨酸血症,枫糖尿症,氨甲酰磷酸合成酶缺乏症,瓜氨酸血症Ⅰ型、Ⅱ型,精氨琥珀酸尿症,精氨酸血症,尿氨酸氨甲酰转移酶缺乏症,高氨血症,同型瓜氨酸尿症综合征,高尿酸血症,酪氨酸血症Ⅰ、Ⅱ、Ⅲ型,非酮性高氨血症,高甲硫氨酸血症,高鸟氨酸血症等危害严重,发病可致命或即便经抢救存活也可能有严重的后遗症。早期筛查、早期诊断、早期干预对氨基酸代谢病患者的筛查非常重要。

6. 有机酸代谢异常的筛查 有机酸血症是由于酶的缺乏导

致氨基酸、脂肪和碳水化合物代谢过程中形成的羧基酸及其代谢产物蓄积，引起代谢性酸中毒及脑、肝、肾、心脏、骨髓等重要器官损害。由于有机酸代谢障碍临床表现复杂，个体差异大，缺乏特异性，临床诊断困难，需进行生化分析：尿酮体分析、血糖、血气分析、血氨，通过 MS/MS 测定血中氨基酸和酰基肉碱谱的变化可筛查有机酸血症。有机酸血症患者尿中遗传代谢产物的浓度较血液及脑脊液含量高，气相色谱-质谱法（GC/MS）联用技术用于检测代谢性疾病患者尿中的异常代谢产物，通过分析其尿中该代谢产物的排泄情况，推测其体内的生化代谢状态，确诊有机酸血症。

较常见的可诊断及治疗的有机酸代谢异常疾病：戊二酸血症Ⅰ型、3-甲基巴豆酰辅酶A羧化酶缺乏症、3-甲基戊烯二酰辅酶A水解酶缺乏症、3-羟-3-甲基戊二酰辅酶A裂解酶缺乏症、生物素缺乏症、全羧化酶合成酶缺乏症、β-酮硫解酶缺乏症、丙二酸血症、2-甲基丁酰辅酶A脱氢酶缺乏症、异丁酰辅酶A脱氢酶缺乏症等。

7. 脂肪酸氧化缺陷病的筛查　脂肪酸氧化缺陷病是由于线粒体内脂肪酸β氧化代谢所需的蛋白或酶缺乏，导致脂肪酸β氧化代谢障碍，影响人体各重要器官能量来源，严重时可导致死亡。新生儿期发作型症状严重，常有呕吐、乏力、肌张力低下、脑水肿、抽搐或意识障碍、呼吸困难、肝衰竭、心肌病等，生化特点为持续低酮性低血糖、代谢性酸中毒、高氨血症等，治疗不当或不及时，可能猝死。迟发型者发病时间不等，临床表现多样且无特异性。

采用串联质谱法检测血中酰基肉碱和氨基酸水平的变化可筛查并诊断该类疾病。串联质谱可在一份标本一次检测中同时测定游离肉碱和各种酰基肉碱的浓度，分析酰基肉碱谱的变化，根据不同长度碳链的酰基肉碱水平的变化对脂肪酸氧化代谢障碍疾病进行筛查和诊断。可筛查的病种包括：原发性肉碱缺乏症、肉碱棕榈酰辅酶Ⅰ缺乏症、肉碱棕榈酰辅酶Ⅱ缺乏症、肉碱酰基肉碱移位酶缺乏症、短链酰基辅酶A脱氢酶缺乏症、中链酰基辅酶A脱氢酶缺乏症、极长链酰基辅酶A脱氢酶缺乏症、短链3-羟酰基辅酶A脱氢酶缺乏症、长链3-羟酰基辅酶A脱氢酶缺乏症、多种酰基辅酶A脱氢酶缺乏症（戊二酸血症Ⅱ型）、三功能蛋白缺乏症等疾病。

8. 溶酶体贮积症的筛查　溶酶体内含有 50 余种可降解的大分子酶,这些酶在酸性条件下能将黏多糖、鞘脂、糖蛋白、糖原等降解为小分子,从而被机体利用或排出体外。通过检测生物标志物如蛋白质或酶活性,及 DNA 测序等方法进行溶酶体贮积症的筛查和诊断,确诊患儿可进行酶的替代治疗或骨髓移植、脐带血移植等方法治疗。该类疾病已在美国部分州,意大利、奥地利等国家或地区进行了局部实验性筛查。

由于新治疗方法的出现、新检验技术的应用和创新的预防战略,新生儿筛查实验室将与生化遗传学实验室、分子遗传学实验室、遗传与代谢及遗传与临床结合得更紧密,极大促进了先天性代谢异常疾病筛查的发展,因此,将有更多的先天性代谢异常通过新生儿筛查得以早期诊治。

9. 新生儿基因筛查　新生儿筛查技术不断进步,分子技术引入新生儿筛查,重症联合免疫缺陷病(SCID)、脊髓性肌萎缩症(SMA)、囊性纤维化(CF)、地中海贫血、遗传性耳聋等遗传病新生儿筛查在一些国家及地区开展,采用 PCR、测序技术等基因分析技术,检测特异遗传变异,从而早期诊断遗传病。新生儿基因组筛查有可能检测或预防更严重的儿童健康问题,但在实施前尚需进行更全面、科学的研究,例如必须先证明临床有效性和成本效益,如何对基因组数据进行解释,以便能够有效识别筛查的每个致病基因和良性变异,在医学伦理层面论证,数据的所有权及存储安全性等是开展基因筛查首要考虑的问题。目前新生儿筛查的任何疾病不应该用下一代测序或其他基因组方法取代,除非基因组技术已被证明对疾病具有相同或更好的敏感性和特异性。在形成基因筛查公共卫生政策时要保障儿童权利最大化,这也是决定是否实施新生儿基因组筛查的基础。

（文　伟）

附　录

附录 1　常用诊疗技术操作

一、新生儿动脉穿刺

【适应证】监测血压或采取动脉血标本。

【禁忌证】凝血缺陷病,四肢循环不良,局部感染,桡动脉或足背动脉侧支循环不良。

【器械】23~25 号静脉穿刺针(或最细头皮针),1ml 抽血针筒,常规消毒物品。

【操作方法】

1. 穿刺方向应直接对向血流。

2. 浅表动脉采取 15°~25° 角针头斜面向上刺入,深部动脉采取 45° 角,针头斜面向下刺入。

3. 穿入皮肤后应以最小损伤刺入动脉。

4. 首次穿刺失败需重复穿刺时,应更换新针及重新再消毒。

5. 拔出针头,按压穿刺部位约 5 分钟,注意压力保证止血充分但不能使血管闭塞。

【注意事项】

1. 选用最细针头尽量减少血管壁损伤。

2. 避免垂直穿透双侧动脉壁。

3. 操作结束必须按压至完全止血。

4. 穿刺结束后需检查穿刺动脉远端之循环情况(包括皮肤色

泽、脉搏、毛细血管充盈时间等),应注意有无供血不良现象。

5. 穿刺动脉一般采用周围动脉,首选桡动脉,其次为颞动脉、足背动脉及胫后动脉。股动脉一般应保留在紧急状态时使用。不建议使用上臂动脉,因为侧支循环较少,并有损伤正中神经的危险。

(陈　丹)

二、脐动脉穿刺术

【适应证】

1. 需要经常或持续监测动脉血气。

2. 持续动脉压监测。

3. 换血治疗。

4. 血管造影。

【禁忌证】

1. 下肢或臀部有局部供血障碍者。

2. 腹膜炎。

3. 坏死性小肠结肠炎。

4. 脐炎、脐带感染。

5. 脐膨出。

6. 脐部出血。

【器械】

带托盘的脐动脉插管包,通常包括:无菌孔巾、测量尺、持针器、缝线剪、止血钳、镊子、手术刀、三通接头、脐动脉导管(体重<1 500g用3.5F、体重>1 500g用5F,如使用双腔管可增加一个通道)、脐带结扎丝带、胶带、纱布垫、消毒液、手套、口罩和帽子、10ml注射器、盐水、肝素盐水。

【操作方法】

1. 将患儿放置仰卧位,用尿布包裹住双下肢。

2. 确定脐动脉导管应插入的深度[低位插管导管顶端位于 $L_3 \sim L_4$ 水平,高位插管导管顶端位于膈上,$T_6 \sim T_{10}$ 水平,脐动脉导管高位置管深度计算方法:$3 \times$ 出生体重 $+9cm$(尖端的最佳位置为 T_8 水平)]。

3. 严格洗手,无菌操作,穿戴无菌手套、口罩、帽子及无菌手术衣。

4. 准备脐导管托盘,用 10ml 注射器抽取盐水(或肝素盐水)并注满脐动脉导管。

5. 用消毒液(早产儿应注意使用碘伏及酒精后造成皮肤损伤,使用后需用无菌用水洗掉)清洁脐带及周围皮肤,铺巾,暴露头部及双脚,密切观察患儿在操作过程中是否出现双下肢血管痉挛或窘迫表现。

6. 用剪刀或手术刀切断过长的脐带,保留 1~1.5cm 的残段,可见 2 个脐动脉和 1 个脐静脉开口。动脉比较小,常位于 4 点和 7 点的位置。静脉壁通常塌陷。

7. 用镊子打开并扩张脐动脉约 1 分钟。

8. 一旦脐动脉被充分扩张,立即插入脐导管,在通过 2cm(腹壁处)及 5~7cm 处常有阻力,可将导管退出少许,再旋转推进,在推进过程中可能存在以下问题:

(1)导管未进入腹主动脉,可以使用双管技术,尤其是第一个置管未在脐动脉内腔内,保持原始导管不动,沿脐动脉管腔插入第二个导管。

(2)导管进入腹主动脉但出现打折或移位。在进管过程中可能出现大腿或臀部的青紫或发白,尤其容易出现在体重大的患儿插入管径小的导管(3.5F)时,考虑为股动脉痉挛所致。有些时候,应用较大(5F)较硬的导管能更好地进入主动脉。或者将导管退回脐动脉,适当旋转再次进入,也可以到达主动脉。如仍无法进入,则考虑改为另一条脐动脉插管。体重大的患儿应用小管径导管时也会出现导管进入主动脉后打折情况,导管也可能从主动脉以外进入其他血管。如果导管无法进入预定的位置,那么将导管放置低位或拔出。

(3)如果存在持续的青紫、苍白或明显末梢灌注减低,可以给予患侧热敷,颜色恢复后再进行插管,如 30 分钟无缓解则拔出导管。导管移动也可以引起血尿。

9. 导管一旦达到预定深度后,抽吸证实有回血。

10. 床旁摄 X 线片,证实导管的位置,调整插管深度。

11. 将脐切面用丝线做荷包缝合,固定导管,将胶布粘成桥形以固定插管,连接三通开关。

【注意事项】

1. 脐根残端长度要计算入置管深度中。

2. 脐动脉开始走行为离心方向,助手将脐带向头侧牵拉,导管与水平成 45° 向脚侧推进。插入 1~2cm,轻微抵抗,提示向腹腔内进入,插入 5~6cm 时有较大抵抗,到了和髂内动脉交汇的地方,方向开始向上,可以螺旋进入。

3. 存在持续的青紫、苍白或明显末梢灌注减低,患侧热敷,颜色恢复后进行插管,如 30 分钟无缓解则拔出导管。

4. 导管过浅需要拔管,过深需要进行调管。

5. 脐动脉置管并发症的发生与留置时间密切相关,时间越长,发生并发症的概率越大,因此需要每天评估置管的必要性,尽早拔管,通常置管时间不要超过 1 周。

6. 对于脐动脉置管的患儿,一般不建议应用预防性抗生素,只有高度怀疑发生感染并有实验室证据时才考虑应用。

7. 出现以下任何一种情况,应拔出脐动脉导管:

(1)患儿病情好转,无需再进行持续监测及频繁的采血化验。

(2)疾病控制与预防中心(CDC)建议脐动脉置管最多保留 7 天,避免发生感染及血栓形成。

(3)出现并发症。

8. 拔出导管要缓慢,时间在 30~60 秒以上,避免出血较多。缝线也需移除,如果用了上述方法仍有出血,需要按压脐部残端数分钟直至血止。

(陈　丹)

三、脐静脉穿刺术

【适应证】

1. 持续中心静脉压(CVP)动态变化监测。

2. 快速、大量、高浓度或高渗性地输液、补液、给药治疗。

3. 换血或部分换血。

4. 胃肠外营养(喂养不耐受需肠外营养治疗的新生儿)。

5. 频繁采集血液做相关检查。

【禁忌证】

同脐动脉穿刺术。

【器械】

除体重 ≤3.5kg 用 5F 管、体重>3.5kg 用 8F 管以外,其他材料与脐动脉插管相同。

【操作方法】

1. 准备工作同脐动脉插管。

2. 确定插入导管的长度导管顶端位于横膈及左心房之间,脐静脉导管置管深度计算方法:

(1)1.5 × 出生体重 +5.5cm。

(2)脐到剑突的距离 +1cm(尖端的最佳位置为右房和下腔静脉的连接处)。

3. 识别脐静脉,脐静脉为一条大的薄壁血管,位于脐带切面 12 点钟位置进入腹壁。

4. 同脐动脉插管操作步骤。

5. 摄床旁 X 线片证实导管的位置并加以调整,正确的位置是导管的头部在膈肌上 0.5~1.0cm。

【注意事项】

1. 脐根残端长度要计算入置管深度中。

2. 顺时针旋转导管进入有利于使导管通过静脉导管。插到腹壁内后,助手应把脐带向下牵拉,与腹壁成 60°,便于导管进入,插入导管后,引导导管向右肩方向移动。

3. 如插管遇到阻力,导管不能进入到期望的深度,或感觉到导管的"跳动"时,要怀疑进入了门静脉,用下列方法纠正:

(1)一边注射液体,一边推进导管,这样有时比较容易使插管通过静脉导管。

(2)用手在右上腹部轻压肝区。

4. 导管过浅需要拔管,过深需要进行调管。

5. 大多数 UVC 随时间迁移,先表现为向内迁移,然后向外移动(向内迁移与脐带及绳索回缩和肺及心脏膨胀相关,向外迁移与腹部气体填充肠道后膨胀相关)。

6. 位于门静脉或肝静脉分支时不能换血。

7. 出现以下任何一种情况,应拔出脐动脉导管:

(1)患儿病情好转,无需继续使用脐静脉。

(2)中国疾病预防控制中心(CDC)建议脐静脉置管最多保留

14 天,避免发生感染及血栓形成。

(3)出现并发症。

(陈　丹)

四、气管插管术

【适应证】

新生儿多采用经口气管插管法。

1. 窒息复苏或需要气管内吸引清除胎粪时。

2. 需要机械通气时。

3. 行支气管肺清洗时。

4. 需气道给肺泡表面活性物质时。

5. 缓解声门狭窄时。

【器械】

选择适合新生儿的气管插管。新生儿用喉镜和镜片(体重<1 000g 用 00 号镜片;体重在 1 000~3 000g 用 0 号;体重>3 000g 用 1 号,直镜片优于弯镜片),有储氧袋的面罩复苏气囊,空氧混合仪,吸引器,氧气管,听诊器,胶布,剪刀,手套。

【操作步骤】

1. 插管前准备

(1)选择适当型号的镜片并安装至喉镜上,检查喉镜电源。

(2)连接吸引器装置。

(3)准备复苏囊和面罩,连接氧气管及空氧混合仪。

(4)剪胶布或准备固定装置。

2. 插管

(1)摆正体位,鼻吸气位,不要伸颈部过度仰伸,否则声门高于视线,气管变狭窄;也不要使头部过分屈曲,否则无法直视声门。

(2)喉镜镜片沿着舌面向右边滑入,将舌头推至口腔左边,推进镜片直至其顶端达会厌软骨谷。采用一抬一压手法,轻轻抬起镜片,上抬时需将整个镜片平行于镜柄方向移动,使会厌软骨抬起即可暴露声门和声带。如未完全暴露,操作者用小指或由助手用示指向下稍用力压环状软骨使气管下移有助于看到声门。右手持管,沿口腔右侧进入导管,声门张开时,插入导管顶端,直到导管上的声门线达声门水平。整个操作要求在 20~30 秒内完成。插管完成后,一手固定导管,另一手退出喉镜。

(3)胎粪吸引管的使用:施行气管内吸引胎粪时,将胎粪吸引管直接连接气管导管,以清除气管内残留胎粪。吸引时复苏者用右手示指将气管导管固定在新生儿的上颚,左手示指按压胎粪吸引管的手控口使其产生负压,边退气管导管边吸引,3~5秒将气管导管撤出气管外,并随手快速吸引1次口腔内分泌物。

3. 判断气管导管位置的方法

(1)胸廓起伏对称。

(2)听诊双肺呼吸音一致,尤其是腋下,且胃部无呼吸音。

(3)无胃部扩张。

(4)呼气时导管内有雾气。

(5)心率、血氧饱和度和新生儿反应好转。

(6)有条件可使用呼出CO_2检测器,可快速确定气管导管位置是否正确。

(7)X线确认,导管放置正确管端在气管中央,声门与气管隆突连线中点上。

4. 胶带固定气管插管,环氧乙烷对镜片进行消毒。

【注意事项】

1. 在暴露声门时不可上撬镜片顶端抬起镜片。

2. 如插入导管时声带关闭,助手用右手示、中两指在胸外按压的部位向脊柱方向快速按压1次促使呼气产生,声门即张开。

3. 插管后保持导管通畅,维持气道湿润。

(陈 丹)

五、腰椎穿刺术

【适应证】

1. 需要脑脊液用于中枢神经系统疾病的诊断,如疑有化脓性脑膜炎、脑炎或颅内出血。

2. 脑室内出血合并交通性脑积水者做脑脊液引流。

3. 鞘内药物治疗。

4. 检查脑脊液监测中枢神经系统感染的抗生素疗效。

5. 不明原因的惊厥。

【禁忌证】

1. 穿刺部位感染。

2. 凝血功能异常。

3. 颅内占位性疾病、脑疝或疑有脑疝者。

4. 严重疾病无法耐受。

【器械】

腰穿包(7号穿刺针、无菌标本瓶、无菌孔巾、无菌纱布),常规消毒用品,利多卡因,胶布条,手套。

【操作步骤】

1. 患儿侧卧,助手用双手在肩部和臀部固定患儿,使患儿头和腿屈曲,腰椎尽可能弯曲(注意不要屈曲颈部,以免影响呼吸)。

2. 确定腰穿位置,触摸髂嵴,用手指向下滑动至第四腰椎椎体,在脊柱中线水平,第4~5腰椎间隙作为腰穿位置。

3. 术者戴无菌口罩、手套,常规消毒腰穿部位,从穿刺点开始,环形向外消毒至髂嵴处,无菌孔巾覆盖。

4. 再次找到穿刺位点,皮下注射利多卡因止痛(目前也可以考虑使用利多卡因凝胶在腰穿前30分钟于腰穿处涂抹)。沿腰穿位点进针,方向指向脐部缓慢进针。通常早产儿深度约0.5~0.7cm,足月儿1cm左右可达蛛网膜下腔,进入蛛网膜下腔时常有轻微落空感,进针过程中不时抽出枕芯,观察有无脑脊液流出。

5. 收取脑脊液,立即观察颜色和混浊度,将脑脊液分别装入3~4只标本瓶,每份标本留取0.5~1ml(第1管做生化及免疫学检测,第2管做培养和药敏试验,第3管做细胞计数和分类,第4管为选项,可做特殊病原的检测)。

6. 缓慢拔出腰穿针,重新消毒穿刺点及周围皮肤,以纱布覆盖,用胶布粘贴。

【注意事项】

1. 如果流出脑脊液内有血,应考虑以下情况:

(1)观察第2管和第3管的透明度,出血减少,则考虑穿刺损伤。

(2)如果出血没有减少且凝结成块,很可能血管被刺破,需要重新穿刺。

（3）如果出血没有减少，但没有凝集，考虑可能存在脑室内或蛛网膜下腔出血。

2. 对高度怀疑颅内感染的患者尽量在抗生素使用之前留取标本送检。

3. 新生儿腰穿针可以用 5ml 注射器和 6.5 号针头或 6.5 号头皮针代替，其中早产儿建议使用头皮针。

4. 腰穿放液发现脑脊液压力高时，可用针芯堵在针眼处，让脑脊液缓慢流出，防止脑疝。

（陈　丹）

六、腹腔穿刺术

【适应证】

1. 诊断性穿刺确定腹水性质及原因。

2. 治疗措施，如抽出腹水有利于通气。

3. 腹膜透析。

【禁忌证】

1. 穿刺部位感染。

2. 凝血功能异常。

【器械】

无菌孔巾，无菌手套，常规消毒用品，腹水检测的标本瓶，10ml 注射器，22~24G 套管针，纱布块，胶布条。

【操作步骤】

1. 患儿仰卧位，助手帮助固定，主要控制腿部的活动。

2. 选取脐与髂前上棘连线中下 1/3 交界处为刺入点，从穿刺点开始从内向外做环形消毒。

3. 术者戴口罩、无菌手套，铺无菌孔巾，在所选穿刺点进针。与皮肤垂直进针，到皮下时，平移 0.5cm 再穿透腹壁，预防穿刺后腹水持续漏出。边进针边进行抽吸直到注射器内出现液体，缓慢抽吸适量腹水，为了收集足量腹水，可适当调节套管针位置，留取腹水放入标本瓶进行细胞计数及分类、生化及细菌培养等检测，一旦达到所需腹水量即可缓慢拔出套管针。

4. 拔针后用无菌纱布盖住穿刺点，手掌按压直到没有液体漏出,以纱布块覆盖,粘贴以胶布。

【注意事项】

1. 抽吸腹水时不宜过多或过快,可能会导致低血压,甚至休克的发生。

2. 放液过程如患儿出现面色苍白、头晕、心慌、休克等症状,应立即停止穿刺,适当处理。

3. 有肝性脑病先兆者禁止放液。

4. 术后患儿平卧,使穿刺点处于上方,以防腹水漏出。

(陈 丹)

七、胸腔穿刺及引流术

【适应证】

1. 气胸导致的呼吸困难和回心血量减少,并引起心排血量减少和低血压。

2. 胸腔积液的诊断和治疗。

【禁忌证】

1. 穿刺部位感染。

2. 凝血功能异常。

3. 严重疾病无法耐受。

【器械及药品】

带针芯的透明导管(套管针),20ml 注射器。需要引流时,需备切开缝合包,8F、10F 导管(顶端侧壁加开几个小孔),负压引流装置,利多卡因,常规消毒用品,无菌布,纱布块,胶布等。

【操作步骤】

1. 患儿体位以方便进行穿刺和放置引流管为目的,最常用的是仰卧位,上臂放置与受累一侧胸壁成 90°。

2. 使用胸部 X 线片或超声确定穿刺部位(气胸紧急情况时常在患侧锁骨中线的第 2 肋间隙穿刺排气),常规消毒,铺无菌巾。

3. 术者戴口罩、无菌手套,铺无菌孔巾,利多卡因在穿刺点进行麻醉,麻醉到肋间肌并延伸至胸膜前壁。使用套管针在穿刺点沿肋骨上缘向内侧与平面成 45° 刺入,避免刺入过深伤及肺组织。进入胸膜腔时有落空感,抽吸时在注射器内可见液体或气体被抽出。

4. 通过套管针上夹闭开关,分次抽出气体或积液。拔针后局部重新消毒,覆以纱布块,粘贴上胶布条。

5. 持续引流者,在局麻后于穿刺点的肋骨上缘做一小切口(大约同导管粗细的宽度)。在切口插入弯头止血钳,向下钝性分离组织到肋骨,用止血钳的头部在肋骨上缘刺破胸膜,并轻轻扩开。刺破胸膜时,常可听到气体溢出的声音。张开止血钳,插入导管,确定导管的侧孔在胸膜腔内。多数情况下小早产儿胸导管应插入 2~3cm,足月儿 3~4cm。在置管过程中,注意夹闭导管,以防气体进入。先用手固定导管,连接到负压引流装置。切口处荷包缝合,将丝线交叉缠绕导管固定,消毒、覆以无菌纱布,胶布粘贴牢。摄胸部 X 线片检查导管位置。待患儿呼吸窘迫消失,胸腔导管无气体排出,胸部 X 线片示气胸消失 24~48 小时,可以停止负压吸引并夹住导管,若 6~12 小时无气漏征象,可以拔管。

6. 拔管后缝合切口,重新消毒局部,纱布覆盖,粘贴上胶布条。

【注意事项】

1. 抽吸胸腔积液时不宜过多或过快,否则会导致复张性肺水肿的发生。

2. 导管应该从肋骨上缘通过,避免损伤走行于肋骨下缘的肋间神经。

3. 抽液(气)过程中应固定好患儿及穿刺针,进针勿过深避免损伤肺。

4. 穿刺过程中注意患儿变化,如出现咳嗽、苍白或抽出鲜血等应停止操作。

5. 穿刺时要防止空气进入胸腔。

(陈　丹)

八、骨髓穿刺术

新生儿骨髓穿刺检查部位多采用胫骨,因此本节主要对胫骨骨髓穿刺术进行说明。

【适应证】

1. 各类血液病的诊断及治疗随访。

2. 不明原因的红细胞、白细胞、血小板增多或减少及形态学异常。

3. 不明原因发热的诊断。

【禁忌证】

1. 穿刺部位感染。

2. 凝血功能异常。

【器械】

骨髓穿刺包:12 号骨髓穿刺针、弯盘、5ml 和 20ml 注射器、无菌洞巾、纱布、干棉球、持物钳。载玻片,推玻片,按需要准备细菌培养瓶等。利多卡因,常规消毒用品,无菌布,纱布块,胶布等。

【操作步骤】

1. 患儿取仰卧位,操作助手固定患儿肢体。穿刺点取胫骨粗隆下 1cm 之前内侧。

2. 穿刺点周围常规皮肤消毒,直径大约 15cm,术者戴口罩及无菌手套。

3. 检查骨髓穿刺针是否通畅,将骨髓穿刺针的固定器固定在适当的长度上(1.0~1.5cm),铺无菌孔巾。

4. 拇指、示指固定穿刺部位皮肤,用利多卡因做局部皮内、皮下和骨膜麻醉。先倾斜 5°~10° 在穿刺点进针,针头斜面朝上,打一直径约 0.5~1.0cm 的皮丘,再垂直骨面一直麻醉到骨膜,骨膜水平应上、下、左、右多点麻醉。

5. 持骨髓穿刺针在穿刺点先垂直进针,达骨膜后针头向下与骨长径成 60° 角进针,缓慢刺入骨质。当感到穿刺阻力消失,且穿刺针已固定在骨内时,表明穿刺针已进入骨髓腔。拔出针芯,用 20ml 注射器抽吸,抽取的骨髓液一般为 0.1~0.2ml。将骨髓液滴在载玻片上,制备骨髓液涂片。

6. 骨髓液抽取完毕,重新插入针芯,拔出穿刺针,覆盖无菌纱布,按压 1~2 分钟,对有出血倾向者,按压时间适当延长。纱布外敷,胶带固定。

【注意事项】

1. 抽取骨髓液时避免用力过猛或抽吸过多,会使骨髓液稀释。如果做骨髓液细菌培养,应在留取骨髓液进行涂片后,再抽取 2~4ml。

2. 推片与载玻片成 30°~45°,稍用力推开,髓片应头、体、尾分明并有一定的长度,使骨髓小粒分布均匀。

3. 如未能抽出骨髓液,则可能是针腔被皮肤或皮下组织块堵塞,通畅针腔后重新穿刺抽吸。

(陈　丹)

九、侧脑室穿刺术

【适应证】

1. 用于脑室管膜炎的诊断与治疗。

2. 证实脑室内出血,穿刺引流以减轻脑室反应及防止脑室粘连。

3. 脑积水导致昏迷、脑疝时,紧急脑脊液引流,降低颅内压者。

【器械】

与腰椎穿刺同,常规消毒用品,纱布块、胶布条。

【操作方法】

1. 患儿仰卧,头向术者。剃去前囟及其附近毛发,严格消毒局部皮肤,铺无菌巾,术者戴口罩、洗手、戴手套。

2. 选择进针点,有如下三种方法:①前囟中点矢状线旁开 0.5~0.7cm 与矢状面平行与头皮垂直进针;②自前囟中点矢状线 1.0~1.5cm 处进针,向同侧眼外眦方向推进;③在前囟侧角的最外端,穿刺方向与矢状面平行,对准两外耳道假想连线进针。一般采用第 2 种方法。

3. 右手持针在穿刺点进针,进针时必须垂直,针身不能摆动或改变方向,每进针 1cm 拔出针芯观察有无脑脊液流出。进针深度可参考下面数据:1 000~1 500g(2~3cm),1 500~2 500g(3~4cm),>2 500g(4cm)。

4. 每次抽液勿超过 15ml,结束后插上针芯,按原路退出,消毒局部,加压叠层无菌纱布。

5. 若穿刺未成功,插上针芯按原路退回至头盖骨下,再穿刺,切忌在脑实质内随意调换针体方向,若 2 次未成功,更换术者。

6. 术后稍垫高头部,监护血压、呼吸、心率。

【注意事项】

1. 严格无菌操作。

2. 尽量侧角边缘进针。

3. 穿刺过程中,针体不上下抽动,左右转动。

4. 尽量让液体自动流出。

5. 穿刺困难者也可更好采用超声定位。

(陈　丹)

十、硬脑膜下穿刺术

【适应证】用于前囟未闭、患有硬膜下血肿、积液或积脓小儿的诊断治疗。

【器械】小号斜面较短的腰穿针或斜面短的 7 号针,20ml 注射器,常规消毒用品,敷料,胶布条。

【操作方法】

1. 体位、消毒程序同侧脑室穿刺。

2. 定位通过 CT 或颅骨透照选择穿刺侧,选前囟两侧角对角线上,侧角内 0.5cm 处为进针点。

3. 术者用止血钳固定穿刺针,进针深度约 0.2~0.5cm,穿刺点进针,与头皮垂直缓慢刺入,经硬膜到达硬脑膜下腔,刺穿硬脑膜时有落空感,拔出针芯观察有否液体流出,留取标本送检,穿刺针局部消毒后拔针,压迫 1~2 分钟,盖无菌纱布,用无菌青霉素瓶盖平面侧隔纱布压紧穿刺点以防漏液,其上再敷纱布,用胶带固定。

4. 若有指征,可双侧穿刺。但每次每侧抽液不得多于 15ml。

【注意事项】

1. 操作要轻柔,切勿穿刺过深。

2. 诊断性穿刺,一侧阴性时应做对侧穿刺。

3. 放液时应让其自然流出或接注射器施少许负压。

4. 须多次穿刺者,勿在同一点进针,穿刺完毕若穿刺孔有漏液,应重新加压包扎。

(陈　丹)

十一、耻骨上膀胱穿刺术

【适应证】非侵入性技术不能获得做尿培养的尿液。

【禁忌证】局部皮肤感染;肠管扩张;有出血倾向;泌尿生殖系统畸形。

【器械】常规消毒包,纱布块,胶布条,注射器,无菌容器。

【操作步骤】

1. 确认在前 1 小时内没有排尿,保证膀胱内有尿(叩诊、B 超)。

2. 仰卧,下肢屈曲,助手帮助固定好躯体及下肢。

3. 耻骨联合正上方(中线上)1~2cm 为进针点。

4. 常规消毒,戴无菌手套。

5. 避免反射性排尿①将一手小指放入女婴直肠向前轻加压力;②男婴可轻压阴茎。

6. 耻骨正上方 1~2cm 处进针,针以与皮肤垂直或与垂直线成 10°~20° 角进入皮肤后向尾骨方向推进,足月儿 2~3cm,早产儿 1~2cm。

7. 轻吸尿液后拔出,将尿液注入无菌容器中。

8. 重新消毒,覆盖,胶布固定。

9. 若未获尿液即该拔出,过 1 小时后再做第 2 次。

【注意事项】

膀胱穿刺后可以发生镜下血尿,多数为一过性,无需特殊处理。

(陈　丹)

十二、新生儿经外周静脉置入中心静脉导管术

新生儿经外周静脉置入中心导管术(peripherally inserted central catheter, PICC)是指经外周静脉(贵要、肘正中、头静脉)穿刺插管,导管尖端定位于上腔静脉的导管。用于为患者提供中长期的静脉输液治疗。建立了长期静脉输液通道,安全输注超机体代偿的高渗及强酸强碱药液。减少了对血管的不良刺激。经外周静脉置入中心静脉导管(PICC)安全可靠,操作方便,是保证 NICU 低出生体重儿、极低及超低出生体重儿高能量供应的重要

技术。

【适应证】肠道外静脉营养,长期输液,输注高渗药液(glucose>10%),应用刺激性药物治疗的患儿(pH<4.1或>8.0),35周以下、低于1 500g的早产儿。

【禁忌证】病情危重、静脉血管条件差,穿刺部位有感染或损伤。

【备品】1.9FPICC导管包一个(总长度50cm,容积0.23ml),PICC穿刺护理辅助包一个(内有厘米刻度尺、带翼的可撕裂的导入针、输液接头、止血带、注射器、孔巾、镊子、剪子、棉球、纱布、隔离衣、无粉手套等),生理盐水1袋,安尔碘,75%酒精,棉签、胶带等。心电监护仪1台。

【评估】

1. 评估患儿病情,置管前与家属签署知情同意书及高值耗材使用同意书。

2. 评估穿刺部位皮肤情况,勿在皮肤破损,有硬结的部位进行穿刺。

3. 血管选择,选择柔软、粗直、有弹性、易触及的血管。

【穿刺部位及特点】

1. 贵要静脉为首选静脉。较粗大及直,静脉瓣少。

2. 肘正中静脉粗、直、静脉瓣多。

3. 头静脉略窄、在肩部有角度及狭窄、易反折入腋静脉或送管困难。

4. 其他静脉大隐静脉、股静脉、腘静脉。

【测量方法】

1. 上腔静脉测量法术侧手臂外展90°,从预穿刺点沿血管走行测量至右胸锁关节的长度,左侧加1cm,右侧加0.5cm。

2. 下腔静脉测量法从预穿刺点沿血管走行测量至股静脉,向上延至脐部,再延至剑突。

【术前准备】

1. 患儿准备病情稳定,心电及血氧饱和度监测。

2. 术前镇痛复方利多卡因乳膏以穿刺点为中心,沿血管走行外涂,面积2cm×3cm,厚度1mm,作用30分钟。

3. 人员培训要求熟悉解剖位置,技术熟练,熟悉操作步骤及并发症处理,明确分工,配合默契。

4. 监护室环境要求严格遵守消毒隔离制度、减少人员流动。

5. 将患儿信息录入监护仪。

【操作要点】

1. 术前准备

(1)术前常规准备:置管人员均为有 10 余年临床盲穿经验的 PICC 专科护士,经过专业培训,其操作手法无差异。核对医嘱及家属知情同意书,评估患儿病情、营养情况、皮肤情况,评估患儿血管条件,选择柔软、粗直、有弹性、易触及的血管,并注意患儿肢体活动度是否良好。测量预置长度:取平卧位,上肢穿刺时将预穿刺肢体外展 90° 角,测量预穿刺点至右胸锁关节的长度,左侧加 1cm,右侧加 0.5cm,下肢穿刺时将预穿刺肢体外展,使大腿与腹股沟相垂直,测量预穿刺点至脐,再由脐至剑突的长度。

(2)术前心电图:采用十二导同步心电分析系统。PICC 置管前于患儿安静状态下,连接标准肢体导联采集心电图信息,观察 P 波情况,以便与后续心电图进行对比。

2. 操作流程

(1)第一次消毒助手手握患儿手部,以穿刺点为中心,消毒整个肢体,以螺旋式、顺时针和逆时针方向交替进行。消毒顺序:先用 75% 酒精消毒一遍脱脂,后用 0.2% 安尔碘消毒两遍,待干。

(2)术者穿隔离衣,戴无菌手套,手握已消毒的肢体,助手对未消毒的手部进行消毒待干。

(3)助手穿隔离衣,戴无菌手套,铺无菌敷布,建立最大化无菌区。铺孔巾(将患儿手部从孔巾口处穿出)。

(4)术者进行第二次消毒,先安尔碘消毒一遍,再酒精消毒两遍,待干。

(5)助手准备导管,检查导管完整性,将导丝外撤至距离预剪导管尖端 0.5cm 处,剪掉多余导管,将外露导丝反折,以折痕做一标记。

(6)预冲导管,连接注射器,排气。扎止血带。

(7)术者绷紧皮肤以 15°~30° 角直刺血管。见回血后,放低

5°~10°角,再进针 0.5cm。

(8)助手向心方向按压导入鞘上方血管止血,术者左手固定好导入鞘,右手缓慢撤出针芯,持导管沿导入鞘缓慢送管。送管速度为每次送 1~2cm,间断推注生理盐水。

(9)当导管送入约 5cm 时,助手将患儿头部紧贴穿刺侧肩部,同时抬高上半身呈半坐位,避免导管误入颈静脉。导管送入预置长度后患儿平卧。

(10)将右上肢导联与导丝相连,采集心电图信息,监护仪显示心电图波形,观察特异性 P 波,继续送入导管 1~2cm 并采集心电图信息,对比观察 P 波形态及振幅的变化,判断导管尖端位置。当心电图 P 波呈高尖位,P 波振幅略低于 QRS 波群振幅时固定导管,撤出导丝。

(11)用双手拇指、示指持针翼两端,边外撤边撕裂撤除导入鞘。助手用小块纱布及时按压穿刺处止血。

(12)抽吸回血,确认导管通畅,2~3ml 生理盐水脉冲式冲洗导管。

(13)连接输液接头,再次正压封管。

(14)固定导管。方形纱布覆盖穿刺点,外露导管弯曲呈“L”形。先用胶带固定导管柄,再以透明敷料固定导管。导管柄处用胶布再次蝶形固定。写明穿刺日期、时间。

(15)标记置管日期、时间、术者。整理物品、填写置管信息表,书写护理记录。

【床头摄片】

1. 床头拍摄 X 线片确定导管尖端位置。拍摄胸部 X 线片时体位为上臂内收、四肢略屈曲的自然体位。

2. 上肢穿刺时,导管尖端在上腔静脉下 1/3 段,即胸骨右缘第 5~7 后肋或胸椎。

3. 下肢穿刺时,导管尖端在下腔静脉,即膈肌处。

【术后导管维护】

1. 严格的无菌技术操作。

2. 禁止从 PICC 导管抽血、输血,减少堵管、栓塞、感染机会。

3. 严禁使用<5ml 注射器封管、给药,以免压力过高导管发生

断裂,保证正压封管。

4. 禁止强力牵拉。

5. 疑输液不畅,用 5ml 注射器抽取生理盐水 2ml 慢推。严禁用输液泵快速推注或抽回血。

6. 穿刺留置导管 24 小时后更换敷料 1 次。常规每周更换敷料 2 次。如穿刺点有渗血、渗液随时更换。

7. 持续输液期间,用生理盐水每 8 小时 1 次正压冲管。输入血浆、丙球、白蛋白前后用盐水 1~2ml 冲管。输液结束后再冲封管。

8. 由于新生儿输液速度缓慢,在每次更换推注泵的注射器后,立即按压快进键,液体进入 1~2ml,使管路产生持续正压,防止堵管。

9. 经下肢穿刺患儿剧烈哭闹后,观察导管有无回血造成堵管,必要时给予 2ml 生理盐水冲封管。

10. 保证输液管路畅通。勿打折、被夹。

11. 密切观察生命体征,床头认真交接班。

12. 密切观察可能发生的并发症。如带管期间出现感染症状,患儿不明原因心跳加快、反应低下、皮肤花纹、喂养不耐受、频繁周期样呼吸或呼吸暂停、血白细胞升高、血小板减少、贫血、C 反应蛋白增高等,可做血培养监测。必要时拔出导管,剪下顶端做导管培养。

【常见并发症及处理】

1. 机械性静脉炎处理抬高手臂,轻微活动促进血液循环。有静脉炎改变的局部皮肤涂多黏菌素 B 消除炎症。暂停 PICC 导管输液 2~3 天,好转后继续输液。Ⅲ度静脉炎用雷夫诺尔湿敷。如加重予拔管。拔管后要注意是否有血栓形成。

2. 血栓性静脉炎处理热敷,肝素溶栓。

3. 导管异位处理可继续使用,但要密切观察临床症状,动态做心电图观察,出现异常应及时拔管或原位置换。

4. 导管漂移处理可继续留置,并通过改变体位调管,动态做心电图观察。必要时拔管。

5. 心律失常处理准确测量导管长度,插入过深应外撤至上腔静脉。

6. 导管阻塞处理正确的封管技术,注意药物配伍禁忌。定时封管、冲管。导管回血时及时盐水冲管,必要时原位置换。用10ml 注射器稍加压推注肝素盐水,如未复通,临床不主张用尿激酶溶栓(有争议),应拔管。

7. 导管断裂处理快速用手指压迫导管远端血管,通过介入技术取管。

(姜　红　黄晓波)

十三、十二指肠插管喂养

十二指肠插管喂养是极低或超低出生体重儿出现长期经胃喂养不耐受而采用的喂养手段。可达到尽早进行肠内营养的目的,是一个短暂的特殊阶段。

【适应证】

经胃喂养后反复出现腹胀、胃食管反流、胃潴留、呕吐及经胃饲奶后引起的反复呼吸暂停。

【十二指肠插管方法】

1. 备品 5F 肠喂养管 1 根(总长度 50cm,有厘米刻度),温水、一次性 5ml 注射器 1 支,一次性手套,广泛 pH 试纸,无纺布背衬 3M 微孔通气胶带。

2. 插管方法

(1)用温水润滑十二指肠前端,经口插入胃内(按常规方法测量所需距离),当确认肠喂养管进入胃内后,用手指轻柔胃部,促使十二指肠喂养管随胃蠕动波顺利通过幽门进入十二指肠内。同时配合患儿呼吸缓慢送管,每次 0.5~1cm,以防止肠喂养管在胃内打折。插入深度:到达胃内的长度(以体表测量为准)外加 6~8cm,插入适当长度后用胶带固定。

(2)插管成功后抽取十二指肠液做 pH 测定。若 pH 为酸性,说明导管仍在胃内,可将管外撤 6~8cm,重新慢慢插入。

(3)肠喂养管固定位置:将肠喂养管固定在口腔下唇中部,此时肠喂养管与会厌及食管就都在一条直线上,可有效防止肠喂养管从口腔脱出。

(4)胶带两步固定法:先将胶带一端绕到肠喂养管上(贴近导管),固定在下唇皮肤上,并用手按压肠喂养管,增加黏合度。再将另一端胶带绕到肠喂养管上,用手再次按压后固定在下唇皮肤上。保证胶带平整固定,这种方法使肠喂养管固定更牢固。

(5)在十二指肠末端标记留置十二指肠日期及置入长度。

【检测插管顶端位置】

1. 抽取十二指肠液,用广泛 pH 试纸测定,pH 在 6~9 之间,呈偏碱性,则证明管在十二指肠内。

2. 若十二指肠液抽不出,则采用饲奶后 3~30 分钟内抽十二指肠液检测 pH。饲奶后抽取十二指肠液可见黄绿色胆汁液,确认肠喂养管在十二指肠内更直观。每日检测 1 次即可。

3. 若十二指肠液仍抽不出,无法确定时,可拍腹部平片确认肠喂养管是否进入十二指肠。X 线片显示:肠喂养管顶端应在1~3 腰椎间,说明已过幽门 2cm 左右。

【十二指肠喂养方法】

1. 推注奶汁速度宜缓慢 1~2ml/min。

2. 十二指肠喂养时,要根据患儿消化功能的改善情况及时将管退回胃内试喂养。不能以奶量界定。

3. 当患儿出现呕吐、反流、喂奶前抽十二指肠残留量较多时,要判断肠喂养管是否在十二指肠内,必要时重新置管。

4. 密切观察喂养耐受情况,若出现残留要及时通知医生,酌情改变奶量。并注意观察患儿有无腹胀情况及排便情况,若12~24 小时未排便可行腹部按摩、人工通便。

【注意事项】

1. 遵守无菌技术操作,减少肠喂养管污染。

2. 使用一次性无菌注射器饲奶,每次更换。

3. 每次注奶速度要缓慢,避免十二指肠反流。

4. 每周更换十二指肠管一次。

5. 十二指肠插管成功后,每班记录肠喂养管插入的长度,便于观察。

6. 每日抽取十二指肠液检测一次即可。并记录颜色、性状、量及 pH。检测后用温水将管内的十二指肠液冲回肠道内。

（姜　红　黄晓波）

附录 2　新生儿常用检验值

一、临床血液学检查

临床血液学检查见附表 2-0-1~ 附表 2-0-3。

附表 2-0-1　红细胞参数及血小板

	血红蛋白 / (g·L^{-1})	红细胞 / (10^{12}·L^{-1})	红细胞比容 /%	MCV/ fl	MCH/ pg	MCHC/ (g·dl^{-1})	网织红细胞 /%	血小板 / (10^9·L^{-1})
早产儿								
28 周	145	4.0	45	120	40	31	5~10	
34 周	150	4.4	47	118	38	32	3~10	
足月儿								
脐血	168	5.25	53	107	34	32	3~7	290
第 1 天	184	5.8	58	108	35	33	3~7	192
第 3 天	178	5.6	55	99	33	33	1~3	213
第 7 天	170	5.2	54	98	32.5	33	0~1	248
第 14 天	168	5.1	52	96	31.5	33	0~1	252

附表 2-0-2　足月儿白细胞计数及分类（范围）

	生出	7 天	14 天
白细胞(10^9/L)	18.1(9.0~30.0)	12.2(5.0~21.0)	11.4(5.0~20.0)
中性粒细胞			
总数	11.0(6.0~26.0)	5.5(1.5~10.0)	4.5(1.0~9.5)
百分比(%)	61	45	40

续表

	生出	7 天	14 天
分叶	9.4	4.7	3.9
百分比(%)	52	39	34
杆状	1.6	0.83	0.63
百分比(%)	9	6	5.5
嗜酸性粒细胞	0.4(0.02~0.85)	0.5(0.07~1.1)	0.35(0.07~1.6)
百分比(%)	2.2	4.1	3.1
嗜碱性粒细胞	0.1(0~0.64)	0.05(0~0.25)	0.05(0~0.23)
百分比(%)	0.6	0.4	0.4
淋巴细胞	5.5(2.0~11.0)	5.0(2.0~17.0)	5.5(2.0~17.0)
百分比(%)	31	41	48
单核细胞	1.05(0.4~3.1)	1.1(0.3~2.7)	1.0(0.2~2.4)
百分比(%)	5.8	9.1	8.8

附表 2-0-3　新生儿凝血因子及凝血参数(血浆)

项目	早产儿		足月儿
	28~31 周	32~36 周	
I(mg/dl)	215 ± 28	226 ± 23	246 ± 18
II(%)	30 ± 10	35 ± 12	45 ± 15
V(%)	76 ± 7	84 ± 9	100 ± 5
VII(%)	38 ± 14	40 ± 15	56 ± 16
VIII(%)	90 ± 15	140 ± 10	168 ± 12
IX(%)	27 ± 10		28 ± 8
XI(%)	5~8		29~70
XII(%)		38	25~70

续表

项目	早产儿		足月儿
	28~31 周	32~36 周	
XⅢ	100	100	100
PT（秒）	23	17(12~21)	16(13~20)
APTT（秒）		53	55 ± 10
TT（秒）	16~28	14(11~17)	12(10~16)
舒血管素原	27		33 ± 6
激肽原	28		56 ± 12
AT Ⅲ（U/ml）		0.35	0.56

注：AT Ⅲ=抗凝血酶Ⅲ

二、血生化正常值

血生化正常值见附表 2-0-4~ 附表 2-0-14。

附表 2-0-4　足月儿新生儿血气分析值

	脐静脉	动脉血			
		1~4 小时	12~24 小时	24~48 小时	96 小时
pH	7.33	7.30	7.30	7.39	7.39
PCO_2（mmHg）	43	39	33	34	36
（kPa）	5.72	5.19	4.39	4.52	4.79
PO_2（mmHg）	28 ± 8	62 ± 13.8	68	63~87	
（kPa）	3.93 ± 1.06	8.25 ± 1.84	9.04	8.38 ± 11.57	
HCO_3^-（mmol/L）	21.6	18.8	19.5	20	21.4
O_2Sat		95%	94%	94%	96%

注：mmHg × 0.133 = kPa

附表 2-0-5　足月儿正常血液化学值（范围）

单位：mmol/L

	钠 / (mmol·L⁻¹)	钾 / (mmol·L⁻¹)	氯 / (mmol·L⁻¹)	钙 / (mmol·L⁻¹)	磷 / (mmol·L⁻¹)	血尿素	血糖 / (mmol·L⁻¹)	乳酸 / (mmol·L⁻¹)	总蛋白质 / (g·L⁻¹)
脐血	147 (126~166)	7.8 (5.6~12)	103 (98~110)	2.32 (2.05~2.78)	1.81 (1.2~2.62)	4.84 (3.5~6.68)	4.09 (2.52~5.38)	2.16 (1.22~3.33)	61 (48~73)
1~12h	143 (124~156)	6.4 (5.3~3)	100.7 (90~111)	2.1 (1.82~2.30)	1.97 (1.13~2.78)	4.51 (1.34~4.01)	3.53 (2.24~5.43)	1.62 (1.22~2.66)	66 (56~85)
12~24h	145 (132~159)	6.3 (5.3~8.9)	103 (87~114)	1.95 (1.73~2.35)	1.84 (0.94~2.62)	5.51 (1.50~10.52)	3.53 (2.35~5.82)	1.55 (1.11~2.55)	66 (58~82)
24~48h	148 (134~160)	6.0 (5.2~7.3)	102 (92~114)	2 (1.53~2.48)	1.91 (0.97~2.81)	5.34 (2.17~12.86)	3.14 (1.68~5.10)	1.59 (1.0~2.44)	69 (59~82)
48~72h	149 (139~162)	5.9 (5.0~7.7)	103 (93~112)	1.98 (1.48~2.43)	1.87 (0.90~2.45)	5.18 (2.17~11.36)	3.30 (2.24~5.04)	1.5 (0.78~2.33)	72 (60~85)

附表 2-0-6　低出生体重儿血液化学值 $\overline{X} \pm s$（范围）

	钠/ (mmol·L⁻¹)	钾/ (mmol·L⁻¹)	氯/ (mmol·L⁻¹)	钙/ (mmol·L⁻¹)	磷/ (mmol·L⁻¹)	BUN/ (mmol·L⁻¹)	总蛋白/ (g·L⁻¹)	清蛋白/ (g·L⁻¹)	球蛋白/ (g·L⁻¹)
1周	139.6±3.2	5.6±0.5	108.2±3.7	2.3±0.28	7.6±1.1	3.32±1.86	54.9±1.1	38.5±3.0	15.8±3.3
	(133~146)	(4.6~6.7)	(100~117)	(1.52~2.9)	(5.4~10.9)	(1.11~9.10)	(5.4~10.9)	(32.8~45)	(8.8~22)
3周	136±2.9	5.8±0.6	108.3±3.9	2.4±0.16	7.5±0.7	4.75±2.78	53.8±4.8	39.2±4.2	14.4±6.37
	(129~142)	(4.5~7.1)	(102~116)	(2.02~2.75)	(6.2~8.7)	(0.75~11.21)	(42.8~67.0)	(31.6~52.6)	(6.2~29)
5周	136.8±2.5	5.5±0.6	107.0±3.5	2.35±0.16	7.0±0.6	4.75±2.53	49.8±5.0	37.3±3.4	11.7±4.9
	(133~148)	(4.5~6.6)	(100~115)	(2.15~2.63)	(5.6~7.9)	(0.71~9.46)	(41.4~69.0)	(32.0~43.4)	(4.8~14.8)

附表 2-0-7 新生儿血清酶正常值

肌酸激酶 CPK [nmol/(S·L)]	早产儿	616.79~1 782.03
	3~12 周	501.76~1 170.23
乳酸脱氢酶 LDH [μmol/(S·L)]	出生	4.84~8.37
	1 日 ~1 个月	3.09~6.75
谷草转氨酶 SGOT (U/L)	<10 天	6~25
谷丙转氨酶 SGPT (U/L)		0~67
亮氨酸氨肽酶 LAP [nmol/(S·L)]		0~901.8
碱性磷酸酶 ALT [μmol/S·L)]		0.57~1.09(4.8~16.5 金氏单位)
酸性磷酸酶 [μmol/(S·L)]		0.12~0.32
磷酸酯酶 [μmol/(S·L)]	出生 ~2 周	0.08~0.27(2.7~8.9 金氏单位)
醛缩酶 [nmol/(S·L)]		33.34~315.06

附表 2-0-8 足月儿血清胆红素平均值　　单位：μmol/L

日龄	均值
脐血	34~37
第 1 天	45~70
第 2 天	110.64
第 3 天	160.91
第 4 天	182.80
第 5 天	196.48
第 6 天	200.93
第 7 天	196.65
第 8 天	183.83
第 9 天	176.64
第 11 天	142.10
第 12 天	134.92
第 13 天	113.03

附表 2-0-9　新生儿血清总蛋白及蛋白电泳正常值　单位：g/L

测定项目	脐血	出生	1 周
总蛋白	47.8~80.4	46~70	44~76
清蛋白	21.7~40.4	32~48	29~55
α_1	2.5~6.6	1~3	0.9~2.5
α_2	4.4~9.4	2~3	3~4.6
β	4.2~15.6	3~6	1.6~6
γ	8.1~16.1	6~12	3.5~13

附表 2-0-10　新生儿甲状腺激素（ng/dl）和 TSH（μU/ml）正常参考值

胎龄 / 周	脐血	12~72 小时	3~10 天	10~20 天	21~45 天
$T_4(FT_4)$					
30~31	6.5 ± 1.0	11.5 ± 2.1	7.7 ± 1.8	7.5 ± 1.8	7.8 ± 1.5
		(13.1 ± 2.4)	(8.3 ± 1.9)	(8.0 ± 1.6)	(8.4 ± 1.4)
32~33	7.5 ± 2.1	12.3 ± 3.2	8.5 ± 1.9	8.3 ± 1.6	8.0 ± 1.7
		(12.9 ± 2.7)	(9.0 ± 1.8)	(9.1 ± 1.9)	(9.0 ± 1.6)
34~35	6.7 ± 1.2	12.4 ± 3.1	10.0 ± 2.4	10.5 ± 1.8	9.3 ± 1.3
	(5.6 ± 1.3)	(15.5 ± 3.0)	(12.0 ± 2.3)	(11.8 ± 2.7)	(10.9 ± 2.8)
36~37	7.5 ± 2.8	15.5 ± 2.6	12.7 ± 2.5	11.2 ± 2.9	1.4 ± 4.2
	(5.6 ± 2.0)	(17.1 ± 3.5)	(15.1 ± 0.7)	(11.3 ± 1.9)	
足月儿	8.2 ± 1.8	19.0 ± 2.1	15.9 ± 3.0	12.2 ± 2.0	12.1 ± 1.5
	(5.9 ± 1.1)	(19.7 ± 3.5)	(16.2 ± 3.2)	(12.1 ± 2.0)	(11.4 ± 1.4)
T_3		89~405	91~300		
TSH 男 0.52~16.0					
女 0.72~13.1					

附表 2-0-11　新生儿促性腺激素、类固醇激素及其
代谢产物正常值（血浆或血清）

项目		正常值
皮质醇（nmol/L）		28~662
醛固酮（nmol/L）	7 天~1 岁	0.14~1.7
肾素活性［μg/（L·h）］	3~6 天	8~14
促卵泡激素（U/L）		1~2.4
黄体生成素（U/L）	出生	1.5~3
睾酮（nmol/L）		2.60~13.87（男）
		0.69~2.22（女）
雄烯二酮（nmol/L）	脐血	2.9~0.94（男）
		3.2 ± 1.0（女）
脱氢异雄酮（nmol/L）	脐血	7.04 ± 4.82
硫酸脱氢异雄酮（nmol/L）	脐血	2.37 ± 0.96
17- 羟孕酮（nmol/L）	脐血	67.18 ± 8.47
	< 4 天	<45.39
	≥ 4 天	<15.13

附表 2-0-12　新生儿免疫球蛋白正常值

年龄	IgG/（g·L^{-1}）	IgA/（mg·L^{-1}）	IgM/（mg·L^{-1}）
脐血	7.6~17	0~50	40~240
新生儿	7~14.8	0~22	50~300
0.5~6 个月	5~12	30~820	150~1 090

附表 2-0-13　新生儿其他血液化学值（范围）

项目		正常值
氨氮（血浆）（μmol 氮 /L）	新生儿	65.97~109.95
α- 胎甲蛋白（血浆、血清）（mg/dl）	出生	0~10
胆固醇（血浆、血清）（mmol/L）	早产儿脐血	1.74（1.2~2.5）
	足月儿	1.74（1.2~2.5）
	足月新生儿	2.21（1.2~4.3）
	3 日 ~1 岁	3.38（1.8~4.5）

续表

项目		正常值
铜(血浆、血清)(μmol/L)	0~6 个月	10.99
肌酐(血浆、血清)(μmol/L)	1~3 天	17.7~88.4
游离脂肪酸(血浆)(μmol/L)		435~1 375
镁(血浆、血清)(mmol/L)		0.75~1.15
铜(血清)(μmol/L)	脐血出生	26~32μg/dl
	1 个月	73~93
锰(血清)(μmol/L)		0.44~1.75
铁(血浆、血清)(μmol/L)		3.6~28.1
铁结合力(μmol/L)		10.6~31.3
铁蛋白(血清)(ng/ml)		20~200
锌(μmol/L)		11.78~20.96
苯丙氨酸(mg/dl)		40
维生素 A(血浆、血清)(mg/dl)		20
渗透性(mmol/L)		270~290

附表 2-0-14　脑脊液正常值(范围)

测定项目	足月儿	早产儿
外观		无色透明
白细胞(10^9/L)	0.008 2	0.009
	(0~32)	(0~29)
中性粒细胞(%)	61.3	57.2
蛋白(g/L)	0.9	1.15
	(0.02~1.7)	(0.65~1.5)
葡萄糖(mmol/L)	2.912	2.8
	(1.904~6.664)	(1.344~3.53)
氯化物(mmol/L)	720(24 小时内)	
	(680~760)	
脑脊液葡萄糖 / 血葡萄糖	0.81	0.74
	(0.44~2.48)	(0.55~1.05)

三、骨髓检查正常值

骨髓检查正常值见附表 2-0-15。

附表 2-0-15　生后 1 周骨髓象

项目	0~24 小时 /%	7 天 /%
原始粒细胞	0~2	0~3
早幼粒细胞	0.5~6.0	0.5~7.0
中幼粒细胞	1.0~9.0	1.0~11.0
晚幼粒细胞	4.5~25.0	7.0~35.0
带状粒细胞	10.0~40.0	11.0~45.0
成红细胞	0~1.0	0~0.5
原红细胞	0.5~9.0	0~0.5
幼红细胞	18.0~41.0	0~15.0
髓：红比例	1.5：1.0	6.5：1.0

四、尿正常值

见附表 2-0-16~ 附表 2-0-17。

附表 2-0-16　新生儿尿常规

项目		正常值
量	初生	20~40ml/d
	1 周	200ml/d
比重		1.001~1.020
蛋白		8~12mg/24h
管型及白细胞		出生 2~4 天可出现

续表

项目		正常值
渗透压 mmol/L	出生时	100
	24 小时后	115~232
pH		5~7

附表 2-0-17　尿的其他值

项目	年龄	正常值
钠（mmol/L 尿）		18~60
钾（mmol/L 尿）		10~40
氯［mmol/（kg·d）］		1.7~8.5
钙［mmol/（kg·d）］		<2.0
葡萄糖（mg/L）		50
渗透压（婴儿）（mmol/L）		50~600
蛋白		微量
17- 羟皮质酮（µmol/d）	出生 ~14 日	0.138~0.83
17- 酮类固醇（µmol/d）	出生 ~14 日	<8.68
醛固酮（µg/24h）		0.5~5
肌酐［µmol/（kg·24h）］	新生儿	70.4~114.4
芬香草杏仁酸（VMA）	0~1 岁	<18.8mg/g 肌酐

（李　娟　韩　丹）

附录 3　新生儿常用药物

一、抗生素药物

药物名称	剂量和用法	作用及用途	药理、副作用、配伍禁忌及注意点
青霉素类 Penicillin Penicillin G 青霉素 G	脑膜炎： 7.5 万 ~10 万 U/kg， q.8~12h.，i.v.，i.m. 败血症： 2.5 万 ~5.0 万 U/kg， q.8~12h.，i.v.，i.m.	用于 G⁺ 菌感染如溶血性链球菌及敏感致病菌引起的感染，如：梅毒、淋病奈瑟菌对 G⁻ 杆菌不敏感	[药理]抑制细菌的细胞壁合成，经肾排出 [副作用]在成人有肾衰竭者脑脊液中浓度达 $10\mu g/ml$ 时对中枢神经系统有毒性作用 [配伍禁忌]氨基糖苷类抗生素，两性霉素 B，氨茶碱，甲氧氯普胺
Ampicillin 氨苄西林	25~100mg/kg， q.8~12h.，i.v.，i.m.	广谱抗生素，用于抗 B 族链球菌，单核细胞增多性李斯特菌和敏感的大肠埃希氏菌有效	[副作用]过敏反应如斑丘疹、荨麻疹或发热，超大剂量可导致中枢神经系统兴奋或惊厥发作
Oxacillin 苯唑青霉素 （新青霉素 Ⅱ）	25~50mg/kg， q.8~12h.，i.v.	治疗产青霉素酶的葡萄球菌引起的感染	[药理]同 Penicillin，脑脊液渗入较少 [副作用]伴有血尿、蛋白尿和管型尿的间质性肾炎，抵制骨髓，皮疹、静脉炎 [配伍禁忌]氨基糖苷类抗生素

续表

药物名称	剂量和用法	作用及用途	药理、副作用、配伍禁忌及注意点
Amoxycillin 羟氨苄西林 (阿莫西林)	30~50mg/(kg·d)，分3次，Q.8h.，p.o.	为半合成广谱抗生素，对G^+球菌及某些G^-杆菌作用强，可用以治疗呼吸道感染，消化系感染如幽门螺杆菌感染	[副作用]轻微胃肠道反应，其次皮疹，停药后可自行消失
Carbenicillin 羧苄西林 (卡比西林)	≤7天，200mg/(kg·d) >7天，300~400mg/(kg·d) 分2~4次静滴	用于铜绿假单胞菌、变形杆菌、大肠埃希氏菌引起的感染，本品不耐青霉素酶，故不能用于耐药金葡菌感染	[注意点]肌内注射刺激性大，多采用静滴 与青霉素有交叉过敏反应，用前应作药物过敏试验
Augmentin 安美汀	50~150mg/(kg·d) 分2~4次，q.6~12h.，i.v.	广谱抗生素	[药理]为羟氨苄西林＋棒酸复合剂，药效明显增强 [注意点]在糖溶液中药效减低，故用生理盐水稀释
Ticarcillin- Clavulanate (替卡西林-克拉维酸)	75mg/kg，≤7天，q.12h.，i.m.，i.v. >7天，q.8h.，i.m.，i.v.	用于敏感产酶的大肠埃希氏菌、流感嗜血杆菌、克雷伯菌、铜绿假单胞菌等引起的非中枢性感染	[药理]广谱抗生素替卡西林和β-内酰胺酶抑制剂克拉维酸以30：1比例构成 [副作用]嗜酸性细胞增多、高胆红素血症、血肌酐和转氨酶升高、高钠血症 [配伍禁忌]碳酸氢钠、氨基糖苷类抗生素

续表

药物名称	剂量和用法	作用及用途	药理、副作用、配伍禁忌及注意点
头孢菌素类 Cephalosporins Cefazolin 头孢唑啉 (先锋Ⅴ)	25mg/kg, q.8~12h., i.v. 慢注, i.m.	用于围手术感染的预防和治疗敏感菌引起的泌尿道和软组织感染。对 G^+ 菌和部分 G^- 菌有效	[药理]为第一代头孢菌素, 杀菌剂。极难渗透脑脊液, 可被 β-内酰胺酶灭活, 经肾排出 [副作用]静脉炎、嗜酸性粒细胞增多。与 Penicillin 有交叉过敏反应 [配伍禁忌]不可和氨基糖苷混合注射, 以免降效
Cefradine (Velosef) 头孢拉定 (先锋Ⅵ号)	轻重度上呼吸道感染 30~50mg/(kg·d) 分 3~4 次, q.6~8h., p.o. 其他感染 50~100mg/(kg·d), 分 2~3 次, q.8~12h., i.v., i.m.	广谱抗生素, G^+、G^- 球菌作用好, 对 G^- 杆菌作用较弱	[药理]第一代头孢, 经肾排出 [副作用]偶见阴道白色念珠菌病, 肾毒性相对轻
Cefuroxime (Zinacef) 头孢呋辛 (西力欣)	≤7 天 30~50mg/(kg·d) >7 天 50~100mg/(kg·d) 都是分 2~3 次, q.8h.~q.12h., i.v. 缓注或静滴, i.m.	用于各种常规感染外, 还适用于脑膜炎、尿道炎	[药理]第二代头孢, 抗菌谱广, 通过血脑屏障好, 肾毒性低, 对厌氧菌有一定作用 [副作用]肌内注射时有局部疼痛 [配伍禁忌]与呋塞米、利尿酸钠合用可引起肾损害

药物名称	剂量和用法	作用及用途	药理、副作用、配伍禁忌及注意点
Cefaclor 头孢克洛 (希克劳)	20~40mg/(kg·d), 分3次口服	用于各种感染,尤其是呼吸道、中耳炎和泌尿道感染	[药理]第二代头孢,对G⁻杆菌优于第一代,对G⁺球菌则稍弱 [副作用]胃部不适,嗜酸性粒细胞增加。对青霉素过敏者慎用
Cefoxitin 头孢西丁	25~33mg/kg,q.8h. 或q.12h.,i.v.,i.m.	用于厌氧菌、G⁻菌、G⁺菌引起的皮肤、腹膜内和泌尿道感染	[药理]第二代头孢,抗菌谱广,对厌氧菌作用强,通过血脑屏障差,肾脏排泄 [副作用]少见,暂时性嗜酸性粒细胞增多和转氨酶增高,剂量过大可引起呼吸急促、苍白和代谢性酸中毒 [配伍禁忌]万古霉素
Cefoperazone (Cefobid) 头孢哌酮 (先锋必)	50~100mg/(kg·d), 分2次,q.12h., i.v.,i.m. 重症150~200mg/(kg·d) 分2~3次,q.8~12h., i.v.,i.m.	用于敏感菌引起的各种感染,因本品胆汁中浓度较高,因此对胆道感染的患者尤为适用	[药理]第三代头孢,抗菌谱广,G⁻、G⁺菌均有作用,对G⁻杆菌作用强,尤对铜绿假单胞菌作用好 [副作用]发热、皮疹和腹泻,排泄途径并非经肾脏,肾衰竭者剂量无需调整 [注意点]与氨基糖苷类有协同作用,但必须分开输注,否则降低药效

续表

药物名称	剂量和用法	作用及用途	药理、副作用、配伍禁忌及注意点
Cefotaxime（claforan）头孢噻肟钠（凯福隆）	50mg/kg，q.8h. 或 q.12h.淋病奈瑟菌感染：25mg/kg，缓慢 i.v.，需>30分钟，i.m.	治疗敏感的 G⁻ 菌株引起的脑膜炎、败血症如大肠埃希氏菌、克雷伯产气杆菌和流感杆菌等。治疗母婴传播的淋病奈瑟菌感染	[药理]第三代头孢抗生素，作用机制是通过破坏细菌的细胞壁而起作用。经肾排泄[副作用]少见，皮疹、腹泻、静脉炎、嗜酸性粒细胞增多、粒细胞减少等[配伍禁忌]碳酸氢钠、氨茶碱、万古霉素
Ceftazidime（Fortum）头孢他啶（复达欣）	30mg/kg，q.8h. 或 q.12h.静脉滴注，或 i.m.，静滴时间需 30 分钟以上	用于 G⁻ 菌引起的脑膜炎和败血症，尤其是铜绿假单胞菌和肠杆菌	[药理]第三代头孢菌素，以原型经尿排出，该药与氨基糖苷类有协同作用[副作用]皮疹、腹泻、转氨酶升高、嗜酸细胞增多、Coombs试验阳性[配伍禁忌]万古霉素
Ceftriaxone头孢曲松（头孢三嗪）	败血症和母婴传播的淋病奈瑟菌感染：50mg/kg，q.24h..脑膜炎：负荷量 100mg/kg，以后 80mg/kg，q.24h. 静脉滴注，i.m.，静滴时间在 30 分钟以上	用于敏感的 G⁻菌引起的脑膜炎和败血症。治疗淋病奈瑟菌感染	[药理]第三代头孢菌素，体内分布广，以原型经胆汁和肾脏排泄。肝肾衰竭者需调剂量，可在与清蛋白的结合部位置换胆红素，不适用于高胆红素血症的新生儿[副作用]嗜酸性细胞增多、血小板增加、WBC减少，出血时间延长，腹泻，皮疹，胆红素增加等

药物名称	剂量和用法	作用及用途	药理、副作用、配伍禁忌及注意点
Ceftriaxone 头孢曲松 (头孢三嗪)			[配伍禁忌]氨茶碱，万古霉素 [注意点]淋病奈瑟菌眼炎，只肌内注射一次以后改为局部用药
Cefepime 头孢吡肟 (马斯平)	30mg/kg，q.12h.，i.v.	治疗敏感的 G^-、G^+ 菌引起的严重感染，尤其对三代头孢耐药的铜绿假单胞菌	[药理]四代头孢，在组织和体液中分布广泛 [副作用]皮疹、腹泻、转氨酶升高、嗜酸性粒细胞增多 [配伍禁忌]氨茶碱、多巴胺、万古霉素、氨基糖苷类
Imipenem-Cilastatin （Tienam） 亚胺培南-西司他丁(泰能)	20~25mg/kg，q.12h.，i.v.	限于治疗对其他抗生素耐药的细菌(主要是肠杆菌科和厌氧菌)引起的非中枢神经系统的感染	[药理]为伊米配能与西司他丁以1:1比例合成的制剂，前者为一种广谱碳青霉烯类抗生素，后者为无内在抗菌活性的肾脱氢肽酶抑制剂。通过抑制细菌细胞壁的合成而起杀菌作用 [副作用]原有中枢神经系统疾病，严重肾功能不全和脑膜炎的患者易发生惊厥，常见副作用是注射局部反应和血小板升高，其他有腹泻、转氨酶增高等 [配伍禁忌]碳酸氢钠

续表

药物名称	剂量和用法	作用及用途	药理、副作用、配伍禁忌及注意点
Meropenem 美罗培南	败血症:20mg/kg, q.12h.,i.v.,＞7～14d后q.8h.,i.v. 脑膜炎或假单胞菌感染:40mg/kg, q.8h.,i.v.	仅用于肺炎球菌脑膜炎以及G⁻菌所致的严重感染,尤其是肺炎克雷伯菌感染	[药理]广谱碳青霉烯类抗生素,能透过血脑屏障进入脑脊液和机体大多数组织,肾直接排泄,肝功能不影响药代动力学 [副作用]腹泻、呕吐、皮疹、静脉炎。增加患儿假膜性肠炎和真菌感染机会 [配伍禁忌]碳酸氢钠、甲硝唑
氨基糖苷类 Amikacin 阿米卡星	胎龄≤29周,＜7d, 18mg/kg,i.v., q.48h.;8～28d, 15mg/kg,q.36h., i.v.;≥29d,15mg/kg,i.v.,q.24h. 胎龄30～34周, ＜7d,18mg/kg, q.36h.,i.v.;≥8d, 15mg/kg,i.v., q.24h. 胎龄≥35周, 15mg/kg,i.v.,q.d.	对革兰氏阴性菌引起的感染,并对其他氨基糖苷类抗生素耐药者有效	[药理]通过抑制细胞内蛋白质的合成而发挥杀菌作用,当Penicillin与此药混入输注时对此药有灭活作用 [副作用]对前庭和听神经有毒性作用、肾脏毒性常发生在肾脏的近曲小管、肌肉神经阻滞(如:肌肉松弛、呼吸衰竭)。新生儿慎用,应用时应有药物血浓度监测 [配伍禁忌]两性霉素B,青霉素类肝素,脂肪乳、氨苄西林、泰能、甲氧西林、美洛西林

药物名称	剂量和用法	作用及用途	药理、副作用、配伍禁忌及注意点
Gentamycin 庆大霉素	胎龄≤29周，<7d，5mg/kg，i.v.，q.48h.；8~28d，4mg/kg，i.v.，q.36h.；≥29d，4mg/kg，i.v.，q.24h. 胎龄30~34周，<7d，4.5mg/kg，i.v.，q.36h.；≥8d，4mg/kg，i.v.，q.24h. 胎龄≥35周，4mg/kg，i.v.，q.24h.	氨基糖苷类抗生素，对多种革兰氏阴性菌有抑制和杀菌作用，如铜绿假单胞菌、克雷伯菌、大肠埃希氏菌等，通常与β-内酰胺类抗生素联合应用	[副作用]对前庭的毒性大，听力减退，肾脏毒性作用，对神经肌肉接头有阻滞作用 [注意点]在碱性环境中抗菌作用增强，血药浓度如>10g/ml，有中毒可能。一个疗程不超过7天。应监测血药浓度。新生儿慎用 [配伍禁忌]氨苄西林、呋塞米、青霉素G、吲哚美辛
Tobramycin 妥布霉素	胎龄≤29周，<7d，5mg/kg，i.v.，q.48h.；8~28d，4mg/kg，i.v.，q.36h.；≥29d，4mg/kg，i.v.，q.24h. 胎龄30~34周，<7d，4.5mg/kg，i.v.，q.36h.；≥8d，4mg/kg，i.v.，q.24h. 胎龄≥35周，4mg/kg，i.v.，q.24h.	氨基糖苷类抗生素，主要对革兰氏阴性菌特别是铜绿假单胞菌、克雷伯菌、大肠埃希氏菌效力强	[药理]抑制细菌细胞内蛋白质的合成而具杀菌作用，肾脏中药物浓度高，血清半衰期在早产儿和窒息儿中延长。新生儿慎用 [副作用]对听力和肾脏有毒性作用 [配伍禁忌及注意点]禁与氨苄西林、二甲氧苯青霉素、多巴胺、肝素、两性霉素B联用

续表

药物名称	剂量和用法	作用及用途	药理、副作用、配伍禁忌及注意点
其他抗生素 Erythromycin 红霉素	衣原体肺炎、结膜炎、百日咳：12.5mg/kg，q.6h.，p.o.；其他感染和预防：10mg/kg，q.6h.，p.o.；严重感染：5~10mg/kg，q.6h.，i.v.；喂养不耐受：10mg/kg，q.6h.，p.o.，2d，后为4mg/kg，q.6h.，共5d	大环内酯类抑菌剂，为支原体、衣原体、军团菌感染的首选药物。用于青霉素过敏者，防治百日咳	［药理］抑制细菌蛋白质的合成，肝脏浓度高，从肠道排出 ［副作用］长期或大剂量服用时可引起恶心、呕吐、腹痛、腹泻；偶有皮疹、药物热、肥厚性幽门狭窄、肝内胆汁淤积 ［注意点］静滴浓度不宜>0.1%，以防血栓性静脉炎 ［配伍禁忌］氨苄西林、呋塞米
Vancomycin 万古霉素 （凡可霉素）	脑膜炎：15mg/kg 菌血症：10mg/kg，q.8h.~q.12h.，静脉缓注，需60min以上	有强烈而迅速的杀菌作用，仅用于各种耐甲氧西林的葡萄球菌及耐青霉素的肺炎球菌感染	［药理］杀菌剂，抑制细菌细胞壁RNA的合成，改变浆膜功能。易分布在体液中，无炎症的脑膜通透性差。为时间依赖性，非浓度依赖性，少部分由肝脏代谢 ［副作用］肾脏毒性，损害听力，皮疹和低血压（红人综合征）、用药>3周可见中性粒细胞增加，注射浓度高或速度快易引起静脉炎 ［配伍禁忌］氨茶碱，氯霉素，肝素，碳酸氢钠，苯巴比妥

药物名称	剂量和用法	作用及用途	药理、副作用、配伍禁忌及注意点
Metronidazalum 甲硝羟乙唑 （灭滴灵）	负荷量：15mg/kg，i.v.，p.o. 维持量：7.5mg/kg，i.v.，p.o. i.v. 要缓慢静注，需 60min 以上，首剂后，经过一个间隔时间之后开始应用。 孕周<30 　日龄≤4 周,q.48h. 　日龄>4 周,q.24h. 孕周 30~36 　日龄≤2 周,q.24h. 　日龄>2 周,q.12h. 孕周 37~44 　日龄≤1 周,q.24h. 　日龄>1 周,q.12h.	用于厌氧菌引起的脑膜炎、胃炎和心内膜炎以及对青霉素耐药厌氧菌引起的腹内感染，治疗阴道滴虫	［药理］对致病性厌氧杆菌有较强的杀菌活性 ［副作用］偶有食欲下降，恶心，皮炎，腹痛，口腔炎、惊厥、感觉性神经疾病 ［配伍禁忌］美洛培南
Fluconzaole 氟康唑 （大扶康）	全身感染（包括脑膜炎） 负荷量：12mg/kg，而后 6mg/kg，i.v.或 p.o.，q.24~72h. 预防量（侵袭性疾病高发的 NICU 中的极低出生体重儿）：3mg/kg，每周 2 次 i.v. 鹅口疮：第 1 天 6mg/kg，而后 3mg/kg.，q.24h.，p.o.	用于念珠菌引起的全身感染、脑膜炎和严重的皮肤黏膜感染	［药理］抑制细胞色素 P450 依赖性麦角固醇合成 ［副作用］在新生儿资料较少，转氨酶升高，影响巴比妥类、茶碱等代谢 ［配伍禁忌］氨苄西林、葡萄糖酸钙、头孢类抗生素、地高辛

续表

药物名称	剂量和用法	作用及用途	药理、副作用、配伍禁忌及注意点
Amphotericin B（两性霉素 B）	起始剂量:1~1.5mg/kg,q.24h.,i.v.,2~6h 以上	治疗全身性真菌感染和严重的表皮霉菌感染	[药理作用]通过与敏感真菌细胞膜内的麦角甾醇相结合起作用。需隔日监测血象、电解质、肾功能 [副作用]减少肾血流和肾小球滤过率,损伤肾小管上皮、贫血、血小板减少症、低钾血症、恶心、呕吐、发热、静脉炎 [配伍禁忌]多巴胺、青霉素 G、脂肪乳、氯化钾
Acyclovir阿昔洛韦（无环鸟苷）	20mg/kg,q.8h.,i.v.i.v. 都要缓慢静注,需超过 1 小时。<34 周早产儿或严重肝肾功能损害者延长给药间隔。局限性单纯疱疹感染:14天,播散性或中枢性神经系统感染:21 天	抗病毒药物。用于 HSV、水痘带状疱疹病毒感染	[药理]抑制病毒DNA 合成 [副作用]中性粒细胞减少、静脉炎、暂时性肾功能障碍和结晶尿 [配伍禁忌]脂肪乳、头孢吡肟、多巴酚丁胺、多巴胺、哌拉西林 - 他佐巴坦
Ganciclovir更昔洛韦（丙氧鸟苷）	6mg/kg,q.12h.,i.v.,输注时间>1小时	防止先天性巨细胞病毒感染征象的婴儿出现进行性听力损害	[药理]抑制疱疹病毒在体内的复制 [副作用]粒细胞减少、贫血、血小板减少 [配伍禁忌]脂肪乳

二、心血管系统药物

药物名称	剂量和用法	作用及用途	药理、副作用、配伍禁忌及注意点
Anisodaminum（654-2，山莨菪碱）	0.2~2mg/kg，必要时15~30min重复用药	用于感染性休克	[药理]胆碱能神经阻滞药。能松弛平滑肌，静注后作用发生迅速，改善微循环，在补充血容量的前提下可使降低的血压升高 [副作用]有口干，面红，轻度扩瞳，用量过大出现类似阿托品的中毒症状 [注意点]脑出血急性期禁用
Atropin阿托品	0.01~0.03mg/kg，i.v.，i.m.，必要时每10~15min重复用，总的最大剂量达0.04mg/kg 气管内用药剂量同前口服：0.02mg/kg，开始，q.4~6h.，可逐渐增加到0.09mg/kg	治疗严重的窦性心动过缓，尤其迷走神经对心脏的抑制，对抗新斯的明的毒蕈碱样作用	[药理]抗胆碱能作用 [副作用]心律失常，尤其用药后2min内，常为房室分离，小剂量多见；脑损伤婴儿可有发热、腹胀、食管反流、瞳孔散大、睫状肌麻痹
Cedilanid西地兰（毛花苷丙）	0.01~0.015mg/kg，2~3h后可重复，一般1~2次后改用地高辛，达到负荷量	急性心功能不全、心房颤动、室上性心动过速	[药理]作用开始快，直接作用心肌使心肌收缩力加强，减慢心率，抑制心脏的传导系统。静注10min后出现作用，排泄亦快，约3天后作用消失（在成人）

续表

药物名称	剂量和用法	作用及用途	药理、副作用、配伍禁忌及注意点
Captopril（Capoten）巯甲丙脯酸（开博通）	初始剂量 0.01~0.05mg/kg,q.8~12h.,p.o.,依据治疗效果调整剂量和用药间隔	用于各种高血压,减轻充血性心力衰竭的后负荷	[药理]血管紧张素转化酶抑制剂,阻止血管紧张素 I 转化为血管紧张素 II,降低血和组织中血管紧张素 II 和醛固酮浓度,增加血和组织中肾素含量,阻止降解 [副作用]慢性高血压长期服用的早产儿应用大剂量可引起血压和肾血流降低,神经系统症状(惊厥、窒息、嗜睡)和肾脏并发症。双侧肾血管疾病和孤立肾肾动脉狭窄者禁用
Digoxin地高辛	孕周负荷量维持量间歇 (周)[μg/(kg·dose)](h) ≤29　15　4　q24 30~36　20　5　q24 ≥37　30　4　q24 负荷量若用于治疗心律失常、充血性心力衰竭,总量分 3 次 24 小时内用药,静脉缓注 5~10min。口服剂量大于静注的 25% 维持量:负荷量 1/4,分 1~2 次给药	治疗心肌收缩力减小引起的心力衰竭,室上性心动过速,心房扑动,心房颤动	[药理]正性肌力和负性变时作用。低剂量时增加心肌儿茶酚胺水平,高剂量时通过增加收缩时细胞内钙离子浓度抑制钠 - 钾 ATP 酶提高收缩力;间接增加迷走神经活性,减慢 S-V 发放和房 - 室结的传导。其他作用包括外周、内脏及肺血管收缩,CSF 产生减少。口服后 30~90min 血药浓度达高峰,4~6h 后心肌内达高峰

药物名称	剂量和用法	作用及用途	药理、副作用、配伍禁忌及注意点
Digoxin 地高辛			[副作用]非毒性影响:Q-T间期缩短、ST段下降、T波振幅减少、心率减慢。心脏毒性作用:PR间期延长,窦性心动过缓或窦房传导阻滞,房性或结性异位心律,室性心律失常。其他副作用:呕吐、腹泻、嗜睡 [注意点]禁与任何药物混合作用
Dobutamine 多巴酚丁胺	$2\sim25\mu g/(kg\cdot min)$持续i.v.drop,从低剂量开始,通过监测疗效增加剂量: $$\frac{6\times\mu g/(kg\cdot min)\times BW(kg)}{ml/h}=mg/100ml$$	用于治疗低灌注和低血压	[药理]主要具有β_1-肾上腺能活性的人工合成儿茶酚胺类药,正性血管加压药。增加心肌收缩力、心排血指数和氧耗。用药1~2min起作用,10min达高峰,持续静脉用药,半衰期数分钟,在肝脏代谢灭活 [副作用]如伴血容量减少可致低血压。高剂量可有心动过速、心律失常、高血压、皮肤血管扩张。心肌耗氧量增加,渗漏易有组织缺血 [配伍禁忌]氨茶碱、地西泮、呋塞米、吲哚美辛、碳酸氢钠

续表

药物名称	剂量和用法	作用及用途	药理、副作用、配伍禁忌及注意点
Dopamine 多巴胺	2~20μg/(kg·min) 持续 i.v.drop，从低剂量开始，监测疗效逐渐增加剂量(计算公式同上)	用于改善低血压	[药理]儿茶酚胺类药，代谢快，半衰期 2~5min。通过 α-肾上腺素能作用增加血管阻力以提高血压。对于心搏出量的影响随胎龄和每搏输出量变化。在早产儿 2.5~7.5μg/(kg·min)可选择性扩张肾血管，对肠系膜和脑血流无影响。由于发育差异，不同剂量的作用并不确切 [副作用]心动过速，心律失常，增加肺动脉压，i.v.渗漏可有组织坏死，依据渗漏面积大小，可在局部注入酚妥拉明 1~5mg/ml [配伍禁忌]碳酸氢钠，氨苄西林，两性霉素 B，庆大霉素，呋塞米
Epinephrine 肾上腺素	严重心动过缓和低血压:0.1~0.3ml/kg(1:10 000 稀释，等于 0.01~0.03mg/kg 或 10~30μg/kg)，i.v. 或气管内心脏内给药。气管内用药最大量 1ml(1:10 000)	急性心搏骤停，其他药物治疗心力衰竭无效时短期应用	[药理]兴奋 α 和 β 受体而增加心率，增加心肌收缩力、自律性和传导速度；通过收缩小动脉增加全身血管阻力；可增加骨骼肌、脑、肝和心肌的血流，减少肾脏血流(40%)

续表

药物名称	剂量和用法	作用及用途	药理、副作用、配伍禁忌及注意点
Epinephrine 肾上腺素	持续 i.v.drop：开始量 0.1μg/（kg·min），逐渐加量到所需反应，最大速度 1.0μg/（kg·min）		［副作用］心律失常（室性期前收缩和心动过速）。肾血管缺血，严重高血压而致颅内出血，增加心肌氧需求，治疗剂量可致低钾血症，i.v. 渗漏可致组织缺血和坏死［配伍禁忌］碳酸氢钠、氨茶碱［注意点］常用浓度 1：10 000，避光，用药前如有可能先纠正酸中毒以增加疗效
Hydralazine hydrochloridum 盐酸肼酞嗪（肼屈嗪）	0.1~0.5mg/kg，i.v. 缓推，或 p.o.，q.6~8h.，维持血压在正常范围，最大量 2mg/kg，口服剂量常为 i.v. 有效量的 2 倍，与其他降压药合用要减少剂量，<0.15mg/kg	通过扩张血管治疗高血压，用于充血性心力衰竭，减轻心脏后负荷	［药理］直接引起平滑肌松弛，动脉扩张，主要血流动力学效应：使外周血管阻力降低，心搏出量增加，肾脏、冠脉和内脏血流增加［副作用］腹泻、呕吐、恶心、皮疹、贫血、粒细胞减少症、狼疮样综合征［配伍禁忌］氨茶碱、氨苄西林、呋塞米
Isoproterenol hydrochloridum 盐酸异丙肾上腺素	0.05~0.5μg/（kg·min）持续 drop，最大剂量为 2.0μg/（kg·min），可根据心率调整滴速	治疗心源性休克，增加心搏出量，增加心率	［药理］拟肾上腺素药，β- 肾上腺素受体激动药。通过增加心率（主要的）和增加心肌收缩力（次要的），而增加心搏出量

药物名称	剂量和用法	作用及用途	药理、副作用、配伍禁忌及注意点
Isoproterenol hydrochloridum 盐酸异丙肾上腺素			［副作用］心律失常，严重心动过速导致充血性心力衰竭，减少静脉回心血量，外周血管扩张 ［配伍禁忌］呋塞米，碳酸氢钠
Lidocaine hydrochloridum 盐酸利多卡因	0.5~1mg/kg，i.v. 缓注 5min 以上（无效 10~15min 后再重复使用，最大剂量为 5mg/kg）。静脉维持速度：10~50μg/（kg·min）	用于心律失常，对室性心律失常疗效较好	［药理］延长心室的有效不应期，抑制束支纤维的自律性。静注后 1~2min 起效，持续 10~20min（成人） ［副作用］中枢神经系统早期中毒征象有：嗜睡、兴奋、呕吐和肌痉挛；后期征象有：惊厥、神志不清、呼吸抑制和呼吸暂停，可引起低血压、心动过缓 ［注意点］心力衰竭和心源性休克者禁用
Nifedipine （Adalat） 硝苯地平	高血压危象：0.25~0.5mg/kg；肥厚型心肌病：0.6~0.9mg/（kg·d），q.6~8h.	用于高血压、肥厚型心肌病的治疗	［药理］为钙离子拮抗剂，从而抑制心肌收缩和需氧量，松弛血管平滑肌，扩张小动脉和冠脉，增加冠脉血流量，对于周围血管也有扩张作用，降低血压 ［注意点］慎用于充血性心力衰竭或主动脉狭窄

续表

药物名称	剂量和用法	作用及用途	药理、副作用、配伍禁忌及注意点
Nitroprusside 硝普钠(亚硝基铁氰化钠)	0.25~8μg/(kg·min)，i.v.drop，根据血压调整剂量，最大量10μg/(kg·min)，不超过10min	用于治疗高血压，紧急减轻难治性充血性心力衰竭患儿的后负荷	[药理]为速效、非选择性血管扩张剂。显效迅速，停止输注后作用维持2~15min [注意点]滴注时应避光，配制后应于4h内用完，血容量不足者，用前必须先补足血容量
Phentolamin（Regitine）酚妥拉明	稀释成0.5mg/ml，沿外渗部位每个部位每次皮下注射0.2ml（5个部位），最大量不超过2.5mg	防止多巴胺等缩血管物质外渗引起的皮肤坏死	[药理]短效α-肾上腺素阻断药，扩张外周血管，改善缩血管物质外渗引起的缺血。皮下注射时生物半衰期不足20分钟 [副作用]低血压，心动过速，心律失常
Propafenone（rythmonorm）普罗帕酮	1~2mg/kg，加5%~10%葡萄糖10~20ml于5min内i.v.缓注，无效每10~15min重复，不得超过3次，总量(6mg/kg)；有效后改为口服维持疗效，5~7mg/kg，q.6~8h.，p.o.，连续用药3~6个月后可酌情减量或停药	治疗各类异位心律的首选药物。①各类多源或频发室上性或室性期前收缩；②预激综合征合并阵发性心动过速；③室上性或室性阵发性心动过速；	[药理]抑制心肌细胞的钠通道，降低动作电位0相最大上升速率和幅度，延长不应期，减慢传导速度并阻断折返；还可提高心肌的阈电位，降低心肌的自律性和兴奋性 [副作用]个体差异大，P-R间期长；QRS增宽及Q-T时间延长，个别出现抽搐 [注意点]①与洋地黄药物联用时两者

续表

药物名称	剂量和用法	作用及用途	药理、副作用、配伍禁忌及注意点
Propafenone（rythmonorm）普罗帕酮		④阵发性心房扑动或心房颤动以及紊乱性房性心律	均减量使用；②已有肝肾功能障碍及白细胞减少者慎用；③QRS增宽超过原时限的30%以上或出现窦性静止，Ⅱ～Ⅲ度窦房或房室传导阻滞者应减量或停药观察；④如窦房结恢复时间延长≥3s，可立即行体外心脏按压，并用阿托品或654-2快速静脉推注
Propranolol普萘洛尔	起始剂量：0.01mg/kg，i.v.缓注10min以上，q.6h.，i.v.最大量0.15mg/kg 起始剂量：0.25mg/kg，q.6h.口服，最大量3.5mg/kg	用于快速心律失常和高血压，尤为预激综合征合并综合征所致的SVT。可缓解法洛四联症和肥厚性阻塞性心肌病。可辅助治疗新生儿甲亢	［药理］为β-肾上腺素受体阻滞剂，能对抗肾上腺素及异丙肾上腺兴奋心肌的作用，使心率减慢，减少心肌耗氧量，降低心肌传导性和收缩力 ［副作用］心动过缓、低血糖、支气管痉挛、血压下降等 ［注意点］静脉推注应缓慢，需ECG监护下进行，严重心动过缓可注射阿托品，严重心肌抑制应静滴异丙肾上腺素，反应性气道痉挛或心肌收缩力减弱的患儿禁用

药物名称	剂量和用法	作用及用途	药理、副作用、配伍禁忌及注意点
Strophanthinum K 毒毛花苷 K	0.007~0.01mg/kg，i.v. 缓注 5min 以上	急性心功能不全	[药理]直接作用于心肌，使心肌收缩力加强，减慢心率，抑制心脏的传导系统，使心搏出量，输出量增加，改善肺循环及体循环，作用最快，排泄亦快 [注意点]心血管有器质性病变，心内膜炎者忌用，不易与碱性溶液配伍
Tolazoline hydrochloridum 盐酸苄唑林（妥拉苏林）	开始剂量 1.0~2.0mg/kg，i.v. 缓注 10min 以上；如动脉氧分压升高，改为持续静滴，滴速为 0.2~2.0mg/（kg·h），根据动脉血氧分压调整滴速，也可间断用脉冲剂量 1~2mg/kg	血管扩张剂，降低肺血管阻力，用于新生儿持续性肺动脉高压	[药理]直接作用血管平滑肌，扩张血管。通过组胺样作用扩张末梢血管和兴奋胃肠道。通过拟交感神经作用兴奋心肌 [副作用]用药前要扩容，用正性肌力药物维持血压，个人差异很大。心血管：低血压，潮红，心动过速。血液：血小板减少，胃肠道出血，肺出血。低血压患儿禁用 [配伍禁忌]禁与其他静脉药物混合
Verapamil 维拉帕米	0.1~0.2mg/kg，i.v. 1~2min 注入	窦性心动过速，室上性心动过速，房性或交界性期前收缩	[药理]为钙离子拮抗剂，能选择性拮抗钙离子在平滑肌兴奋-收缩过程中的影响，有类似 β-受体阻滞剂的作用，能

续表

药物名称	剂量和用法	作用及用途	药理、副作用、配伍禁忌及注意点
Verapamil 维拉帕米			减少冠状动脉的循环阻力,增加冠状动脉的血液量,有奎尼丁样延长心房不应期,抑制心肌自律性,减慢房室传导的作用
Adenosine 腺苷	50μg/kg 快速静推(1~2秒),间隔 2min 以 50μg/kg 增加,直至恢复窦性心律,通常最大量为 250μg/kg	用于阵发性室上性心动过速	[药理]ATP 的活性代谢产物,可抑制窦房结自律性,减慢房室传导,无负性肌力作用 [副作用]脸红、呼吸困难、激惹、暂时性心律失常
Prostaglandin E₁ 前列腺素 E₁ (前列地尔)	起始剂量:0.05~0.1μg/(kg·min)持续静脉滴注,滴至患儿氧合改善和出现副作用。维持量:0.01μg/(kg·min)	扩张动脉导管。用于充血性心力衰竭依靠导管分流改善氧合和灌注的患儿	[药理]动脉扩张药,抑制血小板凝集,刺激子宫和肠道平滑肌 [副作用]常见副作用:窒息、发热、粒细胞增多症、皮肤潮红和心动过缓。长期治疗可出现可逆性长骨皮质增生。少见副作用:惊厥、通气不足、低血压、心动过速、水肿、腹泻。罕见副作用:支气管痉挛、出血、低血糖、低血钙。骨骼肌肉改变:囟门大、胫骨前和软组织肿胀等

三、镇静、止痛、抗惊厥药物

药物名称	剂量和用法	作用及用途	药理、副作用、配伍禁忌及注意点
Chloral Hydrate 水合氯醛	25~50mg/kg,p.o. 或灌肠,要稀释或奶后服用,以减少胃肠刺激作用	镇静,催眠,无止痛作用,用于烦躁不安抗惊厥	[药理]口服后胃肠道迅速吸收,服后10~15min起效,血清半衰期8~64h(新生儿),平均37h [副作用]刺激胃肠道,反常兴奋作用,抑制中枢神经系统,抑制呼吸,心律失常和抑制心肌,肠梗阻和膀胱松弛。有肝、肾疾病者慎用
Chloropromazine (Wintermine) 氯丙嗪(冬眠灵)	0.5~1mg/kg,q.6~8h., i.v. 或 i.m.	用于镇静、止吐	[药理]抑制大脑边缘系统,脑干网状结构,自主神经中枢及延脑催吐化学感受区,具有安定、镇静、止吐、降低体温及基础代谢、扩张血管等作用 [副作用]偶可引起阻塞性黄疸、肝大,停药后自愈
Clonazepam (Clonopin) 氯硝西泮 (氯硝地西泮)	0.2mg/kg,i.v. 或 i.m.	用于惊厥持续状态	[药理]可能与影响抑制中枢介质 γ-氨基丁酸和甘氨酸代谢有关
Diazepam (Valium) 地西泮	镇静:0.02~0.3mg/kg, i.m.、p.o. 或 i.v.,q6~8h;止抽:0.1~0.2mg/kg,i.v. 缓注	第二线抗惊厥药,用于难治性及习惯性惊厥的治疗	[药理]具有安定、镇静、催眠、抗焦虑、抗惊厥、抗癫痫和中枢肌肉松弛作用

续表

药物名称	剂量和用法	作用及用途	药理、副作用、配伍禁忌及注意点
Diazepam（Valium）地西泮			[副作用]抑制呼吸,有呼吸循环衰竭的可能 禁用于重症肌无力
Fentanyl Citrate枸橼酸芬太尼	镇静止痛:1~4μg/kg,i.v.缓注,必要时q.2~4h.重复使用。滴速:1~5μg/(kg·h)持续drop,很快产生耐药性 麻醉:5~50μg/kg	止痛,镇静,麻醉	[药理]强效麻醉,止痛剂,强于吗啡50~100倍 [副作用]用麻醉剂量(>5μg/kg)可发生再分布而抑制呼吸。可出现胸壁僵硬、尿潴留
Lorazepam氯羟地西泮	0.05~0.1mg/kg,i.v.缓注,根据临床反应可重复使用	同地西泮	[药理]中枢神经系统抑制剂,用药5min起效,45min达高峰,作用时间3~24h,肾脏清除,高度脂溶性 [副作用]抑制呼吸
Meperidine盐酸哌替啶（杜冷丁）	0.5mg/kg,i.v.缓注,必要时可重复使用	止痛,镇静,中枢抑制药。用于机械通气时抑制自主呼吸	[药理]阿片受体激动剂,抑制胃肠分泌及肠蠕动,以原型从尿排出 [副作用]血清浓度>500ng/ml时抑制呼吸,低血压,尿潴留,惊厥。用纳洛酮对抗其副作用
Midazolam咪达唑仑	镇静:0.05~0.15mg/kg缓慢静注5分钟以上,需要时可以q.2~4h.重复。持续静滴:0.01~0.06mg/(kg·h)	镇静催眠药,可用于麻醉诱导,治疗难治性惊厥	[药理]短效苯二氮䓬类药物,作用于苯二氮䓬受体和GABA蓄积发挥镇静和抗惊厥作用。增加谷氨酸抑制性

续表

药物名称	剂量和用法	作用及用途	药理、副作用、配伍禁忌及注意点
Midazolam 咪达唑仑	抗惊厥：负荷量：0.15mg/kg 缓慢静注 5 分钟以上，维持量：1~7mcg/(kg·min)		神经递质产生抗焦虑作用 [副作用]呼吸抑制、低灌注、惊厥样肌阵挛 [配伍禁忌]氨苄西林、地塞米松、碳酸氢钠
Morphine sulfate 硫酸吗啡	0.05~0.2mg/kg, i.v. 缓注, i.m. 或皮下注, 必要时 q.4h. 重复使用; 持续静滴速度: 负荷量为 100~150μg/kg 持续 1 小时以上, 而后 10~20μg/(kg·h)	麻醉, 镇静。治疗阿片类物质撤退和成瘾	[药理]兴奋脑阿片受体而起麻醉作用, 由肝脏代谢随尿排出。早产儿血清半衰期 4~9h [副作用]明显抑制呼吸、低血压、心动过缓、暂时性肌张力增高、延迟胃肠排空、尿潴留, 长期用药后要逐渐减量停药
Pancuronium Bromidum (Pavulon) 溴化潘可罗宁 (潘夫龙)	0.03~0.1mg/kg dose, i.v., q.1~4h., 根据年龄和反应调节剂量	肌松剂, 用于机械通气时抑制自主呼吸	[药理]为非去极化肌肉松弛剂, 作用较氯化筒箭毒强 5~10 倍 [注意点]可引起心动过速、血压增高
Pentobarbital natrium 戊巴比妥钠	2~6mg/kg, i.v. 缓注	镇静, 催眠(短期应用)	[药理]短效巴比妥酸盐, 半衰期 15~50h(成人)。连续应用可产生耐药性和依赖性 [副作用]抑制呼吸 [配伍禁忌及注意点]万古霉素、吗啡。溶液 pH 9.5, 对静脉有刺激作用

续表

药物名称	剂量和用法	作用及用途	药理、副作用、配伍禁忌及注意点
Phenergan（Promethazine）异丙嗪（非那根）	0.5~1mg/kg,q.6~8h.,i.m. 或 i.v.drop	用于各种过敏性疾病,尚有显著的中枢安定作用	[药理]能竞争性阻断组胺 H_1 受体而产生抗组胺作用[注意点]刺激性较强,不能皮下注射[副作用]嗜睡,口干,静注可使血压下降
Phenobarbital（luminal）苯巴比妥（鲁米那）	负荷量:20mg/kg,i.v.缓注 10~15min,难治性惊厥时负荷量加 5mg/kg,最大量为40mg/kg维持量:3~4mg/(kg·d),在负荷量 12~24h 后用药,i.v.缓注,i.m. 或p.o.	抗惊厥,可能改善重度窒息患儿预后,可增加胆汁排泄	[药理]限制惊厥的扩散,增加一致性神经递质。半衰期 40~200h,生后头两周半衰期延长,用维持量可有蓄积作用,有效浓度 15~30μg/ml[副作用]抑制呼吸（血浓度>60μg/ml）[配伍禁忌及注意点]禁忌:吗啡,肼屈嗪,万古霉素,启封后 30min 使用
Phenytoin natrium 苯妥英钠（大仑丁）	负荷量:15~20mg/kg,i.v.（至少 30min 以上）维持量:4~8mg/(kg·d),i.v. 缓注,或口服,最大滴速 0.5mg/(kg·min)	抗惊厥,用于治疗苯巴比妥无效的难治性惊厥	[药理]对大脑皮层运动区有高度选择性抑制作用。半衰期 18~60h。血清有效浓度 5~15μg/ml[配伍禁忌]阿米卡星（丁胺卡那霉素）,多巴酚丁胺,吗啡,戊巴比妥

四、利尿、脱水药物

药物名称	剂量和用法	作用及用途	药理、副作用、配伍禁忌及注意点
Acetazolamide 乙酰唑胺	首剂 5mg/kg，q.6h.，i.v. 缓注或 p.o.，根据耐药性可增至 25mg/kg，q.6h.	脑积水	[药理] 抑制碳酸酐酶，肾小管分泌 H^+ 减少，Na^+、K^+、HCO_3^- 大量排出，产生利尿作用，可减少脑脊液的生成，抑制惊厥发作。半衰期为 4~10h，以原型从肾脏排出 [副作用] 代谢性酸中毒。小早产儿在非常小剂量时也可发生。低血钾，高剂量时可致嗜睡和感觉异常
Furosemide 呋塞米	首剂：1mg/kg，i.v. 缓注，i.m. 或 p.o.，最大量可增至 2mg/kg，i.v. 或 6mg/kg，p.o. 用药间歇：早产儿 q.24h.；足月儿 q.12h.；>1 个月儿 q.6~8h.	为强效利尿剂，亦可改善肺功能	[药理] 抑制髓袢升支对 Cl^- 的主动转运，使大量 Na^+、Cl^-、K^+ 和水排出体外，Ca^+ 排出增加。i.v. 用药 1~3h 后起作用，持续约 6h [副作用] 耳毒性作用，包括暂时性和永久性耳聋，电解质异常，低钠、低钾。长期用可致低氯性碱中毒，高钙血症和肾结石，脱水 [配伍禁忌及注意点] 不要与酸性溶液混合。与维生素 C、肾上腺素、去甲肾上腺素混合可发生沉淀

续表

药物名称	剂量和用法	作用及用途	药理、副作用、配伍禁忌及注意点
Hydrochlorothiazide 双氢氯噻嗪（双氢克尿噻）	1~2mg/kg, q.12h., p.o.	治疗轻、中度水肿和轻、中度高血压，与呋塞米或螺内酯联用可增加疗效，可改善支气管肺发育不良患儿的肺功能	［药理］胃肠道能迅速吸收，用药 1h 内起效，抑制髓袢升支对 Na^+、K^+、Mg^{2+}、Cl^-、P^{3+}、HCO_3^- 的排出 ［副作用］低钾血症和其他电解质紊乱，高血糖症，高尿酸血症。肝肾功能损伤者禁用
Mannitolum 甘露醇	20%0.25~ 0.5g/kg, i.v. 缓注 30~60min, q.8~12h.	利尿作用，用于脑水肿、急性肾衰竭和某些伴有低钠血症的顽固性水肿	［药理］提高血浆渗透压而使组织脱水，降低颅压；从肾小球滤过后，在近端小管中造成高渗透压而发生利尿作用 ［副作用］水肿反跳，循环负荷加重。大剂量久用可有肾小管损害及血尿 ［注意点］①心功能不全，脱水所致尿少者慎用；②防止外漏以免组织坏死；③有活动性颅内出血者忌用。遇冷易析出结晶，可水浴加温到 80℃溶解后使用
Spironolactone 螺旋内酯固醇（螺内酯）	1~3mg/kg, q.24h., p.o.	与其他利尿剂合用治疗充血性心力衰竭和支气管肺发育异常	［药理］对远端肾小管有拮抗醛固酮作用，半衰期 13~24h ［副作用］皮疹、呕吐、腹泻和感觉异常。肾功能不全者慎用

五、其他中枢神经系统药物

药物名称	剂量和用法	作用及用途	药理、副作用、配伍禁忌及注意点
Aminophylline 氨茶碱	负荷量:4~6mg/kg,i.v. 缓注 30min 以上,或 p.o. 维持量:1.5~3mg/kg,p.o. 或 i.v. 缓注 q.8~12h.(负荷量后 8~12h 即改为维持量)	减少呼吸暂停,扩张支气管,改善呼吸功能	[药理]扩张平滑肌,兴奋中枢神经系统,刺激胃肠分泌功能,增加心肌收缩力和心搏出量,增加膈肌收缩力 [副作用]刺激胃肠道,高血糖症,中枢神经系统兴奋和失眠。中毒症状:窦性心动过速,体温不升,呕吐,颤抖,反射亢进,惊厥,体重不增 [配伍禁忌及注意点]禁忌:异丙肾上腺素,甲泼尼龙,吗啡,肾上腺素。如心率>180 次/min,不再给下次量
Caffeine anhydrous 无水咖啡因	首剂负荷量:10mg/kg,p.o. 维持量:2.5mg/kg,p.o.q.24h.	反复发作的新生儿呼吸暂停	[药理]半衰期 40~230h,可增加呼吸中枢兴奋性,增加通气频率,化学感受器对 CO_2 的敏感性和增加心搏出量。有效血药浓度 5~25μg/ml,中毒量>40~50μg/ml [副作用]严重副作用少见,轻的症状包括烦躁、呕吐。如心率>180 次/min 则停用此药 [注意点]咖啡因口服液配制:250ml 水加 2.5g 无水咖啡因,浓度为 10mg/ml

续表

药物名称	剂量和用法	作用及用途	药理、副作用、配伍禁忌及注意点
Citicolinum 胞二磷胆碱	100~125mg/d，i.v.	新生儿缺氧缺血性脑病，其他原因所致脑实质损害	[药理] 为核苷衍生物。促进卵磷脂的合成，对改善脑组织代谢，促进大脑功能恢复和苏醒有一定作用 [注意点] 脑出血急性期不宜大剂量应用。生后24h后应用，疗程7~15d。可与其他脑代谢激活剂配伍用
Cytochromun C 细胞色素C	15mg，q.d.，i.v.	脑缺氧、心肌缺氧和其他组织缺氧引起的一系列症状	[药理] 是细胞呼吸激活剂。在组织细胞呼吸中起电子传递作用，促进氢氧结合，加强体内代谢物质的氧化功能反应，增加三磷酸腺苷的生成，增强细胞氧化，提高氧的作用 [副作用] 暂时性休克
Naloxone 纳洛酮	0.1mg/kg，i.v.或i.m.或气管内给药。若复苏仍无反应可在3~5分钟内重复使用	麻醉药拮抗剂，解除吗啡的中枢抑制，呼吸抑制	[药理] 竞争中枢神经系统麻醉药受体，解除呼吸抑制，静脉用药1~2min起效，肌内注射后15min起效，由肝代谢随尿排出
Neostigmine Methylsulfas 甲基硫酸新斯的明	重症肌无力：0.1mg，i.m.，奶前30分钟；1.0mg，p.o.，奶前2小时 解除神经肌肉阻滞：0.04~0.08mg/kg，i.v.加阿托品0.02mg/kg	用于新生儿暂时性重症肌无力，新生儿先天性重症肌无力。拮抗神经肌肉阻滞药物的作用	[药理] 抑制神经肌肉接头的乙酰胆碱酯酶。增强乙酰胆碱的作用 [副作用] 禁用于：肠梗阻、尿路梗阻、心动过缓、低血压、支气管痉挛或心律失常者慎用。副作用包括肌张力减弱、肌肉震颤、心动过缓、低血压、呼吸抑制、支气管痉挛、腹泻、过度流涎

续表

药物名称	剂量和用法	作用及用途	药理、副作用、配伍禁忌及注意点
Piracetam 酰胺吡酮 （脑复康）	0.2g，q.d.，p.o.，连用 3~4 个月	用于脑实质损伤后恢复期的治疗	［药理］抗大脑皮质缺氧，提高大脑对葡萄糖的利用和能量的储存
Monosialotetrahexosylgangliosi de Sodium 单唾液酸四己糖神经节苷脂钠	20mg，q.d.，连用 2~4 周	促进由于各种原因引起的中枢神经系统损伤的功能恢复	［药理］促进"神经重构"（包括神经细胞的生存、轴突生长和突触生长）。改善细胞膜酶的活性，减轻神经细胞水肿

六、消化系统用药

药物名称	剂量和用法	作用及用途	药理、副作用、配伍禁忌及注意点
Cimetidine 甲氰咪胍 （西咪替丁）	2.5~5mg/kg，q.6~12h.，p.o. 或缓慢静注 15 分钟以上	用于应激性消化道溃疡、消化道出血的治疗	［药理］为 H_2 受体的阻滞剂，抑制胃酸分泌，雷尼替丁、法莫替丁皆为其换代产品
Famotidine 法莫替丁	0.25~0.5mg/kg，q.24h. 缓慢静注	同西咪替丁	同西咪替丁
Ranitidine 雷尼替丁	静注：足月儿 1.5mg/kg，q.8h. 早产儿 0.5mg/kg，q.12h. 缓慢静注 持续静滴：0.065mg/（kg·h） 口服：2mg/kg，q.8h.	同西咪替丁	同西咪替丁
Ursodiol 熊去氧胆酸	10~15mg/kg，Q.12h.，p.o.	治疗胃肠外营养伴发的胆汁淤积、胆道闭锁和囊性纤维变，也用于溶解胆固醇性胆结石	［药理］为疏水胆汁酸，降低胆固醇在肝脏的分泌和肠道的吸收 ［副作用］恶心、呕吐、腹胀、便秘

七、其他药物

药物名称	剂量和用法	作用及用途	药理、副作用、配伍禁忌及注意点
paraaminome-thylbenzoicum Acidum 对羧基苄胺 （PAMBA）	0.1g，i.v. 缓注	止血药	[药理]能阻止纤维蛋白溶解酶的形成。止血效果较 6- 氨基己酸强，由肾脏排出 [注意点]大量创伤口出血则无止血作用，注射时应缓慢
Reptilase 注射用蛇毒血凝酶	0.3~0.5~1.0kU i.v. 或 i.m. 或局部	用于出血及出血性疾病	[副作用]偶见过敏反应 [禁忌]有血栓病史者禁用
Dicynonum 酚磺乙胺 （止血敏）	0.125g，i.v. 或 i.m.，1d1~2 次，必要时 2h 后重复 1 次	出血的预防和止血	[药理]能促使血小板循环量增加，增强血小板功能及血小板黏附性，加速血块收缩，减少血管渗透性 [注意点]右旋糖酐抑制血小板聚集，可拮抗本品凝血作用
Acidum amino-methylbenzoicum 氨甲苯酸 （止血芳酸）	0.1g/ 每剂，i.v.	止血药。消化道出血、肺出血及一般渗血	[药理]抑制纤维蛋白溶酶的激活。止血效果较 6- 氨基己酸强 4~5 倍 [注意点]有血栓形成倾向者禁用，肾功能不全者慎用

续表

药物名称	剂量和用法	作用及用途	药理、副作用、配伍禁忌及注意点
Heparin sodium 肝素	保持中心导管开放:0.5~2U/ml溶液。肾静脉血栓:首次量50U/kg,之后持续静滴15~25U/(kg·h),根据血凝结情况增加或减少5U/(kg·h)(1mg肝素=100U)	用于维持中心导管开放及肾静脉血栓治疗	[药理]抑制凝血活酶的形成,阻止凝血酶原变为凝血酶,降低凝血酶活性,抑制纤维蛋白的形成,抑制血小板的凝聚和释放功能 [副作用]暂时的轻度血小板减少。证明有颅内出血或胃肠道出血或血小板减少($<50\times10^9$/L时)禁用 [注意点]如引起严重出血,用硫酸鱼精蛋白拮抗(1mg鱼精蛋白可中和100U肝素)
Protamine sulfate 硫酸鱼精蛋白	1mg硫酸鱼精蛋白(中和100U肝素)i.v.缓注或i.m.	肝素拮抗剂	[药理]单独用有抗凝作用。与肝素结合为一稳定化合物而无抗凝活性。静注后5min起作用 [副作用]大剂量可致严重出血。在成人有低血压、心动过缓、呼吸困难、暂时性面红
Co-enzymeA 辅酶A	50U,q.d.,i.v.	血小板减少,原发性血小板减少性紫癜,缺氧缺血性脑病,心肌病等	[药理]为体内乙酰化反应的重要辅酶,并参与三羧酸循环,乙酰胆碱合成,血浆脂肪调节,糖和蛋白代谢。与ATP合用效果更好

续表

药物名称	剂量和用法	作用及用途	药理、副作用、配伍禁忌及注意点
Dexamethason 地塞米松	生理替代量:0.022~0.045mg/(kg·d), i.v.push 或 p.o. 应激量:0.07~0.15μg/(kg·d)	抗炎,利于拔除气管插管;改善慢性肺疾病高危儿肺功能	[药理]稳定溶酶体和细胞膜,抑制补体引起的粒细胞聚集,抑制前列腺素和白三烯的产生,增加表面活性物质的产生,减少肺水肿,解除支气管痉挛。半衰期 36~54h [副作用]长期(>7d)治疗后突然停药,可引起急性肾上腺功能不全
Glucagon 胰高血糖素 (高血糖素)	200μg(0.2mg/kg), i.v. 或 i.m. 或皮下,最大剂量 1mg。持续静滴:10~20μg/(kg·h)	低血糖用葡萄糖治疗无效者或已证明高血糖素缺乏	[药理]刺激 cAMP 的合成,尤其在肝脏和脂肪组织,促进糖原异生;在高剂量有心脏正性肌力效应。抑制小肠蠕动和胃酸分泌 [注意点]在氯化物溶液中有沉淀 1 单位 =1mg 高血糖素 [副作用]恶心、呕吐、心动过速以及可能导致肠梗阻,小于胎龄儿忌用
Insulin 胰岛素	持续静脉滴注:0.01~0.1U/(kg·h),根据血糖水平和停用的反应性决定滴速。	对持续葡萄糖不耐受的高血糖的极低出生体重儿有维持其	[副作用]迅速引起低血糖。可产生耐药性 [配伍禁忌]氨茶碱,多巴酚丁胺,苯

续表

药物名称	剂量和用法	作用及用途	药理、副作用、配伍禁忌及注意点
Insulin 胰岛素	间歇用药剂量：0.1~0.2U/kg，q.6~12h. 皮下	正常血糖水平的作用。辅助治疗危重儿的高血钾症	巴比妥，苯妥英钠，碳酸氢钠，利多卡因
Octreotide （奥曲肽）	高胰岛素性低血糖：初始剂量：1μg/kg，q.6h. 皮下注射或静注；最大剂量：10μg/kg，q.6h. 治疗乳糜胸：开始剂量 1μg/(kg·h)，持续输注；最大剂量 7μg/(kg·h)	难治性高胰岛素性低血糖，先天性或手术后乳糜胸的辅助治疗	[药理]天然生长抑素的长效类似物，对生长激素、胰高血糖素和胰岛素有更强的抑制作用 [副作用]呕吐、腹泻、腹胀、脂肪泻，乳糜胸患者治疗中可发生高血糖。 [配伍禁忌]脂肪乳
Hydrocortisone 氢化可的松	应激所致的顽固性低血压：1mg/kg，i.v.；肾上腺危象：0.25mg/kg，i.v.，q.6h.；生理替代量：7~9mg/(m²·d)，i.v.，p.o. 分 2~3 次给药 体表面积(m²)=0.05×kg+0.05	抗炎，急性肾上腺皮质功能减退症	[药理]主要的肾上腺皮质激素，主要为糖皮质激素作用，可提高血管对其他血管活性药的反应，刺激肝脏葡萄糖合成，减少外周对糖的利用 [副作用]高血糖、高血压、水钠潴留，与吲哚美辛合用可增加胃肠穿孔的危险，可增加播散性念珠菌病危险 [配伍禁忌]咪达唑仑、苯巴比妥
Prednisone 泼尼松	1~2mg/(kg·d)，分 3 次口服	新生儿难治性低血糖、呼吸道水肿及 BPD 患儿	[药理]作用中等的糖皮质激素，抗炎作用是氢化可的松的 4 倍

续表

药物名称	剂量和用法	作用及用途	药理、副作用、配伍禁忌及注意点
Prednisone 泼尼松		撤离呼吸机	[副作用]白细胞增多、糖尿病、低钙血症、白内障、溃疡
Levothyroxine (T₄) 左旋甲状腺素	起始口服剂量：10~14μg/(kg·dose)，q.24h.，p.o.剂量调整每次增加12.5μg；起始静注剂量：5~8μg/kg，q.24h.	治疗甲状腺功能减退	[药理]组织脱碘使T₄转化为活性代谢产物T₃ [副作用]治疗过度或时间过长可导致早产儿颅缝早闭和骨龄生长过快 [注意]定期监测T₄和TSH水平，注意有无甲状腺功能减退甲状腺肿大体征
Magnesium sulfate 硫酸镁	25~50mg/kg(相当于50%溶液0.05~0.1ml)，q.4~8h.，i.m.或i.v.。静脉用1%溶液2.5~5.0ml/kg缓慢静滴1h以上，i.m.用20%溶液，0.2ml/kg	抗惊厥，低镁血症	[药理]抑制中枢神经系统，有镇静止痉作用，并有横纹肌及血管平滑肌弛缓，舒张周围血管及降低血压的作用 [副作用]静滴可致呼吸减慢，膝反射消失，血压下降过多
Calcium 钙	有症状的低钙血症急性治疗：元素钙10~20mg/kg；10%葡萄糖酸钙1~2ml/kg，10%氯化钙0.35~0.7ml/kg，适当溶液稀释后缓慢静注10~30分钟以上，监测心率，如心率<100次/min，应停止注射	治疗和预防低钙血症，对无症状性低钙血症治疗尚有争议	[副作用]用药过快可致心动过缓和心跳停止。药物渗出血管外可致钙沉积或皮下坏死，经脐动脉插管注入药物可有肠出血和下肢肢端组织坏死。口服刺激胃肠道，腹泻 [配伍禁忌]不能与两性霉素B、甲基

续表

药物名称	剂量和用法	作用及用途	药理、副作用、配伍禁忌及注意点
Calcium 钙			氢化泼尼松、多巴酚丁胺、碳酸氢盐、磷酸盐、镁盐直接混合使用。不能与10%脂肪乳合用 10%葡萄糖酸钙1ml=9.3mg元素钙
Pyridoxine （Vitamine B_6） 吡多辛 （维生素 B_6）	生理需要量：0.3mg/d，VB_6缺乏治疗量：2~5mg/d诊断 VB_6 依赖性惊厥剂量：50~100mg/d，i.v. 或 i.m. 维持剂量：50~100mg/d，q.d.，p.o.	生理补充用药，诊断和治疗吡多辛缺乏性惊厥	［药理］吡多辛依赖性惊厥是由于 γ- 氨基丁酸结构中缺少吡多辛。用药是纠正吡多辛的缺乏 ［副作用］有深度镇静危险，必要时维持通气 ［配伍禁忌］碱性溶液，铁盐，氧化剂
Vitamine A 视黄醇	肠外维生素 A 缺乏：5 000U，i.m.，每周 3 次，连续 4 周	降低维生素A缺乏的高危早产儿发生慢性非疾病的危险性	［注意］监测维生素A中毒症状
Vitamine D 维生素 D	补充量：400U/d，p.o. 治疗量：1 000U/d，p.o.	预防和治疗维生素 D缺乏症	［药理］维生素D的活性成分促进小肠和肾脏对钙磷重吸收，动员骨钙 ［副作用］维生素D中毒
Vitamine K_1 维生素 K_1	预防量：出生时0.5~1mg，i.m. 治疗严重的出血性疾病：1~10mg，缓慢静推	预防和治疗新生儿出血性疾病	［药理］促进肝脏凝血因子的形成 ［副作用］休克、呼吸心搏骤停极少见，肌内注射部位

续表

药物名称	剂量和用法	作用及用途	药理、副作用、配伍禁忌及注意点
Vitamine K$_1$ 维生素 K$_1$			肿胀疼痛。静脉给药必须缓慢注入 [注意]监测凝血酶原时间 [配伍禁忌]多巴酚丁胺
Sodium bicarbonate 碳酸氢钠	首次 5% 的溶液 3~5ml/kg 加等量生理盐水稀释后静脉缓注,余根据血气结果而定	治疗各种原因引起的代谢性酸中毒	[注意点]与钙、磷盐易形成沉淀。用无菌水稀释。所用最大浓度是 0.5mmol/L (0.5mEq/ml) [副作用]快速输注高张溶液与脑出血相关,通气不足时,升高 PaCO$_2$ 降低 pH,其他有低钙血症、高钠血症等
Ferric pyrophosphate 焦磷酸铁	早产儿:2mg/(kg·d) 元素铁,从出生 4 周补充直至 1 岁 铁乏者:2~4mg/(kg·d) 元素铁,总量分 1~2 次奶后服用。最大量元素铁不能超过 30mg/d	补充铁,用于生长发育的早产儿和缺铁性贫血	[药理]在胃及小肠双重吸收,铁为合成血红蛋白、肌红蛋白及某些酶的重要成分之一 [副作用]较少,摄入过多偶见便秘现象 [注意点]每克焦磷酸铁含有至少 60% 以上元素铁
Ferrous sulfate 硫酸亚铁	早产儿:2~4mg/(kg·d)元素铁 铁缺乏者:5~6mg/(kg·d)元素铁,总量分 1~2 次奶后服用。最大量元素铁不能超过 15mg/d	补充铁,用于生长发育的早产儿和缺铁性贫血	[药理]在胃吸收,铁为合成血红蛋白、肌红蛋白及某些酶的重要成分之一 [副作用]对生长发育的早产儿直到饮

续表

药物名称	剂量和用法	作用及用途	药理、副作用、配伍禁忌及注意点
Ferrous sulfate 硫酸亚铁			食中有足够的维生素 E 时加铁剂，否则铁可增加溶血，可有恶心、便秘、黑便、嗜睡、低血压、胃黏膜糜烂 [注意点]1g 硫酸亚铁 =200mg 元素铁
Acetaminophen 对乙酰氨基酚	口服给药：负荷量 20~25mg/kg，维持量 12~15mg/kg 直肠给药：负荷量 30mg/kg，维持量 12~18mg/kg。给药间隔：足月儿 q.6h.，早产儿：≥32 周 q.8h.；<32 周 q.12h.	用于退热和治疗轻、中度疼痛	[药理]非麻醉性镇痛和解热药物 [副作用]肝脏毒性、皮疹、发热血小板减少症、粒细胞减少
Ibuprofen Lysine 布洛芬	首剂：10mg/kg，第二剂和第三剂 5mg/kg，q.24h.，p.o.	关闭动脉导管	[药理]是前列腺素合成抑制剂 [注意事项]在早产儿禁用于下列情况：①感染；②活动性出血；③血小板减少或凝血功能障碍；④坏死性小肠结肠炎；⑤严重肾功能障碍
Indomethacin 吲哚美辛	首剂使用日龄：<48h 第 1 次 0.2mg/kg；第 2 次、第 3 次 0.1mg/kg；2~7d：第 1 次、第 2 次、第 3 次均为 0.2mg/kg；	关闭动脉导管	[药理]一支前列腺素合成 [注意事项]监测尿量、血电解质、血糖、肾功能、注意穿刺部位有无出血时间延长

续表

药物名称	剂量和用法	作用及用途	药理、副作用、配伍禁忌及注意点
Indomethacin 吲哚美辛	>7d:第1次0.2mg/kg,第2次、第3次均为0.25mg/kg,q.12~24h.,静脉输注至少30分钟以上		[禁忌证]活动性出血、显著的血小板减少或凝血功能障碍、坏死性小肠结肠炎、严重的肾损害 [配伍禁忌]多巴胺、多巴酚丁胺
茵栀黄口服液	新生儿每次3~5ml,1天3次,早产儿2~3ml,1天3次,疗程5~7天	新生儿高胆红素血症,包括新生儿溶血症、新生儿肝炎综合征等	[药理]成分为茵陈、栀子、黄芩苷、金银花,具有清热解毒、利湿退黄、保肝、降酶、抑菌作用
珂立苏(Calsurf)	剂量:70mg/kg,气管内给药。每支加2ml注射用水,轻轻振荡,使成均匀的混悬液。抽吸于5ml注射器内,经气管插管置入肺内	新生儿呼吸窘迫综合征(RDS),早产儿RDS的预防	[药理]从健康新生小牛肺中分离提取的肺表面活性物质 [禁忌证]无特殊禁忌证 [注意事项]给药过程中若出现短暂的血氧下降,心率、血压波动,应暂停给药,给以相应处置,病情稳定后再继续给药
固尔苏	剂量:100~200mg/kg,气管内给药。根据新生儿具体情况可以每隔12小时再追加100mg/kg(最大总剂量:300~400mg/kg)	治疗和预防早产婴儿的呼吸窘迫综合征(RDS)	[药理]从猪肺中分离提取的肺表面活性物质 [禁忌证]无特殊禁忌证 [注意事项]同珂立苏

注:dose,每次剂量;i.v.,静脉注射;p.o.,口服;q.d.,每日1次;q.o.d.,隔日1次;b.i.d.,每日2次

(韩 梅 韩 丹)